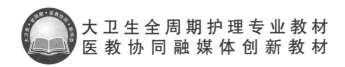

大卫生全周期护理专业教材

医教协同融媒体创新教材

U0250909

基础护理学

主编 徐海莉 路雪芹

郑州大学出版社

图书在版编目(CIP)数据

基础护理学／徐海莉,路雪芹主编. -- 郑州：郑州大学出版社,2024.7
大卫生全周期护理专业教材
ISBN 978-7-5773-0178-5

Ⅰ.①基… Ⅱ.①徐…②路… Ⅲ.①护理学–教材
Ⅳ.①R47

中国国家版本馆 CIP 数据核字(2024)第 035177 号

基础护理学

JICHU HULIXUE

策划编辑	李龙传		封面设计	苏永生
责任编辑	张彦勤		版式设计	苏永生
责任校对	薛 晗		责任监制	李瑞卿

出版发行	郑州大学出版社		地　　址	郑州市大学路 40 号(450052)
出 版 人	孙保营		网　　址	http://www.zzup.cn
经　　销	全国新华书店		发行电话	0371-66966070
印　　刷	河南龙华印务有限公司			
开　　本	850 mm×1 168 mm　1 / 16			
印　　张	26.25		字　　数	726 千字
版　　次	2024 年 7 月第 1 版		印　　次	2024 年 7 月第 1 次印刷

书　　号	ISBN 978-7-5773-0178-5		定　　价	79.00 元

作者名单

主　编　徐海莉　路雪芹

副主编　张　芬　刘　姝　郭园丽　李　妍　刘粉玲

编　者　(以姓氏笔画为序)

吕会洁(河南中医药大学第一附属医院)

刘　姝(河南中医药大学第一附属医院)

刘粉玲(河南中医药大学第一附属医院)

许志娟(河南理工大学医学院)

李　妍(河南中医药大学第一附属医院)

宋晓丽(河南中医药大学护理学院)

张　芬(郑州人民医院)

林志红(厦门弘爱妇产医院)

周　伟(河南大学护理与健康学院)

单丹丹(郑州大学附属郑州中心医院)

胡晓静(郑州大学第一附属医院)

侯　萃(河南大学护理与健康学院)

俞凤英(郑州人民医院)

徐宏蕊(郑州大学第一附属医院)

徐海莉(郑州大学第一附属医院)

郭园丽(郑州大学第一附属医院)

韩郁壬(郑州大学第一附属医院)

路雪芹(河南大学护理与健康学院)

前　言

　　基础护理学是护理专业学生的必修课程,包含的护理知识和技能是护理专业学生学习临床护理课程和日后从事临床护理工作的基础,其基本任务是通过教学培养学生良好的职业道德和职业情感,使学生掌握护理基本理论、基本知识和基本技能,并能运用于临床护理实践,满足服务对象的生理、心理、社会需要。

　　随着医学科学技术的发展,许多新知识、新技术应用于临床,这就要求护理人员不断地更新知识以适应社会发展的要求。在本教材编写过程中,编写人员吸纳了国内外同类教材的先进内容,参考相关的文献和资料,紧密结合临床实践,融入了新知识、新技术及现代信息技术在临床中的应用,体现了教材的科学性、先进性和实用性,力求做到章节安排合理、内容严谨、语言精炼,体现护理专业特色。

　　全书共十八章,以国家卫生健康委员会印发的教材管理法《全国护理事业发展规划(2021—2025年)》中加强临床护士"三基三严"培训的要求为总体思想,强化"三基"内容,打牢基础知识,提高操作技能,注重人文关怀,体现知识、能力、素质三方面的教学目标。每个章节前增加了临床案例,以案例为引导,让学生带着问题学习,培养学生独立思考、独立解决问题及评判性思维的能力。章节后附有练习题,有助于学生课后复习,巩固课堂知识。每章节配备有PPT,供教师参考,方便于教学。

　　本教材由18位高等医学院校护理专业教师和临床一线护理人员合作完成。编写团队具有丰富的教学和临床经验,态度认真,严谨求实。作为本教材的主编,我们对每位编者的辛勤付出表示由衷的感谢! 在编写过程中,我们得到了所有编者所在单位领导和同事的大力支持,在此致以诚挚的谢意!

　　鉴于护理学科的快速发展,在编写过程中,尽管编者做了很大的努力,付出了许多的辛苦,但由于水平有限,教材中难免存在不足之处。恳请使用本教材的教师、学生及临床护理同仁提出宝贵的意见和建议,我们会不断改进,进一步完善。

徐海莉　路雪芹

2024年1月

目 录

1

第一章　绪　论

临床案例

病人李某,女,65岁,以"急性心肌梗死"为诊断收治入院,1 h前心前区压榨样疼痛并向左肩部放射,伴大汗、恶心、濒死感,舌下含化硝酸甘油不能缓解。入院后遵医嘱为其进行吸氧、止痛、溶栓、心电监护等治疗,责任护士小王24 h护理病人,密切观察其病情并记录。1周后病人病情明显好转,可下床轻微活动,胸痛缓解。责任护士小王为其进行有关饮食、活动、用药以及自救等方面的指导,病人做好了出院准备,并对责任护士小王的悉心照顾表示感谢。

问题:①上述情景中体现出护理学的主要任务是什么? ②作为一名护理专业的学生,在进行基础护理学课程的实验室学习和临床学习时应遵循哪些基本要求?

护理学是一门以自然科学和社会科学为理论基础,研究有关预防保健、疾病防治、恢复健康过程中的护理理论、知识、技术及其发展规律的综合性应用科学。百余年来,护理学经历了从简单的清洁卫生护理到以疾病为中心的护理,再到以病人为中心的整体护理,直至以人的健康为中心的护理发展历程,通过实践、教育、研究并结合其他学科知识,不断充实、完善和发展,逐渐形成了自己独特的理论体系和实践体系,成为健康科学中一门独立的应用型学科。

一、课程的地位和基本任务

(一)课程的地位

基础护理学是护理学科的基础,是护理专业课程体系中最基本、最重要的课程之一,是护理学专业学生(简称护生)在校学习期间的必修课程,在护理学专业教学中占有非常重要的地位。护理学包括理论与实践两大范畴,基础护理学是护理学实践范畴中重要的组成部分,为临床各专科护理

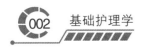

（如内科护理学、外科护理学、妇产科护理学、儿科护理学等）提供了必要的基础知识和基本技能，对培养合格的护理人才起着举足轻重的作用。

（二）课程的基本任务

1978年世界卫生组织（World Health Organization，WHO）指出：护士作为护理的专业工作者，其唯一的任务就是帮助病人恢复健康，帮助健康的人促进健康。

基础护理学以病人为中心，针对复杂的致病因素和疾病本身的特异性所导致的病人在生理功能、机体代谢和心理状态等各方面的异常变化，采取科学的护理对策，帮助或指导病人解除这些变化带来的痛苦和不适，使其尽可能恢复到健康的最佳状态。因此，基础护理学的基本任务是促进健康、预防疾病、恢复健康、减轻痛苦。

1. 促进健康　促进健康的目标是帮助病人维持最佳健康水平或健康状态，应用所学的知识帮助个体、家庭和社区获取有关维持或增进健康时所需要的知识及资源。如告知人们吸烟对人体的危害使人们懂得建立健康的生活方式，参加适当的运动将有益于促进健康等。

2. 预防疾病　预防疾病的目标是帮助病人减少或消除不利于健康的各种因素，使之达到最佳的健康状态。如向服务对象开展妇幼保健的健康教育、帮助服务对象戒烟戒酒、预防各种传染病、提供疾病的自我监测技术等。

3. 恢复健康　恢复健康的目标是运用护理学的基础知识和技能，帮助病人解决影响健康的问题，改善其健康状况。如为病人提供直接护理，执行药物治疗；指导病人进行康复训练活动，使其从活动中得到锻炼、获得自信，最大可能地恢复健康。

4. 减轻痛苦　减轻个体和人群的痛苦是护理工作的基本职责和任务。护理人员能够将基础护理知识和技能运用于临床护理实践，帮助患病个体和人群减轻身心痛苦。

二、课程的学习内容及学习目的

（一）学习内容

基础护理学是护理学专业课程体系中的专业基础课程，内容涵盖护理工作所必需的护理基本理论、基本知识和基本技能，包括病人的生活护理、满足病人治疗需要的护理、病情观察和健康教育等。其具体内容包括环境，预防与控制医院感染，病人入院和出院的护理，病人的安全与护理职业防护，病人的清洁卫生，休息与活动，生命体征的评估与护理，冷、热疗法，饮食与营养，排泄护理，给药，静脉输液与输血，标本采集，疼痛病人的护理，病情观察及危重症病人的护理，临终护理，医疗与护理文件等。

（二）学习目的

基础护理学是满足病人基本需要的一系列护理活动，既包括满足病人生理方面的需求，也包括满足病人心理、社会方面的需求。学习基础护理学的教学活动和实践活动，既有助于帮助护理专业学生（简称护生）明确作为一名合格护士的自我价值，也有助于培养护生良好的职业道德与职业情感，激发护生热爱护理学专业，为护理事业无私奉献的热情。基础护理学的教学宗旨在于帮助护生掌握护理学的基本理论、基本知识、基本技能，并灵活运用于临床护理工作中，为优质护理服务打下坚实的基础。护生完成本课程内容的学习后，要能够做到以下几点。

1. 具备良好的职业素质和职业情感　护理的服务对象是人，人是由生理、心理、社会等多个层面所组成的整体。护理服务对象的特殊性决定了从事护理工作的人员必须具备良好的职业素质和职业情感，遵守护理人员的伦理道德行为规范，尊重、关心和体谅病人，使其从身心上获得舒适，减轻痛苦、促进康复。

2. 获得满足病人生理、心理和社会需求所必备的基本知识和技能　通过学习基础护理学,护生可以掌握扎实的护理理论知识、娴熟的基础护理操作技能、应急处理能力及抢救急危重病人的能力等,以满足病人生理、心理、社会需求,为病人提供优质的护理服务。

3. 获得科学的工作方法和学习方法　基础护理学课程的学习可以帮助护生获得科学的工作和学习方法,使他们能够运用护理程序的工作方法指导护理工作,同时通过掌握资料查询、文献检索等现代技术来获取信息,以培养学生发现问题、分析问题、解决问题的能力,为今后走向临床护理工作岗位打下坚实的基础。

三、课程的学习方法及要求

基础护理学是集护理基本理论、基本技能、护理方法和护理艺术于一体的课程,是护理专业的一门主干课程。通过学习本课程,学生不仅要掌握护理操作技术,而且要理解每一个操作步骤的理论基础和原理。

(一)课堂学习

课堂学习是理论学习的关键环节,主要在教师的指导下进行。学生在学习基础护理学知识时应与所学过的基础医学、临床医学知识和相关技术等进行联系,这样可以帮助自己理解基础护理知识的概念、原理,同时掌握重要的原则、目的、技能、操作程序、方法、注意事项等内容。学生在学习中要积极、主动,做到课前主动预习,课堂上认真听讲、积极思考,课后勤奋自学。除此之外,还可以采用自主学习法和小组合作学习法。

1. 自主学习法　自主学习法是学生作为学习的主体,通过独立的分析、探索、实践、质疑等方法,充分发挥个体的主观能动性而进行的创新性学习的教学活动,自主学习可按以下4个步骤进行。①自学提问:通过自学,学生发现自己能力范围内所不能解决的问题。②合作质疑:在小组合作交流的过程中,学生提出个人的疑难问题。简单的问题应立即解决,较重要和较难的问题经过认真筛选后,让全组或全班同学讨论解决。③归纳释疑:对学习方法进行归纳、改进,以提出独特的见解。④巩固拓展:在实践中运用,在反思中调整,以查漏、补缺,并能结合现实的情况深化拓展。

2. 小组合作学习法　小组合作学习法是在以课堂教学为基本教学组织形式的前提下,以学习小组为主体,通过指导小组成员展开合作,发挥群体的积极功能,提高个体的学习动力和能力,达到完成特定教学任务的目的。

小组合作学习的教学过程如下。①共同确定目标:学生和教师共同制订出切合实际的学习目标。②教给学习方法:教师重在提出问题,教给学生学习方法,学生则重在独立学习与思考,初步感知教学内容。③小组合作学习:在组内交流之前,每位学生先独立思考、自学;在小组讨论阶段,教师参与小组学习,并对小组学习的过程做必要的指导、调控。④全班交流:就是让学生相互检查、彼此互补,从其他同学那里迅速得到高质量的指正和帮助,而教师则针对各小组的目标掌握情况等进行鼓励性评价及补充。⑤复习巩固:学生自行对照课堂开始时师生共同制订的训练目标进行检测,以确认目标的完成情况,同时可通过课后练习,检测自己是否完成目标。

(二)实践学习

基础护理学是一门实践性很强的课程。实践学习法是护理专业学生学习基础护理学的重要方法之一,包括实训室学习和临床学习两种。

1. 实训室学习　实训室学习是实践学习的一个重要环节,也是学生学习并掌握基础护理学技

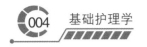

能的重要方法之一。护理专业学生只有在实训室模拟的临床护理情境下反复练习,才能够独立、熟练地完成各项基础护理操作,达到教学大纲所要求的标准,才能够到临床真实的病人身上实施各项护理技能操作。因此,学生要认真对待实训课,严格遵守实验室规章制度,认真观看教师示教,认真做好模拟练习,加强课后练习。

(1)认真对待实训课:学生在实训课学习前要了解实训的目的、意义,复习与实训课相关的理论知识和技能。进入实训室前,要按照要求穿好护士服,戴好护士帽,穿好护士鞋。

(2)严格遵守实训室规章制度:在实训室内,严禁大声喧哗、嬉笑打闹,要爱护实训室内的所有设备及物品,保持实训室清洁卫生。实训结束后要收拾、整理好实训室物品,并将所用过的所有物品归还原处,离开实训室前要关好门窗、水电。

(3)认真观看教师示教:教师示教是护理技能学习的重要环节。在实训室进行实践学习时应集中注意力,关注教师所示教的每一个步骤。在示教过程中,如有疑问或没看清楚的地方,应在教师示教结束后及时提出。

(4)认真做好模拟练习:观看完教师的示教后,护生自己动手练习时,先做好操作前的各项准备(包括心理上的准备),全面、准确地了解操作的步骤,并深入思考为什么要按照这种步骤进行操作,再严格按照正确的操作步骤逐步进行模拟练习。在模拟练习中,学生不要操之过急,应力求每一步骤都符合操作标准的要求,并以评判性思维对待传统的操作步骤及操作方法,逐渐发现更科学、合理的操作方法,练习中如有问题应及时请教实训课指导教师。

(5)加强课后练习:学习技能操作是一个循序渐进、不断熟练的过程,而课堂教学时间有限,因此,需要学生课后不断练习。学生应根据自身情况,有效利用实训室开放时间,有目的、有针对性地进行操作技能练习,以强化技能训练,熟练掌握操作技能。

2.临床学习　临床学习是理论联系实践的最佳形式,也是提高护生基础操作技能的一种有效的学习方法,包括临床见习、实习。临床学习的前提条件是护生在实训室内进行各项操作技能已经达到教学所规定的标准要求。护生在临床为病人实施基础护理操作技能之初,需要在临床教师的指导下进行,再逐渐过渡到自己独立完成各项操作。为了提高临床见习、实习的效果,树立良好的职业道德和职业情感,要求护生做到以下几点。

(1)护士要有高度的同情心和责任感,尊重、关心、同情、爱护病人,尽可能地满足病人提出的合理要求。

(2)以护士的标准严格要求自己:自觉遵守医院的各项规章制度,按照护士的伦理道德规范行事。

(3)认真对待每一项基础护理技能操作:珍惜临床见习、实习经历,珍惜每一次操作机会,严格遵守无菌技术操作原则和严格执行查对制度,并按照正确的操作程序和方法为病人实施各项操作,确保病人的舒适和安全。

(4)虚心接受临床教师的指导和帮助:临床教师具有丰富的临床带教经验,是护生临床学习的主要支持者,也是护生临床学习的角色榜样。因此,护生应有效地利用临床教师这一重要的学习资源,主动向教师请教问题并虚心接受教师的指导和帮助。

◤ **本章小结** ◢

　　基础护理学是学习其他专科护理课程的基础,是护理专业课程体系中重要的专业课程之一。护生只有了解基础护理学课程在整个护理专业课程体系中的地位和任务,明确学习内容及目的,并按照正确的学习方法和要求进行学习,才能有效掌握基础护理学的基本理论知识和技能,从而为将来学习其他护理专业课程及从事临床护理工作所需的综合职业能力奠定良好的基础。

（李　妍　宋晓丽）

自测题

参考答案

1. 知识目标:掌握环境的概念、环境因素对健康的影响和良好的医院环境应具备的特点及其分类;熟悉环境的分类、医院物理环境、社会环境调控的有关要素;了解医院门诊、急诊、病区环境调控的有关要素。

2. 能力目标:能运用本章所学的知识,正确论述环境、健康与护理的关系;能运用本章所学的知识,评价医院环境的科学性和合理性。

3. 素质目标:运用所学的知识,积极主动开展健康教育,并考虑环境的舒适与安全,减轻病人的痛苦,以促进健康。

临床案例

病人王某,男,40岁,急诊以"急性左心衰竭"为诊断收入院。查体:T 37.3 ℃,P 100 次/min,BP 110/78 mmHg。病人精神倦怠,呼吸困难,端坐呼吸,饮食差,小便少,大便正常,睡眠正常。

问题:①病人目前主要的问题是什么? 作为急诊科的接诊护士,应采取哪些护理措施? ②安置此病人的适宜病室温度应为多少? ③病室温度过高或过低对病人各有什么影响?

第一节 环境与健康

随着科学技术的进步和生产力发展水平的提高,越来越多的因素引起生态破坏、环境污染、水资源短缺,已经严重威胁着人类的生存与健康。如何提高环境质量,使之有利于人类的生存与健康,是当今社会十分关注的问题。因此,人类在不断适应和改造环境的过程中,要深刻认识环境因素对人类生存和发展的影响。

一、环境概述

环境是人类进行生产和生活的场所,是人类生存和发展的基础。机体与环境不断进行着物质、能量与信息的交换和转移,使机体与周围环境之间始终保持着动态平衡。机体从空气、水、食物中摄取生命活动所必需的物质,并释放热量以保证生命活动的需要。同时,机体还进行分解代谢,产生的代谢产物经各种途径排泄到外环境中,被生态系统的其他生物作为营养成分吸收利用,从而形成生态系统中的物质循环、能量流动和信息传递。

人类的环境分为内环境和外环境。

1. 内环境　包括人的生理环境和心理环境。

(1)生理环境:为了维持生理平衡状态,持续不断地相互作用,并与外环境进行物质、能量和信息的交换,如呼吸系统、循环系统、消化系统、泌尿系统、神经系统、内分泌系统等。

(2)心理环境:是指一个人的心理状态。人患病会对心理活动产生负面影响,某些心理因素也是许多疾病的致病和诱发因素,如急性或慢性应激事件可导致人体某些器官发生一系列病理生理变化(溃疡病、高血压)。

2. 外环境　是指对生物体有影响的所有外界事物,包括自然环境和社会环境。

(1)自然环境:包括生活环境和生态环境。自然环境是指人类周围的外环境,是人类赖以生存和发展的基础,如大气、阳光、水、土壤、交通、动物、植物等。生活环境的好坏会直接影响人类的生活和健康,同时也在一定程度上影响经济和社会的发展进程。

(2)社会环境:指人类生存及活动范围内的社会物质条件和精神条件的总和,包括社会交往、风俗习惯、政治、经济、文化、法律、教育和宗教等。社会环境对人的成长和发展具有重要作用。

二、环境因素对健康的影响

人体和环境都是由物质组成的。在正常情况下,人体与环境之间保持着动态平衡。如果环境遭受污染或破坏,致使环境中某些化学元素的含量或某些物质的性质发生改变,继而污染空气、水、土壤和生物,再通过食物链侵入人体,在人体内蓄积达到一定量时,就会破坏人体内原有的平衡状态,引起疾病,甚至贻害后代。因此,人类在适应和改造环境的同时,要深刻意识到环境改变对人类生存和健康造成的危害。

(一)自然环境因素对健康的影响

良好的自然环境是人类生存和发展的物质基础。如果人类赖以生存的物质基础遭到破坏,就会对人类健康造成直接或间接的影响。

1. 地形、地质　自然环境中的地形、地质不同,地壳物质成分不同,各种化学元素含量多少会对人类健康产生不同程度的影响。如地方性甲状腺肿、地方性氟中毒、地方性砷中毒、克汀病等疾病的发生均与当地地质环境中某种元素的异常变化有关。

2. 气候　自然界发生的变迁,如地震、干旱、洪水、沙尘暴等会对生态系统造成严重破坏,直接威胁人类的生存与健康。夏季环境温度较高,可致人体中暑,增加高血压、心血管疾病的发生。冬季环境温度较低,增加了呼吸道疾病和皮肤冻伤发生的风险。

3. 环境污染

(1)空气污染:主要指由于人类活动或自然过程引起某些物质进入大气,超过了空气的自净能力,从而对人类的生存环境产生直接和间接的危害。按照空气污染发生的环境,可将空气污染分为室外空气污染和室内空气污染。

1)室外空气污染:大气污染对健康的影响,取决于大气中有害物质的种类、性质、浓度和持续时间,也取决于个体的敏感性。

大气污染主要的污染物概括起来分为颗粒状污染物和有害气体。悬浮在空气中小于 $100~\mu m$

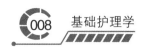
的颗粒物称为悬浮颗粒物,其中粒径小于 10 μm 的称为可吸入颗粒物。可吸入颗粒物随人体呼吸进入呼吸道和肺部,损伤黏膜、纤毛和肺泡,增加气道阻力和引发炎症。可吸入颗粒物长期持续地作用于人体,还会诱发慢性阻塞性肺疾病并出现继发感染,特别是对患有心肺疾患的老人和儿童危害更大。大气中的有害物质经人体吸入,可引起支气管反射性收缩和痉挛、咳嗽、打喷嚏等,严重时还可引起肺气肿、肺源性心脏病等。此外,大气中无刺激作用的有害气体(如一氧化碳),由于不易被人体嗅觉器官所察觉,其危害性比刺激性气体还要大。

2)室内空气污染:室内环境是人们接触最频繁、最密切的外环境之一。室内空气污染的种类及其程度与室外存在着明显差异,而且要严重得多。室内各种建筑装饰材料、复印机、放射性污染物等都是重要的室内污染源。此外,烹饪产生的油烟也危害身体健康。

吸烟同样污染室内空气。吸烟是导致癌症、慢性支气管炎、肺气肿等多种疾病的主要危险因素。烟草中含有尼古丁,对人的神经细胞和中枢神经系统有兴奋和抑制作用,毒性很大,是吸烟致病的主要物质之一。吸烟不仅对吸烟者本人有害,而且危及周围的人,对婴幼儿、青少年及妇女的危害尤为严重。世界卫生组织为了引起公众对吸烟问题的重视,将每年的 5 月 31 日定为"世界无烟日"。

(2)水污染:水污染对人体健康的影响主要有以下 3 种。①引起急性或慢性中毒;②某些有致癌、致畸、致突变作用的化学物质,如砷、镍、苯胺等污染水体后,长期接触或饮用被这些物质污染的水,可能诱发癌症,引起胎儿畸形或发育异常;③人、畜粪便等污染的水体被饮用后,可引起细菌性肠道传染病,如伤寒、痢疾、肠炎、霍乱等。

(3)土壤污染:土壤是生态系统物质交换和物质循环的中心环节,指土壤存积的有机废弃物或含毒废弃物过多,影响或超过了土壤的自净能力。人与污染土壤直接接触,或生吃被污染的蔬菜、瓜果,容易感染寄生虫病。

(4)噪声污染:噪声对人体健康造成的潜在危害是多方面的,轻度噪声可使人感觉厌烦、精神不易集中及工作效率降低,严重的可造成暂时性或永久性听力损伤。

(5)辐射污染:辐射可源于日光、X 射线、治疗以及工业的辐射,人体暴露在这些辐射下易造成灼伤,皮肤癌以及一些潜在的危害。辐射造成的危害与人体所接受的辐射时间、辐射强度有关。

（二）社会环境因素对健康的影响

1. 社会经济　社会经济直接影响着人类的衣、食、住、行,以及社会、医疗保障等方面,它是满足人群的基本需要及卫生服务和教育的物质基础,人群的健康水平与社会经济发展水平有着密切的关系。

2. 社会阶层　社会阶层反映人们所处的社会环境。由于不同社会阶层经济收入、价值观、所受的教育程度等存在差异,故人的健康状况随之也出现差别。

3. 社会关系　人是生活在由一定社会关系结合而成的社会群体之中,包括家庭、朋友、邻里、工作团体等,这些基本社会群体共同构成社会网络。人在社会网络中的关系是否协调将会影响自己的健康。

4. 文化因素　文化是指人们普通的社会习惯。文化因素影响人们对社会、物质环境的适应、人群的状况及疾病的模式,对症状的感知,与营养、安全和生活相关的行为方式等。

5. 生活方式　生活方式是人们长期受一定文化、民族、经济、社会、风俗,特别是家庭的影响而形成的生活习惯、生活制度和生活意识。它包括先天受家庭环境养成的习惯和后天形成的习惯。

6. 卫生服务系统　卫生服务系统的主要工作是向个人和社区提供范围广泛的促进健康、预防疾病、医疗护理和康复服务,维护和改善人群健康。目前由于世界各国的社会发展水平和经济制度的差异,卫生资源的分配和利用差别很大,故在健康水平和卫生资源方面存在巨大的差距。

三、护理与环境的关系

南丁格尔通过对多年的临床护理实践总结,阐述了环境对健康的影响,提出"一般认为症状和痛苦是不可避免的,并且发生疾病常常不是疾病本身的症状而是其他的症状——全部或部分需要空气、光线、温暖、安静、清洁、合适的饮食等"。因此,护士只有充分了解环境与健康和疾病的关系,才能完成护理的基本任务,即促进健康、预防疾病、恢复健康、减轻痛苦。

(一)国际护士会的倡导

1975年,国际护士会在其政策声明中概述了护理专业与环境的关系,提出保护和改善环境成为人类为生存和健康而奋斗的重要目标。这一目标要求每一个人和每一个专业团队都要承担职责,保护人类环境,保护世界资源,研究环境和资源的应用对人类的影响及如何避免人类受影响。国际护士会明确规定了护士的职责如下。

1. 帮助发现环境中对人类的不良影响及积极影响。

2. 护士在与个体、家庭、社区和社会接触的日常工作中,应告知他们如何防护具有潜在危害的化学制品、有放射线的废物等,并应用环境知识指导其预防和减轻潜在性危害。

3. 采取措施预防环境因素对健康造成的威胁,同时教育个体、家庭、社区等如何保护环境资源。

4. 与卫生部门共同协作,找出住宅区对环境及健康的威胁因素。

5. 帮助社区处理环境卫生问题。

6. 参与研究和提供措施,早期预防各种有害于环境的因素;研究如何改善生活和工作条件。

(二)保护人类健康,满足人们需要

随着人民生活水平的提高,人们对环境质量的要求也越来越高,人们需要清洁、舒适、安静、优美的生活和工作环境。控制环境污染,维护人类健康已成为护理人员的迫切任务。所以,护士要掌握有关环境的知识,并运用所学的知识,开展健康教育并努力保护和改善环境。

第二节 医院环境

医院是医务人员为病人提供医疗和护理服务的场所。护理服务对象不仅包括患病的人,也包括健康的人。因此,医院环境的舒适与安全,有利于减轻服务对象的痛苦,促进其康复。

一、医院环境的特点及分类

(一)医院环境的特点

医院是对特定的人群进行防病治病的场所。医院能否为病人提供良好的治疗性环境,不仅影响病人在就医期间的心理状态,还影响病人疾病恢复的进程。因此,良好的医院环境应具备以下特点。

1. 服务专业性 病人是具有生物学和社会学双重属性的复杂生命有机体。因此,医务人员应具有全面的专业理论知识、熟练的操作能力和丰富的临床经验,确保能为病人提供专业的生活护

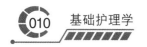

理、精神护理等服务,尽可能满足病人多方位的健康需求。

2.安全舒适性

(1)治疗性安全:病人的安全舒适感来源于医院的物理环境,包括空间、温度、湿度等。医院的建筑设计、环境布局等应符合有关标准。

(2)生物环境安全:医疗环境中,致病菌及感染原的种类繁多且密度相对较高,因此要建立完善的院内感染监控系统,健全各项规章制度并严格执行,防止院内感染的发生。

(3)关系和谐性:医护人员应热情、耐心地对待每一位病人,理解、尊重病人,努力创造良好的人际关系,有利于病人的身心健康。

3.管理统一性　医院在"一切以病人为中心"的思想指导下,根据具体情况制定规章制度,统一管理,应具体做到以下几点。

(1)病室整洁,物品摆放以满足病人需求及使用方便为原则。

(2)工作人员衣帽整洁,仪表端庄,严格遵守医院各项规章制度,努力为病人提供良好的治疗、休养环境。

(3)治疗后用物及时撤去,排泄物、污染物及时清除等。

(4)正确对医疗垃圾、生活垃圾进行分类处置。

4.文化特殊性　适宜的医院文化是构建和谐医患关系的必要条件。医院文化包括医院硬文化和医院软文化两大方面。医院硬文化主要是指医院内的物质状态,主体是物,如医疗设备、医院建筑、医院环境等有形的东西。医院软文化主体是人,指医院在历史发展过程中形成的具有本医院特色的思想、观念等意识形态和行为模式,以及与之相适应的制度和组织结构。医院硬文化是医院软文化形成和发展的基础,医院软文化对医院硬文化具有指导和促进作用。

(二)医院环境的分类

医院环境是医务人员为病人提供医疗和护理服务的场所,按环境性质划分,可分为物理环境和社会文化环境;按环境地点划分,可分为病区环境、门诊环境和急诊环境。

1.按环境性质划分

(1)物理环境:指以医院的建筑设计、基础设施等为主的物质环境,属于硬环境。包括诊疗单元、仪器设备、工作场所等。物理环境是医院存在和发展的基础。

(2)社会文化环境:包括医疗服务环境和医院管理环境。

医疗服务环境:指以医疗护理技术、人际关系、精神面貌及服务态度等为主的人文社会环境,属于软环境,包括学术氛围、服务理念、人际关系等。

医院管理环境:包括医院的规章制度、监督机制及各部门协作的人际关系等,属于软环境。医院管理环境应坚持以人为本,满足病人需求,体现医院文化。

2.按环境地点划分

(1)病区环境:病区是住院病人在医院接受治疗、护理及休养的场所,也是医护人员开展医疗、预防、教学、科研活动的重要基地。

(2)门诊环境:门诊是医院直接对病人进行诊断、治疗和开展预防保健的场所,具有病人数量多、人群流动性强、就诊时间短、病情观察受限等特点。

(3)急诊环境:急诊科是抢救急、危、重症病人的重要场所,是构成城市急救网络的重要组成部分,在医疗服务中占有重要地位。

二、医院环境的调控

医院的环境直接影响病人的身心舒适和治疗效果。当医院的环境不能满足病人的需求时，护理人员应采取适当的措施对其进行调控。

（一）医院物理环境的调控

医院的物理环境是影响病人身心舒适及治疗效果的重要因素，适宜的环境应满足以下因素。

1. 空间　医院应综合考虑不同病情、不同人群的需要，让病人有适当活动的空间，方便治疗和护理操作的进行。病人床单位的设置应保留适当的床间距，一般病床之间不少于 1 m，且床与床之间应有隔帘，以方便在进行操作时遮挡病人，保护其隐私。

2. 温度　一般普通病室温度应保持在 18～22 ℃为宜，新生儿室、老年病房、产房、手术室以22～24 ℃为宜。夏季气温较高，使用空气调节器调节室温，或者通过打开门窗增加室内空气流通，促进病人舒适。冬季气温较低，除使用空气调节器调节室温外，也可采用暖气设备保持病室温度。护士在执行护理操作时，应减少病人不必要的暴露，防止病人受凉。

3. 湿度　适宜的病室湿度为 50%～60%。湿度过高，可抑制排汗，使尿液排出量增加，肾负担加重；湿度过低时，人体蒸发大量水分，可引起口干舌燥、咽痛、烦渴等表现，对呼吸道疾患或气管切开病人尤为不利。

4. 通风　通风换气，可使室内空气保持新鲜，是减轻室内空气污染的有效措施。通风效果受通风面积（门窗大小）、室内外温差、通风时间及风力大小的影响，一般通风 30 min 即可达到置换室内空气的目的。通风时应注意避免对流风直吹病人，避免着凉。

5. 噪声　凡是与环境不协调的声音或引起人心理上或生理上不愉快的声音，称为噪声。噪声的危害程度视音量的大小、频率的高低、持续时间的长短和个人的耐受性而定。噪声的单位是分贝（dB），根据世界卫生组织规定的噪声标准，白天较理想的噪声强度是在 35～40 dB。噪声强度在50～60 dB 即能产生相当的干扰。长时间处于 90 dB 以上的高音量环境中，能导致耳鸣、血压升高、血管收缩、肌肉紧张，以及出现焦躁、易怒、头痛、失眠等症状。若噪声强度高达 120 dB 以上，可造成高频率的听力损害，甚至永久性失聪。工作人员在说话、行动与工作时应尽可能做到"四轻"，即说话轻、走路轻、操作轻、关门轻。

（1）说话轻：说话声音不可过大，但也不可耳语，以免使病人产生怀疑、误会与恐惧。

（2）走路轻：走路时脚步要轻巧，应穿软底鞋，防止走路时发出不悦耳的声音。

（3）操作轻：操作时动作要轻稳，处理物品与器械时应避免相互碰撞，尽量避免制造不必要的噪声。推车轮轴应定时滴注润滑油，以减少摩擦时发出的噪声。

（4）关门轻：病室的门窗应定期检查维修；开关门窗时，随时注意轻开轻关，不要人为地制造噪声。

6. 光源　病室光源有自然光源和人工光源。适量的日光照射可促进照射部位血液循环，有利于改善皮肤的营养状况，使人感觉舒适。紫外线有强大的杀菌作用，并可促进机体内部合成维生素 D，因此病房内经常开门窗，让阳光直接射入，或协助病人到户外接受阳光照射，对辅助治疗有积极意义。

人工光源常用于满足病室夜间照明及保证特殊检查和治疗、护理的需要。楼梯、药柜、抢救室、监护室内的灯光要明亮；普通病室除一般吊灯外，还应有地灯装置，以保障夜间在不干扰病人睡眠情况下进行的巡视工作；病室内还应根据需要设置鹅颈灯，为特殊诊疗提供方便；床头灯开关应设

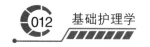

置在病人易于触及的地方。

7.装饰　病室布置应简单、整洁、美观。如儿科病室的床单和护士服多选用暖色,让人感到温馨甜蜜。手术室、监护室应选用绿色或者蓝色,给人以安静、舒适、信任的感觉。

医院应对地板在内的建材安全提出高要求。按照防滑系数的不同,防滑等级通常分为3级。1级是指不安全,防滑系数小于0.50;2级是指安全,防滑系数为0.50～0.79;3级是指非常安全,防滑系数不小于0.80。通常医院的防滑等级不应低于1级;对于老人、儿童、残疾人等活动较多的室内场所,防滑等级应达到2级;对于室内易浸水的地面,防滑等级应达到3级。

(二)医院社会环境的调控

医院担负着预防、诊断及治疗疾病、促进康复、维护健康的任务。为了保证病人能获得安全、舒适的治疗环境,护理人员应为病人创造良好的医院社会环境。

1.人际关系　人际关系是在社会交往过程中形成的、建立在个人情感基础上的、彼此为寻求满足某种需要而建立起来的人与人之间的相互吸引或相互排斥的关系。对住院病人来说,影响其身心康复的重要人际关系包括护患关系和病友关系。

(1)护患关系:护患关系指护理人员与病人之间的关系。它是一种特殊的人际关系,是服务者与服务对象的关系。它是在护理工作中,护士与病人之间产生和发展的一种工作性、专业性和帮助性的人际关系。良好的护患关系有助于病人身心的康复。因此,在医疗护理活动中,护理人员应不分民族、信仰、性别、年龄、职业、职位高低等,对所有病人均一视同仁,认真负责,尽可能地满足其身心需求;尊重病人的权利与人格,说话时注意语气、语速,让病人感受到护理人员的诚恳、友善;对待工作要严肃认真、一丝不苟,从而让病人获得安全感、信赖感。在操作时要稳、准、轻、快,赢得病人的信赖,同时工作中护士要精神饱满,亲切自然,着装合体,举止大方。

(2)病友关系:病区中的每个人都是社会环境中的一员,在共同的治疗康复生活中相互影响。病友们在交谈中常涉及一些疾病治疗、康复保健等方面的知识,可起到了义务宣传员的作用。此外,病友间的相互帮助与照顾,有利于增进病友间的友谊与团结,创造和谐的病室氛围。

2.医院规章制度　医院规章制度是依据国家相关部门有关医院管理的规定并结合医院自身的特点所制定的规则,如入院须知、探视制度、陪护制度等。健全完善的医院规章制度既保证了医疗护理工作的正常进行,又可以预防和控制医院感染的发生。因此,护士在对病人进行指导时,具体应做到以下几点。

(1)耐心解释,取得理解:向病人和家属耐心解释院规的内容和执行各项院规的必要性,以取得病人和家属的理解、支持、配合。

(2)维护病人的自主权:病人入院后,凡事都需要遵守医院的规章制度,服从医护人员的安排,常处于被动服从地位,容易产生压抑感。因此,护士应在维护院规的前提下,尽可能让病人拥有其个人环境,并对病人的居住空间表示尊重,包括在进入病室时应先敲门,帮助病人整理床单位或衣物时应先取得病人的同意等。

(3)满足病人需求,尊重探视人员:探视者可给予病人关怀,同时满足了病人归属感和自尊等的需要。因此,护理人员要尊重前来探视病人的亲属和朋友,但若探视时间不当、来访者过多或探视者不受病人欢迎,则要适当地加以劝阻和限制。

(4)提供有关信息与健康教育:健康教育是护士针对住院病人的生理、心理、文化和社会适应能力而进行的护理活动,通过向病人传授所患疾病的有关医疗、护理方面的知识,调动病人积极参与自我护理,达到恢复健康的目的。护士在做各种检查、治疗或护理工作之前或过程中,应给予病人适当的解释,使病人了解医护人员实施这些措施的目的,减少病人对治疗、手术、检查等的恐惧心理,使其能主动、积极地配合治疗和护理工作。

（5）尊重病人的隐私权:护士为病人做治疗和护理时,应适当遮挡病人、减少不必要的暴露;凡涉及病人隐私的问题,护士有义务为病人保密。

（6）鼓励病人自我照顾:疾病使部分病人生活自理能力下降或活动被限制,需依赖他人照顾时,护士应在病人病情允许的情况下,积极创造条件并鼓励病人自我照顾,增强病人战胜疾病的信心。

（三）医院门诊环境的调控

1. 门诊设置和布局　门诊设有挂号室、收费室、治疗室、候诊室、输液室、化验室、药房等。门诊的候诊、就诊环境以方便病人为目的,应备有醒目的标志和指示路牌,并设立总服务台、导诊台,配备多媒体查询触摸屏和电子显示屏,清晰、透明地呈现各种医疗服务项目,简化就诊流程,使病人感到方便、舒适。

2. 门诊环境的管理

（1）预检分诊:门诊护士应热情接待病人,询问病史、观察病情,给予合理的分诊,做到先预检分诊,后挂号诊疗。

（2）组织候诊与就诊:病人挂号后,应分别到各科候诊室等候就诊。为保证病人候诊、就诊顺利,护士应做好以下工作:①准备诊疗过程中所需的各种器械、设备等,检查诊疗环境和候诊环境。②分开并整理初诊和复诊病案,收集整理化验单等。③维持良好的诊疗环境和候诊环境,安排病人按挂号顺序有序就诊,如遇高热、剧痛、呼吸困难、出血、休克等病人,护士应立即为其安排就诊或送急诊处理。对病情较重或年老体弱病人,可适当调整就诊顺序,让其提前就诊。④观察候诊病人病情变化,根据病情测量病人的生命体征并记录在门诊病案上。⑤就诊结束后及时整理物品,检查、关闭门窗及电源,防止意外事故的发生。

（3）治疗:根据医嘱严格执行操作规程,确保治疗安全、有效。

（4）消毒隔离:门诊的空间、地面、墙壁、桌椅、扶手、诊查床、平车、轮椅等应定期进行严格的清洁、消毒。如遇疑似传染病病人或传染病病人,应将其分诊到隔离门诊就诊,并立即上报主管部门,做好疫情报告工作。

（5）健康教育:护士可以利用病人候诊时间,采用口头、图片、黑板报、视频、动画或健康教育手册等不同方式进行健康宣传。

（6）保健门诊:经过培训的护士可以直接参与各类保健门诊的咨询或诊疗工作。

（四）医院病区环境的调控

病区应设有病室、抢救室、治疗室、护士站、医生办公室、库房、洗涤间、卫生间。护士站应设在病区的中心位置,以便观察重症病人病情、及时抢救病人。

（五）医院急诊环境的调控

1. 急诊设置和布局　急诊科是抢救病人生命的第一线,一般设有预检处、诊疗室、急救室、监护室、留观室、治疗室等。急诊环境应宽敞明亮、空气流通、安静整洁,各分区设有明显标志,路标指向清晰,夜间有明显的灯光和快捷通畅的抢救通道。

2. 急诊环境的管理

（1）预检分诊:急诊护士接诊病人,要做到"一问、二看、三检查、四分诊"。如遇危重病人,应立即通知值班医生并配合进行抢救;如遇意外灾害事件,应立即通知护士长和相关部门快速启动应急预案并配合救治伤员。

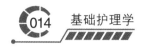

（2）做好抢救工作：①所有抢救物品要求做到"五定"，即定数量品种、定点安置、定专人保管、定期消毒灭菌和定期检查维修。②护士必须熟悉各种抢救物品的性能和使用方法，保证所有抢救物品处于良好的备用状态。③在医生到达前，护士应根据病人病情做出初步判断，并立即实施必要的紧急处理，如进行人工呼吸、胸外心脏按压，建立静脉输液通路等。④医生到达后，护士应立即汇报处理情况，正确执行口头医嘱，密切观察病人病情变化，及时做好抢救记录。

（3）留院观察：急诊留观室以收治暂时不能确诊、暂时不能搬动或经短时间留观后可以返回的病人。一般病人的留观时间为 3 ~ 7 d。

◀ **本章小结** ▶

人类的健康与环境息息相关。良好的医院环境是医院综合实力的外在体现，不仅影响广大病人对医院的心理认同和整体评价，而且在一定程度上体现了医院管理者的管理水平，更是服务对象住院期间身心健康的重要保证。护理人员应该掌握有关环境和健康的相关知识，充分利用环境中对人群健康有利的因素，消除和改善环境中的不利因素，从而更好地帮助人类促进健康，提高人群的整体健康水平，在工作中更好地承担维护人民健康的责任。

（李 妍）

自测题　　　　　　参考答案

▓▓▓▓ 学习目标 ▓▓▓▓

1. 知识目标:掌握医院感染的概念、分类、形成原因及条件,医院常用消毒灭菌方法的种类及注意事项;熟悉常见的隔离类型及相应的隔离措施;了解医院日常清洁、消毒、灭菌工作的主要内容。

2. 能力目标:能遵循无菌技术操作原则并进行无菌技术操作;能正确陈述隔离原则、常见的隔离种类及相应的隔离措施。

3. 素质目标:能采取适当的措施预防与控制医院感染;能选择合适的方法进行医院日常的清洁、消毒、灭菌;能根据临床情境正确进行手卫生。

临床案例

病人李某,男,35 岁。近 2 周来自觉乏力、食欲减退,间断咳白色黏痰,伴有午后低热、夜间盗汗。门诊拟诊断为"肺结核"收入院。查体:面色苍白,呼吸急促,肺部可闻及细湿啰音。胸部 X 射线检查示"两侧肺野密布粟粒状阴影,急性血行播散型肺结核?"

问题:①对此病人应采取何种隔离?②作为责任护士,应为病人采取哪些隔离措施?③如何划分病人所住病区的隔离区域?④病人出院时如何进行终末消毒处理?

第一节　医院感染

医院是病人集中的场所。病原微生物种类多、耐药性强,易感者集中,免疫抑制剂和大量抗生素的广泛应用,各种新医疗技术的不断开展使得医院感染的发生逐渐增多。WHO 指出,有效控制医院感染的关键措施是清洁、消毒、灭菌、无菌技术、隔离、合理使用抗生素、消毒与灭菌效果的监测。这些措施与临床护理工作密切相关,护理人员必须掌握相关知识,严格遵守医院感染的管理规范和消毒技术规范,以此来预防和控制医院感染。

一、医院感染的概念与分类

医院感染又称医院获得性感染,是指任何人员在医院活动期间,包括住院病人、门急诊病人、陪

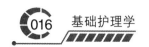

护人员、探视人员及医院工作人员,遭受病原体侵袭而引起的任何诊断明确的感染或疾病,包括住院期间发生的感染和在医院获得而出院后发生的感染,不包括入院前已经开始或入院时已经处于潜伏期的感染。在医疗机构或其科室的病人中,短时间内发生3例或以上同种同源感染病例的现象称为医院感染暴发。

医院感染可按病原微生物的来源分为内源性感染和外源性感染两大类。①内源性感染:即自身感染,指在一定条件下,病人体内的正常菌群或机会致病菌引起的感染。通常情况下,正常菌群是不致病的,但在人的免疫功能下降、菌群移位或抗生素使用不合理等情况下可引起感染。②外源性感染:指来自病人体外的病原体,通过直接或间接感染途径,传播给病人而引起的感染,又称为交叉感染。其包括病人与病人、病人与医护人员之间的感染,也包括由医院内污染的空气、接触被污染的物品或制剂等获得的感染。

二、医院感染的发生原因

医院感染的发生与个体自身的免疫功能状况、现代诊疗技术的应用和医院感染管理体制等因素密切相关。

(一)机体内在因素

机体内在因素主要包括机体的生理因素、病理因素及心理因素。

1. 生理因素　包括年龄、性别等。婴幼儿和老年人的自身免疫防御力低下;女性特殊生理时期如月经期、妊娠期、哺乳期时,抵抗力下降,都是发生医院感染的高危因素。

2. 病理因素　个体自身抵抗力下降;皮肤或黏膜的损伤,易诱发感染。个体的意识状态如昏迷等病人易误吸而导致吸入性肺炎的发生。

3. 心理因素　个体情绪在一定程度上可影响其免疫功能和抵抗力,从而增加医院感染的机会。

(二)机体外在因素

机体外在因素主要包括医务人员的诊疗工作、医院环境及感染管理机制等。

1. 诊疗工作　现代医学诊疗技术和相应的药物应用在治疗的同时,也增加了医院感染的概率。

(1)侵袭性操作:各种侵袭性诊疗技术,如气管插管、血液净化等破坏了人体屏障功能,损害了防御系统,给致病性微生物侵入人体创造了条件,从而导致医院感染。

(2)放疗、化疗、免疫抑制剂应用:恶性肿瘤病人放疗、化疗杀灭肿瘤细胞的同时,对正常细胞也造成一定程度的伤害,破坏了机体的防御和免疫系统功能,增加了易感性。各种免疫抑制剂的使用也改变了机体的防御状态,易导致医院感染。

(3)抗菌药物使用:抗菌药物的不合理使用,易破坏机体正常菌群,引起医院感染。

2. 医院环境　医院病人聚集,环境易受各种病原微生物污染,增加了发生医院感染的概率。

3. 医院感染管理机制　医院感染管理制度的健全与否,管理是否规范,对医院感染的重视程度,制度的执行与监管是否到位等,都会影响医院感染的发生。

三、医院感染的形成

医院感染的形成必须具备3个基本条件:感染原、传播途径和易感宿主。若三者同时存在并相互联系即可构成感染链,从而引起感染。若将感染链切断,医院感染的传播即可停止。

(一)感染原

感染原即感染的来源,指病原微生物自然生存、繁殖及排出的场所或宿主(人或动物)。在医感染中,常见的感染原如下。

1. 已感染的病人及病原携带者 已感染的病人是最主要的感染原,其体内病原体数量多、致病力强,常具有耐药性,因此容易在其他病人体内定植。病原携带者由于其症状、体征不明显,不易被发现和隔离,而病原微生物又不断在其体内生长繁殖并排出体外,因此也是主要的传染源。

2. 病人自身的正常菌群 病人的口腔黏膜、上呼吸道、胃肠道、皮肤及泌尿生殖道等部位寄居有人体的正常菌群或来自外环境并定植在这些部位的微生物,在人体免疫功能被抑制或抵抗力低下时可引起自身感染。

3. 动物感染原 各种动物均有可能感染病原微生物而成为动物感染原。在动物感染原中,鼠类最严重,它不仅是沙门菌的宿主,而且是鼠疫、流行性出血热等传染病的感染原;此外,禽类也可使人感染高致病性禽流感。

4. 医院环境 医院的环境、器械、设施、物品和垃圾等均可成为病原微生物存活并繁殖的场所,其中铜绿假单胞菌、沙门菌等兼有腐生特性的革兰氏阴性杆菌能在医院潮湿的环境或液体中存活达数月以上。

(二)传播途径

传播途径是指病原微生物从感染原传到易感宿主的途径和方式。在医院中,主要的传播途径有以下几种。

1. 接触传播 是病原微生物通过感染原与易感宿主之间直接或间接接触的传播方式,也是外源性感染的主要传播途径之一。

(1)直接接触传播:指感染原将病原体直接传给易感宿主,不经任何媒介。如柯萨奇病毒、疱疹病毒、母婴间的沙眼衣原体等传播感染。

(2)间接接触传播:指病原体通过媒介传递给易感宿主。常见的传播媒介有医护人员的手、医疗器械和设备、病室内用具、水、食物、生物媒介等。

2. 空气传播 又称微生物气溶胶传播,是病原微生物以空气为媒介,随气流流动而造成的感染传播。其主要有以下3种形式。

(1)飞沫传播:是从感染原排出的病原微生物液滴,由于体积较大,在空气中悬浮时间不长,易感者约在30 cm内的近距离接触即可发生感染,其本质是一种特殊的接触传播。

(2)飞沫核传播:从感染原传出的飞沫,在降落前其表层水分蒸发,形成含有病原体的飞沫核,能够长时间浮游,可发生远距离传播。

(3)菌尘传播:物体表面的传染性物质干燥后形成带菌的尘埃,可通过吸入或菌尘降落于伤口而引起直接感染;菌尘降落于室内物品表面则可引起间接传播。易感者通常没有与病人的接触史,预防的关键措施是通风、除尘、过滤及空气隔离。

3. 生物媒介传播 指昆虫或其他动物携带病原微生物作为人体之间传播的中间宿主。如蚊子传播流行性乙型脑炎、疟疾等。

4. 注射、输液、输血传播 通过污染的药液、血制品传播感染,如输液过程中出现的发热反应,输血引起的乙型肝炎、艾滋病的传播等。

5. 饮水、饮食传播 食物中常带有各种机会致病菌,尤其是铜绿假单胞菌及大肠埃希菌,能在病人肠道内定植,增加自身感染的概率。病原微生物通过饮水、饮食传播可导致医院感染的暴发流行。

(三)易感宿主

易感宿主是对感染性疾病缺乏免疫力、易感染的人。包括:①新生儿、婴幼儿和老年人;②营养

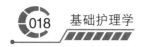

不良,特别是蛋白质、维生素 A、维生素 C 缺乏者;③糖尿病、肝病、肾病、结缔组织病、阻塞性支气管肺疾病、恶性肿瘤病人;④细胞或体液免疫缺陷者;⑤长期使用抗生素者;⑥烧伤或创伤产生组织坏死者。

四、医院感染的预防与控制

为保障医疗安全、提高医疗质量,各级各类医院应建立医院感染管理责任制。

(一)建立医院感染管理体系,加强感染管理监控

医院需建立独立完整的管理体系,设置医院感染管理委员会、医院感染管理科和各科室医院感染管理小组的三级管理组织。

医院感染管理委员由医院感染管理部门、医务部门、护理部门、消毒供应室、手术室、临床科室、微生物检验部门、药事管理部门、设备管理部门、后勤管理部门及其他相关部门的主要负责人组成,在院长或业务副院长的指导下进行工作。

医院感染管理科是兼具管理与专业技术指导的职能科室。在主管院领导和医院感染管理委员会的领导下工作,行使医院感染工作的监督及指导作用。负责人需要具备高级专业技术职称,部门需要配备满足临床需要的专(兼)职人员。

科室医院感染管理小组是医院感染管理三级组织的"一线管理力量",是医院感染管理制度和防控措施的具体实践者。小组成员包括医生和护理人员,通常由科主任或主管副主任、护士长、病房医生组长、护理组长组成,在科主任领导下开展工作。

(二)健全各项规章制度,依法管理医院感染

医院必须依照国家卫生行政部门的法律、法规制定并完善相关规章制度。健全清洁卫生制度、消毒隔离制度以及感染管理报告制度等。落实监测制度,发现感染病例或疑似病例,及时查验,控制蔓延,做好隔离,准确报告,协助调查。

(三)落实医院感染管理措施

依据法律法规及标准规范,严格落实医院感染管理措施,制定相关标准,采取有效措施,加强医院感染知识及意识的教育,提高医院全体人员的综合水平。有效做到切断感染链控制感染。

具体举措包括:医院环境布局合理规范,二级以上医院具备合格的感染疾病科;加强重点部门科室的消毒隔离;严格做到清洁、消毒、灭菌及其效果监测;加强管理抗菌药物的使用;加强一次性医疗用品的管理;加强无菌技术等操作的监督;加强医疗废物的处理等。

第二节　清洁、消毒、灭菌

清洁、消毒、灭菌是预防与控制医院感染的关键措施之一。

1. 清洁　指用物理方法清除物体表面的尘埃、污垢和有机物。其目的是去除和减少微生物,但不能杀灭微生物。清洁适用于医院的墙壁、地面、医疗护理用品等物体表面的处理及物品消毒、灭菌之前的处理。

2. 消毒　指用物理、化学或生物的方法清除或杀灭环境中或媒介物上除芽孢以外的所有病原

微生物,使其达到无害的程度。

3. 灭菌 指用物理或化学方法清除或杀灭传播媒介上的一切微生物,包括致病性和非致病性微生物,也包括细菌芽孢和真菌孢子。

一、消毒灭菌的方法

常用的消毒灭菌方法有两大类:物理消毒灭菌法和化学消毒灭菌法。物理消毒灭菌法是利用物理因素如热力、辐射、过滤等清除或杀灭病原微生物的方法,化学消毒灭菌法是采用各种化学消毒剂来清除或杀灭病原微生物的方法。

(一)物理消毒灭菌法

1. 热力消毒灭菌法 热力消毒灭菌法是一种既简单又可靠、使用最广泛的消毒方法。其是利用热力破坏微生物的蛋白质、核酸、细胞壁和细胞膜,从而杀灭微生物的一种消毒灭菌方法。其可分干热法和湿热法两类,前者由空气导热,传热慢,如燃烧法、干烤法;后者由水蒸气和空气导热,穿透力较强,传热快,如煮沸法、压力蒸汽灭菌法等。

(1)干热法

1)燃烧法:一种简单、迅速、彻底的灭菌法。常用于污染的废弃物及病人尸体等的处理。某些金属器械(锐利刀剪除外)和搪瓷类物品在急用时也可用燃烧灭菌法。

使用方法:①焚烧法,常用于无保留价值的污染物品和特殊感染敷料的处理。如破伤风、气性坏疽等感染病人的敷料,污染的病理标本、废弃物等。②火焰烧灼法,某些金属器械可在火焰上烧灼20 s。锐利刀剪及贵重器械禁用,以免刀刃变钝或器械被破坏。③乙醇燃烧法,搪瓷类物品可倒入少量95%乙醇溶液,转动容器,使乙醇分布均匀,点火燃烧直至熄灭。在燃烧过程中不得添加乙醇,以免引起火灾或烧伤。同时要远离氧气、乙醇、乙醚、汽油等易燃易爆物品。

2)干烤法:是将物品放置在特制的烤箱中,热力通过空气对流和介质传导进行灭菌的方法,灭菌效果可靠。其适用于在高温下不易变质、不易损坏或不易蒸发的物品,如油剂、粉剂、金属制品、搪瓷制品、玻璃制品等,但不适用于纤维织物和塑料制品的消毒灭菌。

使用方法:物品放入烤箱内,包裹不宜过大,一般不应超过 10 cm×10 cm×20 cm,包裹之间应有足够的空隙,放物量不超过烤箱高度的 2/3,以利于热的穿透,包裹勿与烤箱底部及四壁接触。若是油剂或粉剂,厚度不得超过 1.3 cm。消毒条件为 120～140 ℃,10～20 min;灭菌条件为 160 ℃持续2 h,170 ℃持续 1 h,或 180 ℃持续 30 min。灭菌后待烤箱温度降至 40 ℃以下再打开,以防炸裂。

(2)湿热法

1)煮沸消毒法:是应用最早和家庭常用的消毒方法之一。适用于耐高温、耐湿的物品,如搪瓷、玻璃、金属、橡胶类等,不适用于外科器械的灭菌。

使用方法:将物品洗净完全浸没在水中,自水沸开始计时,5～10 min 可达到消毒效果,15 min可将多数细菌芽孢杀灭,热抗力极强的需更长时间(如破伤风梭菌芽孢需煮沸 60 min 才可杀灭)。煮沸过程中如加入其他物品,应从再次水沸后重新计时。若将碳酸氢钠加入水中配成 1%～2% 的浓度,可将沸点提高至 105 ℃,除增强杀菌作用外,还可去污防锈。

注意事项:①煮沸消毒前应将物品洗净,有轴节的器械将轴节打开,带盖的容器将盖打开,空腔导管应先在腔内灌水,大小及形状相同的容器不能重叠,水量应始终淹没所有物品。②放置的物品不宜过多,一般不超过消毒容器的 3/4。③根据物品的性质决定放入水的时间:橡胶类物品用纱布包好,水沸后放入,消毒后立即取出,以防橡胶老化,玻璃类物品用纱布包裹后,在冷水或温水中放入,以防突然遇热炸裂。④在海拔高的地区,气压低,沸点也低,应该延长消毒时间,海拔每增加300 m,需延长消毒时间2 min。

2)压力蒸汽灭菌法:是临床上应用最广、效果最为可靠的首选灭菌方法,利用高压下的高温饱和蒸汽杀灭一切微生物及其芽孢的方法。适用于耐高压、耐高温、耐潮湿物品的灭菌,如各类器械、橡胶、搪瓷、敷料、溶液、玻璃制品、某些药品、细菌培养基等。

使用方法:常用的有下排气压力蒸汽灭菌器和预真空压力蒸汽灭菌器。①下排气压力蒸汽灭菌器,包括手提式压力蒸汽灭菌器和卧式压力蒸汽灭菌器。它是利用重力置换的原理,使热蒸汽在灭菌器中自上向下,将冷空气从下排气孔排出,并由饱和蒸汽取代排出的冷空气,从而使蒸汽释放的潜热对物品进行灭菌。灭菌的压力、温度和时间由物品性质、大小及有关情况决定。通常灭菌条件是:压力为103～137 kPa,温度为121～126 ℃,持续20～30 min。手提式压力蒸汽灭菌器适用于基层医疗单位,便于携带、使用方便、效果可靠。灭菌后切忌突然打开盖子,以防冷空气大量进入,使蒸汽凝结成水滴,导致物品受潮、玻璃类物品因骤然降温而发生爆裂。卧式压力蒸汽灭菌器空间较大,适用于一次灭菌大量物品。操作人员须经过专业培训,持证上岗。②预真空压力蒸汽灭菌器,利用抽气机将灭菌柜室内抽成真空,形成负压,以利蒸汽迅速穿透物品达到灭菌效果。其灭菌时间短、效果好,但是价格较昂贵。常用的灭菌压力为205.8 kPa,温度达132 ℃或以上,保持4～5 min。

注意事项:①物品在灭菌之前应彻底洗净、晾干。包装时不宜捆扎过紧,内放化学指示卡,外用化学指示带粘贴。②常用的包装材料有全棉布(至少2层)、一次性复合材料、一次性无纺布、金属容器或有孔玻璃等,有利于蒸汽流通。若是金属容器,灭菌前将盖子或通气孔打开,灭菌后立即关闭,以保持物品于无菌状态;若是盛装液体的密闭瓶,灭菌前将针头插入瓶塞,以防止压力过高,造成爆炸,灭菌后立即拔出针头,以保持液体无菌状态。③灭菌包不宜过大,下排气压力蒸汽灭菌器的灭菌包体积不得超过30 cm×30 cm×25 cm;预真空压力蒸汽灭菌器的灭菌包体积不得超过30 cm×30 cm×50 cm。灭菌器内物品总量不应超过灭菌器柜室容积的4/5。④灭菌物品应放置合理,灭菌包之间要有空隙,以利蒸汽流通与物品的干燥;布类物品应放在金属、搪瓷物品之上,以免蒸汽遇冷凝结成水而使布类潮湿,影响灭菌效果。⑤随时观察压力、温度情况,安全操作,灭菌物品干燥后方可取出备用。⑥每日检查一次灭菌设备,定期监测灭菌效果。

灭菌效果监测:①物理监测法,将温度计(150 ℃或200 ℃的留点温度计)甩至50 ℃以下,放入待灭菌的包裹内。灭菌后检查温度计读数是否达到灭菌温度。②化学监测法,目前使用最广泛的检测方法,使用简便。常用的有化学指示卡和化学指示胶带。化学指示卡见图3-1,将其放在灭菌包的中央部,经过121 ℃,20 min或135 ℃,4 min的灭菌后,根据指示卡颜色的改变与标准色比较来判断灭菌是否合格。化学指示胶带见图3-2,将其粘贴在所需灭菌物品的包装外。③生物监测法,是最可靠的监测法,是利用对热耐受力较强的非致病性嗜热脂肪杆菌芽孢作为检测菌株,制成菌纸片。在灭菌包的中央和四角分别放置10片菌纸片,灭菌后再取出放入培养基,在56 ℃温箱中培养2～7 d,观察培养基的颜色变化,若全部菌纸片保持色泽不变,则为无细菌生长,表示达到灭菌效果。

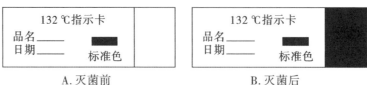

图3-1　化学指示卡

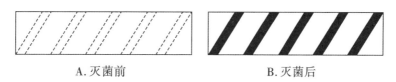

A. 灭菌前　　　　　　　　　B. 灭菌后

图 3-2　化学指示胶带

2. 光照消毒法　光照消毒法又称为辐射消毒法,包括日光暴晒法、紫外线消毒法和臭氧灭菌灯消毒法。

(1)日光暴晒法:利用日光的热、干燥和紫外线的作用来发挥其杀菌功能。由于紫外线的穿透力差,消毒时应将物品置于阳光下直射,暴晒 6 h,每 2 h 翻转 1 次,使各面接受阳光照射,以达到消毒效果。常用于毛毯、床垫、衣服、书籍等的消毒。

(2)紫外线消毒法:紫外线的波长范围为 200~275 nm,其中 250~270 nm 是杀菌作用最强的波段。我国常用的是紫外线消毒灯管和紫外线消毒器。

作用原理:紫外线可降低菌体内氧化酶活性,破坏菌体的氨基酸,使菌体蛋白光解变性,从而使微生物的 DNA 失去转化能力而死亡。此外,紫外线可使空气中的氧电离产生具有极强杀菌作用的臭氧。

适用范围:凡是被污染的水、空气、纸张、织物和物体表面均可用紫外线消毒。

使用方法:紫外线的穿透力差,物品在消毒时必须使各个消毒部位充分暴露于紫外线下。紫外线消毒的适宜温度为 20~40 ℃,相对湿度为 40%~60%,若达不到此条件则应延长照射时间。对物品表面进行消毒时,可将物品摊开或挂起,有效距离为 25~60 cm,消毒时间为 20~30 min;消毒纸张、织物等粗糙表面时,应使两面均受照射,并适当延长照射时间;小件物品可置于紫外线消毒箱内进行照射消毒。消毒室内空气时,每 10 m² 安装 30 W 紫外线灯一支。若室内无人,应清扫尘埃,关闭门窗,照射有效距离为 2 m 以内,持续 30~60 min;若室内有人,可选用高强度紫外线空气消毒器,开机消毒 30 min 达到消毒效果。

注意事项:①消毒时间从灯亮 5~7 min 开始计,照射后应开窗通风。②关灯后若需重新再开启,应间隔 3~4 min。③紫外线对人的眼睛和皮肤有刺激作用,若直接照射超过 30 s 可引起眼炎和皮炎,故照射时人应戴防护镜、穿防护服,必要时离开房间。④紫外线灯管每两周用 95% 乙醇棉球擦拭 1 次,若发现灯管表面有灰尘、油污,应随时擦拭,保持灯管表面清洁。⑤紫外线灯的辐射强度应定期监测,使用中的辐射强度应不低于 70 μW/cm²,新灯的强度不得低于 90 μW/cm²;凡是辐射强度低于 70 μW/cm²,使用时间超过 1 000 h 的灯管应及时更换。⑥紫外线强度计应每年标定一次,并定期监测灭菌效果。

(3)臭氧灭菌灯消毒法:臭氧灭菌灯内装有臭氧发生管,在电场作用下,空气中的氧气被转换成高纯度的臭氧,臭氧利用其强大的氧化作用达到杀菌效果。其主要用于空气、医院污水、诊疗用水、物品表面等的消毒。为确保臭氧灭菌灯的消毒效果,在使用时应先关闭门窗。采用 30 mg/m³ 浓度,持续 15 min 或采用 5~10 mg/m³ 浓度,持续 30 min。由于臭氧对人体有害,国家规定大气臭氧浓度不超过 0.2 mg/m³,在空气消毒时所有人员均应离开,消毒结束 30 min 后方可进入。

3. 微波消毒灭菌法　微波是一种可以杀灭细菌繁殖体、病毒、真菌和细菌芽孢等的电磁波。它的频率高(30~300 000 MHz),波长短(0.001~1.000 m)。

(1)作用原理:物品在电磁波的高频交流电场作用下,其极性分子发生极化,进行高速运动,相互摩擦、碰撞,使温度迅速上升从而达到消毒灭菌的效果。

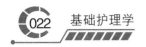

（2）适用范围：食品及餐具、医疗药品、化验单据、票证、耐热非金属材料及器械的消毒灭菌。其优点是对消毒物品的内外同时进行加热，缩短了消毒时间。

（3）注意事项：①微波不能穿透金属，故不能用于金属物品的消毒。②微波对人体有一定伤害，应避免长期照射。③消毒物品的体积不宜过大。④因水是微波的强吸收介质，可以在微波炉内放一杯水或用湿布包裹物品从而提高消毒效果。

4.电离辐射灭菌法　电离辐射灭菌是一种利用放射性核素^{60}Co发射的γ射线或电子加速器产生的高能电子束穿透物品进行的灭菌方法。因其在常温下灭菌，又称为"冷灭菌"。它能够干扰微生物DNA合成，破坏细胞膜，从而引起酶系统紊乱来达到杀灭微生物的效果。其适用于不耐高热的物品灭菌，如金属、塑料、橡胶、高分子聚合物（如一次性注射器、输液输血器、聚乙烯心瓣膜、血液透析膜等）、精密医疗器械、生物制品及节育用具等。

5.过滤除菌　过滤除菌是一种采用生物洁净技术，通过三级空气过滤器，采用合理的气流方式除去空气中$0.5\sim5.0\ \mu m$的尘埃，以达到洁净空气的一种方法。适用于手术室、烧伤病房、器官移植病房等的消毒。

（二）化学消毒灭菌法

化学消毒灭菌法是利用气体或液体的化学药物渗透到菌体内，使菌体蛋白变性、细菌酶丧失活性、抑制细菌的生长代谢，或破坏细菌细胞膜的结构，改变其通透性，使细胞膜破裂或溶解，从而达到消毒灭菌目的。凡不适用于热力消毒灭菌的物品均可采用此法，如病人的皮肤、黏膜、排泄物，以及周围环境、光学仪器、金属锐器等。

1.化学消毒灭菌剂的使用原则

（1）根据不同的微生物或物品的特性，选择恰当的消毒剂。

（2）严格掌握消毒剂的有效浓度、使用方法和消毒时间。

（3）物品在浸泡消毒前应洗净擦干，完全浸没在消毒液面以下，器械的轴节需打开，管腔内应注满消毒液。

（4）消毒液中不宜放置棉花、纱布等，以免吸附消毒剂而降低消毒效力。

（5）易挥发的消毒剂要加盖密封，定期检测、调整浓度、定期更换。

（6）浸泡消毒后的无菌物品在使用前应先用无菌生理盐水冲洗干净，气体消毒后的无菌物品应待消毒气味散发后再使用，以避免残留的消毒剂刺激人体组织。

2.化学消毒灭菌剂的分类　各种化学消毒剂按照其效力不同分为3类（表3-1）。

表3-1　消毒剂的效力分级

效力水平	细菌			病毒		真菌
	结核分枝杆菌	繁殖体	芽孢	亲水性	亲脂性	
高效	+	+	+	+	+	+
中效	+	+	−	+	+	+
低效	−	+	−	−	+	±

3.化学消毒剂的使用方法

（1）浸泡法：是将被消毒的物品洗净擦干，完全浸没在一定浓度的消毒液内，在规定时间内达到消毒作用的方法。适用于耐湿、不耐热的物品，如锐利器材等的消毒，是临床上最常用的化学消毒法。

（2）擦拭法：是将消毒剂溶于水中配成规定的浓度，擦拭被污染物品的表面或进行皮肤消毒的方法，且常用于桌椅、墙壁、地面等的消毒。

（3）喷雾法：是用喷雾器将一定浓度的化学消毒剂均匀地喷洒在空气或物体表面，在规定的时间内达到消毒效果的方法。常用于空气、墙壁、地面等的消毒。

（4）熏蒸法：是将消毒剂加热或加入氧化剂，利用其产生的气体进行消毒的方法。常用于不耐湿、不耐高温的物品和室内空气的消毒。物品消毒：常用甲醛箱进行。空气消毒：①2% 过氧乙酸 8 mL/m³，熏蒸 30 ~ 120 min；②纯乳酸 0.12 mL/m³，加等量水，熏蒸 30 ~ 120 min；③食醋 5 ~ 10 mL/m³，加热水 1 ~ 2 倍，熏蒸 30 ~ 120 min。

4. 常用的化学消毒剂

（1）高效消毒剂：指能够杀灭一切微生物，包括细菌芽孢、真菌孢子，达到灭菌效果的化学制剂，如过氧乙酸、戊二醛、甲醛、环氧乙烷、部分含氯消毒剂等。其主要用于病毒、真菌、结核分枝杆菌、细菌芽孢等各类微生物严重污染的物品的消毒，或接触、进入人体后对人体健康可能构成严重危害的物品的处理，如胃镜。

（2）中效消毒剂：指能杀灭除细菌芽孢以外的细菌繁殖体、真菌，大部分病毒及其他微生物的化学制剂，如碘类消毒剂、乙醇、复方氯己定等。常用于受到细菌、真菌、病毒等非细菌芽孢污染的各类物品的消毒，人体体表消毒以及接触人体后可能对人体健康构成危害的物品的消毒，如体温计的消毒。

（3）低效消毒剂：指能杀灭细菌繁殖体（结核分枝杆菌除外）、亲脂病毒和某些真菌的化学制剂，如氯己定（洗必泰）、苯扎溴铵（新洁尔灭）等。适用于受到细菌繁殖体、亲脂病毒污染的物品消毒或体表的清洁卫生处理。

临床常用化学消毒剂见表 3-2。

表 3-2 常用化学消毒剂

消毒剂名称	消毒效力	性质与原理	使用方法与适用范围	注意事项
戊二醛	高效	无色透明液体、有醛类刺激性气味，通过醛基的烷基化直接或间接与微生物的蛋白质及酶的氨基结合，引起一系列反应导致微生物灭活	1. 适用：不耐热的诊疗器械、器具与物品的浸泡消毒与灭菌 2. 使用前加入 pH 调节剂（碳酸氢钠）和防锈剂（亚硝酸钠）。使溶液的 pH 调节至 7.5 ~ 8.0，浓度为 2.0% ~ 2.5%；物品彻底清洗、干燥后，完全浸没在消毒液中，消毒时间 60 min，灭菌时间 10 h；内镜消毒时按要求采用浸泡法或擦拭法	1. 室温下密闭、避光保存于阴凉、干燥、通风处；盛装消毒剂的容器应洁净、加盖，使用前经消毒处理 2. 加强日常监测，配制好的消毒液最多可连续使用 14 d，使用中的戊二醛含量应≥1.8% 3. 消毒或灭菌后以无菌方式取出，用无菌水冲净，再用无菌纱布擦干 4. 对皮肤、黏膜有刺激性。对人体有毒性，配制和使用中均应注意个人防护

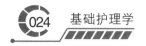

续表 3-2

消毒剂名称	消毒效力	性质与原理	使用方法与适用范围	注意事项
甲醛	高效	无色透明液体,刺激性强,能使菌体蛋白变性,酶活性消失	1.适用:不耐湿、不耐热的诊疗器械、器具和物品的灭菌,如电子仪器、光学仪器、管腔器械、金属器械、玻璃器皿、合成材料物品 2.应用低温甲醛蒸汽灭菌器进行灭菌,根据使用要求装载适量 2% 复方甲醛溶液或福尔马林(35% ~40% 甲醛溶液)。灭菌参数:温度 55 ~ 80 ℃,相对湿度 80% ~90%,时间 30 ~60 min	1.灭菌箱需密闭,使用专用灭菌溶液,不可采用自然挥发或熏蒸法 2.操作者按规定持证上岗 3.对人体有一定毒性和刺激性,运行时的周围环境中甲醛浓度 <0.5 mg/m³ 4.灭菌物品摊开放置。消毒后应去除残留甲醛气体,需设置专用排气系统
环氧乙烷	高效	低温时为无色液态,有芳香醚味,超过 10.8 ℃ 变为气态,易燃易爆;不损害消毒的物品且穿透力强;与菌体蛋白结合,使酶代谢受阻而杀灭微生物	1.适用:不耐热、不耐湿的诊疗器械、器具和物品的灭菌,如电子仪器、光学仪器、纸质、化纤、塑料、陶瓷、金属等制品 2.按照环氧乙烷灭菌器生产厂家的操作说明或指导手册,根据物品种类、包装、装载量与方式等确定灭菌参数。灭菌时使用 100% 纯环氧乙烷或环氧乙烷和二氧化碳混合气体;小型环氧乙烷灭菌器灭菌参数:药物浓度 450 ~1 200 mg/L,温度 37 ~ 63 ℃,相对湿度 40% ~ 80%,作用时间 1 ~6 h	1.存放于阴凉通风、远离火源、静电、无转动的马达处;储存温度低于 40 ℃,相对湿度 60% ~80% 2.应有专门的排气管道,每年监测工作环境中的环氧乙烷浓度,工作人员要严格遵守操作程序并做好防护、培训 3.物品灭菌前需彻底清洗干净,由于环氧乙烷难以杀灭无机盐中的微生物,所以不可用生理盐水清洗;物品不宜太厚,装载量不超过柜内总体积的 80% 4.不可用于食品、液体、油脂类和粉剂等的灭菌 5.每次灭菌应进行效果监测及评价
过氧乙酸	高效	无色或浅黄色透明液体。有刺激性气味,带有醋酸味,能产生新生态氧,主要通过氧化和酸性作用等使细菌死亡	1.适用:耐腐蚀物品、环境、室内空气等的消毒;专用机械消毒设备适用于内镜的灭菌 2.常用浸泡法、擦拭法、喷洒法或冲洗法。 ①一般物品表面:0.1% ~0.2% 溶液,作用 3 min。②空气:0.2% 溶液,喷雾作用 60 min 或 15% 溶液(7 mL/m³)加热熏蒸,相对湿度 60% ~80%,室温下 2 h。③耐腐蚀物品:0.5% 溶液,冲洗 10 min。④食品用的工具、设备:0.05% 溶液,作用 10 min	1.稳定性差,应密闭贮存于通风阴凉避光处,防高温,远离还原剂和金属粉末 2.定期检测其浓度,如原液低于 12% 禁止使用 3.现配现用,配制时避免与碱或有机物相混合,使用时限 ≤24 h 4.加强个人防护,空气熏蒸消毒时室内不应有人,消毒后及时通风换气 5.对金属和织物有很强的腐蚀和漂白作用,浸泡消毒后及时无菌水冲洗干净

续表 3-2

消毒剂名称	消毒效力	性质与原理	使用方法与适用范围	注意事项
二溴海因	高效	白色或淡黄色结晶,溶于水后,能水解生成次溴酸,使菌体蛋白变性	1.适用:饮水、游泳池、污水和一般物体表面消毒 2.将药剂溶于水,配成一定浓度的有效溴溶液:游泳池水消毒时常用浓度为 1.2~1.5 mg/L;污水消毒用 1 000~1 500 mg/L,90~100 min;一般物体表面消毒用浸泡、擦拭和喷洒等方法,浓度 400~500 mg/L,时间 10~20 min	1.密闭贮存于阴凉、干燥、耐酸容器内,远离易燃物及火源,禁止与酸或碱、易氧化的有机物和还原物共同贮存 2.不适用于手、皮肤黏膜和空气的消毒 3.对有色织物有漂白作用;对金属制品有腐蚀作用,消毒时应加入防锈剂亚硝酸钠 4.刺激性强,使用时需加强个人防护
含氯消毒剂(常用液氯、漂白粉、漂白粉精、二氧化氯、酸性氧化电位水等)	高效、中效	在水溶液中释放有效氯。有强烈的刺激性气味通过氧化、氯化作用破坏细菌酶的活性使菌体蛋白凝固变性	1.二氧化氯:适用于物品、环境、物体表面及空气的消毒。常用浸泡法、擦拭法。时间 30 min,消毒液浓度根据被污染微生物的种类决定:细菌繁殖体污染,浓度为 100~250 mg/L;乙肝病毒、结核分枝杆菌污染,浓度为 500 mg/L;细菌芽孢污染,浓度为 1 000 mg/L;空气消毒时,500 mg/L 溶液按 20~30 mg/m³ 作用 30~60 min 2.酸性氧化电位水:适用于灭菌前手工清洗手术器械、内镜消毒,手、皮肤和黏膜消毒,餐饮具、瓜果蔬菜消毒,一般物体表面、卫生洁具、环境、织物的消毒。有效氯含量 (60±10) mg/L,一般使用流动浸泡法,消毒时间:手消毒 1~3 min;皮肤、黏膜消毒 3~5 min;餐饮具消毒 10 min;瓜果蔬菜消毒 3~5 min;物品表面消毒浸泡 3~5 min 或擦洗 5 min;内镜冲洗消毒按说明书进行 3.其他含氯消毒剂:适用于物品、物体表面、分泌物、排泄物的消毒,对细菌繁殖体污染的物品,用含有效氯 500 mg/L 的消毒液浸泡或擦拭 10 min 以上;被乙肝病毒、结核分枝杆菌、细菌芽孢污染的物品用含有效氯 2 000~5 000 mg/L 的消毒液浸泡擦拭或喷洒 30 min 以上;按有效氯 10 000 mg/L 的干粉加入排泄物中,略加搅拌后,作用时间>2 h;按有效氯 50 mg/L 加入医院污水中搅拌均匀,作用 2 h 后排放	1.密闭保存在阴凉、干燥、通风处,粉剂需防潮 2.配制的溶液性质不稳定,应现配现用,使用时间≤24 h 3.有腐蚀及漂白作用,不宜用于金属制品、有色织物及油漆家具的消毒 4.消毒时如存在大量有机物,应延长作用时间或提高消毒液浓度 5.消毒后的物品应及时用清水冲净 6.配制好的酸性氧化电位水室温下储存不超过 3 d,每次使用前应在出口处检测 pH 和有效氯浓度;使用完毕排放后需再排放少量碱性还原电位水或自来水以减少对排水管路的腐蚀

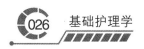

续表 3-2

消毒剂名称	消毒效力	性质与原理	使用方法与适用范围	注意事项
醇类(乙醇、异丙醇、正丙醇或两种成分的复方制剂)	中效	无色澄清透明液体,具有乙醇固有的刺激性气味,能破坏细菌细胞膜的通透性屏障,使细胞质凝固丧失代谢功能,达到消毒功效	1. 常用体积比70%～80%的乙醇溶液,适用于手、皮肤、物体表面及诊疗器具的消毒 2. 常用擦拭法、浸泡法或冲洗法。①手消毒:擦拭揉搓时间≥15 s。②皮肤、物体表面:擦拭2遍,作用3 min。③诊疗器具:将物品完全浸没在消毒液中,加盖,作用≥30 min;或进行表面擦拭消毒	1. 密封保存于阴凉、干燥、通风、避光避火处,定期测定,用后盖紧,保持有效浓度 2. 不适于空气消毒及医疗器械的消毒灭菌;不宜用于脂溶性物体表面的消毒 3. 不应用于被血、脓、粪便等有机物严重污染表面的消毒 4. 对醇类过敏者慎用
碘伏	中效	黄棕色至红棕色,固体粉末,有碘气味。碘与聚醇醚和聚乙烯吡咯酮类表面活性剂形成的络合物,能迅速而持久地释放有效碘,使细菌体等蛋白质氧化而失活,从而达到连续杀菌的目的	1. 适用:手、皮肤、黏膜及伤口的消毒 2. 常用擦拭法、冲洗法。碘伏浓度:手及皮肤消毒时2～10 g/L;黏膜消毒时250～500 mg/L。①外科手消毒:擦拭或刷洗,作用3～5 min。手部皮肤:擦拭2～3遍,作用≥2 min。②注射部位皮肤:擦拭2遍,时间遵循产品说明。③口腔黏膜及创面:1 000～2 000 mg/L擦拭,作用3～5 min。④阴道黏膜及创面:500 mg/L冲洗,作用时间遵循产品说明	1. 避光密闭保存于阴凉、干燥通风处 2. 稀释后稳定性差,宜现用现配 3. 皮肤消毒后无须乙醇脱碘 4. 对二价金属制品有腐蚀性,不做相应金属制品的消毒 5. 对碘过敏者慎用
碘酊	中效	棕红色澄清液,有碘和乙醇气味	1. 适用:注射、手术部位皮肤及新生儿脐带部位皮肤消毒 2. 使用浓度:有效碘18～22 g/L。擦拭2遍以上,作用1～3 min,稍干后用70%～80%乙醇擦拭脱碘	1. 避光密闭保存于阴凉、干燥通风处 2. 不适用于破损皮肤、眼及黏膜的消毒 3. 对二价金属制品有腐蚀性,不做相应金属制品的消毒 4. 对碘过敏者、乙醇过敏者慎用
季铵盐类消毒剂、复方季铵盐、苯扎溴铵	中效、低效	芳香气味的无色透明液体,属阳离子表面活性剂,能吸附带阴离子的细菌,破坏细胞膜,改变细胞的渗透性,使蛋白质变性	1. 适用:环境、物体表面、皮肤与黏膜的消毒 2. 常用擦拭法、浸泡法。①环境或物品表面:用1 000～20 000 mg/L消毒液擦拭或浸泡,作用时间15～30 min。②皮肤:原液皮肤擦拭,作用时间3～5 min。③黏膜:用1 000～2 000 mg/L的消毒溶液,作用方法遵循产品说明	1. 避免接触有机物和拮抗物。不宜与阴离子表面活性剂如肥皂或洗衣粉合用,也不能与碘或过氧化物同用 2. 低温时可能出现混浊或沉淀,可置于温水中加温 3. 高浓度原液可造成严重的角膜以及皮肤、黏膜灼伤,操作时须加强防护 4. 不适用于瓜果、蔬菜类消毒

续表 3-2

消毒剂名称	消毒效力	性质与原理	使用方法与适用范围	注意事项
胍类消毒剂、复方氯己定、氯己定	中效、低效	无色透明,无沉淀、不分层液体能破坏菌体细胞膜的酶活性,使胞浆膜破裂	1. 适用:手、皮肤、黏膜的消毒 2. 常用擦拭法或冲洗法。①手术部位及注射部位皮肤和伤口创面:有效含量≥2 g/L 的氯己定-乙醇溶液(70% 体积比)局部涂擦 2~3 遍,作用时间遵循产品说明。②外科手消毒:使用方法遵循产品说明。③口腔、阴道或伤口创面:有效含量≥2 g/L 的氯己定水溶液冲洗,作用时间遵循产品说明	1. 密闭存放于避光、阴凉、干燥处 2. 不适用于结核分枝杆菌、细菌芽孢污染物品消毒 3. 不能与阴离子表面活性剂如肥皂混合使用或前后使用

二、医院清洁、消毒、灭菌工作

医院清洁、消毒、灭菌工作是指根据一定的规范和原则对医院环境、各类用品、病人分泌物及排泄物等进行处理的过程,其目的是尽最大可能减少医院感染的发生。

(一)消毒、灭菌方法的分类

按照消毒因子的浓度、强度、作用时间和对微生物的杀灭能力,可将消毒灭菌方法分为四个水平。

1. 灭菌法 杀灭一切微生物包括细菌芽孢,以达到灭菌保证水平的方法。物理灭菌法包括热力灭菌、电离辐射灭菌等,化学灭菌方法包括使用戊二醛、环氧乙烷、甲醛等灭菌剂。

2. 高水平消毒法 杀灭一切细菌繁殖体包括分枝杆菌、病毒、真菌及其孢子和大部分细菌芽孢的方法。物理方法包括臭氧及紫外线消毒法,化学方法使用含氯制剂、碘酊、二氧化氯等。

3. 中水平消毒法 杀灭除细菌芽孢以外的各种病原微生物包括分枝杆菌的方法。物理方法包括煮沸消毒法,化学方法包括碘类、醇类和季铵盐类的化合物复方等消毒剂。

4. 低水平消毒法 只能杀灭细菌繁殖体(分枝杆菌除外)和亲脂病毒的消毒方法。物理方法包括通风换气、冲洗等,化学方法包括苯扎溴铵、氯己定等化学消毒。

(二)消毒、灭菌方法的选择原则

医院清洁、消毒、灭菌工作应严格遵守工作程序。重复使用的诊疗器械、器具和物品,使用后应先清洁,再进行消毒或灭菌;被朊病毒、气性坏疽及突发不明原因的传染病病原体污染的诊疗器械、器具和物品应先消毒,再按常规方法清洗消毒灭菌。

1. 根据物品污染后导致感染的风险高低选择相应的消毒或灭菌方法 医用物品对人体的危险性是指物品被污染后对人体造成危害的程度。按其危害程度可分为 3 类。

(1)高度危险性物品:高度危险性物品是指穿过皮肤或黏膜而进入无菌组织或器官内部的器材,或是与破损的皮肤、组织、黏膜密切接触的器材和用品。如穿刺针、输液器材、输血器材、注射用的液体和药物、血液和血液制品、手术器械和用品、导尿管、脏器移植物、活体组织检查钳、透析器、膀胱镜和腹腔镜等。

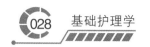

（2）中度危险性物品：中度危险性物品是指仅和破损皮肤、黏膜接触，而不进入无菌组织内的物品。如压舌板、体温表、喉镜、气管镜、胃肠道内窥镜、呼吸机管道、麻醉机管道、避孕环和子宫帽等。

（3）低度危险性物品：低度危险性物品虽有微生物污染，但在一般情况下对人体无害，只有当受到一定量的病原微生物污染才会造成危害。此类物品直接或间接与健康完整的皮肤接触，包括病人、医护人员、生活卫生用品及医院环境中的物品。如地面、墙壁、餐具、茶具、毛巾、面盆、桌面、床面、被褥、痰盂（杯）、便器及一般诊断用品（听诊器、听筒、血压计袖带等）。

2. 根据物品上污染微生物的种类、数量选择消毒或灭菌方法

（1）对受到致病菌芽孢、真菌孢子、分枝杆菌和经血传播病原体污染的物品，选用灭菌法或高水平消毒法。

（2）对受到真菌、亲水病毒、螺旋体、支原体、衣原体等病原微生物污染的物品，选用中水平以上的消毒法。

（3）对受到一般细菌和亲脂病毒等污染的物品，可选用中水平或低水平消毒法。

（4）杀灭被有机物保护的微生物时，或消毒物品上微生物污染特别严重时，应加大消毒剂的剂量和（或）延长消毒时间。

3. 根据消毒物品的性质选择消毒或灭菌方法

（1）耐热、耐湿的诊疗器械及物品，首选压力蒸汽灭菌法；耐热的玻璃器材、油剂类和干粉类物品首选干热灭菌法。

（2）低温灭菌法适用于不耐热、不耐湿的物品，如环氧乙烷、过氧化氢低温等离子体灭菌等。

（3）金属器械的浸泡灭菌，应注意防锈，选择腐蚀性小的灭菌剂。

（4）物品光滑表面可选用紫外线近距离照射，或用化学消毒剂擦拭；多孔材料表面宜采取浸泡或喷雾消毒法。

4. 根据是否有明确感染原选择消毒类型

（1）预防性消毒：指在未发现明确感染原的情况下，为预防感染的发生对可能受到病原微生物污染的物品和场所进行的消毒。例如，医院的医疗器械灭菌，诊疗用品的消毒，餐具的消毒和一般病人住院期间和出院后进行的消毒等。

（2）疫源地消毒：指对疫源地内污染的环境和物品的消毒，包括随时消毒和终末消毒。①随时消毒指疫源地内有传染源存在时进行的消毒，目的是及时杀灭或去除传染源所排出的病原微生物。应根据现场情况随时进行，消毒合格标准为自然菌的消亡率≥90%。②终末消毒指传染源离开疫源地后进行的彻底消毒。可以是传染病病人住院、转移或死亡后，对其住所及污染物品进行的消毒；也可以是传染病病人出院、转院或死亡后，对病室进行的最后一次消毒。应根据消毒对象及其污染情况选择适宜的消毒方法，要求空气或物体表面消毒后自然菌的消亡率≥90%，排泄物、分泌物或被污染的血液等消毒后不应检出病原微生物或目标微生物。

（三）消毒、灭菌的基本程序

普通病人使用过的物品，应先清洗干净再消毒。若是被甲类传染病、结核病、艾滋病、炭疽病等病人的分泌物、排泄物、血液等污染的物品，应先消毒再清洗，并且在使用前根据物品危险性的种类，选择恰当的消毒灭菌法进行处理。

（四）医院日常的清洁、消毒、灭菌

1. 医院环境的清洁与消毒　医院环境的清洁与消毒是控制医院感染的基础。医院环境空气和物品表面的菌落总数应符合卫生标准（表3-3）。

表3-3　各类环境空气、物体表面菌落数总数卫生标准

环境类别	空气平均菌落数[a]		物品表面平均菌落数
	CFU/平皿	CFU/m³	CFU/m²
Ⅰ类洁净手术室	符合 GB50333 要求[b]	≤150	≤5
其他洁净场所	≤4.0(30 min)[c]	≤150	≤5
Ⅱ类	≤4.0(15 min)	—	≤5
Ⅲ类	≤4.0(5 min)	—	≤10
Ⅳ类	≤4.0(5 min)	—	≤10

注:a. CFU/平皿为直径9 cm的平板暴露法,CFU/m³为空气采样器法。

b.《医院洁净手术部建筑技术规范》(GB50333—2013),2014年6月1日实施,其中规定,洁净手术部用房等级为四级,其菌落要求根据手术区和周边区而不相同。

c. 平板暴露法检测时的平板暴露时间。

(1)环境空气:从空气消毒的角度将医院环境分为4类,根据类别采用相应的消毒方法,如采用空气消毒剂,需符合《空气消毒剂卫生要求》(GB27948—2011)规定。

Ⅰ类环境为采用空气洁净技术的诊疗场所,包括洁净手术部(室)和其他洁净场所(如洁净骨髓移植病房)。通常选用安装空气净化消毒装置、空气洁净技术等达到Ⅰ类环境空气菌落数要求。

Ⅱ类环境为有人房间,包括非洁净手术部(室)、重症监护室、新生儿室、产房、导管室、血液病病区、烧伤病区等。采用对人无害的方法,如通风、Ⅰ类环境净化空气的方法、达到Ⅱ类环境空气菌落数要求的方法。

Ⅲ类环境包括母婴同室、消毒供应中心包装灭菌区、无菌物品存放区、血液透析中心、普通病区等。可选用Ⅱ类环境净化空气的方法、化学消毒、达到Ⅲ类环境空气菌落数要求的方法。

Ⅳ类环境包括普通门急诊及其检查、治疗室、感染性疾病科门诊及病区,可采用Ⅲ类环境中的空气消毒方法。

(2)环境物品表面:环境物品表面要保持清洁,不得检出致病性微生物。如无明显污染,采用湿式清洁;如受到肉眼可见污染时要及时清洁、消毒。①频繁接触的物体表面每天清洁、消毒,如床头柜、灯开关、门把手等。②人员密集的场所需每天清洁、消毒。③感染风险高的部门如Ⅰ类、Ⅱ类环境的科室以及感染性疾病科等诊疗场所,应做好及时消毒和终末消毒。④被朊病毒、气性坏疽及突发不明原因的传染病病原体污染的环境或物品表面应随时消毒和终末消毒。⑤被病人血液、体液污染时应选用中水平以上的消毒方法。应先使用吸湿材料去除可见污物,再清洁和消毒。

2. 被服类消毒　不同的物品可采取不同的方法进行消毒。

(1)各科病人用过的被服可送到被服室经环氧乙烷灭菌后,再送至洗衣房清洗备用。其中,传染病病人或感染病人的被服应与普通病人的被服分开清洗和消毒。

(2)工作人员的工作服及值班室被服应与病人的被服分开清洗和消毒。

(3)棉胎、毯子、枕芯、床垫可用日光暴晒法或紫外线消毒。

(4)婴儿衣被须单独洗涤,不可与其他衣被混洗。

(5)棉制品,如普通病人的床单、病人衣服经一般洗涤后应高温消毒。

3. 清洁用具的使用与消毒

(1)抹布:在办公室、换药室、治疗室等地方应使用不同的抹布,不可混用。使用后置于0.025%有效溴的二溴海因消毒液中浸泡消毒30 min,清洗干净,晾干备用。

（2）扫床巾：扫床时采用湿扫法，一床一巾。

（3）拖把：病区内的拖把应有明显标志，并按治疗室、换药室、办公室、病室、走廊、卫生间等不同房间严格分区使用。一般在病室、换药室、治疗室、办公室和走廊使用过的拖把，用清水冲洗后悬挂晾干备用；若病室、换药室、治疗室等地面被血液、分泌物、呕吐物或排泄物污染，可先将适量的0.1% 有效氯或有效溴的消毒剂倒在污染地面上，作用 30 min，再用拖把拖干净，然后将拖把用0.05% 有效氯或有效溴消毒液浸泡 30 min，清洗干净，晾干备用。

4. 物体表面的消毒

（1）病室各类用品表面的消毒：病室内用品包括病床、床头柜、椅子等。一般情况下，只需进行日常的清洁卫生工作，每日用清洁的抹布擦拭各类用品表面 2 次即可除去灰尘和大部分微生物。当用品表面有特殊污染时，必须采取严格的消毒处理措施。

（2）墙面消毒：一般墙面污染不严重时不用消毒。当受到病原体污染时，可采用化学消毒剂擦拭或喷雾消毒。

（3）地面消毒：医院的地面容易被病人的呕吐物、排泄物或分泌物污染，由于人流量大，若不及时处理，极易造成病原微生物的传播。当地面无明显污染时，可采用湿式清扫，每日用清水或清洁剂拖地 1~2 次，即可清除地面污物和部分病原微生物。当地面受到病原微生物污染时，可采用0.5% 有效氯或有效溴的消毒液擦拭地面或喷洒。

5. 医疗废物的消毒处理　《医疗废弃物管理条例》规定："是指医疗卫生机构在医疗、预防、保健以及其他相关活动中产生的具有直接或者间接感染性、毒性以及其他危害性的废物。"医疗废弃物均有可能携带病原微生物，并对公众健康造成危害。

（1）医疗废物的分类：对医院废弃物进行分类是有效处理医院污物的前提。医疗废弃物分为以下 6 类。①生活垃圾：是病人在日常生活中产生的垃圾或医院在运营、建筑物的维修中产生的废物。②感染性废弃物：是含有病原体的，具有引发感染性疾病传播危险的医用垃圾，包括使用过的一次性注射器、输液器、输血器等，传染病病房及传染病病人的废弃物（排泄物、手术或感染伤口的敷料）。③病理性废弃物：是在诊疗过程中产生的人体废物（器官、组织、死胎、血液和体液）以及用于医学实验的动物尸体。④锋利物（锐器）：是能割伤或刺伤皮肤的物品，包括针头、手术刀片、手术锯、皮下注射针、输液器、钉子及碎玻璃等。⑤药物性废弃物：是因过期、被污染或淘汰等而被废弃的药品。⑥放射性废弃物：是被放射性核素污染了的气体、液体或固体，以及放置在放射性物容器内的诊断剂和残余物。

（2）医疗废物的收集处理：根据《消毒技术规范》的要求，医院内应设置 3 种以上颜色的污物袋用于污物的分类收集和处理。①污物的分类收集：黄色袋用于装医用垃圾（感染性废弃物），黑色袋用于装生活垃圾，有特殊标记的污物袋用于装放射性废弃物。使用的污物袋应不漏水，坚韧耐用，可首选降解塑料制成的污物袋。②建立严格的污物分类收集制度：所有废弃物都应放入相应颜色的污物袋（桶）中，并有专人负责及时分类、收集、封袋和运送，做好无害化处理。③锐器不应与其他废弃物混放：锐器用后必须安全无误地放入锐器盒中。高危区的医院污物应使用双层污物袋，并及时密封。放射性废弃物须放在适当的容器中防止扩散。④分散的污物要定时收集：污物袋每日从科室或病房运往指定的收集地点，在运送过程中需防止污物袋（箱）的泄漏。

（五）消毒供应中心（室）工作

消毒供应中心（central sterile supply department,CSSD）是医院内各种灭菌物品的供应单位，负责医疗器材的清洗、包装、消毒灭菌和供应工作。其工作必须遵循有关国家规范（WS310.1—2016 ~ WS310.3—2016）。

1.消毒供应中心的设置　医院应独立设置消毒供应中心。

（1）建筑原则：应遵循医院感染预防与控制的原则，遵守国家法律法规的相关要求。

（2）基本要求：消毒供应中心要有相对独立的区域，位置要接近手术室或与手术室有专用通道；周围环境无污染源；通风、采光好，气体排放、温湿度符合要求；建筑面积符合医院建设标准和需求。

2.消毒供应中心的布局　分为工作区域和辅助区域。

（1）工作区域：包括去污区、检查包装及灭菌区和灭菌物品存放区，设置遵循"物品由污到洁，不交叉、不逆流；空气流向由洁到污；去污区保持相对负压；检查包装及灭菌区保持相对正压"的原则。①去污区：为污染区域，用于对已使用的诊疗器械等的回收、清洗、消毒等。②检查包装及灭菌区：为清洁区域，用于对已去污的诊疗器械等的包装及灭菌。③灭菌物品存放区：为清洁区域，用于对已灭菌物品的存放和发放等。

（2）辅助区域：包括工作人员办公室、更衣室、卫浴间、值班室等。

3.消毒供应中心的工作内容　CSSD人员防护着装应符合工作区域的要求，诊疗器械、器具和物品处理通常情况下遵循先清洗后消毒的处理程序，应遵循标准预防的原则进行清洗、消毒、灭菌。工作内容主要包括以下七部分。

（1）回收：消毒供应中心应对临床使用过的需重复使用的诊疗器械、器具和物品集中进行回收；被朊病毒、气性坏疽及突发原因不明的传染病病原体污染的诊疗器械、器具和物品，使用者应双层封闭包装并标明感染性疾病名称，由CSSD单独回收。应采用封闭式回收，避免反复装卸；不应在诊疗场所对所污染的诊疗器械、器具和物品进行清点，回收工具每次使用后应清洗、消毒，干燥备用。

（2）清洗消毒：这是灭菌前准备的一个重要环节。①清洗方法包括机械清洗和手工清洗。机械清洗适用于大部分常规器械的清洗；手工清洗适用于精密、复杂器械清洗和有机物污染较重器械的初步处理。精密器械的清洗应遵循生产厂家提供的使用说明或指导手册。有管腔和表面不光滑的物品，应用清洁剂浸泡后手工刷洗或超声清洗；能拆卸的复杂物品应拆开后清洗。②清洗步骤包括冲洗、洗涤、漂洗、终末漂洗。清洗用水、物品及操作等遵循国家有关规定。③对于被朊病毒、气性坏疽及突发原因不明的传染病病原体污染的诊疗物品应先消毒灭菌，再进行清洗。④清洗后的器械、器具和物品应进行消毒处理。首选机械湿热消毒，也可采用75%乙醇、酸性氧化电位水或其他国家许可的消毒剂进行消毒。

（3）干燥、检查与保养：首选干燥设备根据物品性质进行干燥处理；无干燥设备及不耐热的器械、器具和物品使用消毒低纤维絮擦布、压力气枪或≥95%乙醇进行干燥处理；管腔类器械使用压力气枪进行干燥处理；不应使用自然干燥法进行干燥。使用目测或带光源放大镜对干燥后的每件器械、器具和物品进行检查，要求器械表面及关节、齿牙处光洁无锈，无血渍、污渍、水垢，功能完好无损毁；带电源器械还应进行绝缘性能的安全检查。器械保养时根据不同特性分类处理，如橡胶类物品应防粘连、防老化；玻璃类物品避免碰撞、骤冷骤热；金属类器械使用润滑剂防锈，不损坏锐利刀剪的锋刃；布类物品防霉、防火、防虫蛀等。

（4）包装：包括装配、包装、封包、注明标识等步骤，器械与敷料应分室包装。①包装前应依据器械装配技术规程或图示，核对器械的种类、规格和数量，拆卸的器械应组装。②手术器械应摆放在篮筐或有孔盘中配套包装；盆、盘、碗等单独包装；轴节类器械不应完全锁扣；有盖的器皿应开盖；摆放的物品应隔开，开口朝向一致；管腔类物品应盘绕放置并保持管腔通畅。③包装分为闭合式和密封式两种。普通棉布包装材料应无破损、无污渍，一用一清洗；开放式的储槽不应用于灭菌物品的包装；硬质容器的使用遵循操作说明；灭菌手术器械如采用闭合式包装，2层包装材料分2次包装；密封式包装采用纸袋、纸塑袋等材料。④灭菌包外设有灭菌化学指示物；高度危险性物品包内放置

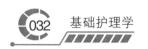

化学指示物;如果透过包装材料可以直接观察包内灭菌化学指示物的颜色变化,则不放置包外灭菌化学指示物;使用专用胶带或医用热封机封包,应保持闭合完好性,胶带长度与灭菌包体积、重量相适宜、松紧适度;纸塑袋、纸袋等密封包其密封宽度应≥6 mm,包内器械距包装袋封口≥2.5 cm;硬质容器应设置安全闭锁装置;无菌屏障完整性破坏时应可识别。⑤灭菌物品包装的标识应注明物品名称、数量、灭菌日期、失效日期、包装者等内容。

(5)装载、灭菌及卸载:根据物品的性质选择适宜有效的灭菌方法,按照不同的灭菌器要求装载灭菌包,放置方法恰当,尽量将同类物品同锅灭菌,装载时标识应注明灭菌时间、灭菌器编号、灭菌批次、科室名称、灭菌包种类等,标识应具有追溯性。灭菌后按要求卸载,并且待物品冷却,检查包外化学指示物变色情况及包装的完整性和干燥情况。

(6)储存与发放:灭菌后物品应分类、分架存放于无菌物品存放区。一次性使用无菌物品应去除外包装后,进入无菌物品存放区。物品存放架或柜应距地面高度≥20 cm,离墙≥5 cm,距天花板≥50 cm。物品放置应固定位置、设置标识、定期检查、盘点、记录,在有效期内发放。发放时有专人专窗,或者按照规定线路由专人、专车或容器加防尘罩去临床科室发放。接触无菌物品前应先洗手或手消毒;无菌物品的发放遵循先进先出的原则,确认无菌物品的有效性;发放记录应具有可追溯性。发放无菌物品的运送工具应每日清洁处理,干燥存放;有污染时应消毒处理,干燥后备用。

(7)相关监测:消毒供应中心应安排人员专门负责质量监测,根据要求定期对清洁剂、消毒剂、洗涤用水、润滑剂、包装材料等进行质量检查;定期进行监测材料的质量检查;对清洗消毒器、超声清洗器、灭菌器等进行日常清洁和检查;根据灭菌器的类型对灭菌效果分别进行检查。

第三节 手卫生

医务人员的手卫生在临床工作中尤为重要,各项诊疗及护理离不开医务人员双手,忽视手卫生就会直接或间接地导致医院感染的发生。国际普遍认为手卫生为控制医院感染和耐药菌感染最简单、最有效、最方便、最经济的措施,是标准预防的重要措施之一。

一、概述

《医务人员手卫生规范》(WS/T313—2009)是医疗机构在医疗活动中管理和规范医务人员手卫生的标准指南。

(一)基本概念

1. 手卫生 手卫生是医务人员职业活动中洗手、卫生手消毒和外科手消毒的总称。
2. 洗手 指用肥皂(洗手液)和流动水洗手,是去除手部皮肤污垢、碎屑和部分致病菌的过程。
3. 卫生手消毒 指医务人员使用速干手消毒剂揉搓双手,以减少手部暂居菌的过程。
4. 外科手消毒 指外科手术前医务人员用洗手液和流动水冲洗双手、前臂至上臂下1/3,再用手消毒剂清除或者杀灭以上区域暂居菌和减少常居菌的过程,使用的手消毒剂需具有持续抗菌活性。

(二)管理

1. 制定手卫生制度 手卫生是控制医院感染的重要措施,将措施制度化有利于医务人员的执行和管理人员的管理。所以医院应根据《医务人员手卫生规范》制定相应的手卫生制度,并严格执行。

2. 配备手卫生设施 手卫生设施是手卫生措施实施的物质基础,有效、便捷的手卫生设施可以有效提高手卫生的依从性。

3. 定期开展培训 医疗机构应定期开展广泛的手卫生培训,使广大医务人员提高其无菌观念和自我保护意识,保证手卫生的效果。

4. 加强监督指导 医疗机构应加强对临床、医技部门及其他部门人员的手卫生监督,包括对手卫生设施的管理;对照 WHO 提出"手卫生的五个重要时刻"(接触病人前、进行无菌操作前、接触体液后、接触病人后、接触病人周围环境后)开展对医务人员的指导与监督,提高手卫生的依从性。

5. 开展效果监测 应加强手卫生效果的监测,每季度对手术室、产房、导管室、层流洁净病房、骨髓移植病房、器官移植病房、重症监护病房、新生儿室、母婴室、血液透析病房、烧伤病房、感染疾病科、口腔科(门诊及病房)等部门工作的医务人员进行手消毒效果监测;当怀疑医院感染暴发与医务人员手卫生有关时,应及时进行监测,并进行相应的致病性微生物检测。卫生手消毒后,监测的细菌菌落数≤10 CFU/cm^2;外科手消毒后,监测的细菌菌落数≤5 CFU/cm^2。

二、洗手

有效的洗手可清除手上99%以上的各种暂居菌,是防止医院感染传播最重要的措施之一。

【目的】

清除手部皮肤污垢和大部分暂居菌,切断通过手传播感染的途径。

【操作准备】

1. 护士准备 着装整洁,取下手表,将衣袖卷至肘关节以上。

2. 用物准备 洗手池设备、消毒液、清水、消毒刷、洗手液、毛巾或纸巾等。

3. 环境准备 操作区域清洁、明亮、宽敞。

【操作步骤】

洗手见表3-4。

表3-4 洗手

操作步骤	操作要点
1. 湿手:打开水龙头,调节水流后湿润双手,关闭水龙头	·水龙头最好是感应式或可用肘、脚、膝控制的开关 ·水流不可过大以防溅湿工作服

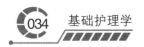

续表 3-4

操作步骤	操作要点
2.洗手:取洗手液(肥皂)均匀涂抹掌心、手背、手指和指缝,认真揉搓双手,持续时间不少于 15 s,具体步骤如下(图 3-3)。①掌心相对,手指并拢,相互揉搓;②掌心对手背沿指缝相互揉搓,交换进行;③掌心相对,双手交叉指缝相互揉搓;④弯曲手使关节在另一掌心旋转揉搓,交换进行;⑤一手握另一手大拇指旋转揉搓,交换进行;⑥五指尖并拢在另一掌心中旋转揉搓,交换进行;⑦握住手腕回旋摩擦,交换进行	·注意清洗双手所有皮肤,包括指背、指尖和指缝 ·必要时增加对手腕的清洗,要求握住手腕回旋揉搓手腕及腕上 10 cm,交换进行(图 3-3)
3.流水冲洗:打开水龙头,用流水冲净双手	·流动水可避免污水沾污双手 ·冲净双手时注意指尖向下
4.干手:关闭水龙头,以擦手纸或毛巾擦干双手或在干手机下烘干双手;必要时取护手液护肤	·避免二次污染 ·干手巾应保持清洁干燥,一用一消毒

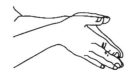 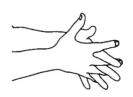

1.掌心相对,手指并拢,相互揉搓　　2.掌心对手背沿指缝相互揉搓　　3.掌心相对,手指交叉指缝相互揉搓

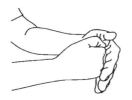 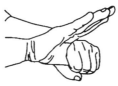 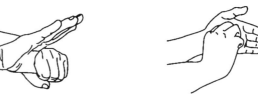

4.弯曲手指关节在掌心旋转揉搓　　5.大拇指在掌心旋转揉搓　　6.五指并拢,指尖在掌心旋转揉搓

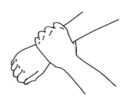

7.握住手腕回旋摩擦,交换进行

图 3-3　七步洗手法

【注意事项】

1.明确选择洗手方法的原则　当手部有血液或其他体液等肉眼可见污染时,应用清洁剂和流动水洗手;当手部没有肉眼可见污染时可用速干手消毒剂消毒双手代替洗手,揉搓方法与洗手方法相同。

2.遵循洗手流程,揉搓面面俱到　遵照洗手的流程和步骤,调节合适的水温、水流,避免污染周围环境;如水龙头为手触式的,注意随时清洁水龙头开关。揉搓双手时各个部位都需洗到、冲净,尤其要认真清洗指背、指尖、指缝和指关节等易污染部位;冲净双手时注意指尖向下。

3.牢记洗手时机,掌握洗手指征　①直接接触每个病人前后;②从同一病人身体的污染部位移动到清洁部位时;③接触病人黏膜、破损皮肤或伤口前后;④接触病人血液、体液、分泌物、排泄物、伤口敷料等之后;⑤接触病人周围环境及物品后;⑥穿脱隔离衣前后,脱手套之后;⑦进行无菌操作,接触清洁、无菌物品之前;⑧处理药物或配餐前。

三、卫生手消毒

医务人员接触污染物品或感染病人后,手常被大量细菌污染,仅一般洗手尚不能达到预防交叉感染的要求,必须在洗手后再进行卫生手消毒。

【目的】

清除致病性微生物,预防感染与交叉感染,避免污染无菌物品和清洁物品。

【操作准备】

1.护士准备　着装整洁,取下手表,将衣袖卷至肘关节以上。

2.用物准备　洗手池设备、消毒液、清水、消毒刷、洗手液、毛巾或纸巾等。

3.环境准备　操作区域清洁、明亮、宽敞。

【操作步骤】

卫生手消毒见表3-5。

表3-5　卫生手消毒

操作步骤	操作要点
1.洗手:按洗手步骤洗手并保持手的干燥	·符合洗手的要求与要点
2.涂剂:取速干手消毒剂于掌心,均匀涂抹至整个手掌、手背、手指和指缝,必要时增加至手腕及腕上10 cm	·消毒剂要求:作用速度快、不损伤皮肤、不引起过敏反应
3.揉搓:按照揉搓洗手的步骤揉搓双手,直至手部干燥	·保证消毒剂完全覆盖手部皮肤 ·揉搓时间至少15 s
4.干手:自然干燥	

【注意事项】

1.先洗手再干燥　卫生手消毒前先洗手并保持手部干燥,遵循洗手的注意事项。

2.涂剂揉搓全覆盖　速干手消毒剂揉搓双手时方法正确,注意手的各个部位都需揉搓到。

3.牢记卫生手消毒时机　下列情况下应先洗手,然后进行卫生手消毒。①接触病人的血液、体液和分泌物后;②接触被传染性致病性微生物污染的物品后;③直接为传染病病人进行检查、治疗、护理后;④处理传染病人污物之后。

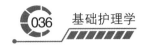

四、外科手消毒

为保证手术效果,减少医院感染,外科手术前医务人员必须在洗手后再进行外科手消毒。

【目的】

清除指甲、手部、前臂的污物和暂居菌,将常居菌减少到最低程度,抑制微生物的快速再生。

【操作准备】

1. 护士准备　着装整洁,取下手表,将衣袖卷至肘关节以上。
2. 用物准备　洗手池设备、消毒液、清水、消毒刷、洗手液、毛巾或纸巾、计时装置等。
3. 环境准备　操作区域清洁、明亮、宽敞。

【操作步骤】

外科手消毒见表3-6。

表3-6　外科手消毒

操作步骤	操作要点
1.准备:摘除手部饰物,修剪指甲	·手部饰物包括手镯、戒指、假指甲 ·指甲长度不能超过指尖,甲缘平整
2.洗手:调节水流,湿润双手,取适量的清洁剂揉搓并刷洗双手、前臂和上臂下1/3	·特别注意:使用毛刷清洁指甲下的污垢和手部皮肤的皱褶处 ·揉搓用品应每人使用后消毒或者一次性使用;清洁指甲用品每日清洁与消毒
3.冲净:流动水冲洗双手、前臂和上臂下1/3	·始终保持双手位于胸前并高于肘部
4.干手:使用干手物品擦干双手、前臂和上臂下1/3	
5.消毒	
▲免冲洗手消毒法	
(1)涂抹消毒剂:取适量的免冲洗手消毒剂涂抹至双手的每个部位、前臂和上臂下1/3	·每个部位均需涂抹消毒剂 ·手消毒剂的取液量、揉搓时间及使用方法遵循产品的使用说明
(2)揉搓自干:认真揉搓直至消毒剂干燥	
▲冲洗手消毒法	
(1)涂剂揉搓:取适量的手消毒剂涂抹至双手的每个部位、前臂和上臂下1/3,认真揉搓3~5 min	·每个部位均需涂抹消毒剂 ·手消毒剂的取液量、揉搓时间及使用方法遵循产品的使用说明
(2)流水冲净:流水冲净双手、前臂和上臂下1/3	·水由手流向肘部 ·流动水的水质应符合生活饮用水标准,如水质达不到要求,手术医师在戴手套前,应用醇类手消毒剂再消毒双手后戴手套
(3)按序擦干:无菌巾彻底擦干双手、前臂和上臂下1/3	·无菌巾擦干顺序:手部、前臂、上臂下1/3

【注意事项】

1. 遵循原则 ①先洗手,后消毒;②不同病人手术之间、手套破损或手被污染时,应重新进行外科手消毒。

2. 充分准备 洗手之前应先摘除手部饰物(包括假指甲)和手表,修剪指甲时要求长度不超过指尖,保持指甲周围组织的清洁。

3. 双手位置合适 在整个手消毒过程中始终保持双手位于胸前并高于肘部。

4. 操作顺序恰当 涂抹消毒剂并揉搓、流水冲洗、无菌巾擦干等都应从手部开始,然后再向前臂、上臂下 1/3 进行。

5. 终末处理规范 用后的清洁指甲用具、揉搓用品如海绵、手刷等,应放到指定的容器中;揉搓用品应每人使用后消毒或者一次性使用;清洁指甲用品应每日清洁与消毒;术后摘除外科手套后,应用肥皂(洗手液)清洁双手。

第四节 无菌技术

无菌技术是预防医院感染的一项重要而基础的技术,全体医护人员都必须严格遵守其操作原则和程序,以确保病人安全。

一、无菌技术概述

(一)相关概念

1. 无菌技术 指在医疗、护理操作过程中,防止一切微生物侵入人体和防止无菌物品、无菌区域被污染的技术。

2. 无菌区 指经灭菌处理且未被污染的区域。

3. 非无菌区 指未经灭菌处理,或虽经灭菌处理但又被污染的区域。

4. 无菌物品 指通过灭菌处理后保持无菌状态的物品。

5. 非无菌物品 指未经灭菌处理,或虽经灭菌处理后又被污染的物品。

(二)无菌技术操作原则

1. 操作前准备

(1)操作环境:应布局合理,宽敞、明亮、定期消毒;操作台要清洁、平坦、干燥,物品摆放有序;无菌操作前 30 min 停止清扫、更换床单等工作,减少人员走动,避免尘土飞扬。

(2)医护人员:着装要符合无菌操作的要求,要修剪指甲并洗手,戴好口罩和帽子,必要时穿无菌衣、戴无菌手套。一般情况下口罩应 4 h 更换 1 次,潮湿的口罩易被污染故需及时更换。

2. 操作中准备

(1)进行无菌操作时要明确无菌区和非无菌区、无菌物品和非无菌物品。无菌物品一旦被污染或怀疑污染,必须立即更换或者重新进行灭菌。

(2)取用无菌物品时须用无菌持物钳或无菌镊子;取放无菌物品时,操作者应面向无菌区并与无菌区保持一定距离;操作者手臂置于腰部或操作台面以上,不能接触无菌物品,亦不能跨越无

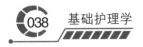

菌区;任何人不得面向无菌区咳嗽、说笑或打喷嚏。

（3）为防止交叉感染,每一套无菌物品只能供一人使用。

3. 无菌物品管理

（1）无菌物品必须与非无菌物品分开摆放,并有明显标志。

（2）无菌物品需存入于无菌包内或无菌容器内,切不可暴露于空气中。

（3）无菌包或无菌容器应放置在清洁、干燥和固定的地方,其外须注明所放物品的名称、灭菌日期,并按失效日期的先后顺序摆放。

（4）无菌包有效期为7 d,过期或受潮需重新灭菌;无菌物品一旦取出,即使未用也不能再放入无菌包或无菌容器中。

二、无菌技术基本操作

（一）无菌持物钳（镊）的使用

专门用于夹取或传递无菌物品的钳子（镊子）称为无菌持物钳（镊）。临床常用的可分为三叉钳、卵圆钳、长镊子和短镊子（图 3-4）。

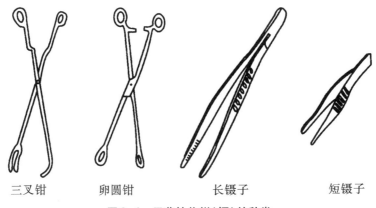

三叉钳　　　卵圆钳　　　长镊子　　　短镊子

图 3-4　无菌持物钳（镊）的种类

【目的】

取放或传递无菌物品。

【操作准备】

1. 护士准备　衣帽整洁、修剪指甲、洗手、戴口罩。

2. 用物准备　无菌持物钳（镊）、盛放无菌持物钳（镊）的容器。无菌物品及无菌持物钳（镊）放置是否合理。根据夹取物品的种类选择使用不同的持物钳（镊）:①三叉钳用于夹取盆、盒、罐、瓶等较重物品;②卵圆钳用于夹取刀、剪、钳、镊及治疗碗、弯盘等,但不宜夹取较大物品;③镊子用于夹取棉签、纱布、针头、缝针等物品。无菌持物钳目前在临床主要采用干燥保存法,也可采用湿式保存法（图 3-5）。

3. 环境准备　操作区是否整洁、宽敞、安全;操作台是否清洁、干燥、平坦。

【操作步骤】

无菌持物钳的使用见表 3-7。

表 3-7　无菌持物钳的使用

操作步骤	操作要点
1.查看有效期:检查名称、灭菌有效期、灭菌标识	·确保在灭菌有效期内使用 ·第一次开包使用时,应记录打开日期、时间并签名,4 h 内有效
2.取钳:打开盛放无菌持物钳的容器盖,操作者手固定在持物钳上 1/3 处,将其移至容器中央,闭合钳端,垂直取出(图 3-6)。取用时,持物钳不可触及容器口边缘及液面以上的容器内壁,以防污染	·手不可触及容器盖内面 ·盖闭合时不可从盖孔中取、放无菌持物钳 ·取、放无菌持物钳时,钳端不可触及容器口边缘
3.使用:使用时始终保持钳端向下,在腰部以及视线范围内活动,不可倒转	·保持无菌持物钳的无菌状态
4.放钳:使用后闭合钳端,垂直放入容器内	·防止无菌持物钳在空气中暴露过久而污染
5.注明时间:注明打开日期、时间并签名,有效期 4 h	

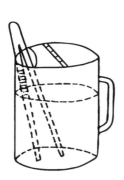

图 3-5　无菌持物钳湿式保存法

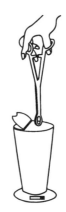

图 3-6　无菌持物钳的存放

【注意事项】

1.干燥保存法时,使用前开无菌包,每 4 h 更换 1 次。

2.湿式保存法时,持物钳浸泡在内盛消毒液、底部垫纱布的有盖容器内,容器深度与钳的长度比例适合,消毒液应浸没无菌持物钳关节轴上 2~3 cm(或镊子长度的 1/2 处),每个容器只能放置一把无菌持物钳。根据使用频率,每周清洁、消毒 2 次或每天更换消毒液。

3.无菌持物钳只能夹取无菌物品,不可夹取非无菌物品、油纱布等;只能用于取放和传递无菌物品,不能用于换药或消毒皮肤,以免被污染。

4.使用时不得在空气中暴露时间过长;如需远距离夹取物品需将持物钳放回容器内一同移动,就近使用。

5.一旦持物钳被污染或怀疑被污染,不得再使用或放回原处,需要重新灭菌。

（二）无菌容器的使用

无菌容器是指用于盛放无菌物品并保持其无菌状态的容器,包括有盖无菌容器和无盖无菌容器。

【目的】

盛放无菌物品并保持无菌状态。

【操作准备】

1. 护士准备　着装整洁,剪指甲,洗手,戴口罩。
2. 用物准备　无菌持物钳、盛放无菌物品的容器。
3. 环境准备　操作区是否整洁、宽敞、安全;操作台清洁、干燥、平坦。

【操作步骤】

无菌容器的使用见表3-8。

表3-8　无菌容器的使用

操作步骤	操作要点
1. 查看有效期:检查无菌物品名称、灭菌有效期、灭菌标识	· 应同时查对无菌持物钳以确保在有效期内 · 第一次使用,应记录开启日期、时间并签名,24 h内有效
2. 打开容器:容器盖内面向上置于桌面上(图3-7)或拿在手中,注意盖子不得在容器上方直接翻转,手不可触及盖的内面,防止污染	· 盖子不能在无菌容器上方翻转,以防灰尘落入容器内 · 开、关盖时,手不可触及盖的边缘及内面,以防止污染
3. 取出无菌物品:用无菌持物钳从无菌容器内夹取无菌物品,注意不可触及容器的边缘及内面	· 垂直夹取物品,无菌持物钳及物品不可触及容器边缘,避免容器内无菌物品在空气中暴露过久
4. 盖无菌容器:取物后,立即将容器盖盖严	· 避免无菌物品在空气中暴露过久
5. 注明时间:注明打开日期、时间并签名,有效期24 h	

【注意事项】

1. 移动无菌容器时,应托住容器底部(图3-8),手不可碰及无菌容器内边缘。
2. 无菌物品一经取出,无论是否使用均不得再放回无菌容器内。
3. 无菌容器应定期消毒灭菌,一经打开,使用时间不得超过24 h。

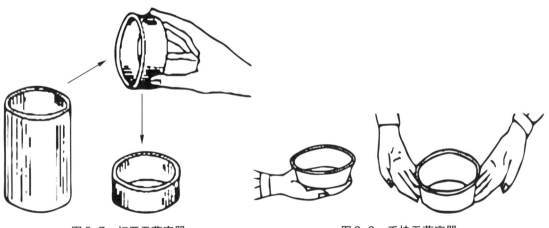

图3-7　打开无菌容器　　　　　　图3-8　手持无菌容器

（三）无菌包的使用

无菌包是指用无菌包布包裹无菌物品,并使之保持无菌状态的包裹。无菌包的包布多使用致密、质厚、未脱脂的双层棉布制成。

【目的】

保持包内物品的无菌状态,供无菌操作时使用。

【操作准备】

1. 护士准备　着装整洁,剪指甲,洗手,戴口罩。

2. 用物准备　无菌持物钳、无菌容器或无菌区域、无菌包(内放无菌治疗巾、敷料及器械等)、治疗盘、化学指示胶带、小纸条、签字笔。

3. 环境准备　操作区整洁、宽敞、安全;操作台清洁、干燥、平坦。

【操作步骤】

无菌包的使用见表3-9。

表3-9　无菌包的使用

操作步骤	操作要点
1. 无菌包包扎方法(图3-9)	
(1)放入物品:将待灭菌物品放入包布中央。无菌包包布一般选用质厚、致密、未脱脂的双层棉布制成	
(2)包扎:将包布近侧一角向上完全盖住物品,再盖好左右两角,最后一角遮盖后贴好化学指示胶带	
(3)贴上标签:贴上注有物品名称、灭菌日期的标签,灭菌后备用	
2. 无菌包打开方法	
(1)查看有效期:检查无菌包的名称、灭菌有效期、灭菌标识,无潮湿或破损	·应同时查对无菌持物钳以确保在有效期内,如超过有效期或有潮湿破损不可使用
(2)打开无菌包:将无菌包置于清洁、干燥处,揭开化学指示胶带。打开无菌包外角,再依次揭开左右两角,最后打开内角	·手不可触及包布内面及无菌物品
(3)取无菌物品:用无菌持物钳夹取所需的无菌物品,放在准备好的无菌区域内。若需一次取出包内所有用物,可将无菌包托在手上打开,另一手打开并抓住包布四角,稳妥地将包内物品放入无菌区域(图3-10)	·投放时,手托住包布使无菌面朝向无菌区域
(4)无菌包回包:当无菌包内的物品一次取用不完时,可按原折痕包好,注明开包日期、时间并签名,有效期24 h	

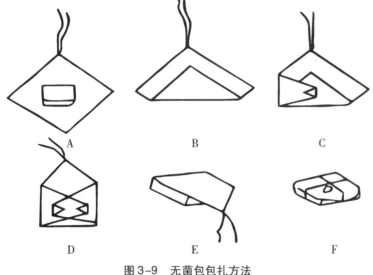

图 3-9　无菌包包扎方法

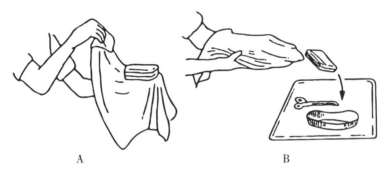

图 3-10　一次性取出无菌包内物品

【注意事项】

1. 打开无菌包时,手不可触及包布的内面,手臂不能越过无菌区域。

2. 无菌物品一经取出,即便未被污染也不得再放入包中。

3. 无菌包打开后要尽快包好,以免暴露过久被污染,其内无菌物品有效时间为 24 h。

4. 无菌包内灭菌物品有效期为 7 d,如果包内物品超过有效期、被污染或包布受潮,需重新灭菌。

（四）无菌溶液的取用

【目的】

供无菌护理操作使用。

【操作准备】

1. 护士准备　着装整洁,剪指甲,洗手,戴口罩。

2. 用物准备　无菌溶液、启瓶器、弯盘,盛放无菌溶液的容器,治疗盘内备消毒溶液、棉签、签字笔。

3. 环境准备　操作区整洁、宽敞、安全;操作台清洁、干燥、平坦。

【操作步骤】

无菌溶液的取用见表3-10。

表 3-10　无菌溶液的取用

操作步骤	操作要点
1.查对:检查无菌溶液的药名、浓度、剂量及有效期,瓶盖有无松动,瓶身、瓶底有无裂痕,溶液有无混浊、沉淀、变色及絮状物	·确定溶液正确、质量可靠 ·对光检查溶液质量
2.开启瓶塞:用启瓶器除去外盖,消毒瓶塞,待干后打开瓶塞	·按无菌原则打开瓶塞,手不可触及瓶口及瓶塞内面,防止污染
3.倒取溶液:手握瓶签侧,倒出少量溶液旋转冲洗瓶口,再由原处倒出溶液至无菌容器内(图3-11)	·避免打湿瓶签 ·倒溶液时高度适宜,勿使瓶口接触容器口周围,勿使溶液溅出
4.盖塞:倒毕,塞进瓶塞,消毒瓶塞边缘后盖好	·必要时消毒后盖好,以防溶液污染
5.注明日期:注明开瓶日期、时间并签名,有效期24 h	·余液只作清洁操作用 ·已开启的溶液瓶内溶液,可保存24 h

【注意事项】

1. 不可将物品伸入无菌溶液瓶内蘸取溶液。

2. 倒无菌溶液时,瓶口不可触及无菌容器,不可使溶液溅出。

3. 已倒出的溶液,无论是否使用均不得再倒回瓶内。

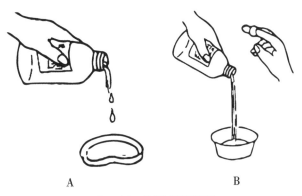

A　　　　　　　　　　　　B
图 3-11　取用无菌溶液

(五)铺无菌盘

通过铺无菌治疗巾,形成无菌区域用于无菌操作。

【目的】

根据治疗需要放置无菌物品。

【操作准备】

1. 护士准备　着装整洁,剪指甲,洗手,戴口罩。
2. 用物准备　无菌持物钳、无菌包(内有无菌治疗巾)、无菌物品、治疗盘、标签、签字笔等。
3. 环境准备　操作区整洁、宽敞、安全;操作台清洁、干燥、平坦。

【操作步骤】

铺无菌盘见表3-11。

表3-11　铺无菌盘

操作步骤	操作要点
1.核对:检查无菌包的名称、灭菌有效期、灭菌标识,有无潮湿或破损	
2.开包:打开无菌包,用无菌持物钳夹取一块无菌治疗巾置于治疗盘中	·如治疗巾未用完,应按要求开包、打包,并注明开包时间,有效期为24 h
3.铺盘	
▲单巾铺盘法	
(1)铺巾:双手捏住无菌巾外层两角,抖开,双折铺于治疗盘上,再将上层呈扇形折于治疗盘上部,边缘朝外(图3-12)	·手不可触及无菌巾内面
(2)放入无菌物品	
(3)盖巾:双手捏住扇形折叠层治疗巾外面,盖于物品上,对齐上下层边缘,将开口处向上翻折两次,两侧边缘分别向内折一次,露出治疗盘边缘	·手不可触及无菌巾内面
▲双巾铺盘法	
(1)铺巾:双手捏住无菌巾一边两角外面,抖开,从远到近铺于治疗盘上,无菌面朝上(图3-13)	
(2)同单巾铺盘法	
(3)盖巾:取出另一块无菌巾打开,从近到远覆盖于无菌物品上,无菌面朝下。两巾边缘对齐,四边多余部分分别向上反折	
4.注明日期:取标签填写铺盘日期、时间并签名	·铺好的无菌盘有效期为4 h

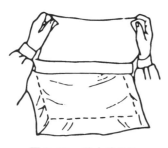

图3-12　单巾铺盘法

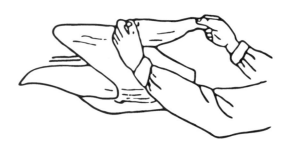

图3-13　双巾铺盘法

【注意事项】

1. 无菌盘应清洁、干燥,避免潮湿污染无菌巾。

2. 手不可触及治疗巾的内面。

3. 操作时,不可跨越无菌区。

4. 备好的无菌盘有效期为4 h。

(六)无菌手套的使用

【目的】

预防病原微生物通过医务人员的手传播疾病和污染环境,适用于医务人员进行无菌操作时,接触病人破损皮肤、黏膜时。

【操作准备】

1. 护士准备　着装整洁,剪指甲,洗手,戴口罩,取下手表。

2. 用物准备　无菌手套、弯盘。

3. 环境准备　操作区整洁、宽敞、安全;操作台清洁、干燥、平坦。

【操作步骤】

无菌手套的使用见表3-12。

表3-12　无菌手套的使用

操作步骤	操作要点
1. 查对:检查无菌手套号码、灭菌有效期及包装是否完整、干燥	·选择适合操作者手掌大小的号码 ·确认在有效期内
2. 打开手套包:防止手套外面(无菌面)触及任何非无菌物品	
3. 戴手套	
▲一次性提取法(图3-14)	
(1)两手同时掀开手套袋开口处,用一手拇指和示指同时捏住两只手套的反折部分,取出手套	·手不可触及手套外面(无菌面) ·手套取出时外面(无菌面)不可触及任何非无菌物品
(2)将两手套五指对准,先戴一只手,再以戴好手套的手指插入另一只手套的反折内面,同法戴好	·已戴手套的手不可触及未戴手套的手及另一手套的内面(非无菌面);未戴手套的手不可触及手套的外面
(3)同时,将后一只戴好的手套的翻边扣套在工作服衣袖外面,同法扣套好另一只手套	·戴好手套的手始终保持在腰部以上水平、视线范围内

续表 3-12

操作步骤	操作要点
▲分次提取法(图3-15)	
(1)一手掀开手套袋开口处,另一手捏住一只手套的反折部分(手套内面)取出手套,对准五指戴上	·要点同一次性取、戴法
(2)未戴手套的手掀起另一只袋口,再用戴好手套的手指插入另一只手套的反折内面(手套外面),取出手套,同法戴好	
(3)同时,将后一只戴好的手套的翻边扣套在工作服衣袖外面,同法扣套好另一只手套	
4.调整手套:将手套套在袖口外面,双手交叉使手指与手套贴合并检查是否漏气	·手套外面(无菌面)不可触及任何非无菌物品
5.脱手套:操作后一手捏住另一手套的腕部外面,将手套内面向外翻转脱下,避免强力拉扯;再以脱下手套的手插入另一手套内,将其翻转脱下,放入医用垃圾袋内	·勿使手套外面(污染面)接触到皮肤 ·不可强拉手套

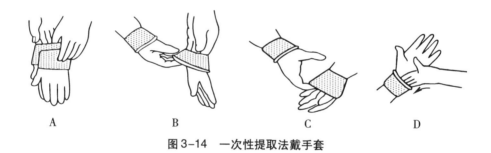

图 3-14 一次性提取法戴手套

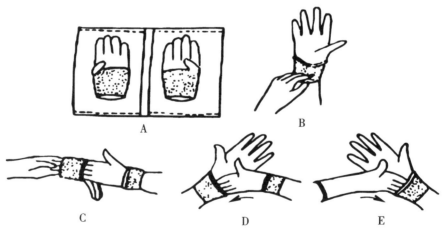

图 3-15 分次提取法戴手套

【注意事项】

1.修剪指甲以防刺破手套,同时选择适合手掌大小的手套尺码。

2.已戴手套的手不可触及未戴手套的手及另一手套的内面(非无菌面);未戴手套的手不可触及手套的外面。

3.戴手套后双手应保持在腰或操作台面以上的视线范围内活动,若手套有破损或污染应立即更换。

4.护理不同病人之间应更换手套;操作完成后脱去手套,应按规定程序与方法洗手,戴手套不能代替洗手,必要时需进行手消毒。

第五节　隔离技术

隔离技术(isolation skill),是预防医院感染的一项重要措施,可以切断感染链,防止病原微生物在人群中扩散。

一、概述

医护人员必须严格遵守隔离原则,规范执行隔离技术,同时应加强隔离知识宣教,使出入医院的所有人员理解隔离的意义并主动配合隔离工作,达到隔离目的。

(一)区域划分

1.清洁区　进行呼吸道传染病诊治的病区中,不易受到病人体液(血液、组织液等)和病原体等物质污染,以及传染病病人不应进入的区域。其包括医务人员的值班室、卫生间、男女更衣室、浴室以及储物间、配餐间等。

2.潜在污染区　进行呼吸道传染病诊治的病区中,位于清洁区与污染区之间,有可能被病人体液(血液、组织液等)和病原体等物质污染的区域。其包括医务人员的办公室、治疗准备室、护士站、内走廊等。

3.污染区　进行呼吸道传染病诊治的病区中,传染病病人和疑似传染病病人接受诊疗的区域,以及被其体液(血液、组织液等)、分泌物、排泄物污染物品暂存和处理的场所。其包括病室、病人用后复用物品和医疗器械等的处置室、污物间、病人用卫生间和入院、出院处理室等。

4.两通道　进行呼吸道传染病诊治的病区中的医务人员通道和病人通道。医务人员通道、出入口设在清洁区一端,病人通道、出入口设在污染区一端。

5.缓冲间　进行呼吸道传染病诊治的病区中清洁区与潜在污染区之间、潜在污染区与污染区之间设立的两侧均有门的过渡间。两侧的门不同时开启,为医务人员的准备间。

6.负压隔离病区(室)　用于隔离通过和可能通过空气传播的传染病病人或疑似传染病病人的病区(室),通过机械通风方式,使病区(室)的空气按照由清洁区向污染区流动,使病区(室)内的空气静压低于周边相邻相通区域空气静压,以防止病原微生物向外扩散。

(二)建筑布局与隔离要求

根据病人感染危险性的程度,医院可分成4个区域。①低危险区域:包括行政管理区、教学区、生活服务区等。②中等危险区域:有普通病人的诊疗,病人体液(血液、组织液等)、分泌物、排泄物对环境表面存在潜在污染可能性的区域,如普通病区、门诊科室、功能检查室等。③高危险区域:有感染或病原体定植病人诊疗的区域,以及对高度易感病人采取保护性隔离措施的区域,如感染性疾

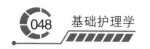

病科、手术部(室)、重症监护病区(室)、移植病区、烧伤病区(室)等。

1. 普通病区

(1)建筑布局:病区内病房(室)、治疗室等各功能区域内的房间应布局合理,洁污分明,标识清晰。设施、设备应符合医院感染防控的要求,应设有适于隔离的房间。病室内应有良好的通风设施。

(2)隔离要求:①感染性疾病病人与非感染性疾病病人宜分室安置。②同种感染性疾病、同种病原体感染病人宜集中安置。③床单元之间的隔帘宜方便清洁与消毒。④单排病床通道净宽不应小于1.1 m,双排病床(床端)通道净宽不应小于1.4 m,病床间距宜大于0.8 m。

2. 经接触传播疾病病人的隔离病区

(1)建筑布局:应设在医院相对独立的区域,远离易感人群病区及生活区,设单独出入口。

(2)隔离要求:①分区明确,标识清晰。②通风良好,需有适量非手触式开关的流动洗手设施。③不同种类的感染性疾病病人应分室安置;同种疾病病人可收治一间。

3. 经飞沫传播疾病病人的隔离病区

(1)建筑布局:病区布局合理,洁污分明,标识清晰,有良好的通风设施。设施、设备应符合医院感染防控的要求。

(2)感染性疾病病人隔离要求:①分区明确,标识清楚。②需有适量非手触式开关的流动洗手设施。④不同种类传染病病人分室安置;同种疾病病人可收治一间,病床间距不少于1.2 m。

4. 经空气传播疾病病人的隔离病区

(1)建筑布局:应设在医院相对独立的区域,分为清洁区、潜在污染区和污染区,设立两通道和三区缓冲间。宜设置负压病室,病室的负压宜在-30 Pa,缓冲间的气压宜在-15 Pa。

(2)隔离要求:①分区明确,标识清楚。②应严格工作流程和各区域、两通道等的管理。③需有适量非手触式开关的流动洗手设施。④不同种类传染病病人分室安置;疑似传染病病人单独安置;同种疾病病人可收治一间,病床间距不少于1.2 m。⑤医务人员工作应做好防护,病人出院所带物品应消毒处理。

5. 门诊、急诊

(1)门诊:普通门诊应单独设立出入口及预检分诊、挂号、候诊、就诊、取药、检查等就诊区域,流程明确,标识清晰,路径便捷;儿科门诊应自成一区;感染性疾病科门诊应符合国家相关规定。各诊室需通风良好,配备流动水洗手设施或速干手消毒剂,建立预检分诊隔离制度并落实,通过挂号时间询、咨询台咨询和医师接诊时询问等多种方式对病人开展传染病的预检,如预检分诊遇有传染病或疑似传染病病人,需引导到隔离诊室或感染性疾病科门诊就诊,并对相应区域及时进行消毒处置。门诊换药宜分别设立清洁伤口与污染伤口换药室。

(2)急诊:应单独设出入口,流程清晰,路径便捷;需设预检分诊、诊查室、抢救区、治疗室、观察室、检验、取药等区域;严格预检分诊制度,发现传染病病人及疑似传染病病人应及时采取隔离措施;各诊室需配备流动水洗手设施和(或)速干手消毒剂。急诊观察室床间距不小于1.2 m。

知识拓展

负压隔离病区

负压病区(negative pressure ward)也称负压病室(negative pressure room),指通过特殊通风装置,使病区(室)的空气按照由清洁区向污染区流动,使病区(室)内的压力低于室外压力。负压病区(室)排出的空气需经处理,以确保对环境无害。适用于经空气传播疾病病人的隔离。

建筑布局:应设病室及缓冲间,通过缓冲间与病区走廊相连。病室采用负压通风,上送风、下排风;病室内送风口应远离排风口,排风口应置于病床床头附近,排风口下缘靠近地面但应高于地面10 cm。病室门窗保持关闭。病室内设置独立卫生间,有流动水洗手和卫浴设施。配备室内对讲设备。

隔离要求:送风应经过初、中效过滤,排风应经过高效过滤处理,每小时换气6次以上。应保障通风系统正常运转,做好设备日常保养。病室与外界气压差宜为-30 Pa,缓冲间与外界气压差宜为-15 Pa。一间负压病室宜安排一个病人,无条件时可安排同种呼吸道感染疾病病人,并限制病人到本病室外活动。病人出院所带物品应消毒处理。

(三)隔离原则

1. **医院建筑布局合理,符合隔离环境要求** 医院传染病区的设计和服务流程符合医院感染控制要求,区域划分明确,标识清楚。

2. **隔离标志明显,卫生设备完善** 隔离病区标识清楚,设有工作人员和病人各自独立的出入口;隔离种类在病室或病床前悬挂提示卡,门处放消毒脚垫,设隔离衣悬挂架(柜或壁橱),备隔离衣、帽子、口罩、鞋套以及手消毒物品等。

3. **严格执行服务流程** 保证洁、污分开,防止因人员流程、物品流程交叉而导致污染。①工作人员进入污染区时,应按规定戴帽子和口罩、穿隔离衣,必要时穿隔离鞋,备齐所需物品,有计划地集中执行各种护理操作。②污染区的物品未经消毒处理,不得带到他处。③病人及病人接触过的物品不得进入清洁区。④各类检验标本应放在指定的存放盘或存放架上。⑤病人或穿隔离衣的工作人员通过走廊时,不得接触墙壁、家具等。⑥严格执行探视制度,探视人员进出隔离区域应根据隔离种类采取相应的隔离措施。⑦离开隔离病区前脱隔离衣、鞋,并消毒双手,脱帽子、口罩。

4. **病室环境管理** ①隔离病室每日进行空气和物品表面的消毒,根据隔离种类确定消毒的频率。②病人接触过或落地的物品均视为污染物品,需经消毒后方可供他人使用;病人的衣物、钱币、信件等消毒后可交由家属带回。③病人的生活用品如脸盆、痰杯、餐具、便器个人专用,每周消毒;衣服、床单、被套等消毒后清洗;床垫、被褥等定期消毒;排泄物、分泌物、呕吐物须经消毒处理后方可排放。④送出病区处理的物品可分类置于黄色污物袋内并做明显标记。

5. **实施隔离教育** 对医务工作者、病人、陪探人员定期开展隔离与防护知识的教育,并严格按要求执行;帮助病人减轻因隔离而产生的恐惧、孤独、自卑等心理,及时解决提出的具体问题。

6. **解除隔离的标准** 病人已度过隔离期或传染性分泌物3次培养结果均为阴性,医生开出医嘱后可以解除隔离。

7. **终末消毒处理** 对出院、转科或死亡病人及其用物、所住病室和医疗器械等进行的消毒处理,包括病人的终末处理、病室和物品的终末处理。

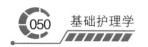
（1）病人的终末处理：病人出院或转科前应沐浴，换清洁衣服，个人用物经消毒后才可带出隔离区；若病人死亡，原则上衣物一律焚烧，尸体用中效以上消毒剂进行擦拭，并用浸透消毒液的无菌棉球填塞口、鼻、耳、阴道、肛门等孔道，一次性尸单包裹后放入有"传染"标记的尸袋内再送太平间。

（2）病室和物品的终末处理：关闭病室门窗、打开床旁桌和衣柜门、摊开棉被、竖起床垫和枕芯，用消毒液熏蒸、紫外线照射消毒；消毒后打开门窗，用消毒液擦拭家具、地面；被服类消毒处理后再清洗。

二、隔离种类及措施

目前，隔离预防主要是在标准预防的基础上，分为切断传播途径和保护易感人群两大类隔离。标准预防指认定病人血液、体液、分泌物、排泄物均具有传染性，需进行隔离，不论是否有明显的血迹污染或是否接触非完整的皮肤与黏膜，接触上述物质者必须采取一系列的防护措施。

（一）切断传播途径

感染性病原微生物的传播途径主要有 3 种：接触传播、空气传播和飞沫传播。

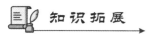

知识拓展

常见多重耐药菌感染病人的隔离

抗甲氧西林金黄色葡萄球菌（MRSA）、耐万古霉素的金黄色葡萄球菌（VRSA）是全球性引起医院内感染的重要致病菌之一。其耐药特点是耐受临床上广泛应用的多种抗生素，呈现多重耐药，给临床治疗带来一定困难。因此，发现耐药菌感染病人时，应及时采取有效的隔离措施，并积极治疗。

主要的隔离措施有：病人安置在单间或同种病原同室隔离；减少人员出入隔离室，尤其是 VRSA 感染病人，严格限制人员进出隔离室；医务人员加强手卫生和个人防护，近距离操作如吸痰、插管等需戴防护镜；可能污染工作服时穿隔离衣，护理 VRSA 感染病人时应穿一次性隔离衣；加强隔离室物品的消毒处理，如为 MRSA 或其他多重耐药菌感染，仪器设备用后应清洁、消毒和（或）灭菌，每天定期擦拭消毒物体表面，并进行床单位消毒，而 VRSA 感染者使用的仪器设备要求专用，用后清洁、灭菌；标本需用密闭容器运送；VRSA 感染病人的生活物品清洁、消毒后方可带出；医疗废物应用防渗漏密闭容器运送、利器放入利器盒，而 VRSA 感染者的医疗废物需用双层防渗漏医疗垃圾袋密闭运送。

知识拓展

埃博拉出血热病人的隔离与预防

埃博拉出血热是由埃博拉病毒引起的急性出血性传染病。人主要接触病人或感染动物的体液、排泄物、分泌物等而感染，临床表现主要为发热、出血和多脏器损害。埃博拉出血热的病死率高，可达 50%～90%，于 20 世纪 70 年代在非洲首次发现，主要在非洲的乌干达、刚果、南非等国家流行。接触传播是本病最主要的传播途径。

主要隔离措施：与病人接触时要戴口罩、手套、眼镜、帽子与穿防护服，防止直接接触病人的污染物。若环境中病人的血液、体液、分泌物、排泄物较多,还应戴腿罩与鞋罩。出病房时,应脱去所有隔离衣物。鞋若被污染则应清洗并消毒。对病人的分泌物、排泄物及污染物品均严格消毒。

1.接触传播的隔离与预防　是对确诊或可疑经接触传播疾病如肠道感染、多重耐药菌感染、埃博拉出血热等采取的隔离与预防。在标准预防的基础上,隔离措施还包括以下几点。

(1)标识:隔离病室使用蓝色隔离标识。

(2)病人的安置:①根据感染疾病类型确定单间隔离还是与同病种感染者同住。②限制病人的活动范围,尽可能不离开病室,减少不必要的转运,如需转运,应采取有效防护措施。③病人接触过的一切物品,均应先灭菌,再进行清洁、消毒、灭菌。

(3)医务人员的防护:①进隔离室前戴口罩、帽子,进行可能污染工作服的诊疗操作时,穿隔离衣;接触甲类传染病病人应按要求穿防护服。②接触病人的血液、体液、分泌物、排泄物等,需戴手套;离开隔离病室前、接触污染物品后应摘除手套,洗手和(或)手消毒。隔离衣及防护服按照规范处置。

2.空气传播的隔离与预防　是对经空气传播的呼吸道传染疾病如肺结核、水痘等采取的隔离与预防。在标准预防的基础上,需做到以下几点。

(1)标识:隔离病室使用黄色隔离标识。

(2)病人的安置:①安置单间,尽可能安置隔离病室或负压病室。条件不允许时,相同病原体感染病人可安置一室或转至传染病定点机构。②病人病情允许,戴外科口罩,定期更换,限制活动范围。③病人口、鼻分泌物须经严格消毒后再处置。④严格每日空气消毒。

(3)医务人员的防护:①严格按照区域流程,不同区域,穿戴不同防护用品,按要求穿脱、处置防护用品。②进入确诊或可疑传染病病人房间时,戴帽子、医用防护口罩;进行可能有分泌物喷溅或污染的诊疗操作时,需戴护目镜或防护面罩,穿防护服、戴手套。

3.飞沫传播的隔离与预防　是对经飞沫传播的疾病如流行性脑脊髓膜炎及严重急性呼吸综合征(SARS)等特殊急性呼吸道传染病采取的隔离与预防。在标准预防的基础上,隔离措施还有以下几点。

(1)标识:隔离病室使用粉色隔离标志。

(2)病人的安置:①同空气传播的隔离与预防病人的安置①②③。②加强通风或空气消毒。③病人互相之间、与他人之间应距离大于1 m,探视者应戴外科口罩。

(3)医务人员的防护:①同空气传播的隔离与预防医务人员的防护①。②与病人近距离(1 m以内)接触时,应戴帽子、医用防护口罩;进行可能污染自身的诊疗操作时,戴护目镜或防护面罩,穿防护服、戴手套。

4.其他传播途径疾病的隔离与预防　对经生物媒介传播的疾病如鼠疫等,应根据疾病的特性,采取相应的隔离与防护措施。

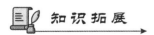

知识拓展

特殊急性呼吸道传染病的隔离

特殊急性呼吸道传染病,主要是指严重急性呼吸综合征、人感染高致病性禽流感等,均属于我国传染病分类中需严格管理的乙类传染病,但是由于人群普遍易感,且对健康造成的威胁明

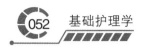

显,通常采取甲类传染病的隔离措施。

1. 病人安置于有效通风的隔离病区或隔离区域,必要时安置于负压隔离病区。

2. 严格限制探视者,如需探视,探视者应正确穿戴个人防护用品,并遵守手卫生规定。

3. 减少转运,需要转运时应注意医务人员防护;限制病人活动范围,离开隔离病区或隔离区域时,病人应戴外科口罩。

4. 进入隔离区工作的医务人员应经过专门培训,掌握正确的防护技术;同时每日监测体温两次,体温超过 37.5 ℃及时就诊。

5. 医务人员应严格执行区域划分的流程,按程序做好个人防护,严格按防护规定着装,方可进入病区。不同区域应穿不同服装,且服装颜色应有区别或有明显标志。

(1)穿戴防护用品应遵循的程序:①清洁区进入潜在污染区,洗手、戴帽子→戴医用防护口罩→穿工作衣裤→换工作鞋→进入潜在污染区。手部皮肤破损的戴乳胶手套。②潜在污染区进入污染区,穿隔离衣或防护服→戴护目镜/防护面罩→戴手套→穿鞋套→进入污染区。③为病人进行吸痰、气管切开、气管插管等操作,可能被病人的分泌物及体内物质喷溅的诊疗护理工作前,应戴防护面罩或全面型呼吸防护器。

(2)脱防护用品应遵循的程序:①医务人员离开污染区进入潜在污染区前,摘手套→消毒双手→摘护目镜/防护面罩→脱隔离衣或防护服→脱鞋套→洗手和(或)手消毒→进入潜在污染区,洗手或手消毒,用后物品分别放置于专用污物容器内;②从潜在污染区进入清洁区前,洗手和(或)手消毒→脱工作服→摘医用防护口罩→摘帽子→洗手和(或)手消毒后,进入清洁区;③离开清洁区,沐浴、更衣→离开清洁区。

(二)保护易感人群

保护性隔离也称反向隔离,用于抵抗力低或极易感染的病人,如早产儿、严重烧伤、白血病、脏器移植及免疫缺陷等病人。在标准预防的基础上,采取下列主要的隔离措施。

1. 设专用隔离室 住单间病室,病室内空气应保持正压通风,定时换气。

2. 进出要求 凡进入人员应穿戴灭菌后的隔离衣、帽子、口罩、手套、鞋套或拖鞋,未经消毒处理的物品不可带入。

3. 污物处理 病人的体液、排泄物或被其污染的物品等,及时分装密闭,按规定处理。

4. 探陪要求 原则上不予探视,如需探视,进入隔离室应采取相应隔离措施,凡患呼吸道疾病者或咽部带菌者,均应避免接触病人。

三、隔离技术基本操作方法

(一)帽子、口罩的使用

帽子可防止工作人员的头屑飘落、头发散落或被污染,分为一次性和布制帽子。

口罩能阻止对人体有害的物质吸入呼吸道,也能防止飞沫污染无菌物品或清洁物品。目前临床使用的口罩有以下 3 种。①一次性使用医用口罩:用于覆盖住使用者的口、鼻及下颌,为阻隔口腔和鼻腔呼出或喷出污染物提供物理屏障。②医用外科口罩:用于覆盖住使用者的口、鼻及下颌,为防止病原体微生物、体液、颗粒物等的直接透过提供物理屏障。通常为一次性使用的无纺布口罩,有可弯折鼻夹,多为夹层,外层防水,中间夹层过滤作用,能阻隔空气中 5 μm 颗粒超过 90%,内层可以吸湿。③医用防护口罩:用于覆盖住使用者的口、鼻及下颌,为防止病原体微生物、体液、颗粒物等的直接透过提供物理屏障,在气体流量为 85 L/min 情况下,对非油性颗粒物过滤效率≥ 95%,并具有良好的密合性。

【目的】

保护医务人员和病人,防止感染和交叉感染。

【操作准备】

1. 护士准备　着装整洁,洗手。
2. 用物准备　口罩、帽子及污物袋。
3. 环境准备　操作区域清洁、明亮、宽敞。

【操作步骤】

帽子、口罩的使用见表 3-13。

表 3-13　帽子、口罩的使用

操作步骤	操作要点
1. 洗手	·按揉搓洗手的步骤洗手
2. 戴帽子:将全部头发塞入帽子,没有外露	·帽子大小合适,能包裹所有头发
3. 戴口罩	·根据用途及脸型大小选择口罩
▲医用外科口罩佩戴方法	
(1)将口罩罩住鼻、口及下颌,口罩下方带系于颈后,上方系于枕部(图3-16)	·如系带是耳套式,分别将系带套于耳后
(2)双手从鼻夹中间位置开始,向内按压,逐步向两侧移动,塑造鼻夹	·双手按压鼻夹,根据鼻梁形状塑造
(3)调整系带的松紧度,检查闭合性	·确保不漏气
▲医用防护口罩的佩戴方法(图3-17)	
(1)一手托住口罩,有鼻夹的一面背向外	
(2)将口罩罩住鼻、口及下颌,鼻夹部位向上紧贴面部	
(3)用另一手将下方系带拉过头顶,放在颈后双耳下	
(4)将上方系带拉过头顶置于枕部	
(5)同医用外科口罩戴法	
(6)检查:将双手完全盖住口罩,快速呼气,检查密闭性	·如有漏气应调整鼻夹
4. 脱口罩:洗手后,先解开下方系带,再解开上方的系带,用手指捏住系带将口罩取下丢入医疗垃圾袋内	·不要接触口罩外侧面(污染面)
5. 脱帽:洗手,摘帽子	

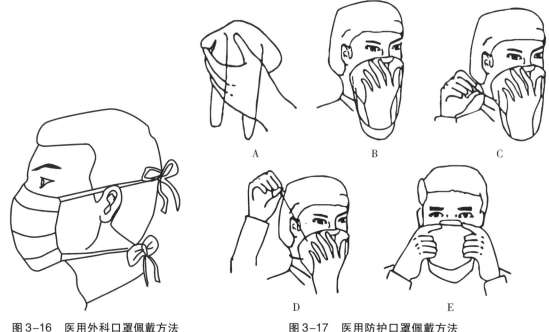

图 3-16　医用外科口罩佩戴方法

图 3-17　医用防护口罩佩戴方法

【注意事项】

1. 使用帽子的注意事项　①帽子大小要合适,能遮住全部头发。②被污染后及时更换。③一次性帽子使用后,放入医疗垃圾袋集中处理;布制帽子保持清洁干燥,每次或每天更换。

2. 使用口罩的注意事项　①根据不同的操作要求选用不同种类的口罩,一般的诊疗可佩戴一次性使用医用口罩或医用外科口罩,手术部(室)工作或诊疗护理免疫功能低下病人、进行有体液喷溅的操作或侵入性操作时应戴医用外科口罩;接触经空气传播传染病病人、近距离(≤1 m)接触飞沫传播的传染病病人或进行产生气溶胶操作时,应戴医用防护口罩。②口罩潮湿或污染后,及时更换。③规范佩戴口罩,应遮住口鼻,每次佩戴医用防护口罩时应进行密闭性检查,不能用污染的手触摸口罩。④脱口罩前后应洗手。

(二)护目镜、防护面罩的使用

护目镜及防护面罩可分别防止病人的血液、体液等可能具有感染性的物质溅入眼内或溅到面部。在进行可能发生血液、体液、分泌物等喷溅操作时;近距离接触经飞沫传播的传染病病人时可进行佩戴使用。

佩戴护目镜前应检查护目镜是否完好;佩戴后调节松紧(图 3-18)。摘取时应捏住靠头或耳朵的一边摘掉,放入医疗垃圾袋内(图 3-19)。如需重复使用,放置规定区域回收消毒处置。防护面罩使用方法同护目镜。

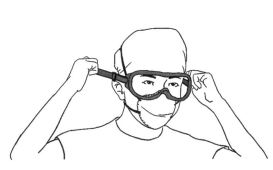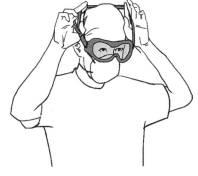

图 3-18　佩戴护目镜、防护面罩　　　　图 3-19　摘护目镜、防护面罩

(三)穿、脱隔离衣

隔离衣是用于保护医务人员避免受到血液、体液和其他感染性物质污染,或用于保护病人避免感染的防护用品,分为一次性隔离衣和布制隔离衣。通常根据病人的病情、目前隔离种类和隔离措施,确定是否穿隔离衣,并选择其型号。下列情况应穿隔离衣:①接触经接触传播的感染性疾病病人或周围环境,如肠道传染病病人、多重耐药菌感染病人等时;②对病人实行保护性隔离时,如大面积烧伤、骨髓移植等病人的诊疗、护理时;③可能受到病人血液、体液、分泌物、排泄物污染时。

【目的】

保护医务人员避免受到血液、体液和其他感染性物质污染,或用于保护病人避免感染。

【操作准备】

1. 护士准备　着装整洁,戴口罩、帽子,取下手表,洗手,卷袖过肘。
2. 用物准备　隔离衣和挂衣架,洗手及消毒泡手设备,操作物品。
3. 环境准备　环境清洁、宽敞、明亮。

【操作步骤】

穿、脱隔离衣见表3-14。

表 3-14　穿、脱隔离衣

操作步骤	操作要点
1. 穿隔离衣(图3-20)	
(1)取隔离衣:手持衣领取下隔离衣(图3-20A),将隔离衣的清洁面朝向自己,衣领两端向外折齐,露出肩袖内口(图3-20B)	·选择隔离衣型号,应能遮住全部衣服和外露的皮肤;查对隔离衣是否干燥、完好,有无穿过 ·如隔离衣已被穿过,隔离衣的衣领和内面视为清洁面,外面视为污染面。取衣时手持衣领,使清洁面朝向自己,露出肩袖内口
(2)穿隔离衣:左手持衣领,先将右手伸入袖筒内。左手上拉衣领,使右手露出袖口(图3-20C)。再用右手持衣领,同法穿好左侧衣袖(图3-20D)	

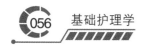

续表 3-14

操作步骤	操作要点
(3)系领口:两手露出袖口,从前向后整理领边,扣好领口(图 3-20E)	· 系衣领时袖口不可触及衣领、面部和帽子
(4)系袖口:扣好左右两侧袖口或系好袖带(图 3-20F)	· 带松紧的袖口则无须系袖口
(5)折襟:顺一侧腰带下移约 5 cm 处将隔离衣从身后向前拉,见到衣边后捏住边缘外侧(图 3-20G),同法捏住另一边(图 3-20H)	
(6)系腰:双手在身后将隔离衣两侧衣边对齐(图 3-20I),向一侧折叠并压住折叠处(图 3-20J)。再将腰带在背后交叉,在身前打一活结(图 3-20K)	· 后侧边缘须对齐,折叠处不能松散 · 如隔离衣被穿过,手不可触及隔离衣的内面 · 隔离衣后侧下部边缘如有衣扣,应扣上 · 穿好隔离衣后,双臂保持在腰部以上,视线范围内;不得进入清洁区,避免接触清洁物品
2.脱隔离衣(图 3-21)	· 明确脱隔离衣的区域划分
(1)解腰带:解开腰带并在身前打一活结(图 3-21A)	· 如隔离衣后侧下部边缘有衣扣,则先解开
(2)套塞衣袖:解开袖口,将衣袖向上拉起,在肘部将其套塞进工作衣袖内(图 3-21B)	· 不可使衣袖外侧塞入袖内
(3)消毒双手:注意避免打湿隔离衣	· 不能打湿隔离衣
(4)解领口	· 保持衣领清洁
(5)脱隔离衣:左手伸入右侧袖口内,捏住袖口内面,将右侧衣袖拉下过手(图 3-21C)。再用衣袖遮盖的右手捏住左侧衣袖外面,同法将衣袖拉下过手(图 3-21D)。两手在袖内对齐袖子,逐渐自袖管内退出(图 3-21E)	· 衣袖不可污染手及手臂 · 双手不可触及隔离衣外面 · 如还需使用,一手伸入另一侧袖口内,拉下衣袖过手(遮住手),再用衣袖遮住的手在外面握住另一衣袖的外面并拉下袖子,两手在袖内使袖子对齐,双臂逐渐退出
(6)挂衣钩:双手提起衣领,将隔离衣边缘对齐,挂在衣钩上(图 3-21F)	· 如隔离衣还可使用,双手持领,将隔离衣两边对齐,挂在衣钩上;如挂在半污染区,清洁面向外;挂在污染区则污染面向外

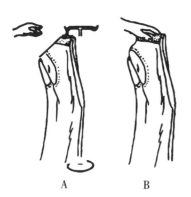
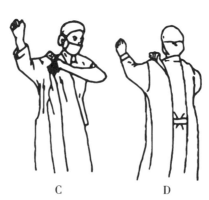
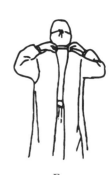

A   B   C   D   E

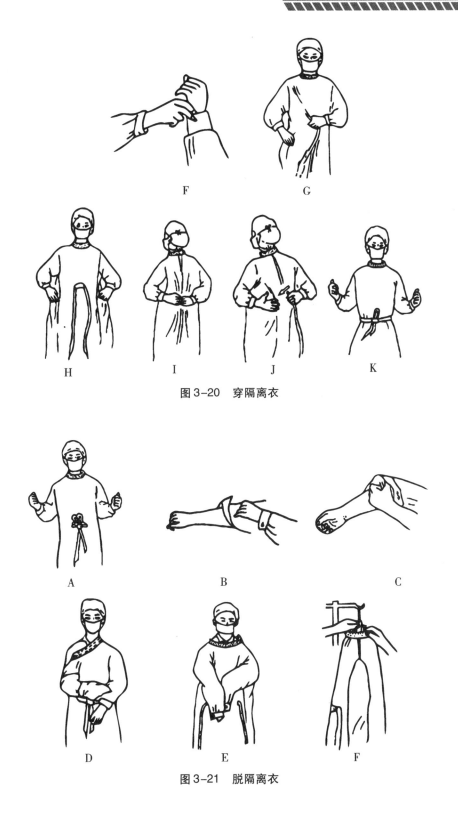

图 3-20 穿隔离衣

图 3-21 脱隔离衣

【注意事项】

1.隔离衣应长短合适,能够全部遮盖工作服,如有破损、潮湿或污染要立即更换。

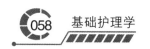

2. 隔离衣应每日更换,禁止挂在清洁区内,可挂在半污染区,清洁面朝外,或挂在污染区,污染面朝外。

3. 穿隔离衣前要准备好操作中使用的物品,避免反复穿脱隔离衣;穿脱隔离衣时应避免污染领口、面部及工作帽。穿隔离衣后,只能在规定区域内活动,不能进入清洁区。

4. 护理保护性隔离病人时,隔离衣的外面为清洁面;护理其他隔离病人时,隔离衣的内面和衣领为清洁面,其余部分为污染面。注意清洁的手不可触及污染面,污染的手不可触及清洁面。

5. 消毒双手时隔离衣不得污染洗手设备。

(四)穿、脱防护服

防护服是临床医务人员在接触甲类传染病或按甲类传染病管理的传染病病人时所穿的一次性防护用品。防护服应具有良好的防水、抗静电和过滤效率,无皮肤刺激性,穿脱方便,结合部严密,袖口、脚踝口应为弹性收口。防护服分连体式和分体式两种。

下列情况应穿防护服:①接触甲类传染病或按甲类传染病管理的传染病病人时;②接触传播途径不明的新发传染病病人时;③为高致病性、高病死率的传染病病人进行诊疗护理操作时。

【目的】

保护医务人员和病人,避免感染和交叉感染。

【操作准备】

1. 护士准备　着装整洁,戴口罩、帽子,取下手表,洗手,卷袖过肘。
2. 用物准备　防护服一件,洗手及消毒泡手设备,操作物品。
3. 环境准备　环境清洁、宽敞、明亮。

【操作步骤】

穿、脱防护服见表3-15。

表3-15　穿、脱防护服

操作步骤	操作要点
1.穿防护服	
(1)取衣查对防护服	·查对防护服是否干燥、完好、大小是否合适,有无穿过;确定内面和外面
(2)穿防护服:穿下衣→穿上衣→戴帽子→拉拉链	·无论连体式还是分体式都遵循本顺序
(3)脱防护服	·勿使衣袖触及面部 ·脱防护服前先洗手
2.脱防护服	
▲脱分体防护服(图3-22)	
(1)拉开拉链	
(2)脱帽子:上提帽子使帽子脱离头部	
(3)脱上衣:先脱袖子,再脱上衣,将污染面向里放入医疗垃圾袋内	

续表 3-15

操作步骤	操作要点
(4)脱下衣:由上向下边脱边卷,污染面向里,脱下后置于医疗垃圾袋内	·脱防护服后洗手
▲脱连体防护服(图3-23)	
(1)拉开拉链:将拉链拉到底	
(2)脱帽子:上提帽子使帽子脱离头部	
(3)脱衣服:先脱袖子,再由上向下边脱边卷,污染面向里,全部脱下后卷成包裹状,置于医疗垃圾袋内	·脱防护服后洗手

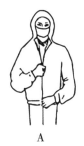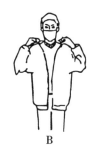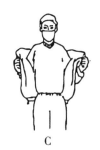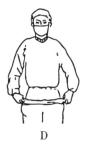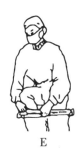

A　　　　B　　　　C　　　　D　　　　E

图 3-22　脱分体防护服

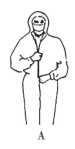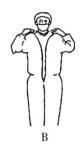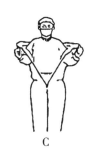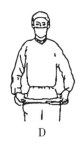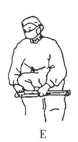

A　　　　B　　　　C　　　　D　　　　E

图 3-23　脱连体防护服

【注意事项】

1.防护服只能在规定区域穿脱,穿前检查有无潮湿、破损,长短是否合适。

2.接触多个同类传染病病人时,防护服可连续使用;接触疑似传染病病人时,防护服应每次更换。

3.防护服如有潮湿、破损或污染,应立即更换。

(五)避污纸的使用

避污纸是在进行简单的隔离操作时,为了保持双手或物品不被污染,省略手的消毒程序而使用的清洁纸片。取避污纸的方法是从页面抓取(图3-24),而不是掀开撕取,在保证该纸片一面为清洁面同时防止污染下面一张清洁纸。避污纸使用后要丢入污物桶,集中焚烧。

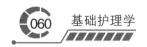
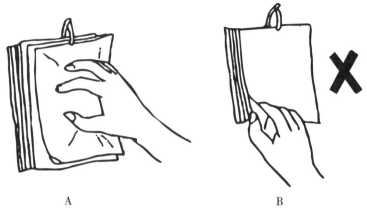

图 3-24　避污纸的取用

(六)鞋套、防水围裙的使用

鞋套应具有良好的防水性,应在规定区域穿鞋套,离开该区域时应及时脱掉。发现破损应及时更换。

防水围裙用于可能受到病人的血液、体液、分泌物等其他污染物质喷溅、医疗器械清洗时。重复使用的围裙,每班使用后应及时清洗与消毒;有破损或渗透时,及时更换。一次性使用的围裙,污染时及时更换。

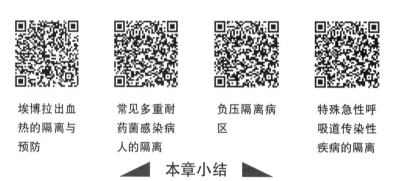

| 埃博拉出血热的隔离与预防 | 常见多重耐药菌感染病人的隔离 | 负压隔离病区 | 特殊急性呼吸道传染性疾病的隔离 |

▲ **本章小结** ▲

本章参考《中华人民共和国传染病防治法》《医院感染管理规范》等相关文件详细地介绍了医院感染的相关概念与分类、常见感染发生原因、预防与控制、消毒灭菌的方法、医院清洁、消毒、灭菌工作、手卫生概述、洗手、卫生手消毒、外科手消毒、无菌技术及隔离技术等,以期为高效、安全的临床护理工作提供保障。

(张　芬)

自测题　　　　　　　　参考答案

1.知识目标:掌握分级护理、人体力学的概念,病人进入病区后的初步护理,出院护理,临床上常用卧位的适用范围及其临床意义,分级护理的级别、适用对象及相应的护理要点;熟悉入院的程序;了解入院和出院护理的目的。

2.能力目标:能举例说明杠杆三定律及其在护理工作中的应用;中心、支撑面和重力线三者之间的关系。

3.素质目标:能正确运用人体力学原理使用平车、轮椅护送病人,做到关爱病人、操作节力、确保安全和舒适。

临床案例

病人赵某,女,56岁,退休教师,上午9点,收入内分泌科,患2型糖尿病9年,近期出现右侧肢体活动不便,眼睛视物模糊,经CT检查有轻度脑梗死入院。

请问:①该病人入院时应给予哪些护理?②根据病情,对该病人应采取哪一级护理?该级护理的主要护理内容有哪些?

第一节　病人入院的护理

入院护理是临床护理工作的重要内容之一。病人在门诊、急诊经过医生诊查,确定需要住院治疗时,需要办理入院手续。护理人员必须掌握病人入院程序,按照整体护理的要求,对病人进行全面评估,了解病人的护理需要,并提供有针对性的护理措施,使病人尽快适应环境,遵守医院规章制度,积极配合医疗护理工作,促进康复。

一、入院程序

入院程序是指门诊或急诊病人由医生开具的住院证,从办理入院手续至进入病区的过程。

1.**办理入院手续**　急诊或门诊医师经初步诊断,确定病人需要住院时,由医师开具住院证,病

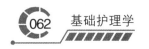

人或家属持住院证到住院处办理住院手续。住院处工作人员通知相关病区值班护士根据病人病情做好接纳新病人的准备工作。

2.实施卫生处置　住院处护士根据入院病人的病情及身体状况,协助病人进行必要的卫生处置。

3.护送病人入病区　护士或相关人员携病历在家属的协助下,根据病人病情选用步行护送、轮椅或平车推送病人进入病区,与病区值班护士就病人病情、所采取的或需要继续的治疗与护理措施、病人的个人卫生情况及物品进行交接。

二、病人进入病区后的初步护理

病区值班护士接到住院处工作人员通知后,立即根据病人病情需要准备病人床单位。将备用床改为暂空床,备齐病人所需用物;危、重症病人应安置在危重病室,并在床单上加铺橡胶单和中单;急诊手术病人需改铺麻醉床。危、重症病人和急诊手术病人需同时准备抢救用物(包括急救药物和急救设备)。

(一)门诊病人的入院护理

1.准备单位　病区护士接到住院通知后应根据病情需要安排床位,将备用床改为暂空床,同时备齐病人所需用物,如热水瓶、病号服等。

2.迎接新病人　护士应以热情的态度迎接新病人至指定的病室床位,并妥善安置病人。向病人做自我介绍,说明护士的工作职责及将为病人提供的服务,为病人介绍邻床病友、扶助病人上床休息等,在与病人接触过程中,护士应以自己的行动和语言消除病人的不安情绪,增强病人的安全感和对护士的信任感。

3.通知负责医生诊查病人　必要时,协助医生为病人进行体检、治疗。

4.协助病人佩戴腕带标识,进行入院护理评估　为病人测量体温、脉搏、呼吸、血压和体重,必要时测量身高。根据住院病人首次护理评估单收集病人的健康资料。通过对病人的健康状况进行评估,了解病人的身体情况、心理需要及健康问题,为制订护理计划提供依据。

5.准备膳食　根据医嘱向病人或家属解释病人的饮食要求,如有需要通知营养科准备膳食。

6.填写住院病历和有关护理表格　填写首次入院评估单和病人入院登记本、诊断卡、床头(尾)卡等。

7.介绍与指导　向病人及家属介绍病区环境、有关规章制度、床单位及相关设备的使用方法,根据医嘱将留取大小便标本的容器交给病人,并解释说明留取各类标本的目的、方法、时间及注意事项。

8.执行入院医嘱及给予紧急护理措施。

(二)危急重症病人的入院护理

1.准备床单位　根据病人病情将备用床改为暂空床或麻醉尿。

2.通知医生　接到住院处电话通知后,护士应立即通知有关医生做好抢救准备。

3.准备急救药物和急救设备　如急救车、氧气装置、吸痰装置、输液器具、心电监护仪等。

4.安置病人　将病人安置在已经备好床单位的危重病室或抢救室,为病人佩戴腕带标识。

5.入院护理评估　对于不能正确叙述病情和需求的病人(如语言障碍、听力障碍),意识不清的病人、婴幼儿病人等,需暂留陪送人员,以便询问病人病史。

6.配合救治　密切观察病人病情变化,积极配合医生进行救治,并做好护理记录。

三、病人床单位的准备

(一)病人床单位的构成

病人床单位是指医疗机构提供给病人使用的家具与设备,它是病人住院时用以休息、睡眠、饮食、排泄、活动与治疗的最基本的生活单位。由于病人大多数时间在床单位内活动,护士必须注意病人床单位的整洁与安全,并安排足够的日常生活活动空间。病人床单位的设备及管理要以病人的舒适、安全和有利于病人康复为前提。病人床单位的构成包括床、床垫、床褥、枕芯、棉胎或毛毯、大单、被套、枕套、橡胶单和中单(需要时)、床旁桌、床旁椅、过床桌(需要时),另外还包括墙上有照明灯、呼叫装置、供氧和负压吸引管道等设施。

1.床　床是病人在医院睡眠和休息的主要用具,也是病室中的设备之一。卧床病人的饮食、排泄、活动、娱乐都在床上,所以病床一定要符合实用、耐用、舒适、安全的原则。普通病床一般为高0.5 m、长 2 m、宽 0.9 m,床头和床尾可抬高的手摇式床,以方便病人更换卧位;床脚有脚轮,便于移动。临床也可选用多功能病床,根据病人的需要,可以改变床位的高低、变换病人的姿势、移动床档等,控制按钮设在病人可触及的范围内,便于清醒病人随时自主调节。

2.床垫　长、宽与床的规格相当,厚10 cm。垫芯多选用棕丝、棉花、木棉、马鬃或海绵,包布多选用牢固的布料制作。病人大多数时间卧在床上,床垫宜坚硬,以免承受重力较多的部位凹陷。

3.床褥　长、宽与床垫的规格相同,铺于床垫上,一般选用棉花作褥芯,吸水性强,并可防床单滑动。

4.枕芯　长 0.6 m,宽 0.4 m,内装木棉或蒲绒或荞麦皮或人造棉等。

5.棉胎　长 2.3 m,宽 1.6 m,胎心多选用棉花,也可选用人造棉等。

6.大单　长 2.5 m,宽 1.8 m,选用棉布制作。

7.被套　长 2.5 m,宽 1.7 m,选用棉布制作,开口在尾端,有系带。

8.枕套　长 0.65 m,宽 0.45 m,选用棉布制作。

9.橡胶单　长 0.85 m,宽 0.65 m,两端与棉布缝制在一起,棉布长 0.4 m。

10.中单　长 1.7 m,宽 0.85 m,选用棉布制作。

11.床旁桌　放置在病人床头一侧,用于摆放病人日常所需的物品或护理用具等。

12.床旁椅　病人床单位至少有一把床旁椅,供病人、探视家属或医务人员使用。

13.过床桌(床上桌)　为可移动的专用过床桌,也可使用床尾挡板,架于床档上。供病人进食、阅读、写字或从事其他活动时使用。

(二)铺床法

床单位要保持整洁,床上用品一般 1 周更换 1 次,必要时或污染时及时更换,以满足病人休息的需要。铺床法的基本要求是舒适、平整、安全、实用。常用的铺床法有铺备用床、铺暂空床、铺麻醉床和卧床病人更换床单法。

铺备用床

【目的】

保持病室床单位整洁,准备接收新病人。

【操作准备】

1.护士准备　衣帽整洁,修剪指甲,洗手,戴口罩。

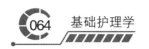

2.用物准备(以被套法为例)　治疗车、床、床垫、床褥、棉胎或毛毯、枕芯、大单或床褥罩、被套、枕套。

3.环境准备　病室内无病人进行治疗或进餐,清洁、通风等。

【操作步骤】

铺备用床见表4-1。

表4-1　铺备用床

操作步骤	操作要点
1.备物、放置:将铺床用物按操作顺序放于治疗车上,推至病人床旁。有脚轮的床,固定脚轮闸,必要时调整床的高度,移开床旁椅放于床尾。自下而上将枕芯、枕套、棉胎、被套、大单摆放于椅面上	·治疗车与床尾间距离便于护士走动 ·避免床移动,方便操作 ·棉胎或毛毯竖折三折(对侧一折在上)再按"S"形横折三折(床头侧一折在上)叠好 ·床褥自床头至床尾对折2次,叠好
2.移开床旁桌:向左侧移开床旁桌,距床20 cm左右	·便于铺床头角
3.检查床垫:检查床垫或根据需要翻转床垫	·保证安全,避免床垫局部经常受压而凹陷
4.铺床褥:将床褥齐床头平放于床垫上,将对折处下拉至床尾,铺平床褥	·病人躺卧舒适 ·床褥中线与床面中线对齐
5.铺床单或床褥罩	
▲大单法	
(1)将大单横、纵中线对齐床面横、纵中线放于床褥上,同时向床头、床尾依次打开	·护士取大单后,正确运用人体力学原理,双下肢左右分开,站在床右侧中间,减少来回走动,节时省力
(2)将靠近护士一侧(近侧)大单向近侧下拉散开,将远离护士一侧(对侧)大单向远侧散开	·护士双下肢前后分开站立,两膝稍弯曲,保持身体平衡,使用肘部力量
(3)铺大单床头:护士移至床头将大单散开平铺于床头	·铺大单顺序:先床头,后床尾;先近侧,后对侧
(4)铺近侧床头角:右手托起床垫一角,左手伸过床头中线将大单折入床垫下,扶持床头角(图4-1)	
(5)做角:右手将大单边缘提起使大单侧看呈等边三角形平铺于床面,将位于床头侧方的大单塞于床垫下,再将床面上的大单下拉于床沿并塞于床垫下	
(6)移至床尾,同步骤(3)~(5)铺床尾角	
(7)移至床中间处,两手下拉大单中部边缘,塞于床垫下	·使大单平紧,不易产生皱褶,美观
(8)转至床对侧,同步骤(3)~(7)铺对侧大单	
▲床褥罩法	
(1)将床褥罩横、纵中线对齐床面横、纵中线放于床褥上,依次将床褥罩打开	·床褥罩平紧 ·床褥罩角与床褥、床垫角吻合
(2)同大单法的(4)~(8)的顺序分别将床褥罩套在床褥及床垫上	

续表 4-1

操作步骤	操作要点
6.铺棉被(或毛毯)	
(1)将被套横、纵中线对齐床面横、纵中线放于大单上,向床头侧打开被套,使被套上缘与床头平齐,再向床尾侧打开,并将被套拉平	
(2)将近侧被套向近侧床沿下拉散开,将远侧大单向远侧床沿散开	·被套中线与床面中线和大单中线对齐
(3)将被套尾部开口端的上层打开至1/3处	·有利于棉胎放入被套
(4)将棉胎放于被套尾端开口处,棉胎底边与被套开口缘平齐	
(5)套被套:拉棉胎上缘中部至被套被头中部,充实远侧棉胎角于被套顶角处,展开远侧棉胎,平铺于被套内	·棉胎上缘与被套被头上缘吻合、平整、充实 ·棉胎角与被套顶角吻合、平整、充实
(6)充实近侧棉胎角于被套顶角处,展开近侧棉胎,平铺于被套内(图4-2)	·棉胎角与被套顶角吻合、平整、充实
(7)移至床尾中间处,一手持被套下层底边中点、棉胎底边中点、被套上层底边中点于一点,一手展平一侧棉胎;两手交换展平另一侧棉胎,拉平盖被	·盖被上端距床头15 cm
(8)系好被套尾端开口外系带	·避免棉胎下滑出被套
(9)折被筒:护士移至左侧床头,平齐远侧床沿内折远侧盖被被筒内面平整,再平齐近侧床沿内折近侧盖被	
(10)移至床尾中间处,将盖被两侧平齐两侧床沿内折呈被筒状	·被筒内面平整
(11)于床两侧分别将盖被尾端反折至齐床尾	·床面整齐、美观
7.套枕套:将枕套套于枕芯外,并横放于床头盖被上	·枕芯与枕套角、线吻合,平整、充实 ·枕套开口端背门,使病室整齐、美观
8.移回床旁桌、床旁椅	·保持病室整齐、美观
9.推治疗车离开病室	
10.洗手	

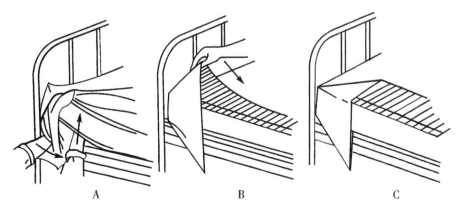

A　　　　　　　B　　　　　　　C

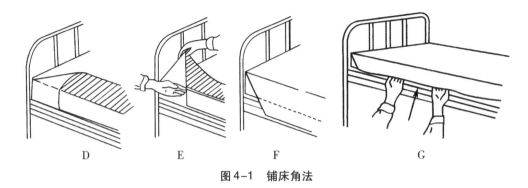

D   E   F   G

图4-1　铺床角法

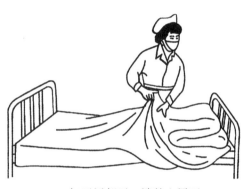

A.打开尾部开口端的上层至1/3

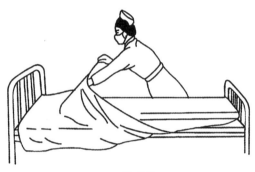

B.放棉胎

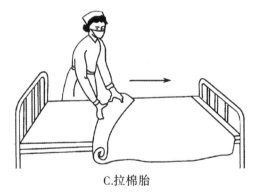

C.拉棉胎

图4-2　套被套

【注意事项】

1. 符合铺床的实用、耐用、舒适、安全的原则。

2. 床单中缝与床中线对齐,四角平整、紧扎。

3. 被头充实,盖被平整、两边内折对称。

4. 枕头平整、充实,开口背门。

5. 注意节时、省力。

6. 病室及病人床单位环境整洁、美观。

铺暂空床

【目的】

1. 供新入院病人或暂时离床活动的病人使用。

2. 保持病室整洁。

【操作准备】

1. 护士准备　衣帽整洁,修剪指甲,洗手,戴口罩。

2. 用物准备　按备用床准备用物,必要时备橡胶单、中单。用物叠放整齐,按顺序放于治疗车上。

3. 环境准备　病室内无病人进行治疗或进餐,清洁、通风等。

【操作步骤】

1. 操作前评估、与病人沟通

(1)评估病人是否可以暂时离床活动或外出检查。

(2)评估室内病人是否进行治疗或进餐,环境是否清洁,通风是否良好。

(3)向暂时离床活动或外出检查的病人及家属解释操作目的。

2. 操作　铺暂空床见表4-2。

表4-2　铺暂空床

操作步骤	操作要点
1.同备用床步骤1~6	
2.在右侧床头,将备用床的盖被（被套式）上端向内折,然后扇形三折于床尾,并使之平齐	·方便病人上、下床活动
3.同备用床步骤7~10	

【注意事项】

1. 符合铺床的实用、耐用、舒适、安全的原则。

2. 床单中缝与床中线对齐,四角平整、紧扎。

3. 被头充实,盖被平整、两边内折对称。

4. 枕头平整、充实,开口背门。

5. 注意节时、省力。

6. 病室及病人床单位环境整洁、美观。

7. 用物准备符合病人病情需要。

8. 病人上、下床方便。

铺麻醉床

【目的】

1. 便于接收和护理麻醉手术后的病人。

2. 使病人安全、舒适,预防并发症。

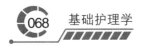

3. 避免床上用物被污染,便于更换。

【操作准备】

1. 护士准备　衣帽整洁,修剪指甲,洗手,戴口罩。

2. 用物准备

(1)床上用物:床垫、床褥、棉胎或毛毯、枕芯、大单、橡胶单 2 条、中单 2 条、被套、枕套按顺序放于治疗车上。

(2)麻醉护理盘:①治疗巾内,开口器、舌钳、通气导管、牙垫、治疗碗、一次性吸氧管、吸痰导管、棉签、压舌板、平镊、纱布或纸巾;②治疗巾外,手电筒、心电监护仪(血压计、听诊器)、治疗巾、弯盘、胶布、护理记录单、签字笔。

(3)必要时备好吸痰装置和吸氧装置等。

3. 环境准备　病室内无病人进行治疗或进餐,清洁、通风等。

【操作步骤】

1. 操作前评估、与病人沟通

(1)评估病人的诊断、病情、手术和麻醉方式、术后治疗或抢救用物等。

(2)评估室内病人是否进行治疗或进餐,环境是否清洁,通风是否良好。

2. 操作　铺麻醉床见表4-3。

表4-3　铺麻醉床

操作步骤	操作要点
1. 同备用床步骤1~5,铺好近侧大单	
2. 铺橡胶单和中单	·根据病人的麻醉方式和手术部位铺橡胶单和中单 ·防止呕吐物、分泌物或伤口渗液污染病床
(1)于床中部或床尾部铺一橡胶单或中单,余下部分塞于床垫下	·腹部手术时铺在床中部;下肢手术时铺在床尾 ·若需要铺在床中部,则橡胶单和中单的上缘应距床头 45~50 cm ·中单应盖过橡胶单,避免橡胶单外露,接触病人皮肤
3. 转至对侧,铺好大单、橡胶单和中单	·中线要齐,各单应铺平、拉紧,防皱褶
4. 套被套同备用床步骤6	
5. 于床尾向上反折盖被底端,齐床尾,系带部分内折整齐	·盖被尾端向上反折25 cm
6. 将背门一侧盖被内折,对齐床沿	
7. 将近门一侧盖被边缘向上反折,对齐床沿	
8. 将盖被三折叠于背门一侧	·盖被三折上下对齐,外侧齐床沿,便于病人术后被移至床上
9. 套枕套同备用床步骤7,横立于床头	·枕套开口端背门,使病室整齐、美观
10. 移回床旁桌、床旁椅	·避免床旁椅妨碍将病人移至病床上
11. 将麻醉护理盘放置于床旁桌上,其他物品按需要放置	
12. 推治疗车离开病室	·放于指定位置
13. 洗手	

【注意事项】

1. 符合铺床的实用、耐用、舒适、安全的原则。

2. 床单中缝与床中线对齐,四角平整、紧扎。

3. 被头充实,盖被平整、两边内折对称。

4. 枕头平整、充实,开口背门。

5. 注意节时、省力。

6. 病室及病人床单位环境整洁、美观。

7. 保证护理术后病人的用物齐全,使病人能及时得到抢救和护理。

卧床病人更换床单法

【目的】

1. 保持病人的清洁,使病人感觉舒适。

2. 预防压疮等并发症的发生。

【操作准备】

1. 护士准备　衣帽整洁,修剪指甲,洗手,戴口罩。

2. 病人准备　了解更换床单的目的、方法、注意事项及配合要点。

3. 用物准备　大单、中单、被套、枕套、床刷及床刷套,需要时备清洁衣裤。将准备好的用物放整齐并按使用顺序放于治疗车上。

4. 环境准备　酌情关闭门窗,调节室内温度,必要时屏风遮挡。同病室内无病人进行治疗或进餐等。

【操作步骤】

1. 操作前评估、与病人沟通

(1)评估病人的病情、意识状态、活动能力、配合程度等。

(2)评估室内病人是否进行治疗或进餐,室温是否适宜,环境是否清洁。

(3)向病人及家属解释更换床单的目的、方法、注意事项及配合要点。

2. 操作　卧床病人更换床单法见表4-4。

表4-4　卧床病人更换床单法

操作步骤	操作要点
1. 推护理车至床旁,将放置用物的护理车推至病人床旁,方便拿取物品	·护理车与床尾间距离以便于护士走动为宜
2. 摇平床头或床尾	·注意评估病人病情,保证安全 ·方便操作
3. 移开床旁桌椅:移开床旁桌椅,放于床尾处	·危重症病人床旁有心电监护等仪器,一般不移动 ·方便操作
4. 移病人至对侧:松开床尾盖被,将病人枕头移向对侧,并协助病人移向对侧,病人侧卧、背向护士	·病人卧位安全,防止坠床,必要时加床档 ·避免病人受凉

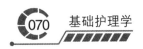

续表 4-4

操作步骤	操作要点
5. 松近侧污单:从床头至床尾将各层床单从床垫下拉出	·保持恰当的姿势,注意省力
6. 清扫近侧橡胶单和床褥	
(1)上卷中单至床中线处,塞于病人身下	·中单污染面向上内卷
(2)清扫橡胶单,将橡胶单搭于病人身上	·清扫原则:自床头至床尾;自床中线至床外缘
(3)将大单上卷至中线处,塞于病人身下	·大单污染面向上内卷
(4)清扫床褥	·枕套开口端背门,使病室整齐、美观
7. 铺近侧清洁大单、近侧橡胶单和清洁中单	
(1)同备用床步骤5 大单法(1)放置大单	·大单中线与床中线对齐
(2)将近侧大单向近侧下拉散开,将对侧大单内折后卷至床中线处,塞于病人身下	·放于指定位置
(3)同备用床步骤5(4)~(7)	
(4)铺平橡胶单,铺清洁中单于橡胶单上,近侧部分下拉至床沿,对侧部分内折后卷至床中线处,塞于病人身下;将近侧橡胶单和中单边缘塞于床垫下	·中单清洁面向内翻卷
8. 移病人至近侧:协助病人平卧,将病人枕头移向近侧,并协助病人移向近侧,病人侧卧、面向护士,躺卧于已铺好床单的一侧	·病人卧位安全,防止坠床,必要时加床档 ·避免病人受凉
9. 松对侧污单:护士转至床对侧,从床头至床尾将各层床单从床垫下依次拉出	·保持恰当的姿势,注意省力
10. 清扫对侧橡胶单和床褥	
(1)上卷中单至中线处,取出污中单,放于护理车污衣袋内	
(2)清扫橡胶单,将橡胶单搭于病人身上	·清扫原则:自床头至床尾;自床中线至床外缘
(3)将大单自床头内卷至床尾处,取出污大单,放于护理车污衣袋内	
(4)清扫床褥	
11. 铺对侧清洁大单、橡胶单和清洁中单	
(1)同备用床步骤5(8)铺对侧大单	
(2)放平橡胶单,铺清洁中单于橡胶单上,将对侧橡胶单和中单边缘塞于床垫下	
12. 协助病人平卧,将病人枕头移向床中间	·避免病人受凉
13. 套被套	
(1)同备用床步骤6(1)将被套平铺于盖被上	

续表 4-4

操作步骤	操作要点
(2)自污被套内将棉胎取出,装入清洁被套内	·避免棉胎接触病人皮肤 ·避免病人受凉
(3)撤出污被套	
(4)将棉胎展平,系好被套尾端开口处系带	·盖被头端充实 ·盖被头端距床头 15 cm 左右 ·清醒病人可配合抓住被头两角,配合操作
(5)折被筒,床尾余下部分向内折叠与床尾平齐	·嘱病人屈膝配合 ·使病人躺卧舒适
14.更换枕套	
15.铺床后处理	
(1)移回床旁桌椅	·病室整齐、美观
(2)根据天气情况和病人病情,摇起床头和床尾,打开门窗	·病人躺卧舒适 ·保持病室空气流通,空气新鲜
(3)推护理车离开病室	
(4)洗手	

【注意事项】

1.符合铺床的实用、耐用、舒适、安全的原则。

2.床单中缝与床中线对齐,四角平整、紧扎。

3.被头充实,盖被平整、两边内折对称。

4.枕头平整、充实,开口背门。

5.注意节时、省力。

6.病室及病人床单位环境整洁、美观。

7.病人感觉舒适、安全。

8.与病人进行有效沟通,满足病人身心需要。

四、分级护理

分级护理是指根据病人病情的轻、重、缓、急以及自理能力的评估结果,给予病人不同级别的护理。通常分为 4 个护理级别,即特级护理、一级护理、二级护理及三级护理(表 4-5)。在临床实践中,护理人员应当以病人病情和生活自理能力为依据,并根据病人情况变化进行动态调整。分级护理的制订,为临床护理工作提供了依据,有效保证了护理工作质量。

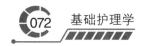

表4-5　分级护理的适用对象及护理要点

护理级别	适用对象	护理要点
特级护理	病情危重,随时可能发生病情变化需要进行抢救的病人;重症监护病人;各种复杂手术或者大手术后病人,使用呼吸机辅助呼吸,并需要严密监护病情的病人;实施连续性肾脏替代治疗(CRRT),并需要严密监护生命体征的病人;其他有生命危险,并需要严密监护生命体征的病人	1.严密观察病人病情变化,监测生命体征 2.根据医嘱,正确实施治疗、给药措施 3.根据医嘱,准确测量出入量 4.根据病人病情,正确实施基础护理和专科护理,如口腔护理、压疮护理、气道护理及管路护理等,实施安全措施 5.保持病人的舒适和功能体位 6.实施床旁交接班
一级护理	病情趋向稳定的重症病人;手术后或者治疗期间需要严格卧床的病人;生活完全不能自理且病情不稳定的病人;生活部分自理,病情随时可能发生变化的病人	1.每小时巡视病人,观察病人病情变化 2.根据病人病情,测量生命体征 3.根据医嘱,正确实施治疗、给药措施 4.根据病人病情,正确实施基础护理和专科护理,如口腔护理、压疮护理、气道护理及管路护理等,实施安全措施 5.提供护理相关的健康指导
二级护理	病情稳定,仍需卧床的病人;生活部分自理的病人	1.每2h巡视病人,观察病人病情变化 2.根据病人病情,测量生命体征 3.根据医嘱,正确实施治疗、给药措施 4.提供护理相关的健康指导
三级护理	生活完全自理且病情稳定的病人;生活完全自理且处于康复期的病人	1.每3h巡视病人,观察病人病情变化 2.根据病人病情,测量生命体征 3.根据医嘱,正确实施治疗、给药措施 4.提供护理相关的健康指导

临床工作中,为了更直观地了解病人的护理级别,及时观察病人病情和生命体征变化,做好基础护理及完成护理常规以满足病人身心需要,通常需要在护理站病人一览表上的诊断卡和病人床头(尾)卡上,采用不同颜色的标志来表示病人的护理级别。特级和一级护理采用红色标志,二级护理采用黄色标志,三级护理采用绿色标志。

第二节　病人的卧位

卧位即病人休息和适应医疗护理需要时所采取的卧床姿势。临床上常根据病人的病情与治疗需要为之调整相应的卧位。正确的卧位对增进病人舒适、治疗疾病、减轻症状、预防并发症及进行各种检查等均能起到良好的作用。护士在临床护理工作中应熟悉各种卧位的要求及方法,协助或指导病人取正确、舒适和安全的卧位。

一、舒适卧位的基本要求

舒适卧位是指病人卧床时,身体的各个部位均处于合适的位置,感到轻松自在。为了协助或指导病人卧于正确而舒适的位置,护士必须了解舒适卧位的基本要求,并能根据病人的实际需要使用合适的支持物或保护性设施。

1.卧床姿势　应尽量符合人体力学的要求,使体重平均分配到身体的负重部位,维持关节处于正常的功能位置,体内脏器在体腔内拥有最大的空间。

2.体位变换　应经常变换体位,至少每2 h变换1次,避免局部组织长期受压而导致压力性损伤(又称压疮)。

3.身体活动　病人身体各部位每天均应活动,改变卧位时做全范围关节活动练习。但禁忌证应除外,如骨折急性期、关节扭伤等情况。

4.受压部位　应加强皮肤护理,预防压力性损伤的发生。

5.保护隐私　当病人卧床或护士对其进行各项护理操作时,均应注意保护病人隐私,根据需要适当地遮盖病人身体,促进病人身心舒适。

二、卧位的分类

1.根据卧位的平衡性　可将卧位分为稳定性卧位(图4-3)和不稳定性卧位(图4-4)。卧位的平衡性与人体的重量、支撑面成正比,而与重心高度成反比。

(1)稳定性卧位即支撑面大,重心低,平衡恒定的卧位。此类卧位状态下,病人感到舒适、轻松,如仰卧位。

(2)不稳定性卧位即支撑面小,重心高,难以平衡卧位。在不稳定性卧位状态下,大量肌群肌肉紧张,易疲劳,病人感到不舒适。

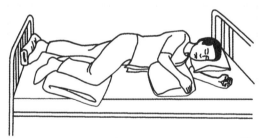
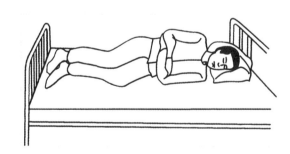

图4-3　稳定性卧位　　　　　　　　　　图4-4　不稳定性卧位

2.根据卧位的自主性　可将卧位分为主动卧位、被动卧位和被迫卧位3种。

(1)主动卧位:病人身体活动自如,能根据自己的意愿和习惯随意变换卧位。常见于轻症病人、术前及恢复期病人。

(2)被动卧位:病人自己无力变换卧位时,由他人帮助安置的卧位。常见于极度衰弱、昏迷、瘫痪的病人。

(3)被迫卧位:病人意识清晰,也有变换卧位的能力,但由于疾病的影响或治疗的需要,被迫采取的卧位。如支气管哮喘急性发作的病人由于呼吸极度困难而被迫采取端坐位。

3.根据卧位时身体的姿势　可分为仰卧位、侧卧位、半坐卧位等。下面介绍的常用卧位主要依据此种分类。

三、常用卧位

(一)仰卧位

仰卧位也称平卧位,是一种自然的休息姿势。病人仰卧,头下置一枕,两臂放于身体两侧,两腿自然放置。根据病情、检查或治疗的需要又可分为以下 3 种类型。

1. 去枕仰卧位

(1)姿势:去枕仰卧,头偏向一侧,两臂放于身体两侧,两腿伸直,自然放平,将枕横立于床头(图4-5)。

(2)适用范围:①昏迷或全身麻醉未清醒的病人,可避免呕吐物误入气管而引起窒息或肺部并发症。②椎管内麻醉或脊髓腔穿刺后的病人,可预防颅内压降低而引起的头痛。

2. 中凹卧位(休克卧位)

(1)姿势:抬高病人的头胸部 10°~20°,抬高下肢 20°~30°(图4-6)。

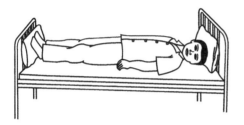

图4-5　去枕仰卧位　　　　　　　　　图4-6　中凹卧位

(2)适用范围:休克病人。因抬高头胸部,有利于保持气道通畅,改善通气功能,从而改善缺氧症状;抬高下肢,有利于静脉血回流,增加心输出量而使休克症状得到缓解。

3. 屈膝仰卧位

(1)姿势:病人仰卧,头下垫枕,两臂放于身体两侧,两膝屈曲,并稍向外分开(图4-7)。检查或操作时注意保暖及保护病人隐私。

(2)适用范围:胸腹部检查或行导尿术、会阴冲洗等。该卧位可使腹部肌肉放松,便于检查或暴露操作部位。

(二)侧卧位

1. 姿势　病人侧卧,臀部稍后移,两臂屈肘,一手放在枕旁,另一手放在胸前,下腿稍伸直,上腿弯曲。必要时在两膝之间、胸腹部、后背部放置软枕,以扩大支撑面,稳定卧位,使病人感到舒适与安全(图4-8)。

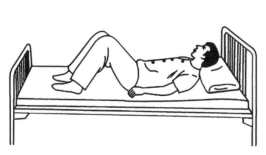
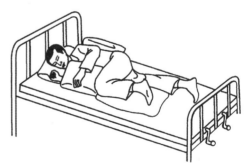

图4-7　屈膝仰卧位　　　　　　　　　图4-8　侧卧位

2.适用范围

(1)灌肠,肛门检查,配合胃镜、肠镜检查臀部肌内注射等。

(2)预防压疮。侧卧位与平卧位交替,便于护理局部受压部位,可避免局部组织长期受压。

(3)臀部肌内注射时,下腿弯曲,上腿伸直,可使注射部位肌肉放松。

(4)单侧肺部病变者,可视病情采取患侧卧位或健侧卧位。

(三)半坐卧位

1.姿势

(1)摇床法:病人仰卧,先摇起床头使上半身抬高,与床呈 30°~50°,再摇起膝下支架,以防病人下滑。必要时,床尾可置一软枕,垫于病人的足底,增进病人的舒适感,防止足底触及床尾栏杆。放平时,先放平下肢,后放平床头。危重病人采取半坐卧位时,臀下应放置海绵软垫或使用气垫床,防止局部受压而发生压力性损伤(图 4-9)。

(2)靠背架法:如无摇床,可将病人上半身抬高,在床头垫褥下放一靠背架;病人下肢屈膝,用大单包裹膝枕垫于膝下,大单两端固定于床沿,以防病人下滑;床尾足底垫软枕。放平时,先放平下肢,再放平床头(图 4-10)。

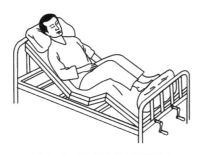
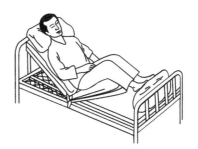

图 4-9　半坐卧位(摇床法)　　　　图 4-10　半坐卧位(靠背架法)

2.适用范围

(1)某些面部及颈部手术后病人。采取半坐卧位可减少局部出血。

(2)胸腔疾病、胸部创伤或心肺疾病引起呼吸困难的病人。此卧位借助重力作用使膈肌下降,胸腔容积增大,减轻腹腔内脏器对心肺的压力,肺活量增加,部分血液滞留于下肢和盆腔脏器内,回心血量减少,从而减轻肺淤血和心脏负担,有利于气体交换,使呼吸困难的症状得到改善;同时,有利于脓液、血液及渗出液的引流。

(3)腹腔、盆腔手术后或有炎症的病人。采取半坐卧位,可使腹腔渗出液流入盆腔,促使感染局限,便于引流。因为盆腔腹膜抗感染性较强,而吸收较弱,故可防止炎症扩散和毒素吸收,减轻中毒反应。同时,采取半坐卧位还可防止感染向上蔓延引起膈下脓肿。此外,腹部手术后病人采取半坐卧位可松弛腹肌,减轻腹部切口缝合处的张力,缓解疼痛,促进舒适,有利于切口愈合。

(4)疾病恢复期体质虚弱的病人。采取半坐卧位,可使病人逐渐适应体位的改变,有利于向站立位过渡。

(四)端坐位

1.姿势　扶病人坐起,摇起床头或抬高床头支架。病人身体稍向前倾,床上放一跨床小桌,桌上放软枕,病人可伏桌休息。必要时加床档,以保证病人安全(图 4-11)。

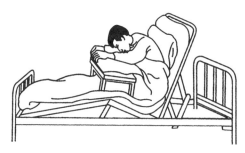

图 4-11 端坐位

2.适用范围 左心衰竭、心包积液、支气管哮喘发作的病人。由于极度呼吸困难,病人被迫日夜端坐。

(五)俯卧位

1.姿势 病人俯卧,两臂屈肘放于头的两侧,两腿伸直;胸下、髋部及踝部各放一软枕,头偏向一侧(图4-12)。

2.适用范围

(1)腰、背部检查或配合胰、胆管造影检查时。

(2)脊椎手术后或腰、背、臀部有伤口,不能平卧或侧卧的病人。

(3)胃肠胀气所致腹痛的病人。采取俯卧位,可使腹腔容积增大,缓解胃肠胀气所致的腹痛。

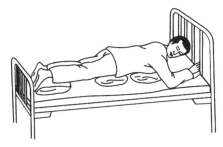

图 4-12 俯卧位

(六)头低足高位

1.姿势 病人仰卧,枕横立于床头,以防碰伤头部。床尾用支托物垫高 15~30 cm(图4-13)。此卧位易使病人感到不适,不可长时间使用,颅内高压者禁用。

2.适用范围

(1)肺部分泌物引流,使痰易于咳出。

(2)十二指肠引流术,有利于胆汁引流。

(3)妊娠时胎膜早破,防止脐带脱垂。

(4)跟骨或胫骨结节牵引时,利用人体重力作为反牵引力,防止下滑。

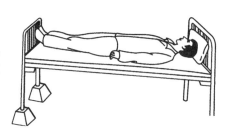

图 4-13 头低足高位

(七)头高足低位

1.姿势 病人仰卧,床头用支托物垫高 15~30 cm 或根据病情而定,床尾横立一软枕,以防足部触及床尾栏杆。若为电动床可调节整个床面向床尾倾斜(图4-14)。

2.适用范围

(1)颈椎骨折病人进行颅骨牵引时,用作反牵引力。

(2)降低颅内压,预防脑水肿。

(3)颅脑术后病人。

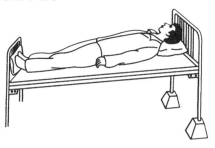

图 4-14 头高足低位

(八)膝胸卧位

1.姿势　病人跪卧,两小腿平放于床上,稍分开;大腿和床面垂直,胸贴床面,腹部悬空,臀部抬起,头转向一侧,两臂屈肘,放于头的两侧(图4-15)。如若孕妇取此卧位矫正胎位时,应注意保暖,每次不应超过15 min。

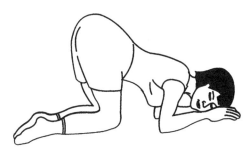

图4-15　膝胸卧位

2.适用范围

(1)肛门、直肠、乙状结肠镜检查或治疗。

(2)矫正胎位不正或子宫后倾。

(3)促进产后子宫复原。

(九)截石位

1.姿势　病人仰卧于检查台上,两腿分开,放于支腿架上,支腿架上放软垫,臀部齐台边,两手放于身体两侧或胸前(图4-16)。采用此卧位时,应注意遮挡和保暖。

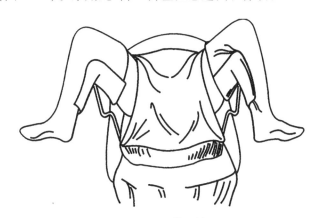

图4-16　截石位

2.适用范围

(1)会阴、肛门部位的检查、治疗或手术,如膀胱镜、妇产科检查、阴道灌洗等。

(2)产妇分娩。

四、变换卧位法

因疾病或治疗的限制,病人若需长期卧床,容易出现精神萎靡、消化不良、便秘、肌肉萎缩等症

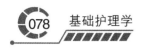

状;由于局部组织持续受压,血液循环障碍,易发生压疮;呼吸道分泌物不易咳出,易发生坠积性肺炎。因此,护士应定时为病人变换体位,以保持舒适和安全以及预防并发症的发生。

(一)协助病人移向床头

【目的】

协助滑向床尾而不能自行移动的病人移向床头,恢复舒适而安全的卧位。

【操作准备】

1. 护士准备　衣帽整洁,修剪指甲,洗手,戴口罩,视病情决定护士人数。
2. 病人准备　情绪稳定,愿意合作;了解移向床头的目的、过程及配合要点。
3. 用物准备　根据病情准备好枕头等物品。
4. 环境准备　室温适宜,环境整洁、安静,光线充足。

【操作步骤】

1. 操作前评估、与病人沟通
(1)病人的年龄、体重、病情、治疗情况,心理状态及合作程度。
(2)向病人及家属解释移向床头的目的、方法及配合要点,获得病人的同意。
(3)评估操作环境是否安静,室温、光线是否适宜。
2. 操作　协助病人移向床头见表4-6。

表4-6　协助病人移向床头

操作步骤	操作要点
1. 核对:床号、姓名、住院号及腕带	·确认病人,避免差错
2. 固定:床脚轮	
3. 安置:将各种导管及输液装置安置妥当,必要时将盖被折叠至床尾或一侧	·避免导管脱落 ·视病人病情放平床头支架或靠背架,避免撞伤病人,枕横立于床头
4. 移动病人	
▲一人协助病人移向床头法(图4-17)	·适用于体重轻、生活部分自理的病人
(1)病人仰卧屈膝,双手握住床头栏杆,双脚蹬床面	·减少病人与床之间的摩擦力,避免组织受伤
(2)护士一手稳住病人双脚,另一手在臀部提供助力,使其移向床头	
▲二人协助病人移向床头法	·适用于生活不能自理或体重较重的病人
(1)病人仰卧屈膝	
(2)护士两人分别站于床的两侧,交叉托住病人颈肩部和臀部,或一人托住颈、肩部及腰部,另一人托住臀部及腘窝部,两人同时抬起病人移向床头	·不可拖拉,以免擦伤皮肤 ·病人的头部应予以托持
5. 舒适安全:放回枕头,视病情需要摇起床头或支起靠架,协助病人取舒适卧位,整理床单位	

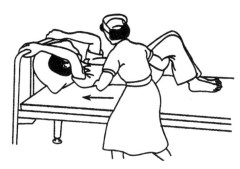

图 4-17　一人协助移向床头

（二）协助病人翻身侧卧

【目的】

1. 协助不能起床的病人更换卧位,使其感觉舒适。

2. 满足检查、治疗和护理的需要,如背部皮肤护理、更换床单或整理床单位等。

3. 预防并发症,如压疮、坠积性肺炎等。

【操作准备】

1. 护士准备　衣帽整洁,修剪指甲,洗手,戴口罩,视病情决定护士人数。

2. 病人准备　情绪稳定,愿意合作;了解翻身侧卧的目的、过程及配合要点。

3. 用物准备　视病情准备好枕头、床档。

4. 环境准备　室温适宜,环境整洁、安静,光线充足,必要时遮挡屏风。

【操作步骤】

1. 操作前评估、与病人沟通

（1）病人的年龄、体重、病情、治疗情况,心理状态等全身情况及合作程度,确定翻身方法和所需用物。

（2）向病人及家属解释翻身侧卧的目的、过程、方法及配合要点。

（3）评估操作环境是否安静,室温、光线是否适宜。

2. 操作　协助病人翻身侧卧见表 4-7,协助病人轴线翻身见表 4-8。

表 4-7　协助病人翻身侧卧

操作步骤	操作要点
1. 核对:床号、姓名、腕带	·确认病人,避免差错
2. 固定:床脚轮	
3. 安置:将各种导管及输液装置安置妥当,必要时将盖被折叠至床尾或一侧	·防止翻身时引起导管连接处脱落或扭曲受压
4. 协助卧位:协助病人仰卧,两手放于腹部,两腿屈曲	
5. 翻身	
▲一人协助病人翻身侧卧(图 4-18)	·适用于体重较轻,且生活能部分自理的病人

续表 4-7

操作步骤	操作要点
(1)先将病人双下肢移向靠近护士侧的床沿,再将病人肩、腰、臀部向护士侧移动	·不可拖拉,以免擦破皮肤;注意应用节力原则
(2)一手托肩,一手托膝部,轻轻将病人推向对侧,使其背向护士	·必要时拉起床栏,防止坠床
▲两人协助病人翻身侧卧(图4-19)	·适用于体重较重或病情较重的病人
(1)两名护士站在床的同一侧,一人托住病人颈肩部和腰部,另一人托住臀部和腘窝部,同时将病人抬起移向近侧	·病人的头部应予以托持 ·两人动作应协调平稳
(2)两人分别托扶病人的肩、腰部和臀、膝部,轻推,使病人转向对侧	
6.舒适安全:按侧卧位的要求,在病人背部、胸前及两膝间放置软枕,使病人安全舒适;必要时使用床档	·扩大支撑面,确保病人卧位稳定、安全
7.检查安置:检查并安置病人肢体各关节处于功能位置;各种管道保持通畅	·促进舒适,预防关节挛缩
8.记录交班:观察背部皮肤并进行护理,记录翻身时间及皮肤状况,做好交接班	

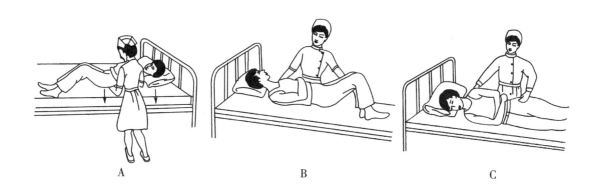

A   B   C

图 4-18 一人协助翻身侧卧

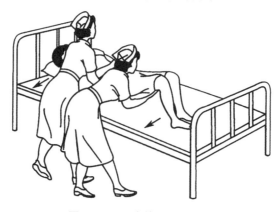

图 4-19 二人协助翻身侧卧

表 4-8　协助病人轴线翻身

操作步骤	操作要点
1. 同协助病人翻身侧卧法操作步骤 1~4	
2. 取卧位:病人取仰卧位	
3. 翻身	
▲二人协助病人轴线翻身	·适用于脊椎受损或脊椎手术后病人改变卧位
(1)移动病人:两名护士站在病床同侧,小心地将大单置于病人身下,分别抓紧靠近病人肩、腰背、髋部、大腿等处的大单,将病人拉至近侧,拉起床档	
(2)安置体位:护士绕至对侧,将病人近侧手臂置在头侧,远侧手臂置于胸前,两膝间放一软枕	·翻转时勿让病人身体屈曲,以免脊柱错位
(3)协助侧卧:护士双脚前后分开,两人双手分别抓紧病人肩、腰背、髋部、大腿等处的远侧大单,由其中一名护士发口令,两人动作一致地将病人整个身体以圆滚轴式翻转至侧卧	
▲三人协助病人轴线翻身	·适用于颈椎损伤的病人
(1)移动病人:由三名护士完成。第一名护士固定病人头部,纵轴向上略加牵引,使头、颈部随躯干一起慢慢移动;第二名护士双手分别置于病人肩、背部;第三名护士双手分别置于病人腰部、臀部,使病人头、颈、腰、腿保持在同一水平线上,移至近侧	
(2)转向侧卧:翻转至侧卧位,翻转角度不超过 60°	·保持病人脊椎平直
4. 放置软枕:将软枕放于病人背部支撑身体,另一软枕置于两膝间	·保持双膝处于功能位置
5. 检查安置:检查病人肢体各关节保持功能位;各种管道保持通畅	
6. 记录交班:观察背部皮肤并进行护理,记录翻身时间及皮肤状况,做好交接班	

【注意事项】

1. 护士应注意节力原则。翻身时,让病人尽量靠近护士,使重力线通过支撑面来保持平衡,缩短重力臂而省力。

2. 移动病人时动作应轻稳,协调一致,不可拖拉,以免擦伤皮肤。应将病人身体稍抬起再行翻身。轴线翻身法翻转时,要维持躯干的正常生理弯曲,避免翻身时脊柱错位而损伤脊髓。翻身后,需用软枕垫好肢体,以维持舒适而安全的体位。

3. 翻身时应注意为病人保暖并防止坠床。

4. 根据病人病情及皮肤受压情况,确定翻身间隔的时间。如发现皮肤发红或破损应及时处理,酌情增加翻身次数,同时记录于翻身卡上,并做好交接班。

5. 若病人身上有各种导管或输液装置,应先将导管安置妥当,翻身后仔细检查导管是否有脱落、移位、扭曲、受压,以保持导管通畅。

6. 为手术病人翻身前应先检查伤口敷料是否潮湿或脱落,如已脱落或被分泌物浸湿,应先更换

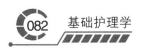

敷料并固定妥当后再行翻身,翻身后注意伤口不可受压;颈椎或颅骨牵引者,翻身时不可放松牵引,并使头、颈、躯干保持在同一水平位翻动;翻身后注意牵引方向、位置以及牵引力是否正确;颅脑手术者,头部转动过于剧烈可引起脑疝,导致病人突然死亡,故应卧于健侧或平卧;石膏固定者,应注意翻身后患处位置及局部肢体的血运情况,防止受压。

第三节　运送病人法

在病人入院、接受检查或治疗、出院时,凡不能自行移动的病人均需要护理人员根据病情选择不同的运送方法,如轮椅运送法、平车运送法等。在运送过程中,护理人员应正确运用人体力学原理,以免发生损伤,减轻职业疲劳,提高工作效率。同时,护理人员应做到快速、安全、舒适运送病人。

一、轮椅运送法

【目的】

1. 护送不能行走但能坐起的病人入院、出院、检查、治疗或室外活动。

2. 帮助病人下床活动,促进血液循环和体力恢复。

【操作准备】

1. 护士准备　衣帽整洁,修剪指甲,洗手,戴口罩。

2. 病人准备　情绪稳定,愿意合作;了解轮椅运送的目的、方法、注意事项及配合要点。

3. 用物准备　轮椅(各部件性能良好),毛毯(根据季节酌情准备),别针,软枕(根据病人需要)。

4. 环境准备　周围环境安全、宽敞、整洁,无障碍物。

【操作步骤】

1. 操作前评估、与病人沟通

(1)病人的病情、体重、意识状态、活动能力及配合程度等。

(2)向病人及家属解释轮椅运送的目的、方法、注意事项及配合要点。

(3)评估操作环境是否安全、宽敞、整洁,是否有障碍物。

2. 操作　轮椅运送法见表4-9。

表4-9　轮椅运送法

操作步骤	操作要点
1.检查与核对:检查轮椅性能,将轮椅推至病人床旁,核对病人姓名、床号、住院号及腕带	·检查轮椅的车轮、椅座、椅背、脚踏板、制动闸等各部件性能,保证安全 ·确认病人,避免差错
2.放置轮椅:使椅背与床尾平齐,椅面朝向床头,扳制动闸使轮椅制动,翻起脚踏板	·缩短距离,便于病人坐入轮椅 ·防止轮椅滑动

续表 4-9

操作步骤	操作要点
3. 病人上轮椅前的准备	· 毛毯平铺于轮椅,上端高过病人颈部 15 cm 左右
(1)撤掉盖被,扶病人坐起	· 询问、观察病人有无眩晕和不适
(2)协助病人穿衣、裤、袜子	· 寒冷季节注意为病人保暖
(3)嘱病人以手掌撑在床面上,双足垂床沿,保持坐姿	· 方便病人下床
(4)协助病人穿好鞋子	
4. 协助病人上轮椅	
(1)嘱病人将双手置于护士肩上,护士双手环抱病人腰部,协助病人下床	· 注意观察病人病情变化
(2)协助病人转身,嘱病人用手扶住轮椅把手,坐于轮椅中	· 嘱病人抓紧轮椅扶手
(3)翻下脚踏板,协助病人将双足置于脚踏板上	· 若用毛毯,则将上端围在病人颈部,用别针固定;两侧围裹病人双臂,用别针固定;再用余下部分围裹病人上身、下肢和双足,避免病人受凉(图 4-20)
(4)整理床单位,铺暂空床	· 大单中线与床中线对齐
(5)观察病人,确定无不适后,放松制动闸,推病人至目的地	· 推行中注意病人病情变化 · 过门槛时,跷起前轮,避免过大震动 · 下坡时,嘱病人抓紧扶手,保证病人安全
5. 协助病人下轮椅	
(1)将轮椅推至床尾,使椅背与床尾平齐,病人面向床头	
(2)扳制动闸使轮椅制动,翻起脚踏板	
(3)解除病人身上固定毛毯用的别针	· 防止病人摔倒
(4)协助病人站起,转身,坐于床沿	
(5)协助病人脱去鞋子及保暖外衣,躺卧舒适,盖好盖被	
(6)整理床单位	· 观察病人病情
6. 推轮椅至原处放置	· 便于其他病人使用

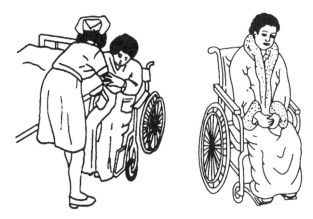

图 4-20　轮椅接送病人

【注意事项】

1. 保证病人安全、舒适。

2. 根据室外温度适当地增加衣服、盖被(或毛毯)以免病人受凉。

二、平车运送法

【目的】

运送不能起床的病人入院,做各种特殊检查、治疗、手术或转运。

【操作准备】

1. 护士准备　衣帽整洁,修剪指甲,洗手,戴口罩。

2. 病人准备　情绪稳定,愿意合作;了解搬运的目的、方法、注意事项及配合要点。

3. 用物准备　平车(各部件性能良好、车上置以被单和橡胶单包好的垫子和枕头),带套的毛毯或棉被。如为骨折病人,应有木板垫于平车上,并将骨折部位固定稳妥;如为颈椎、腰椎骨折病人或病情较重的病人,应备有帆布中单或布中单。

4. 环境准备　周围环境安全、宽敞,无障碍物。

【操作步骤】

1. 操作前评估、与病人沟通

(1)病人的病情、体重、意识状态、活动能力及配合程度等。

(2)向病人及家属解释搬运的步骤、注意事项及配合要点。

(3)评估操作环境是否安全、宽敞,是否有障碍物。

2. 操作　平车运送法见表 4-10。

表 4-10　平车运送法

操作步骤	操作要点
1. 检查与核对:检查平车性能,将平车推至病人床旁,核对病人姓名、床号、住院号及腕带	·检查平车的车轮、车面、制动闸等各部件性能,保证安全;确认病人,避免差错

续表 4-10

操作步骤	操作要点
2. 安置好病人身上的导管等	·避免导管脱落、受压或液体逆流
3. 搬运病人	·根据病人病情及体重,确定搬运方法
▲挪动法	·适用于能在床上配合的病人
(1)推平车至病人床旁,移开床旁桌、床旁椅,松开盖被	·寒冷季节注意为病人保暖
(2)将平车推至床旁与床平行,大轮靠近床头,扳制动闸使平车制动	·平车贴近床沿便于搬运 ·防止平车滑动,保证安全
(3)协助病人将上身、臀部、下肢依次向平车移动(图4-21)	·病人头部枕于大轮端 ·协助病人离开平车回床时,应协助病人先移动下肢,再移动上肢
(4)协助病人在平车上躺好,用被单或包被包裹病人。先足部,再两侧,头部盖被折成45°	·病人保暖、舒适 ·包裹整齐、美观
▲一人搬运法	·适用于上肢活动自如,体重较轻的病人
(1)推平车至病人床旁,大轮端靠近床尾,使平车与床呈钝角,扳制动闸使平车制动	·缩短搬运距离,省力 ·防止平车滑动,保证安全
(2)松开盖被,协助病人穿好衣服	
(3)搬运者一臂自病人近侧腋下伸入至对侧肩部,另一臂伸入病人臀下;病人双臂过搬运者肩部,双手交叉于搬运者颈后;搬运者抱起病人稳步移动将病人放于平车中央,盖好盖被(图4-22)	·搬运者双下肢前后分开站立,扩大支撑面;略屈膝屈髋,降低重心,便于转身
▲二人搬运法	·适用于不能活动、体重较重的病人
(1)同一人搬运法步骤(1)~(2)	·缩短搬运距离,省力
(2)站位:搬运者甲、乙二人站在病人同侧床旁,协助病人将上肢交叉于胸前	
(3)分工:搬运者甲一手伸至病人头、颈、肩下方,另一手伸至病人腰部下方;搬运者乙一手伸至病人臀部下方,另一只手伸至病人膝部下方,两人同时抬起病人至近侧床沿,再同时抬起病人稳步向平车处移动将病人放于平车中央,盖好盖被(图4-23)	·搬运者甲应使病人头部处于较高位置,减轻不适 ·抬起病人时,应尽量使病人靠近搬运者身体,省力
▲三人搬运法	·适用于不能活动、体重超重的病人
(1)同一人搬运法步骤(1)~(2)	
(2)站位:搬运者甲、乙、丙三人站在病人同侧床旁,协助病人将上肢交叉于胸前	

续表 4-10

操作步骤	操作要点
(3)分工:搬运者甲双手托住病人头、颈、肩及胸部;搬运者乙双手托住病人背、腰、臀部;搬运者丙双手托住病人膝部及双足,三人同时抬起病人至近侧床沿,再同时抬起病人稳步向平车处移动(图4-24),将病人放于平车中央,盖好盖被	· 搬运者甲应使病人头部处于较高位置,减轻不适 · 三人同时抬起病人,应保持平稳移动,减少意外伤害
▲四人搬运法	· 适用于颈椎、腰椎骨折和病情较重的病人
(1)同挪动法步骤(1)～(2)	· 搬运骨折病人,平车上应放置木板,固定好骨折部位
(2)站位:搬运者甲、乙分别站于床头和床尾;搬运者丙、丁分别站于病床和平车的一侧	
(3)将帆布兜或中单放于病人腰、臀部下方	· 帆布兜或中单能承受病人的体重
(4)分工:搬运者甲抬起病人的头、颈、肩;搬运者乙抬起病人的双足;搬运者丙、丁分别抓住帆布兜或者中单四角,四人同时抬起病人向平车处移动(图4-25),将病人放于平车中央,盖好盖被	· 搬运者应协调一致,搬运者甲应随时观察病人的病情变化 · 病人平卧于平车中央,避免碰撞
4.铺暂空床	· 整理床单位,将床改铺为暂空床保持病室整齐、美观
5.运送病人:松开平车制动闸,推病人至目的地	· 推送病人时,护士应位于病人头部,随时注意病人病情变化 · 推行中,平车小轮端在前,转弯灵活;速度不可过快;上下坡时,病人头部应位于高处,减轻病人不适,并嘱病人抓紧扶手,保证病人安全 · 进出门时,避免碰撞房门 · 保持输液管道、引流管通畅 · 颅脑损伤、颌面部外伤以及昏迷病人,应将头偏向一侧;搬运颈椎损伤的病人时,头部应保持中立位

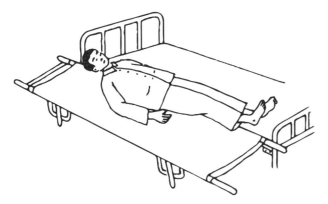

图 4-21　病人仰卧挪动上平车法

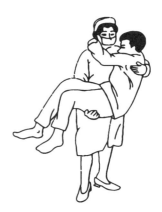

图 4-22　一人搬运病人上平车法

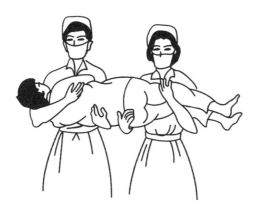

图4-23　二人搬运病人上平车法

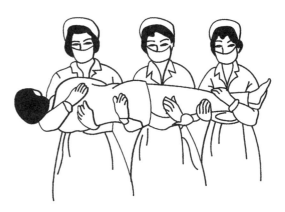

图4-24　三人搬运病人上平车法

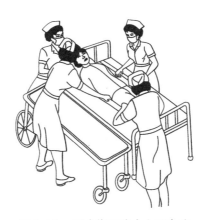

图4-25　四人搬运病人上平车法

【注意事项】

1. 搬运时注意动作轻稳准确,确保病人安全、舒适。
2. 搬运过程中,注意观察病人的病情变化,避免引起并发症。
3. 保证病人的持续性治疗不受影响。

第四节　病人出院的护理

　　出院护理是指协助病人离开医院的一系列护理工作。病人经过住院期间的治疗和护理,病情好转、稳定、痊愈需出院或需转院(科),或不愿接受医生的建议而自动离院时,护士均应对其进行一系列的出院护理工作。

　　出院护理的目的:①对病人进行出院指导,协助其尽快适应原工作和生活,并能遵照医嘱继续按时接受治疗或定期复诊;②指导病人办理出院手续;③清洁、整理床单位。

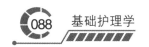

一、病人出院前的护理

当医生根据病人康复情况决定出院日期,开写出院医嘱后,护士应做好下列工作。

1. 通知病人和家属　护士根据医生开具的出院医嘱,将出院日期通知病人及其家属,并协助病人做好出院准备。

2. 健康教育　护士根据病人的病情及康复情况,有针对性地进行健康教育,告知病人出院后在休息、饮食、用药、功能锻炼和定期复查等方面的注意事项。必要时可为病人或其家属提供有关书面资料,便于病人或其家属掌握有关的护理知识、技能和护理要求。

3. 注意病人的情绪变化　护士应特别注意病情无明显好转、转院、自动离院的病人并做好相应的护理。如进行有针对性的安慰与鼓励,增进病人康复信心,以减轻病人因离开医院所产生的恐惧与焦虑。自动出院的病人应在出院医嘱上注明"自动出院",并要求病人或其家属签名认可。

4. 征求意见　征求病人及其家属对医院医疗、护理等各项工作的意见或建议,以便不断提高医疗护理质量。

二、病人出院当日的护理

护士在病人出院当日应根据出院医嘱停止相关治疗并处理各种医疗护理文件,协助病人或其家属办理出院相关手续,整理病室及床单位。

(一)医疗护理文件的处理

1. 执行出院医嘱

(1)停止该病人所有治疗、护理执行单,如注射单、服药单等。

(2)撤去"病人一览表"上的诊断卡及床头(尾)卡。

(3)填写出院病人登记本。

(4)按医嘱处方到药房领取药物,交病人或其家属带回。

(5)在体温单相应出院日期和时间栏内录入出院时间。

2. 填写病人出院护理记录单。

3. 按要求整理病历,交病案室保存。

(二)病人的护理

1. 协助病人解除腕带标识。

2. 协助病人整理用物,归还寄存的物品,收回病人住院期间所借物品,并消毒处理。

3. 协助病人或家属办完出院手续,结算住院期间费用并进行健康教育。

(三)病室及床单位的处理

1. 病室开窗通风。

2. 出院病人床单位处理:护士应在病人离开病室后整理床单位,避免在病人未离开病室时撤去被服,从而给病人带来心理上的不舒适感。

(1)撤去病床上的污被服,放入污衣袋中。根据出院病人疾病种类决定清洗、消毒方法。

(2)用消毒液擦拭床旁桌、床旁椅、床及治疗带、输液架等。

(3)非一次性使用的痰杯、脸盆,需用消毒液浸泡。

(4)床垫、床褥、棉胎、枕芯等用紫外线灯照射消毒或使用臭氧机消毒,也可置于日光下暴晒

6 h,按要求折叠。

（5）传染病病人离院后,需按传染病终末消毒法进行处理。

3.铺好备用床,准备迎接新病人。

第五节　人体力学在护理工作中的应用

　　人体力学是运用力学原理研究维持和掌握身体的平衡,以及人体从一种姿势转换为另一种姿势时身体如何有效协调的一门科学。护理工作中,护士正确运用人体力学,维持良好的姿势,可以提高工作效率、减少损伤(如腰肌劳损等),起到自身保护作用;同时,运用人体力学原理协助病人维持正确的姿势和体位,可有效减轻病人的肌肉紧张,增进其舒适感,促进康复。

一、常用力学原理

　　在护理工作中常利用人体活动的杠杆、摩擦力、平衡、重力等力学原理,达到节力、有效、安全的目的。

　　1.杠杆作用　杠杆是利用直杆或曲杆在外力作用下能绕杆上一固定点转动的一种简单机械。杠杆的受力点称力点,固定点称支点,克服阻力(如重力)的点称阻力点。支点到动力作用线的垂直距离称动力臂,支点到阻力作用线的垂直距离称阻力臂。当动力臂大于阻力臂时,可以省力;动力臂小于阻力臂时就费力;而支点在力点和阻力点之间,即可改变用力方向。

　　人体的运动主要与杠杆作用有关。骨骼、关节、肌肉构成了人体运动系统。在运动时,骨骼好比杠杆,关节是运动的支点,骨骼肌舒缩所产生的力为运动的动力。它们在神经系统调节和支配下,骨骼肌牵拉骨骼,使之绕着关节轴活动,对身体起着保护、支持和运动的作用。根据杠杆上的力点、支点和阻力点的相互位置不同,杠杆可分为3类。

　　（1）平衡杠杆:支点在阻力作用点和动力作用点之间的杠杆。这类杠杆的动力臂与阻力臂可等长,也可不等长。例如,人的头部在寰枕关节上进行低头和仰头的动作。寰椎为支点,前后两组肌群产生作用力(F_1,F_2),头部重量为阻力(L)。当前部肌群产生的力(F_2)与阻力(L)的力矩之和与后部肌群产生的力(F_1)的力矩相等时,头部趋于平衡(图4-26)。

　　（2）省力杠杆:阻力作用点在动力点和支点之间。这类杠杆的动力臂总是比阻力臂长,所以省力。在人体运动中此类杠杆比较少见。例如,人踮脚站立时,足尖是支点,足跟后的肌肉收缩为作用力(F),体重(L)落在两者之间的距骨上,这种动作属于省力杠杆。由于动力臂较长,所以用较小的力就可以支持体重,达到省力的目的(图4-27)。

　　（3）速度杠杆:速度杠杆是动力点位于支点和阻力点之间,这类杠杆的动力臂比阻力臂短,因而费力。这类杠杆是人体最常见的杠杆。例如,用手臂举起重物(L)时的肘关节运动,肘关节是支点,手臂前肌群(肱二头肌)的力

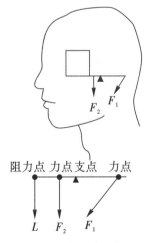

图4-26　头部平衡杠杆作用

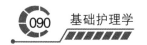
(F_1)作用于支点和重心之间,由于力臂较短,就要用较大的力,但却可以获得运动速度和运动范围。手臂后肌群(肱三头肌)的力和手中重物的力矩使手伸直,而肱二头肌的力矩使手臂向上弯曲。当二者相等时,手臂则处于平衡状态。此外,在护理工作中用镊子夹取物品也属于速度杠杆(图4-28)。

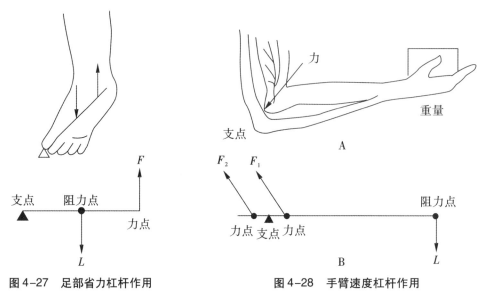

图4-27　足部省力杠杆作用　　　图4-28　手臂速度杠杆作用

　　2.摩擦力　相互接触的物体在接触面上发生的阻碍相对滑动的力为摩擦力。摩擦力的大小,取决于正压力的大小(即垂直于接触面的压力)和摩擦系数的大小。摩擦力的方向与物体相对运动的方向相反。摩擦系数的大小与物体接触面的材质、粗糙程度、干湿程度和相对运动的速度等有关,通常与接触面的大小无关。摩擦力有3种。

　　(1)静摩擦力:互相接触的两物体,在外力作用下,有滑动趋势但尚未滑动时,所产生的阻碍物体开始运动的力称静摩擦力。如手杖下端加橡胶垫可增加摩擦系数,使静摩擦力增大,防止手杖滑动。

　　(2)滑动摩擦力:一个物体在另一物体上滑动时,所产生的阻碍滑动的摩擦力称滑动摩擦力。在护理工作中,有时需要增大摩擦力,以防滑动速度过大,如护士鞋,为了防止滑倒,可在鞋底上多加鞋纹或使用摩擦系数大的材料来制作鞋底;有时需要减少摩擦力,使物体比较容易地沿着一个平面移动,如病床、轮椅、推车等的轮子定时加油,可以减少接触面的摩擦系数,方便推动。

　　(3)滚动摩擦力:滚动物体时受到的摩擦力称滚动摩擦力,滚动摩擦系数最小。如推动有轮子的床比没有轮子的床所需用的力量要小得多。

　　3.平衡与稳定　为了使物体保持平衡,必须使作用于物体的一切外力相互平衡,也就是通过物体重心的各力的合力应等于零。人体局部平衡是整个人体平衡不可缺少的一部分,人体或物体的平衡与稳定,与人或物体的重心、支撑面、重力密切相关。

　　(1)物体的重量与稳定度成正比:物体重量越大,稳定度越大。推倒一较重物体所用的力比推倒一较轻物体的力要大。例如,在护理操作中,要把病人移到椅子上坐时,应选择重的椅子,因其稳定度大,安全;若为较轻的椅子,应注意用其他的力量支持椅子,如扶住椅子的靠背或将椅子靠墙。

　　(2)支撑面的大小与稳定度成正比:支撑面是人或物体与地面接触的各支点的表面构成的,并且包括各支点之间的表面积。支撑面可为站立、提重物或移动时提供稳定性。扩大支撑面可以增加人或物体的稳定度,如老年人站立或行走时,使用手杖可扩大支撑面,以增加稳定度;人体仰卧位比侧卧位稳定,就在于仰卧位的支撑面积大于侧卧位。支撑面小,则需付出较大的肌肉拉力,才能保持人体平衡稳定。如用一只脚站立时,为了维持人体平衡稳定,肌肉就必须用较大的拉力。

(3)物体的重心高度与稳定度成反比:重力的作用集中于一点称为物体的重心。当物体的组成成分均匀时,重心位于它的几何中心。如物体的形状发生变化时,重心的位置也会随之变化。人体重心的位置随着躯干和四肢的姿势改变而改变。在直立垂臂时,重心位于骨盆的第 2 骶椎前约7 cm 处(图 4-29)。如把手臂举过头顶,重心随之升高;当身体下蹲时,重心下降,甚至吸气时膈肌下降,重心也会下降。人或物体的重心越低,稳定度越大。

(4)重力线必须通过支撑面才能保持人或物体的稳定:重力线是重力的作用线,是自重心垂直于地面的线。竖直向下的重力与竖直向上的支持力大小相等、方向相反且作用在一条直线上,即处于平衡状态。人体只有在重力线通过支撑面时,才能保持动态平衡。当人从座椅上站起来时,应该先将身体向前倾,两脚一前一后放置,使重力线落在扩大的支撑面内,这样可以平稳地站起来。如果重力线落在支撑面外,身体的重量将会产生一个回复力矩,使体弱者又回到原来的座位上,易于倾倒(图 4-30)。

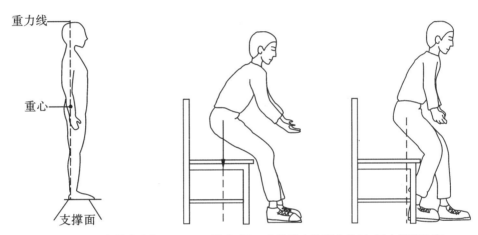

图 4-29 人体直立时重心在骨盆中部　　　图 4-30 人体从坐位变立位时,重力线的改变

二、人体力学运用原则

在护理技术操作中,有效地运用人体力学原理可起到节省体力的作用,提高工作效率;同时还可以保持病人的身体平衡,减轻肌肉疲劳,促进病人康复。

1. 扩大支撑面　在护理工作中,护士经常需行走、站立、两臂持物等,所以肩、肘、腰、髋、膝等关节的运动很多,每日消耗不少体力,故应注意掌握身体的平衡,如行走、蹲下或起立时,两脚应保持适当的距离,一般为 10~15 cm,以扩大支撑面,取得平衡稳定的姿势;病人侧卧时,应使病人两臂屈肘,一手放于枕旁,另一手放于胸前,两腿前后分开,上腿弯曲在前,下腿稍伸直,以扩大支撑面,稳定病人的卧位。

2. 降低重心　护士在取位置低的物体或进行低平面的护理操作时,两下肢随身体动作的方向前后或左右分开,以增加支撑面。同时屈髋屈膝,上身近似直立,减少弯腰减轻腰部负荷,背部也不易疲劳;由于身体是下蹲姿势,降低了重心,重力线在支撑面,保持了身体的稳定性。

3. 减少重力线的偏移　护士在提拿较重物品时应尽量将物品靠近身体;抱起或抬起病人移动时,应将病人靠近自己的身体,以使重力线落在支撑面内,尽量不要长时间采用上身前屈的姿势。

4.利用杠杆作用　护士在操作时,如手端治疗盘等,应靠近操作物;两臂持物时,两肘紧靠身体两侧,上臂下垂,上臂的重力臂等于零,上臂的重量垂直传至两脚;前臂和所持物体靠近身体,重力臂缩短,重力矩小,故省力。在必须提取重物时,最好把重物分成相等的两部分,分别由两手提拿。若重物由一只手臂提拿,另一只手臂则向外伸展,以保持平衡。

5.尽量使用大肌肉或多肌群　进行护理操作时,能使用整只手时,尽量不要只用手指进行操作;在能使用躯干部和下肢肌肉的力量时,尽量避免只使用上肢的力量。如手端治疗盘时,应5根手指分开,托住治疗盘与手臂一起用力,由于多肌群用力,故不易疲劳。

6.用最小的肌力做功　在护理操作中,使用器械等重物时,如果可以利用平车运送,就尽可能避免搬运或提取的方法。因为上抬一个重物时,必须举起它的重量,即克服地心引力,而推、拉一重物时,只需克服物体本身的惯性,以直线方向移动重物,比抬起同一重物所需的力量要小,所以省力。

将人体力学的原理正确地运用到护理操作中,可有效地起到节力省力的作用,从而提高工作效率,还可减少护理工作中由于用力不当,发生意外损伤或肌肉劳损的机会;同时运用力学原理保持病人良好的姿势和体位,可以增进病人的舒适度,促进其康复。

◄ **本章小结** ►

入院和出院护理是临床护理工作的重要内容之一。护理人员必须掌握入院、出院护理的一般程序,按照整体护理的要求,对病人实施有针对性的护理措施,使病人尽快适应环境,并通过健康教育等方式提高病人的自护能力。同时,护士将人体力学的原理正确地运用到护理操作中,可有效地减少护理工作中不必要的力的付出,起到省力的作用,提高工作效率;运用力学原理保持病人良好的姿势和体位,可以增进病人的舒适度,促进其康复。

（刘　姝）

自测题　　　　　　　参考答案

第五章 病人的安全与护理职业防护

::::::: **学习目标** :::::::

　　1. 知识目标:掌握医院常见的不安全因素及防范措施,保护具、辅助器使用的目的及操作中的注意事项,保护具、职业暴露、护理职业暴露、职业防护、护理职业防护、标准预防的概念,护理职业防护的管理,职业损伤的有害因素及对人体的影响;熟悉影响病人安全的因素,护理职业暴露的原因及预防措施;了解护理职业防护的意义。

　　2. 能力目标:能针对医院内常见的不安全因素,采取有效的防范措施;能根据病人的病情需要,正确选择和科学使用各种保护具及辅助器具,保证病人安全;能根据病人病情,在护理工作中采取标准预防措施;能根据化疗药物配制要求,采取有效的护理防护措施。

　　3. 素质目标:护士应懂得安全护理的重要性,在护理工作的各个环节把好安全关,努力为病人提供一个安全的治疗和休养环境,以满足病人的安全需要。

临床案例

　　病人张某,男,45岁,以"头痛1个月,加重伴意识障碍1 d"为主诉入院。入院后完善相关检查,诊断为颅内肿瘤。遂在全身麻醉下行开颅探查,术程顺利,经颅内肿瘤切除术后,留置引流管2根,并给予留置导尿、静脉输液、氧气吸入等处置。术后病人躁动不安,上、下肢活动频繁。

　　问题:①评估病人存在哪些不安全因素? ②为保护病人,可使用哪些保护具? 保护具使用时的注意事项有哪些?

第一节　病人的安全

　　美国国家病人安全机构(National Patient Safety Foundation,NPSF)将病人安全定义为"在健康照护的过程中,避免、预防并减轻不良事件造成的伤害"。在马斯洛的需要层次理论中,安全需要的重要性仅次于生理需要。护理人员应努力为病人提供一个安全的环境,以满足病人安全的需要。

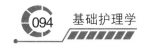

一、影响病人安全的因素

(一)病人因素

1. 年龄 年龄会影响个体对周围环境的感知和理解能力,继而影响个体采取相应的自我保护行为。如婴幼儿需要依赖他人的保护;儿童正处于生长期,好奇心强,喜欢探索新事物,容易发生意外事件;老年人各种器官功能逐渐衰退,也容易受到伤害。

2. 感觉功能 人们依赖感觉功能来了解周围环境,识别和判断自身行动的安全性。任何一种感觉障碍,均会妨碍个体辨别周围环境中存在的或潜在的危险因素而使其受到伤害。如白内障病人因视物不清,易发生跌倒等意外。

3. 健康状况 健康状况不佳,容易使人发生意外和受到伤害。如免疫功能低下者易发生感染;焦虑时,因注意力不集中而无法警觉环境中的危险,易受到伤害。

(二)医护人员因素

医护人员因素是指医护人员素质或医护人员配置数量方面的因素。医护人员素质包括思想政治素质、职业素质、业务素质、心理素质等。充足的人力资源有利于满足病人的基本需求。

(三)诊疗方面的因素

一些特殊的诊疗手段,在发挥协助诊断、治疗疾病与促进康复作用的同时,也可能会给病人带来一些不安全的因素,如各种侵入性诊疗、外科手术等造成的皮肤损伤及潜在的感染等。

(四)医院管理因素

医院管理因素是指医院的规章制度、工作流程、岗位职责和人员培训等方面的因素。管理制度是否健全、工作流程和岗位职责是否明确、培训是否到位也是影响病人安全的关键因素。

(五)医院环境因素

医院基础设施、设备性能、物品配置是否完善规范,是影响病人安全的重要因素之一,如各种医用气体、放射线、化学药品等,应采取措施防护。

二、病人安全需要的评估

医院环境中可能存在各种影响安全的物质,如各种医用气体、放射线、致病性微生物、化学药品等,接触这些物质时应采取措施加以防护。医务人员应及时评估医院中是否存在影响病人安全的因素,确保病人处于安全状态。对病人安全需要的评估可分为两个方面。

1. 病人方面
(1)是否因年龄、身体状况或意识状况而需要安全协助或保护。
(2)精神状态是否良好,意识是否清楚。
(3)感觉功能是否正常,是否舒适,是否能满足自己的需要。
(4)是否有影响安全的不良嗜好。

2. 治疗方面
(1)病人是否正在使用影响感觉功能、精神状态的药物。
(2)病人是否正在接受冷、热治疗或氧气治疗。
(3)病人是否在病房内使用电器用品。
(4)病人是否需要给予身体约束或行动限制。

三、医院常见的不安全因素及防范

(一)物理性损伤及防范

1.机械性损伤　常见有跌倒、坠床、撞伤等。跌倒和坠床是医院最常见的机械性损伤原因。其防范措施如下。

(1)昏迷、躁动不安、意识不清的病人及婴幼儿易发生坠床等意外,应根据病人情况使用床档或其他保护具加以保护。

(2)年老体弱、行动不便的病人离床活动时应给予协助,可使用辅助器具或搀扶。

(3)地面应保持干燥,物品放置合理,减少障碍物,防止发生撞伤和跌倒。

(4)病室的走廊、浴室、厕所应设置扶手。浴室和卫生间应设置呼叫系统,必要时使用防滑垫。

(5)对精神障碍者,应注意将刀、剪等器械妥善放置,避免病人接触而发生危险。

(6)使用各种器械、导管进行操作时,应严格遵循操作规程,动作轻柔,妥善固定导管并保持引流通畅。

2.温度性损伤　常见有热水袋、热水瓶等所致的烫伤;冰袋、制冷袋等所致的冻伤;各种电器如烤灯、高频电刀等所致的灼伤等。其防范措施如下。

(1)护士在应用冷、热疗法时,应严格执行操作规程,注意听取病人主诉及观察局部皮肤的变化。

(2)医院内的电路及各种电器设备应定期检查维修。

(3)对于易燃易爆品应妥善保管,并设有防火措施。

3.压力性损伤　常见有因长期受压或石膏、夹板固定过紧所致的压力性损伤;因高压氧舱治疗不当所致的气压伤等。其防范措施参见相关章节。

4.放射性损伤　主要由放射性诊断或治疗过程中处理不当引发,常见有放射性皮炎、皮肤溃疡坏死,严重者可致死亡。其防范措施如下。

(1)在使用 X 射线或其他放射性物质进行诊断或治疗时,正确使用防护设备。

(2)尽量减少病人不必要的身体暴露,保持照射区域标记的准确。

(3)指导病人保持放射部位皮肤的清洁、干燥,避免用力擦拭、肥皂擦洗及搔抓局部皮肤。

(二)化学性损伤及防范

化学性损伤通常是由于药物、消毒液使用不当或错用引起。其防范措施如下。

1.护士应具备一定的药理学知识,严格执行药物管理制度和给药原则。

2.进行药物疗法时,严格执行"三查八对",注意药物之间的配伍禁忌,观察病人用药后的反应。

3.正确规范保管和使用各种消毒液。

4.向病人及家属讲解安全用药的有关知识。

(三)生物性损伤及防范

生物性损伤包括病原微生物及昆虫对人体的伤害。病原微生物侵入人体后会诱发各种疾病,将直接威胁病人的安全。其防范措施如下。

1.护士应严格遵守无菌技术操作原则,严格执行消毒隔离制度。

2.采取消灭有害蚊虫的措施,并加强防范。

(四)心理性损伤及防范

心理性损伤是由各种原因导致的情绪不稳定、精神受到打击而引起。病人对疾病的认识、医护

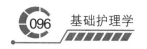

人员对病人的行为和态度等均可引起病人心理性损伤的发生,其防范措施如下。

1.护士应注意自身言行举止,避免传递不良信息,造成病人对疾病治疗和康复等方面的误解而引起情绪波动。

2.进行有效沟通,努力构建良好的护患、病友关系。

3.对病人进行有关疾病知识的健康教育,并引导病人采取积极乐观的态度对待疾病。

(五)医源性损伤及防范

医源性损伤是指由于医护人员言谈、操作或行为不慎等而造成病人心理或生理上的一种损伤。其防范措施如下。

1.加强医护人员的职业道德教育,提高素质修养,注意语言和非语言性各种沟通技巧的正确运用。

2.监督医护人员严格执行各项规章制度和操作规程,保障病人的安全。

四、保护病人安全的措施

护理工作中,会经常遇到具有潜在安全隐患如躁动不安、意识模糊、行动不便的病人。作为一名护士,应综合评估病人及家属的生理、心理、社会等方面的因素,并采取必要的安全防护措施,确保病人安全。

(一)保护具的应用

保护具是指为了使病人身体某部位的活动受限或免于受压,以达到维护病人安全与治疗效果的各种器具,如床档、约束带和支被架。

1.适用对象

(1)易发生坠床的病人:如年老体弱、意识不清、躁动不安、麻醉术后未清醒的病人。

(2)小儿病人:尤其是未满6岁的小儿,因认知、自我保护能力尚未完善,易发生不配合治疗、撞伤、抓伤、坠床等行为。

(3)易发生压力性损伤者:如长期卧床、极度消瘦或虚弱者。

(4)精神病病人:如躁狂症、精神分裂症病人。

(5)实施某些眼科特殊手术者:如眼球摘除术后病人。

2.使用原则

(1)知情同意:使用前向病人及家属解释使用保护具的原因、目的、种类及方法,取得病人及家属的同意和配合。

(2)随时评价:应随时评价保护具的使用情况。能否满足病人的基本需要,病人是否安全舒适,有无血液循环障碍、皮肤破损等并发症的发生;各项检查、治疗及护理措施能否顺利进行;病人及家属是否了解保护具使用的目的,是否接受并积极配合保护具的使用。

(3)短期使用:保护具的使用要确保病人安全,且宜短期使用。

3.常用的保护具及使用方法

(1)床档:主要用于预防病人坠床。

多功能床档:平时插于床尾,使用时插入两侧床沿(图5-1)。

半自动床档:平时插于两侧床沿,可按需升降(图5-2)。

围栏式床档:使用时将床档稳妥固定于两侧床边(图5-3)。

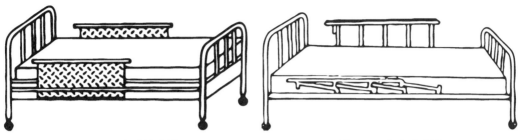

图5-1　多功能床档　　　　　　　　　　　　图5-2　半自动床档

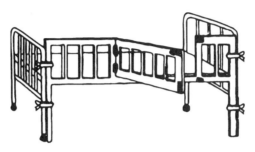

图5-3　围栏式床档

（2）约束带：主要用于保护躁动病人，限制其身体或肢体活动，防止病人自伤或坠床。

宽绷带：常用于固定手腕及踝部。使用时，先用棉垫包裹手腕部或踝部，再用宽绷带打成双套结（图5-4），套在棉垫外，稍拉紧，确保肢体不脱出（图5-5），松紧以不影响血液循环为宜，然后将绷带系于床沿。

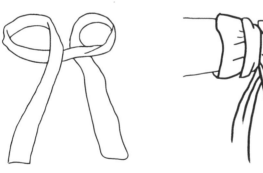

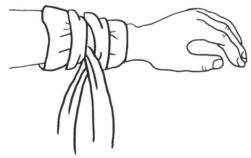

图5-4　双套结　　　　　　　　　　　　图5-5　宽绷带约束法

肩部约束带：用于固定肩部，限制病人坐起。肩部约束带用宽布制成，宽8 cm，长120 cm，一端做成袖筒（图5-6）。使用时，将袖筒套于病人两侧肩部，腋窝垫棉垫，两袖筒上的细带在胸前打结固定，将两条较宽的长带系于床头（图5-7），必要时将枕头横放立于床头，亦可将大单斜折成长条，作肩部约束（图5-8）。

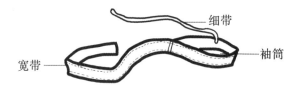

图 5-6　肩部约束带

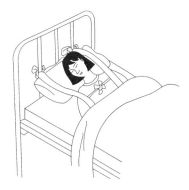

图 5-7　肩部约束带固定法

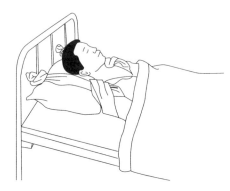

图 5-8　肩部大单固定法

膝部约束带:用于固定膝部,限制病人下肢的活动。膝部约束带用宽布制成,宽 10 cm,长 250 cm,宽带中部相距 15 cm 分别钉两条双头带(图 5-9)。使用时,两膝之间垫棉垫,将约束带横放于两膝上,宽带下的两头带各固定一侧膝关节,然后将宽带两端系于床沿(图 5-10)。亦可用大单进行膝部固定(图 5-11)。

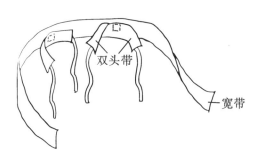

图 5-9　膝部约束带

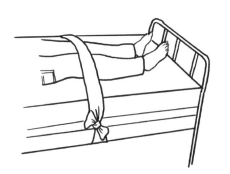

图 5-10　膝部约束带固定法

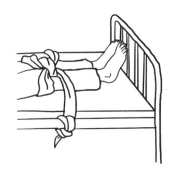

图 5-11　膝部大单固定法

尼龙搭扣约束带:用于固定手腕、上臂、踝部及膝部,操作简便、安全,便于洗涤和消毒。约束带由宽布和尼龙搭扣制成(图5-12)。使用时,将约束带置于关节处,被约束部位垫棉垫,松紧适宜,对合约束带上的尼龙搭扣后将带子系于床沿。

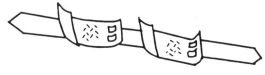

图5-12　尼龙搭扣约束带

(3)支被架:用于肢体瘫痪者,防止盖被压迫肢体而造成不舒适或足下垂等;也可用于皮肤大面积损伤病人采用暴露疗法需保暖时。使用时,将支被架罩于防止受压的部位,盖好盖被(图5-13)。

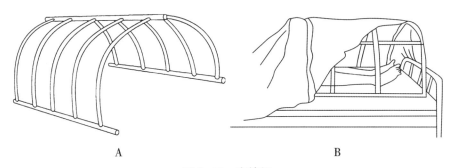

A　　　　　　　　　　　　　　　B

图5-13　支被架

4.注意事项

(1)使用保护具时,须保证病人安全、舒适,保持肢体及各关节处于功能位置,并协助病人经常更换体位。

(2)使用约束带时,应首先取得病人及家属的知情同意。使用时,其下须垫衬垫,固定松紧要适宜,一般每2 h松解约束带1次,活动被约束肢体。每15 min观察受约束部位的末梢循环和皮肤情况,发现异常及时处理。必要时按摩局部以促进血液循环。

(3)确保病人能随时与医务人员取得联系,将呼叫器置于病人手边或安排陪护监测等,保障病人安全。

(4)记录使用保护具的原因、时间、观察结果、相应的护理措施及解除约束的时间。

(二)辅助器的应用

1.适用对象　辅助器是辅助人体支撑体重、保持平衡和行走的器具,是维护病人安全的护理措施之一。其主要用于身体残障或因疾病、高龄而行动不便者进行活动,以保障病人的安全。

2.常用辅助器

(1)手杖:是指一只手扶持以助行走的工具,常用于不能完全负重的残障者或老年人。手杖应由健侧手臂用力握住。手杖长度的选择需符合以下原则:①肘部在负重时能稍微弯曲;②手柄适于抓握,弯曲部与髋部同高,手握手柄时感觉舒适。

手杖可为木制或金属制。木制手杖长短是固定的,不能调整。金属制手杖可依身高来调整。手杖的底端可为单足或四足(图5-14)。四足杖比单足杖的支持力和支撑面积大,因而也较稳

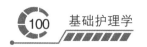
定,常用于步态极为不稳的病人或地面较不平时。手杖底端的橡胶底垫应有吸力、弹性好、宽面并有凹槽,这样能加强手杖的摩擦力和稳定性,以防跌倒。

(2)拐杖:是提供给短期或长期残障者离床时使用的一种支持性辅助用具(图5-15)。

长度合适、安全稳妥的拐杖需符合以下方面:①合适的长度为使用者身高减去40 cm。②使用时,使用者双肩放松,身体挺直站立,腋窝与拐杖顶垫间相距2～3 cm,以手臂持重,不能用腋部持重,以免造成腋下神经损伤。拐杖底端应侧离足跟15～20 cm。握紧把手时,手肘应可以弯曲。③拐杖底面应较宽并有较深的凹槽,且具有弹性。

病人使用拐杖走路的方法有以下几种。①两点式:走路顺序为同时出右拐杖和左脚,然后出左拐杖和右脚。②三点式:两拐杖和患肢同时伸出,再迈出健肢。③四点式:为最安全的步法。先出右拐杖,而后左脚跟上,接着出左拐杖,右脚再跟上,始终为三点着地。④跳跃法:先将两侧拐杖向前,再将身体跳跃至两拐杖中间处。常为永久性残疾者使用。

(3)助行器:一种四边形的金属框架,一般用铝合金材料制成,可将病人保护其中,自身轻,有些带有脚轮。助行器的特点是支撑面积大,稳定性好。适用于上肢健康,下肢功能较差的病人。

步行式助行器:适用于下肢功能轻度损害的病人。无脚轮,稳定性好,可调节高度,高度选择类似手杖长度的测量方法。使用时,双手提起两侧扶手,同时向前将其放于地面,然后双脚迈步跟上(图5-16)。

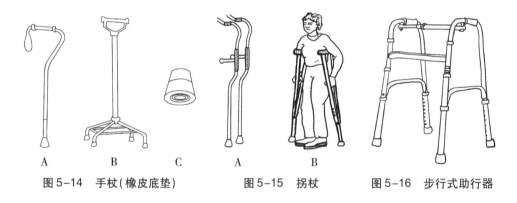

图5-14　手杖(橡皮底垫)　　图5-15　拐杖　　图5-16　步行式助行器

轮式助行器:适用于上下肢功能均较差的病人。有脚轮易于推行移动。使用时,不用将助行器提起、放下,用力下压可自行刹车。

3.注意事项

(1)选用助行器时,应首先对病人进行评估,以确定助行器的种类。

(2)使用者意识清楚,身体状态良好且稳定。

(3)使用者的手臂、肩部或背部应无伤痛,活动不受限制,以免影响手臂的支撑力。

(4)选择合适的助行器。不合适的助行器与错误的使用姿势可导致病人跌倒或腋下神经损伤、腋下和手掌挫伤,还会引起背部肌肉劳损、酸痛。

(5)调整拐杖、手杖及助行器后,将全部的螺钉拧紧,使橡胶底垫或轮轴靠牢拐杖、手杖及助行器底端,并应经常检查以确定橡胶底垫的凹槽能否产生足够的吸力和摩擦力。

(6)使用助行器时,病人的鞋要合脚、防滑,衣服要宽松、合身。

(7)练习场地应宽敞,避免拥挤和注意力分散,同时地面应保持干燥,无可移动的障碍物。必要时备一把椅子,供病人疲劳时休息。

第二节　护理职业防护

护理工作环境是治疗与护理病人的场所,护士在为病人提供护理服务的过程中,常暴露于各种现存的和潜在的职业危险因素中,对其身心健康造成不同程度的伤害。因此,护士应具备护理职业防护的相关知识和能力,以更好地维护身心健康,提高职业生命质量。

一、职业防护的相关概念及意义

(一)职业防护的相关概念

1. 职业暴露　是指从业人员由于职业关系而暴露在有害因素中,从而有可能损害健康或危及生命的一种状态。

2. 职业防护　是针对可能造成机体损伤的各种职业性有害因素,采取有效措施,以避免职业性损伤的发生,或将损伤降低到最低程度。

3. 护理职业暴露　是指护士在从事诊疗、护理活动过程中,接触有毒、有害物质或病原微生物,以及受到心理社会等因素的影响而损害健康或危及生命的职业暴露。

4. 护理职业风险　是指在护理服务过程中可能发生的一切不安全事件。

5. 护理职业防护　是指在护理工作中针对各种职业性有害因素采取有效措施,以保护护士免受职业性有害因素的损伤,或将损伤降至最低程度。

(二)护士职业防护的意义

1. 提高护士职业生命质量　护理职业防护不仅可以避免职业有害因素对护士的伤害,还可以控制由环境和不当行为引发的不安全因素,从而减轻护士的工作压力,提高护士职业生命质量。

2. 科学规避护理职业风险　职业防护知识的学习和职业防护技能的规范化培训,可以提高职业防护的安全意识,有效控制职业危险因素,科学规避护理职业风险,减少护理差错,增加护理工作的安全感。

3. 营造轻松和谐的工作氛围　良好安全的职业环境,不仅使护士产生愉悦的心情,而且可以增加职业满意度,获得对职业选择的积极认同;缓解护士的工作压力,提高职业适应能力。

二、职业暴露的有害因素

(一)物理性因素

在日常护理工作中,常见的物理性因素有锐器伤、负重伤、温度性损伤及放射性损伤等。

1. 锐器伤　是指由医疗锐器如注射器、针头、安瓿、手术刀等造成的意外伤害,是最常见的职业性有害因素之一,其中最常见、危害性最大的是乙型肝炎、丙型肝炎和艾滋病。同时,锐器伤也可对护士造成极大的心理伤害,使其产生焦虑、抑郁、悲观、恐惧的情绪,甚至影响护理职业生涯。

2. 负重伤　是指临床护士由于工作性质,经常需要搬运重物,如搬运病人、协助病人更换体位导致腰部负荷过重容易出现腰椎间盘突出、腰肌劳损的病症。此外,护士在工作中站立时间较久,还可引发下肢静脉曲张等。

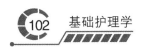

3. 温度性损伤　常见的温度性损伤有热水所致的烫伤;各种电器的使用,如烤灯、高频电刀使用不当所致的电灼伤。

4. 放射性损伤　在日常工作中,护士需定期消毒病室、治疗室等,不可避免会接触到紫外线等放射性物质,如果防护不当,可导致眼睛、皮肤等不同程度的受损。

(二)生物性因素

生物性因素是指医务人员在从事规范的诊断、治疗、护理及检验等工作中,意外沾染、吸入的病原微生物或接触含有病原微生物的污染物。生物性因素是影响护士职业安全最常见的职业性有害因素。常见的生物性因素有细菌、病毒、支原体、真菌等微生物,其中细菌和病毒最常见。

1. 细菌　护理工作环境中常见的致病菌有葡萄球菌、肺炎链球菌等,广泛存在于病人的各种血液、体液、分泌物、排泄物及病人直接或间接污染的物品中,其传播途径有皮肤、呼吸道、消化道及血液等。护士是否发病以及病情轻重主要与接触的细菌种类、暴露剂量、暴露方式及自身的免疫力有关。

2. 病毒　护理工作环境中常见的病毒有肝炎病毒、人类免疫缺陷病毒(HIV)及冠状病毒等。护士因职业性损伤感染的疾病中,最常见、最危险的乙型肝炎、丙型肝炎及艾滋病均由病毒引起。

(三)化学性因素

化学性因素是指医务人员在从事规范的诊断、治疗、护理及检验等工作中,通过多种途径接触到的化学物质。在日常护理工作中,护士长期接触多种化学消毒剂、抗肿瘤化疗药物及麻醉废气等,可造成身体不同程度的损伤。

1. 消毒剂　常用消毒剂如甲醛、过氧乙酸、戊二醛及含氯消毒剂等通过皮肤接触和呼吸道吸入等途径使护士受到损伤,主要表现为皮肤过敏,出现黏膜瘙痒、红肿、干燥、脱皮症状,还可造成鼻炎、角膜炎、结膜灼伤等。长期接触会出现肺纤维化和肝脏损害,甚至还会损伤中枢神经系统,表现为头痛及记忆力减退。

2. 化疗药物　常用化疗药物有环磷酰胺、氨甲蝶呤、长春新碱、5-氟尿嘧啶、铂类及紫杉醇等。护士在准备药物、注射过程中及药物使用后处理过程中如果防护不当可给护士带来潜在危害。化疗药物的毒性反应有剂量依赖性,即使日常工作中沾染的剂量很小,但长期接触会因其蓄积作用而产生危害,常表现为白细胞、血小板减少,脱发等,而且还会有远期影响,如致癌、致畸、致基因突变等危险。

3. 麻醉废气　主要指异氟烷等,短时间吸入麻醉废气可引起头痛、注意力不集中、应变能力差及烦躁等问题;长期吸入麻醉废气,在机体蓄积后,可产生慢性氟化物中毒、遗传性影响(包括致癌、致畸、致基因突变)。

4. 汞　汞是医院常见又极易被忽视的有毒因素。汞式血压计、汞式体温计及水温计等是最常用护理操作用品。如果对漏出的汞处理不当,可对人体产生神经毒性和肾毒性作用。

三、护理职业防护的管理

为了营造安全的护士职业环境,规范护士的职业安全防护工作,预防护理职业暴露的发生,保证发生职业暴露后能够得到及时处理,要依据和参照国家法规,必须充分做好防护管理工作。

(一)完善组织管理

职业安全组织管理分为医院职业安全管理委员会、职业安全管理办公室和科室职业安全管理小组三级管理,每级分别承担相应的职业安全管理工作。

(二)建立健全规章制度,提高整体防护能力

1.规范各类操作行为 制定预防职业损伤的工作指南并完善相应的操作规程,规范各类操作行为,减少职业暴露的发生。

2.建立健全各项规章制度 健全各项规章制度并认真遵照执行,如健全职业防护管理制度、职业暴露上报制度、职业暴露处理程序、医疗垃圾处理制度及各种有害因素监测制度等。

(三)加强职业安全教育,强化职业防护意识

加强职业安全教育,强化护士的职业防护意识,让护士充分认识到护理工作不仅是为病人提供安全、无差错的护理服务,还要注意保护自身在工作中免受损伤,增强自我防护意识。

(四)强化和推进标准预防

采用标准预防进行护理职业防护,即认定所有病人的血液、体液、分泌物及排泄物等都具有潜在的传染性,接触时均应采取防护措施。标准预防技术包括洗手、戴口罩、手套、戴护目镜和穿隔离衣等,通过采取综合防护措施,减少职业暴露的机会。护士必须正确掌握各级防护标准、防护措施及防护物品的使用方法,以防止防护不足或防护过度。

(五)改进护理防护设备

医院管理者要充分做好护士职业安全防护、创造安全健康的工作环境、完善的检测系统、改进防护设备及用品,如层流手术室(安装麻醉废气排放管道)、生物安全柜、感应式洗手设施;采用安全的注射装置和符合国际标准的一次性锐器收集盒等。

四、常见护理职业暴露及预防措施

(一)锐器伤

锐器伤是一种常见的职业损伤。引起锐器伤的利器种类有两种。①金属类:主要有注射器针头、各种穿刺针、静脉输液(血)器针头、手术使用的缝合针及手术刀片、手术剪刀等。②玻璃类:主要有玻璃安瓿、玻璃药瓶、玻璃输液瓶、玻璃器皿及体温计等。

1.锐器伤的发生原因

(1)护士因素:①自我防护意识淡薄。护士对锐器伤的危害性认识不足,是发生锐器伤不可忽视的重要原因。②技术操作不规范,导致意外损伤。如手术中使用的锐器较多,传递刀、剪、针等不规范,易造成自伤或伤及他人,直接用手接触锐器,徒手掰安瓿等,这些都与锐器伤的发生有密切关系。③身心疲劳。护理人员配备不足、工作量及压力过大,易使护士出现精力不集中、身心疲乏而导致误伤。

(2)病人因素:在工作中遇到一些极度不配合的病人(如酗酒、精神病病人),护士在操作中易产生紧张情绪,导致操作失误而发生锐器伤。

(3)医院管理因素:①教育培训不够,对新护士未进行安全防护教育相关培训,缺乏防护知识。②防护用品配备不足,如未引进具有安全防护功能的一次性医疗用品,如安全型留置针、无针静脉注射系统等;考虑医疗用品成本而限制手套的使用。

2.锐器伤预防措施

(1)建立锐器伤防护制度,增强自我防护意识

1)强化和完善制度建设:严格执行护理操作常规和消毒隔离制度,执行普及性防护措施,规范操作行为,培养良好的职业素质。

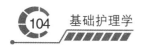

2）戴手套、洗手：在进行有可能接触病人血液、体液的诊疗和操作时必须戴手套,操作完毕脱去手套后应立即洗手,必要时进行手消毒,如果手部皮肤有破损必须戴双层手套。

（2）规范锐器使用时的防护：①在进行侵入性操作过程中,要保证光线充足,严格按规程操作。②使用后的锐器必须及时放入防渗漏的锐器收集盒。③吸药液时严格遵循无菌操作原则。④打开安瓶时,应先用砂轮划痕,再使用纱布掰开安瓶。⑤制订手术中刀、剪、针等器械摆放及传递的规定,规范器械护士的基本操作。

（3）纠正易引起锐器伤的危险行为：①禁止用手直接接触使用后的针头、刀片、缝针等锐器。②禁止抽吸药液后用双手回套针帽。③禁止用双手分离污染的针头和注射器。④禁止用手直接接触使用后的针头、刀片等锐器。⑤禁止用手折弯或弄直污染针头。⑥禁止直接接触医疗废物。

（4）严格管理医疗废物：使用后的锐器,应统一使用符合国际标准的锐器收集盒进行处理,不应与其他医疗垃圾混放。锐器收集盒装满2/3即停止使用并进行封存。

（5）加强护士的健康管理：①建立护士健康档案,定期为护士体检,并接种相应的疫苗。②对已发生的锐器伤,建立登记上报制度。③建立锐器伤处理流程。④建立受伤护士的监控体系,追踪伤者的健康状况。⑤积极关心受伤护士的心理变化,做好心理护理,及时有效地采取预防补救措施。

（6）适当调整护士的劳动强度和心理压力：实行弹性工作制,合理配置人力资源减轻护士的劳动强度和心理压力,提高其工作效率和质量。

（7）使用具有安全装置的护理器材：选用安全性能好的护理用品,如可来福接头、无针螺口输液器等无针输液系统。

（8）护理不合作病人时加强防护：对于躁动不安、神志不清或者不愿意配合的病人,护士在操作前要与病人及其家属进行充分沟通,以取得他们的理解和信任进行必要的肢体约束,减少锐器伤发生。

3. 锐器伤的应急处理流程

（1）受伤护士要保持镇静,戴手套者按规范迅速脱去手套。

（2）处理伤口。①立即用手从伤口的近心端向远心端挤压受伤部位,尽可能把伤口处的血液挤出,禁止在伤口部位来回挤压,以免产生虹吸现象将污染血液吸入血管,增加感染机会。②用肥皂水和大量流动水冲洗伤口,被暴露的皮肤或黏膜处应用生理盐水反复冲洗。③用75%乙醇或0.5%碘伏消毒伤口,并包扎。

（3）立即向部门负责人报告,及时填写锐器伤登记表,上报医院感染管理科,并按要求上报不良事件,分析整改。

（4）评估锐器伤。根据伤口深度、范围、暴露时间及血液中含有病原微生物的种类及数量进行评估,并做相应处理。

（5）血清学检测与处理原则。立即对受伤护士进行血清学检测,同时根据病人血清学结果,尽可能在24 h内采取预防补救措施（表5-1）。

表5-1　锐器伤后血清学检测结果与处理原则

护士血清结果	病人血清结果	处理原则
HBsAg(+)或 抗-HBs(+)或 抗-HBc(+)	HBsAg(+)	不需要注射疫苗或乙肝免疫球蛋白
抗-HBs<10 mU/mL 或抗-HBs 水平不详	HBsAg(+)	24 h内注射乙肝免疫球蛋白,并于受伤当天、第 1 个月、第 6 个月接种乙肝疫苗,第 3 个月、6 个月监测 HBsAg、抗-HBs、ALT

续表5-1

护士血清结果	病人血清结果	处理原则
抗-HCV(-)	抗-HCV(+)	于受伤当天,第1个月、3个月、6个月监测抗-HCV、ALT,根据复查结果进行抗病毒治疗
抗-HIV(-)	抗-HIV(+)	①由专家评估可立即预防性用药,并进行医学观察1年。②于受伤当天,第4周、8周、12周、6个月时监测抗-HIV。③预防性用药最好在4 h内实施,最迟不超过24 h,即使超过24 h,也应实施预防性用药。预防性用药方案可分为基本用药程序和强化用药程序。基本用药程序一般选用两种逆转录酶抑制剂,强化用药程序是在基本用药基础上加一种蛋白酶抑制剂,都使用常规治疗剂量,连续使用28 d

(二)血源性病原体职业暴露

血源性病原体是指存在于血液和某些体液中的能引起人体疾病的病原微生物,例如 HBV、HCV和 HIV 等。在为病人提供护理服务时,应采取综合性防护措施,减少护士感染 HBV、HCV 或 HIV 等的机会。

1. 血源性病原体职业暴露的发生原因

(1)接触病人血液、体液的操作:进行接触血液、体液的操作时未戴手套;处理工作台面、地面及墙壁的血液、体液时直接擦洗,未先进行消毒;抢救病人时,病人的血液、体液、分泌物溅入护士的眼睛、鼻腔或口腔中;护士的手(尤其是手部有破损时)接触病人的血液、体液,未及时采取有效的防护措施;为病人实施心肺复苏时,徒手清理口腔分泌物及口对口人工呼吸。

(2)与针刺伤有关的操作:针刺伤最容易发生在针头使用后的丢弃环节。

2. 血源性病原体职业暴露的预防措施

(1)洗手:护士在护理病人前后、无菌操作前、接触病人周围环境及物品后、接触血液、排泄物、分泌物及污染物品前后,无论是否戴手套都要洗手,必要时可进行手消毒。

(2)做好个人防护:可能发生血源性病原体职业暴露的主要科室,如手术室、妇产科病房、产房、普通病房的外科操作、口腔科、骨科、供应室等,护士应常规实施职业防护(戴手套、口罩、护目镜及穿隔离衣等)。

(3)戴手套:护士有可能接触病人的血液、体液、排泄物、分泌物、进行体腔及血管的侵入性操作或处理被病人体液污染的物品和锐器时,均应戴手套,护士手上有伤口时应戴双层手套。

(4)戴口罩和护目镜:在处理病人血液、体液及分泌物等有可能溅到医务人员眼睛、鼻腔及口腔时,应戴口罩和护目镜,以保护眼睛和面部。

(5)穿隔离衣:在身体有可能受到血液、体液、分泌物和排泄物污染,或进行特殊手术时应穿隔离衣。

(6)安全注射:安全注射是指注射时不伤及病人和护士,并且保障注射所产生的废物不对社会造成危害。尽量选用安全性能好的安全注射用品,并遵守安全操作规程。安全注射后要正确处理针头及其他锐器。

(7)医疗废物及排泄物的处理:所有一次性医疗废物都应放在有标记的双层防水污物袋内,密封并贴上特殊标记,送往指定地点进行无害化处理。

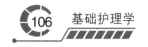

(三)化疗药物职业暴露

化学药物治疗(简称化疗)是指对病原微生物和寄生虫所引起的感染性疾病以及肿瘤采用的治疗方法。研究证明,化疗药物在杀伤肿瘤细胞、延长肿瘤病人生存时间的同时,可通过多种途径给经常接触的护士带来一定的潜在危害。

1. 化疗药物职业暴露的原因

(1)化疗药物准备过程中:在药物稀释时的振荡过程中,可能发生药物接触。

(2)注射操作过程中:静脉注射药物前排气或注射时针头连接不紧密等,导致药液外渗,都可能发生药物接触。

(3)处理化疗药物使用后的过程中:使用过的化疗药物空瓶或剩余药物处理不当,可污染工作环境或仪器设备。

(4)直接接触化疗病人的排泄物、分泌物或其他污染物:病人的唾液、呕吐物、尿液及汗液中均含有低浓度的化疗药物,其污染被服或工作环境。如果处理不当,可使护士接触到化疗药物。

2. 化疗药物职业暴露的预防措施　化疗药物的防护应遵循两个原则:①减少与化疗药物的接触;②减少化疗药物对环境的污染。具体防护措施如下。

(1)配备专业人员:化疗药物配制室的护士应经过药理学、化疗药物操作规程、废弃物处理等专门培训,并通过专业理论和技术操作考核。化疗护士要定期检查肝肾功能、血常规等,妊娠期及哺乳期护士避免直接接触化疗药物。

(2)配制化疗药物的环境要求:为了避免化疗药物配制过程中造成环境和人员的污染,应在静脉药物配置中心(pharmacy intravenous admixture service,PIVAS)对化疗药物集中配制。根据我国静脉治疗护理技术操作规范(WS/T 433—2013)规定,化疗药物配制室应配置符合要求的Ⅱ级或Ⅲ级垂直层流生物安全柜,防止在化疗药物配制过程中,药物扩散到空气中形成肉眼看不见的气雾或气溶胶对护士产生伤害,使之达到安全处理化疗药物的防护要求。还要配备溢出包,内含防水隔离衣、一次性口罩、护目镜、面罩、乳胶手套、鞋套、吸水垫及垃圾袋等。其操作台面应覆以一次性防渗透性防护垫,吸附溅出的药液,以减少药液对操作台面的污染,操作过程中一旦污染应立即更换或每日工作结束后立即更换。

(3)化疗药物配制时的防护:化疗药物配制时要严格按照操作规程进行操作。

1)操作前准备:配置时要穿一次性低渗透性隔离衣,戴一次性口罩、帽子,乳胶加聚氯乙烯双层手套,戴护目镜。

2)正确打开安瓿:打开安瓿前轻弹其颈部,使附着的药粉降至瓶底,掰开安瓿时应垫无菌纱布,开口应避开面部方向,避免药液、药粉外溢,并防止划破手套。

3)溶解药物:将溶媒沿瓶壁缓慢注入瓶底,待药粉完全溶解后再行晃动,以防药液外溢。

4)规范地稀释和抽吸药液:①稀释瓶药液及抽吸药液时,应插入双针头,以排除瓶内压力,防止针栓脱出造成污染。②抽取药液时在瓶内进行排气和排液后再拔针,不要将药物排于空气中或外溅到周围环境里。③使用针腔较大的注射器抽取药液,抽取药液以不超过注射器容量 3/4 为宜。④抽出药液后放入垫有聚乙烯薄膜的无菌盘内备用。

5)操作后的处理:操作结束后,用水冲洗和擦洗操作台。脱去手套后彻底冲洗双手并进行沐浴,以减轻药物的毒副作用。

(4)化疗药物给药时的防护:①静脉给药时护士应戴一次性口罩、帽子和手套。②静脉给药时确保注射器及输液管接头处紧密连接,以防药物外漏,采用全密闭式输注系统。③需要从茂菲氏滴管加药时,应用无菌棉球围在滴管开口处再进行加药,加药速度不宜过快。

（5）化疗药物外溢的处理：如果化疗药物外溅，医务人员应穿戴防护用品如一次性口罩、面罩、防水隔离衣、双层手套、鞋套等，立即标明污染范围，避免他人接触。若为粉剂药物外溢则用湿纱布垫擦拭，污染表面用清水清洗。如果水剂药物溢出，应使用吸水纱布垫吸附。此外记录外溢药物的名称、时间、溢出量、处理过程及受污染人员。

（6）化疗药物职业污染物品的集中处理：①在存储、配制和应用化疗药物的所有区域都应配备专用的废弃物收集容器；所有在接收、存储和应用过程中有可能接触化疗药物的一次性物品（包括一次性注射器、输液器、针头、防护用品）、废弃安瓿及药瓶等，都应视为化疗药物废弃物，使用后必须放置在有毒性药物标识的专用容器中。②处理 48 h 内接受过化疗病人的分泌物、呕吐物、排泄物、血液时，必须穿隔离衣、戴手套。

3. 化疗药物职业暴露后的处理流程　在配制、使用和处理污染物过程中，如果眼睛、皮肤直接接触到化疗药物或防护用品不慎被污染，应首先立即脱去手套或隔离衣，然后立即用肥皂水清洗污染部位的皮肤（眼睛被污染时应用清水或等渗洁眼液冲洗眼睛），记录暴露情况，必要时及时就医。

（四）负重伤

1. 负重伤的原因

（1）工作强度大：护士经常需要搬运病人、为病人翻身、长时间站立等。

（2）长期蓄积性损伤：长期蓄积性损伤是护士发生腰椎间盘突出的重要诱发因素。护士在临床护理工作中，扭转、弯腰动作较多，对腰部损伤较大。长期蓄积性损伤可导致腰部负荷进一步加重。

2. 负重伤预防措施

（1）加强锻炼，提高机体免疫力：护士利用业余时间进行瑜伽、游泳、太极拳、慢跑等体育活动，可增加骨关节活动度，预防负重伤的发生。

（2）正确运用人体力学原理，保持正确工作姿势：在护理工作中合理运用人体力学的原理可起到节力的作用。避免长时间维持同一工作姿势，要经常变换体位，以缓解肌肉、关节及骨骼疲劳。

（3）促进下肢血液循环：长期站立时，可两腿交替承重或适当做踮脚动作，促进小腿肌肉收缩，减少静脉淤血；穿弹力袜减轻或消除下肢沉重感和疲劳感。

（4）使用劳动保护用品：护士在工作中可以佩戴腰围，以增加腰部的稳定性；穿软底鞋、弹力袜，以促进下肢血液回流，预防下肢静脉曲张。

（5）建立良好生活方式：护士应在生活中养成良好习惯，去除各种诱发因素，加强对局部组织的保护，如卧硬板床休息，床垫和枕头的厚度要适宜；从事家务劳动时，注意避免长时间弯腰或尽量减少弯腰次数，减少持重物的时间及重量，预防负重伤的发生。

（五）汞泄漏职业暴露

汞是对人体健康危害极大而且环境污染持久的有毒物质，如临床常用的血压计、体温计及水温计等都含有汞。一支体温计含汞 1 g，一台血压计约含汞 50 g。1 支体温计被打碎后，外漏的汞全部蒸发，可使 15 m² 房间的空气汞浓度达 22.2 mg/m³。国家标准规定室内空气汞的最大允许浓度为 0.01 mg/m³，如果空气中汞含量大于 10~16 mg/m³，可能危及人体健康。

1. 汞泄漏的原因

（1）体温计使用不规范。①护士原因：未给病人详细讲解体温计的使用方法；未按时收回体温计或收回时未按规范放入容器内；甩体温计方法不正确等。②病人原因：病人不慎摔破或折断体温计导致汞泄漏。

（2）血压计使用不规范。①给血压计加压时，打气过快过猛，压力过大，导致汞从玻璃管中喷出。②使用完毕忘记关闭汞槽的开关,在合上血压计时,玻璃管中的汞就会泄漏。③血压计使用完毕关闭汞槽开关时,未倾斜血压计,使部分汞没有回到零位刻线以下,合上血压计盖时,这部分汞容易发生泄漏。④再次测量血压时,玻璃管上端的残余汞还没有回到零位刻线以下,就开始加压,导致玻璃管上端的汞从顶端喷出。⑤血压计故障。

2. 汞泄漏的预防措施

(1)提高对汞泄漏危害的认识:加强对护士的专题培训,让其知晓汞的致毒途径和危害,能正确处理体温计、血压计泄漏的汞。同时在病人使用体温计时,应加强宣教,交代其使用注意事项,防止摔破或折断体温计导致汞泄漏。

(2)加强管理,完善应对体系:建立汞泄漏化学污染的应急预案,规范汞泄漏的处理流程,配备汞泄漏处置包(内有硫黄粉、三氯化铁、小毛笔及收集汞专用的密闭容器等)。有条件者可使用电子体温计和电子血压计。

3. 汞泄漏的应急处理

(1)暴露人员管理:一旦发生汞泄漏,室内人员应转移到室外,如果有皮肤接触,立即用水清洗。打开门窗通风,关闭室内所有热源。

(2)收集汞滴:穿戴防护用品,如戴防护口罩、乳胶手套、防护围裙或防护服、鞋套。用一次性注射器抽吸泄漏的汞滴,也可用纸卷成筒回收汞滴,放入盛有少量水的容器内,密封好并注明"废弃汞"字样。

(3)处理散落的汞滴:对散落在地缝内的汞滴,取适量硫黄粉覆盖,保留 3 h,硫和汞能生成不易溶于水的硫化汞,或者用20% 三氯化铁 5 ~ 6 g 加水 10 mL,使其呈饱和状态,然后用毛笔蘸其溶液在汞残留处涂刷,生成汞和铁的合金,消除汞的危害。

(4)处理汞污染的房间:关闭门窗,用碘 1 g/m³ 加乙醇点燃熏蒸或用碘 0.1 g/m³ 撒在地面 8 ~ 12 h,使其挥发的碘与空气中的汞生成不易挥发的碘化汞,可以降低空气中汞蒸气的浓度,结束后开窗通风。

▶ 本章小结 ◀

病人的安全与护士的职业安全,共同构成护理安全。护理安全管理是提高护理质量的首要保证。因此,护士应懂得安全护理的重要性,具有评估影响个体及环境安全的能力,对医院常见的不安全因素采取有效的防范措施,在护理工作的各个环节把好安全关,努力为病人提供一个安全的治疗和休息环境,以满足病人的安全需要。护士在确保病人安全的同时,因其工作性质和工作环境的特殊,常常暴露于各种现存的和潜在的职业危险因素中,护士在工作中应树立职业危害的防范意识,具备对职业危害因素的认识、辨别和处理的基本知识和能力,以保护自身的身心健康和职业安全。

(李　妍　宋晓丽)

自测题　　　　　　　参考答案

第六章 病人的清洁卫生

▓▓▓▓▓▓▓ **学习目标** ▓▓▓▓▓▓▓

1. 知识目标:掌握常用的口腔护理溶液及其作用,压疮发生的原因、高危人群及易患部位;熟悉口腔护理、头发护理、皮肤护理及会阴护理的评估内容,口腔护理、头发护理、皮肤护理及会阴护理的目的和操作注意事项;了解晨晚间护理的目的和内容。

2. 能力目标:能够正确描述并解释压力、剪切力、摩擦力的概念;能够正确举例说明压疮发生的高危人群及预防措施;能够正确比较压疮各期临床表现,并能说明治疗和护理要点。

3. 素质目标:能运用所学知识为病人进行口腔护理、皮肤护理、会阴部护理;能正确运用所学知识对病人进行各种清洁卫生的健康教育;能正确指导病人采取有效措施预防压疮的发生;依据压疮分期采取相应的治疗和护理措施。

临床案例

病人张某,女,80 岁,因外伤导致左髋部疼痛活动受限 2 h 入院。X 射线显示左股骨颈骨折,测 T 37 ℃,R 21 次/min,P 90 次/min,BP 130/80 mmHg,医嘱给予其左下肢骨牵引治疗。

问题:①病人目前的主要问题是什么? 出现该问题的主要原因是什么? ②护士应采取哪些护理措施帮助病人解决该问题?

第一节 口腔护理

口腔是人体健康的重要组成部分,它与全身健康密切相关。口腔疾病不仅给人们的口腔健康带来影响,还可能进一步影响食欲、营养摄入以及精神状态。因此,了解口腔护理的基本知识和技能是护士学习的必备内容。通过定期刷牙、使用牙线、口腔漱洗液等口腔护理措施,可以有效去除食物残渣和细菌,减少牙菌斑和龋齿的风险。此外,口腔护理还包括观察口腔黏膜的健康状况,及时发现口腔病变,保证及时治疗和康复。本节将系统介绍口腔护理的意义、口腔状况的评估及常见的口腔护理技术。同时,将提供一些实用的口腔护理建议,能更好地进行口腔护理操作,为病人提供全面而有效的护理。

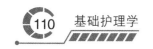

一、口腔护理的意义

口腔由牙齿、牙龈、颊、软腭及硬腭等组成,具有摄取、咀嚼和吞咽食物,以及发音、感觉、消化等重要功能。口腔的特殊生理结构和温度、湿度及食物残渣等,非常适宜微生物的生长繁殖,是病原微生物侵入机体的主要途径之一。良好的口腔卫生可促进机体的健康和舒适。正常情况下,口腔内存在大量的致病性和非致病性微生物。健康人由于机体抵抗力强,唾液中溶菌酶的杀菌作用,以及每日饮水、进食、刷牙、漱口等活动起到了减少或清除细菌的作用,不会出现口腔问题。当患病时,机体抵抗力下降,上述活动减少,为口腔内病原微生物的繁殖创造了条件,易发生口腔炎症、溃疡甚至继发腮腺炎、中耳炎等并发症;同时还可引起口臭、龋齿影响食欲及消化功能,甚至影响病人形象,产生一定的社交障碍。

口腔护理是临床护理工作的重要环节,护士应认真评估病人的口腔卫生状况,指导病人掌握正确的口腔清洁技术,从而维持良好的口腔卫生状况。对于机体衰弱和(或)存在功能障碍的病人,护士需根据其病情及自理能力。协助病人完成口腔护理可保持口腔清洁、预防感染,促进口腔正常功能的恢复,从而提高病人生活质量。

二、口腔状况的评估

口腔评估的目的是确定病人现存的或潜在的口腔卫生问题,以制订护理计划并提供恰当的护理措施,从而预防或减少口腔疾患的发生。

1.口腔卫生及清洁状况　口腔卫生状况的评估包括口唇、口腔黏膜、牙齿、舌、腭、唾液及口腔气味。此外,还包括评估病人日常口腔清洁习惯,如刷牙、漱口或清洁义齿的方法、次数及清洁程度。

2.自理能力　评估病人口腔清洁过程中的自理程度,对于记忆功能减退或丧失的病人,可能需要他人提醒或指导才能完成口腔清洁活动;对于对自我照顾能力表示怀疑的病人,应鼓励其增强自我照顾能力。

3.对口腔卫生保健知识的了解程度　评估病人对保持口腔卫生重要性的认识程度及预防口腔疾患等相关知识的了解程度,如刷牙方法、口腔清洁用具的选用、牙线的使用方法、义齿的护理,以及影响口腔卫生的因素等。常用的口腔护理评估工具包括修订版口腔评估指引(revised oral assessment guide,ROAG)、口腔健康评估表(oral health assessment tool,OHAT)、简明口腔健康检查表(brief oral health status examination,BOHSE)、基于整体护理的口腔评估工具(holistic and reliable oral assessment tool,THROAT)等。

为病人进行口腔护理前,应对病人的口腔卫生状况、自理能力及口腔卫生保健知识水平进行全面评估。评估时,可以采用口腔护理评估表(表6-1),将口腔卫生状况分为好、一般和差,分别记1分、2分和3分。总分为各项目之和,分值范围为12~36分。分值越高,表明病人口腔卫生状况越差,越需加强口腔卫生护理。

口腔特殊问题,评估病人是否存在特殊口腔问题。佩戴义齿者,取下义齿前观察义齿佩戴是否合适,有无连接过紧,说话时是否容易滑落;取下义齿后观察义齿内套有无牙石、牙菌斑及食物残渣等,检查义齿表面有无破损和裂痕等。因口腔或口腔附近的治疗、手术等原因佩戴特殊装置或管道者,应注意评估佩戴情况、对口腔功能的影响及是否存在危险因素。

表6-1 口腔护理评估表

部位	分值		
	1分	2分	3分
黏膜	湿润、质软	干燥、完整	干燥、黏膜破损或有溃疡面
牙床	无出血及萎缩	轻度萎缩,出血	牙床有萎缩,容易出血,肿胀
舌	湿润,少量舌苔	干燥,或有中量舌苔	干燥或湿润,有大量舌苔,或覆盖黄色舌苔
气味	无味或有味	有难闻气味	有刺鼻气味
牙/义齿	无龋齿,义齿合适	无龋齿,义齿不合适	有许多空洞,有裂缝,义齿不合适,齿间流脓液
牙垢或牙石	无牙垢或有少许牙石	有少量至中量牙垢或中量牙石	大量牙垢或牙石
唇	湿润,质软,无裂口	干燥、有少量结痂,皮有裂口,有出血倾向	干燥,有裂口,有大量皮痂,有分泌物,易出血
损伤	无	唇有损伤	口腔内有损伤
硬腭	湿润,无或有少量碎屑	干燥,有少量或中量碎屑	干燥或湿润,有大量碎屑
唾液	中量、透明	少量或过多量	半透明或黏稠
自理能力	完全自理	部分依赖	完全依赖
健康知识	大部分知识来自实践,刷牙有效,用牙线清洁牙齿	有些错误观念,刷牙有效,未使用牙线清洁牙齿	有许多错误观念,很少清洁口腔,刷牙无效,未使用牙线清洁牙齿

三、口腔的清洁护理

(一)口腔的卫生指导

护士应向病人解释口腔卫生的重要性,介绍口腔护理的有关知识,指导病人养成良好的饮食习惯和口腔卫生习惯。

1. 正确选择和使用口腔清洁用具 ①牙刷的选择:应选用外形较小,刷毛柔软,表面光滑的牙刷。牙刷一般每3个月更换1次。②牙膏的选择:可以选用一般市售合格牙膏。药物牙膏一般能抑制细菌生长,脱敏防蛀,根据个人需要选择。牙膏不宜固定品牌,应轮换使用。

2. 采用正确的刷牙方法 刷牙通常于晨起和就寝前进行,每次餐后也建议刷牙。目前提倡的刷牙方法如下。①颤动法(图6-1A):是指将牙刷毛面与牙齿呈45°,刷头向牙龈方向,使刷毛进入龈沟和相邻牙缝内,作短距离环形颤动。每次只刷2~3颗牙齿,刷完一个部位再刷相邻部位。刷前排牙齿内面时,用刷毛顶部以环形颤动方式刷洗;刷咬合面时,将刷毛压在咬合面上,使毛端深入裂沟区做短距离的前后来回颤动。②竖刷法(图6-1B):将牙刷刷毛末端置于牙龈和牙冠交界处,沿牙齿方向轻微加压,并顺牙缝纵向刷洗,而后嘱病人彻底漱口,清除口腔内的食物碎屑和残余牙膏。必要时可重复刷洗和漱口,直至口腔完全清洁。最后用清水洗净牙刷,甩去多余水分后控干待用。

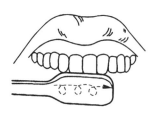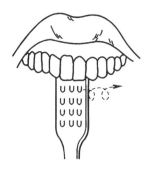

A.颤动法　　　　　　　　　B.竖刷法

图6-1　刷牙方法

3.正确使用牙线　牙线可清除牙间隙食物残渣,去除齿间牙菌斑,预防牙周病。尼龙线、丝线及涤纶线均可作牙线材料。建议每日使用牙线剔牙,两次餐后立即进行效果更佳。

具体操作方法是将牙线两端分别缠于双手示指或中指,以拉锯式将其嵌入牙间隙。拉住牙线两端使其呈"C"形,滑动牙线至牙龈边缘绷紧牙线,沿一侧牙面前后移动以清洁牙齿侧面。然后用力弹出,再换另一侧,反复数次直至牙面清洁或将嵌塞食物消除(图6-2)。正确使用牙线后,需彻底漱口以清除口腔内的碎屑,操作中注意对牙齿侧面施加压力时,施力要轻柔,切忌将牙线猛力下压而损伤牙龈。

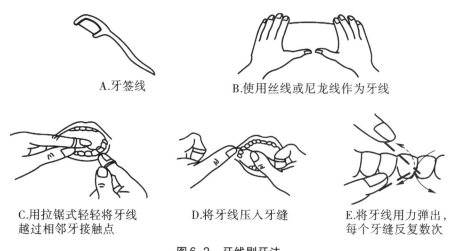

A.牙签线　　　　　　　　　B.使用丝线或尼龙线作为牙线

C.用拉锯式轻轻将牙线　　D.将牙线压入牙缝　　E.将牙线用力弹出,
越过相邻牙接触点　　　　　　　　　　　　　　每个牙缝反复数次

图6-2　牙线剔牙法

(二)义齿的清洁护理

牙齿缺失者通过佩戴义齿可促进食物咀嚼,维持良好的口腔外形和个人外观。日间佩戴义齿,因其会积聚食物碎屑、牙菌斑及牙石,故应在餐后取下义齿进行清洗,其清洗方法与刷牙法相同。夜间休息时,应将义齿取下,使牙龈得到充分休息,防止细菌繁殖,并按摩牙龈。当病人不能自行清洁口腔时,护士应协助病人完成义齿的清洁护理。操作时护士戴手套,取下义齿,清洁义齿并进行口腔护理。取下的义齿应浸没于贴有标签的冷水杯中,每日换水1次。注意勿将义齿浸于热水或乙醇中,以免变色、变形及老化。佩戴义齿前,护士应协助病人进行口腔清洁,并保持义齿湿润以减少摩擦。

（三）特殊口腔的护理

对于高热、昏迷、危重、禁食、鼻饲、口腔疾患、术后及生活不能自理的病人,护士应遵医嘱给予特殊口腔护理,一般每日2~3次。如病情需要,应酌情增加次数。

【目的】

1. 保持口腔清洁、湿润,预防口腔感染等并发症。

2. 去除口腔异味,促进食欲,确保病人舒适。

3. 评估口腔变化(如黏膜、舌苔及牙龈等),提供病人病情动态变化的信息。

【操作准备】

1. 护士准备　衣帽整洁,修剪指甲,洗手、戴口罩。

2. 病人准备　了解口腔护理的目的、方法、注意事项及配合要点;取舒适、安全且易于操作的体位。

3. 用物准备　治疗盘内备口腔护理包(内有治疗碗或弯盘盛棉球、弯盘、弯止血钳2把、压舌板)、水杯(内盛漱口溶液)、吸水管、棉签、液体石蜡、手电筒、纱布数块、治疗巾及口腔护理液(表6-2)。治疗盘外备手消毒液,必要时备开口器和口腔外用药(常用的有口腔溃疡膏、西瓜霜、维生素 B_2 粉末等),生活垃圾桶,医用垃圾桶。

4. 环境准备　宽敞、光线充足或有足够的照明。

【操作步骤】

1. 操作前核对、评估、与病人沟通

(1)核对病人的床号、姓名、住院号及腕带。

(2)评估病人的年龄、病情、意识、心理状态、自理能力、配合程度及口腔卫生状况。

(3)评估操作环境是否安静,室温、光线是否适宜。

2. 操作　常用口腔护理液见表6-2,特殊口腔护理见表6-3。

表 6-2　常用口腔护理液

名称	浓度	作用及适用范围
生理盐水		清洁口腔,预防感染
氯己定溶液	0.02%	清洁口腔,广谱抗菌
甲硝唑溶液	0.08%	适用于厌氧菌感染
过氧化氢溶液	1%~3%	防腐、防臭,适用于口腔感染有溃烂、坏死组织者
复方硼酸溶液(朵贝尔溶液)		轻度抑菌,除臭
碳酸氢钠溶液	1%~4%	属碱性溶液,适用于真菌感染
呋喃西林溶液	0.02%	清洁口腔,广谱抗菌
醋酸溶液	0.1%	适用于铜绿假单胞菌感染
硼酸溶液	2%~3%	酸性防腐溶液,有抑制细菌的作用

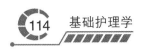

表6-3　特殊口腔护理

操作步骤	操作要点
1. 体位:协助病人侧卧或仰卧,头偏向一侧,面向护士	·便于分泌物及多余水分从口腔内流出,防止反流造成误吸 ·使病人移近护士,利于护士操作时节力
2. 铺巾置盘:铺治疗巾于病人颈下,置弯盘于病人口角旁	·防止床单、枕头及病人衣服被浸湿
3. 润湿清点棉球:倒漱口液,润湿并清点棉球数量	
4. 湿润口腔	·防止口腔干裂者直接张口时破裂出血
5. 漱口:协助病人用吸水管吸水漱口	
6. 口腔评估:嘱病人张口,护士一手持手电筒,一手持压舌板观察口腔情况。昏迷病人或牙关紧闭者可用开口器协助张口	·便于全面观察口腔内状况(溃疡、出血点及特殊气味) ·开口器应从臼齿处放入,牙关紧闭者不可使用暴力使其张口,以免造成损伤 ·有活动义齿者,取下义齿并用冷水刷洗,浸于冷水中备用
7. 按顺序擦拭:用弯止血钳夹取含有口腔护理液的棉球,拧干	·棉球应包括止血钳尖端,防止止血钳直接接触口腔黏膜和牙龈
(1)嘱病人咬合上、下齿,用压舌板撑开左侧颊部,纵向擦洗牙齿左外侧面,由臼齿洗向门齿。同法擦洗牙齿右外侧面	·止血钳须夹紧棉球,每次一个,防止棉球遗留在口腔内 ·擦洗动作应轻柔,特别是对凝血功能障碍的病人,应防止碰伤黏膜和牙龈
(2)嘱病人张开上、下齿,擦洗牙齿左上内侧面、左上咬合面、左下内侧面、左下咬合面,弧形擦洗左侧颊部。同法擦洗右侧牙齿	·棉球不可重复使用,一个棉球擦洗一个部位 ·棉球不可过湿,以不能挤出液体为宜,防止因水分过多造成误吸
(3)擦洗舌面、舌下及硬腭部	·勿过深,以免触及咽部引起恶心
(4)擦洗完毕,再次清点棉球数量	·维持口腔清爽 ·有义齿者,协助病人佩戴义齿
8. 再次评估口腔状况	·确定口腔清洁是否有效
9. 润唇:口唇涂液体石蜡或润唇膏,酌情涂药	·防止口唇干燥、破裂 ·如口腔黏膜有溃疡,局部用药
10. 操作后处理	
(1)撤去弯盘及治疗巾	
(2)协助病人取舒适卧位,整理床单位	·确保病人舒适、安全
(3)整理用物	·弃口腔护理用物于医用垃圾桶内
(4)洗手	·减少致病菌传播
(5)记录	·记录口腔异常情况及护理效果

【注意事项】

1. 昏迷病人禁止漱口,以免引起误吸。

2. 观察口腔时,对长期使用抗生素和激素的病人,应注意观察口腔有无真菌感染。

3. 传染病病人的用物需按照消毒隔离原则进行处理。

第二节 头发护理

头发护理是病人日常卫生护理的重要内容之一。头皮是人体皮脂腺分布最多的部位。皮脂、汗液伴灰尘常黏附于头发、头皮中形成污垢,并使头发散发出难闻的气味,还可能导致皮肤感染、脱发、滋生头虱和虮。有效的头发护理可维持良好的外观,维护个人形象、保持良好心态及增强自信;梳理和清洁头发,可清除头皮屑和灰尘,保持头发清洁,减少感染机会。同时,梳头可按摩头皮,促进头部血液循环,增加上皮细胞营养,促进头发生长。

一、头发状况的评估

1. **头发与头皮状况** 观察头发的分布、浓密程度、长度、颜色、韧性与脆性及清洁状况,观察头发有无光泽、发质是否粗糙及尾端有无分叉;观察头皮有无头皮屑、抓痕、擦伤及皮疹等情况,并询问病人头皮有无瘙痒。健康的头发应清洁、有光泽、浓密适度、分布均匀;头皮应清洁、无头皮屑、无损伤。头发的生长和脱落与机体营养状况、内分泌状况、遗传因素、压力及某些药物的使用等因素有关。

2. **头发护理知识及自理能力** 评估病人及家属对头发清洁护理相关知识的了解程度、病人的自理程度等。

3. **病人的病情及治疗情况** 评估是否存在因患病或治疗妨碍病人头发清洁的相关因素。

二、头发的清洁护理

多数病人可自行完成头发的清洁护理,但患病或身体衰弱会妨碍个体进行日常的头发清洁,导致头发清洁度降低。对于长期卧床、关节活动受限、肌张力降低或共济失调的病人,护士应协助其完成头发的清洁和梳理。护士在协助病人进行头发护理时,应详细询问病人的个人习惯,及时调整护理方法以适应病人病情的需要。

(一)床上梳头

【目的】

1. 去除头皮屑和污秽,保持头发清洁,减少感染机会。

2. 按摩头皮,促进头部血液循环,促进头发生长和代谢。

3. 维护病人自尊、自信,建立良好护患关系。

【操作准备】

1. **护士准备** 衣帽整洁,修剪指甲,洗手,戴口罩。

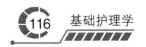

2.病人准备

（1）了解梳头的目的、方法、注意事项及配合要点。

（2）根据病情，采取平卧位、坐位或半坐卧位。

（3）解释：向病人及家属解释梳头的目的、方法、注意事项及配合要点。

3.用物准备　治疗盘内备梳子、治疗巾、纸袋。必要时备发夹、橡皮圈（套）、30%乙醇。治疗盘外备手消毒液。治疗车下层备生活垃圾桶、医用垃圾桶。

4.环境准备　整洁安静、光线充足。

【操作步骤】

1.操作前核对、评估、与病人沟通

（1）核对病人的床号、姓名、住院号及腕带。

（2）评估病人的年龄、病情、意识、心理状态、自理能力、配合程度及头发卫生状况、日常梳洗习惯。

（3）评估操作环境是否安静、室温、光线是否适宜。

2.操作　床上梳头见表6-4。

表6-4　床上梳头

操作步骤	操作要点
1.体位：根据病情协助病人取平卧位、坐位或半坐卧位	·若病人病情较重，可协助其取侧卧位或平卧位，头偏向一侧
2.铺巾：坐位或半坐卧位病人，铺治疗巾于病人肩上；卧床病人，铺治疗巾于枕上	·避免碎发和头皮屑掉落在枕头或床单上，保护床单位
3.梳头：将头发从中间分成两股，护士一手握住一股头发，一手持梳子，由发根梳向发梢	·梳头时尽量使用圆钝齿的梳子，以防损伤头皮；如发质较粗或烫成卷发，可选用齿间较宽的梳子 ·如遇长发或头发打结不易梳理时，应沿发梢至发根方向梳理。可将头发绕在手指上，并用30%乙醇湿润打结处，再慢慢梳开；避免过度牵拉，以免使病人感到疼痛
4.编辫：根据病人喜好，将长发编辫或扎成束	·发辫不宜扎得太紧，以免引起疼痛
5.操作后处理	
（1）将脱落头置于纸袋中，撤去治疗巾	·将纸袋弃于生活垃圾桶内
（2）协助病人取舒适卧位，整理床单位	·促进病人舒适，保持病室整洁
（3）整理用物	
（4）洗手	·减少致病菌传播
（5）记录	·记录执行时间及护理效果

【注意事项】

1.护士为病人进行头发护理时，应注意病人个人喜好，尊重病人习惯。

2.对于将头发编成辫的病人，每天至少将发辫松开1次，梳理后再编好。

3.头发梳理过程中,可用指腹按摩头皮,以促进头部血液循环。

(二)床上洗头

洗头频率取决于个人日常生活习惯和头发清洁状况。对于出汗较多、皮脂分泌旺盛或头发上沾有各种污渍的病人,应酌情增加洗头次数。根据病人健康状况、年龄和体力,可采用多种方式为病人洗头。身体状况好的病人,可在浴室内采用淋浴方法洗头;不能淋浴的病人,可协助病人坐于床旁椅上行床边洗头;卧床病人可行床上洗头。洗头时应以确保病人安全、舒适及不影响治疗为原则。长期卧床病人,应每周洗发1次。有头虱的病人,须经灭虱处理后再洗发。护士在实际工作中可根据医院现有条件为病人行床上洗头,如洗头车床上洗头法。

【目的】

1.去除头皮屑和污物,清洁头发,减少感染机会。

2.按摩头皮,促进头部血液循环及头发生长代谢。

3.促进病人舒适,增进身心健康,建立良好护患关系。

【操作准备】

1.护士准备　衣帽整洁,修剪指甲,洗手,戴口罩。

2.病人准备　了解床上洗头的目的、方法、注意事项及配合要点;按需给予便器,协助病人排便。

3.用物准备　橡胶单、浴巾、毛巾、别针、眼罩或纱布、耳塞或棉球(以不吸水棉球为宜)、量杯、洗发液、梳子、水壶(内盛热水,水温略高于体温,不超过40 ℃为宜)、脸盆或污水桶、手消毒液,需要时可备电吹风、生活垃圾桶、医用垃圾桶。

4.环境准备　移开床头桌、椅,关好门窗,调节室温。

【操作步骤】

1.操作前核对、评估、与病人沟通

(1)核对病人的床号、姓名、住院号及腕带。

(2)评估病人的年龄、病情、意识、心理状态、自理能力及配合程度;头发卫生状况。

(3)评估操作环境是否安静,室温、光线是否适宜。

2.操作　床上洗头见表6-5。

表6-5　床上洗头

操作步骤	操作要点
1.围毛巾:松开衣领向内折,毛巾围于颈下,别针固定	
2.铺橡胶单:铺橡胶单和浴巾于枕上	·保护床单、枕头及盖被不被沾湿
3.体位:洗头车床上洗头法(图6-3):协助病人取仰卧位,头部枕于洗头车的头托上,将接水盘置于病人头下	
4.保护眼耳:用棉球或耳塞塞好双耳,用纱布或眼罩遮盖双眼	·防止操作中水流入眼部和耳部

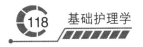

续表6-5

操作步骤	操作要点
5.洗发	
（1）松开头发,温水充分浸润	·确保水温合适,以病人感觉舒适为宜
（2）取适量洗发液于掌心,均匀涂抹于头发,由发际至脑后部反复揉搓,同时用指腹轻轻按摩头皮	·洗发液不宜直接涂抹于头发后按摩头皮,防止洗发液中的原料渗入皮肤而造成头皮伤害 ·揉搓力适中,避免指甲搔抓,以防损伤头皮 ·按摩可促进头部血液循环
（3）温水冲洗干净	·若残留洗发液,会刺激头发和头皮,并使头发变得干燥
6.擦干头发:解下颈部毛巾,擦去头发水分。取下眼罩和耳内棉球或耳塞。用毛巾包裹头发,擦干面部	·及时擦干,避免病人着凉
7.操作后处理	
（1）撤去洗发用物	
（2）将枕移向床头,协助病人取舒适体位	
（3）解下包头毛巾,浴巾擦干头发,梳理整齐,如有电吹风则吹干后梳理成型	
（4）协助病人取舒适卧位,整理床单位	·确保病人舒适、整洁
（5）整理用物	
（6）洗手	·减少致病菌传播
（7）记录	·记录执行时间及护理效果

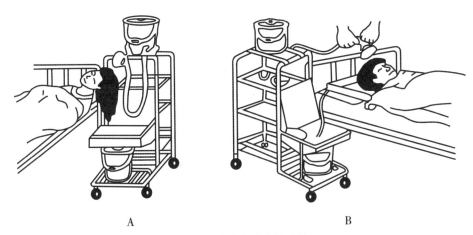

A　　　　　　　　　　B

图6-3　洗头车床上洗头法

【注意事项】

1.洗头过程中,随时观察病人病情变化,若面色、脉搏及呼吸有异常,应立即停止操作。

2.护士为病人洗头时,正确运用人体力学原理,身体尽量靠近床边,保持良好的姿势,避免疲劳。

3.病情危重和极度衰弱病人不宜洗发。

4.洗发时间不宜过久,避免引起病人头部充血或疲劳不适。

5.注意调节水温、室温,注意保暖,及时擦干头发,以免着凉。

6.保持与病人沟通,及时了解其感受,并酌情处理。

第三节　皮肤护理

皮肤是人体最大的器官,由表皮、真皮及皮下组织组成。皮肤还包括由表皮衍生而来的附属器,如毛发、皮脂腺、汗腺和指(趾)甲等。完整的皮肤具有保护机体、调节体温、感觉、吸收、分泌及排泄等功能。并具有天然的屏障作用,可以防止微生物入侵。

皮肤的新陈代谢迅速,其代谢产物如皮脂、汗液及表皮碎屑等与外界细菌和尘埃结合形成污垢,黏附于皮肤表面,如不及时清除,可刺激皮肤,降低皮肤抵抗力,以致破坏其屏障作用,成为细菌入侵的门户,将会引起皮肤炎症等,给人体带来不适。因此,进行皮肤护理,保持皮肤清洁,是促进病人舒适与健康的一项重要措施。

一、皮肤状况的评估

皮肤状况可反映个体健康状态。健康的皮肤温暖、光滑、柔嫩、不干燥、不油腻,且无发红、破损、肿块和其他疾病征象。自我感觉清爽、舒适,无任何刺激感,对冷、热及触摸等感觉良好。护士可通过视诊和触诊评估病人皮肤,作为病人一般健康资料和清洁护理的依据。护士在评估病人皮肤时,应仔细检查皮肤的颜色、温度、湿度、弹性及有无皮疹、出血点、紫癜、水肿和瘢痕等皮肤异常情况,以及皮肤的感觉和清洁度等。

(一)颜色

皮肤颜色与种族和遗传有关,受血红蛋白含量、毛细血管分布、皮下脂肪含量等因素影响。因此,同一个体不同部位、不同生理及疾病状态、不同环境下,皮肤颜色也各不相同。临床上常见的异常皮肤颜色包括以下几种。

1.苍白　常见于休克或贫血病人,由于血红蛋白减少所致。

2.发红　由于毛细血管扩张充血、血流速度加快及红细胞含量增多所致。生理情况见于运动、饮酒后;病理情况见于发热性疾病,如大叶性肺炎、肺结核及猩红热等。

3.发绀　皮肤呈青紫色,常见于口唇、耳郭、面颊和肢端。由于单位容积血液中还原血红蛋白含量增高所致。

4.黄染　皮肤、黏膜发黄称为黄染。常见原因如下。

(1)黄疸:血清内胆红素浓度增高致巩膜、皮肤及黏膜黄染称为黄疸。当血清总胆红素浓度超过 34.2 μmol/L 时,可出现黄疸。皮肤黄染特点是:①首先出现于巩膜、硬腭后部及软腭黏膜上,随胆红素浓度的继续增高,黏膜黄染更明显时,方出现皮肤黄染;②巩膜黄染呈连续性,近角巩膜缘处黄染轻、黄色淡、远角巩膜处黄染重、黄色深。

(2)胡萝卜素增高:因过多食用胡萝卜、南瓜、橘子导致血中胡萝卜素增高,当超过 2.5 g/L 时,可出现皮肤黄染。其皮肤黄染特点是:①首先出现于手掌、足底、前额及鼻部皮肤;②一般不出

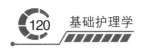

现巩膜和口腔黏膜黄染;③血中胆红素浓度不高;④停止食用富含胡萝卜素的蔬菜或果汁后,皮肤黄染逐渐消退。

(3)长期服用含有黄色素药物:如米帕林、呋喃类等药物可引起皮肤黄染。皮肤黄染特点是:①首先出现于皮肤,严重者也可出现于巩膜;②巩膜黄染的特点是近角巩膜缘处黄染重,黄色深;离角巩膜缘越远,黄染越轻,黄色越淡,此点与黄疸相区别。

5.色素沉着　由于皮肤基底层黑色素增多而导致局部或全身皮肤色泽加深。生理情况下,身体的外露部分以及乳头、腋窝、生殖器官、关节、肛门周围等处皮肤色素较深。若上述部位色素明显加深或其他部位出现色素沉着,则提示为病理征象。常见于慢性肾上腺皮质功能减退、肝硬化等。

6.色素脱失　正常皮肤均含有一定的色素,当酪氨酸酶缺乏致使体内酪氨酸转化为多巴发生障碍,进而影响黑色素形成时,即可发生色素脱失。临床上常见的色素脱失见于白癜风、白斑病和白化病。

(二)温度

皮肤温度有赖于真皮层循环血量,可提示有无感染和循环障碍。如局部炎症或全身发热时,循环血量增多,局部皮温增高;休克时,末梢循环差,皮温降低。另外,皮肤温度受室温影响,并伴随皮肤颜色变化。皮肤苍白表明环境较冷或有循环障碍;皮肤发红表明环境较热或有炎症存在。

(三)湿度

皮肤湿度与皮肤排泄功能有关。排泄功能由汗腺和皮脂腺完成,其中汗腺起主要作用。出汗多者皮肤湿润,出汗少者皮肤干燥。病理情况下出汗增多或无汗具有一定的诊断价值。手足皮肤发凉而大汗淋漓称为冷汗,见于休克和虚脱病人。

(四)弹性

检查皮肤弹性时,常选择手背或上臂内侧部位,以拇指和示指将皮肤提起,松手后若皮肤皱褶迅速平复为弹性良好,若皱褶平复缓慢为弹性减弱。一般老年人或者脱水病人皮肤弹性较差,当提起少量皮肤再放松时,皮肤复原较慢。

(五)其他

其他包括评估皮肤有无皮疹、皮下出血、皮下结节、水肿和瘢痕等异常情况,以及皮肤的感觉和清洁度等。

二、皮肤的清洁护理

(一)皮肤清洁卫生指导

1.采用合理的清洁方法　皮脂积聚会刺激皮肤,阻塞毛孔或在油性皮肤上形成污垢,清洁皮肤可去除皮肤污垢,刺激皮肤血液循环。同时,皮肤清洁可使个体感觉清新、放松,利于维持外观和增进自尊。

洗浴方式取决于病人的年龄、活动能力、健康状况及个人习惯等。1岁以下婴幼儿宜采用盆浴,独自站立行走后可采用淋浴。以清洁皮肤为目的,采用流动的水淋浴为佳;以放松或治疗为目的推荐盆浴。妊娠7个月以上的孕妇禁用盆浴,淋浴时避免污水倒流而致感染。若病人活动受限,则护士为其进行床上擦浴。洗浴时间控制在10 min左右。空腹、饱食、酒后以及长时间体力或脑力活动后不宜马上洗浴,因上述情况可造成脑供血不足,严重时可引发低血糖,导致晕厥等意外发生。

2.正确选择洗浴用品　包括浴液、浴皂、浴盐等,护士应根据病人的皮肤状况,个人喜好及洗浴用品的性质选择。浴液、啫喱性质较温和,适合中、干性皮肤;浴皂、浴盐较适合偏油性皮肤。

(二)淋浴和盆浴

病情较轻,能够自行完成洗浴的病人可采用淋浴或盆浴。根据病人年龄、需要和病情选择洗浴方式,确定洗浴频率和洗浴时间,并根据病人自理能力适当予以协助。

【目的】

1.保持皮肤清洁,避免皮肤感染。

2.促进皮肤血液循环,增强皮肤排泄功能,预防压疮等并发症的发生。

3.活动肢体,防止肌肉挛缩和关节僵硬等并发症。

4.促进护患交流,增进护患关系。

【操作准备】

1.护士准备　衣帽整洁,修剪指甲,洗手,戴口罩。

2.病人准备　明确操作目的、方法、注意事项;根据需要协助病人排便。

3.用物准备　浴液露或浴皂、毛巾、浴巾、清洁衣裤、拖鞋(防滑)、手消毒剂、污水桶、生活垃圾桶、医疗废物桶。

4.环境准备　整洁安全,浴室内设扶手、呼叫装置,地面、浴盆内防滑。调节室温至22℃以上,水温以皮肤温度为准,夏季可略低于体温,冬季可略高于体温。

【操作步骤】

1.操作前核对、评估、与病人沟通

(1)核对病人的床号、姓名、住院号及腕带。

(2)评估病人的年龄、病情、意识、心理状态、自理能力及配合程度;皮肤情况和日常洗浴习惯。

(3)评估操作环境是否安静,室温、光线是否适宜。

2.操作　淋浴和盆浴见表6-6。

表6-6　淋浴和盆浴

操作步骤	操作要点
1.备物:检查浴盆或浴室是否清洁,浴室放置防滑垫。协助病人准备洗浴用品,放于浴盆或浴室内易取处	·防止致病菌传播 ·防止病人在取用物时出现意外性跌倒
2.指导:协助病人入浴室。嘱病人穿好浴衣和拖鞋。指导病人调节冷、热水开关及使用浴室呼叫器。嘱病人进、出浴室时扶好安全把手。浴室勿闩门,将"正在使用"标记挂于浴室门外	·防止病人出现意外性跌倒 ·避免病人受凉或意外性烫伤 ·防止病人滑倒或跌倒 ·发生意外时护士能及时入内 ·在确保安全的前提下,保护病人隐私
3.洗浴:病人洗浴时,护士在可呼唤到的地方,并每隔5 min检查病人情况,观察病人在沐浴过程中的反应	·必要时可在旁守护,防止病人发生意外 ·确保病人安全 ·当病人使用呼叫器时,护士应先敲门再进入浴室,以保护病人隐私

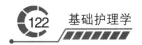

续表 6-6

操作步骤	操作要点
4. 操作后处理	
(1)根据情况协助病人擦干皮肤,穿好清洁衣裤和拖鞋	·保暖,防止病人受凉 ·如病人采用盆浴,根据情况协助病人移出浴盆
(2)协助病人回病室,取舒适卧位	·促进病人沐浴后身体放松
(3)清洁浴盆或浴室,将用物放回原处。将"未用"标记挂于浴室门外	·防止致病菌通过潮湿物品传播
(4)洗手	·减少致病菌传播
(5)记录	·记录执行时间及护理效果

【注意事项】

1. 洗浴应在进食 1 h 后进行,以免影响消化功能。

2. 盆浴浸泡时间不应超过 10 min,浸泡过久易导致疲倦。

3. 注意调节水温、室温,注意保暖。防止病人晕厥、滑跌、受凉、烫伤等意外情况发生。

4. 若遇病人发生晕厥,应立即将病人抬出、平卧、保暖,通知医生并配合处理。

5. 传染病病人应根据病情和隔离原则进行洗浴。

6. 保持与病人的沟通,及时了解其感受,并酌情处理。

(三)床上擦浴

床上擦浴适用于病情较重、长期卧床、制动或活动受限(如使用石膏、牵引)及身体衰弱而无法自行洗浴的病人。

【目的】

1. 清洁皮肤,预防皮肤感染。

2. 促进皮肤的血液循环,增强其排泄功能,预防压疮等并发症。

3. 活动肢体,防止肌肉挛缩和关节僵硬等并发症。

4. 满足病人对舒适和清洁的需要。

【操作准备】

1. 护士准备　衣帽整洁,修剪指甲,洗手,戴口罩。

2. 病人准备　明确床上擦浴的目的、方法、注意事项,能配合操作。

3. 用物准备　浴巾 2 条、毛巾 2 条、浴皂、小剪刀、梳子、浴毯、按摩油/膏/乳、护肤用品(润肤剂、爽身粉)、脸盆 2 个、清洁衣裤和被服、手消毒液、水桶 2 个(一桶盛热水,按年龄、季节和个人习惯调节水温;另一桶盛污水)便盆及便盆巾、生活垃圾桶、医用垃圾桶。

4. 环境准备　关闭门窗,调节室温在 24 ℃以上,屏风遮挡或拉上床帘。

【操作步骤】

1. 操作前核对、评估、与病人沟通

(1)核对病人的床号、姓名、住院号及腕带。

(2)评估病人的年龄、病情、意识、心理状态、自理能力及配合程度;皮肤完整性及清洁度;伤口及引流管情况。

（3）评估操作环境是否安静,室温、光线是否适宜。

2. 操作　床上擦浴见表6-7。

表6-7　床上擦浴

操作步骤	操作要点
1. 按需要给予便器	·温水擦洗时易引起病人排尿和排便反射
2. 关闭门窗,屏风遮挡	·防止病人着凉 ·保护病人隐私
3. 体位:协助病人移近护士,取舒适卧位,并保持身体平衡	·确保病人舒适,同时避免操作中护士身体过度伸展,减少肌肉紧张和疲劳
4. 盖浴毯:根据病情放平床头及床尾支架,松开盖被,移至床尾。浴毯遮盖病人	·移去盖被可防止洗浴时弄脏或浸湿盖被,浴毯用于保暖和保护病人隐私
5. 备水:将脸盆和浴皂放于床旁桌上,倒入适量温水	·温水可促进病人身体舒适和肌肉放松,避免受凉
6. 擦洗面部和颈部	
（1）将一条浴巾铺于病人枕上,另一条浴巾盖于病人胸部。将毛巾叠成手套状,包于护士手上。将包好的毛巾放入水中,彻底浸湿	·避免擦浴时弄湿床单和盖被 ·毛巾折叠可保持擦浴时毛巾温度,避免毛巾边缘过凉刺激病人皮肤
（2）温水擦洗病人眼部,由内眦至外眦,使用毛巾不同部位轻轻擦干眼部	·避免使用浴皂,以免引起眼部刺激症状 ·避免交叉感染 ·防止眼部分泌物进入鼻泪管
（3）按顺序洗净并擦干前额、面颊、鼻翼、耳后、下颌,直至颈部。根据病人情况和习惯使用浴皂	·注意擦净耳郭、耳后及皮肤皱褶处 ·面部皮肤比身体其他部位皮肤更容易暴露于外界,浴皂易使面部皮肤干燥 ·除眼部外,其他部位一般采用清水和浴皂各擦洗1遍后,再用清水擦净及浴巾擦干的顺序擦洗
7. 擦洗上肢和手	
（1）为病人脱去上衣,盖好浴毯。先脱近侧,后脱远侧。如有肢体外伤或活动障碍,应先脱健侧,后脱患侧	·充分暴露擦洗部位,便于擦浴 ·先脱健侧便于操作,避免患侧关节过度活动
（2）移去近侧上肢浴毯,将浴巾纵向铺于病人上肢下面	
（3）将毛巾涂好浴皂,擦洗病人上肢,直至腋窝,而后用清水擦净,浴巾擦干	·从远心端向近心端擦洗 ·擦洗皮肤时,力量适度,以能够刺激肌肉组织并促进皮肤血液循环为宜 ·注意洗净腋窝等皮肤皱褶处 ·碱性残留液可破坏皮肤正常菌群生长 ·皮肤过湿可致皮肤变软,易引起皮肤破损
（4）将浴巾对折,放于病人床边。置脸盆于浴巾上。协助病人将手浸于脸盆中,洗净并擦干。根据情况修剪指甲。操作后移至对侧,同法擦洗对侧上肢	·浸泡可软化皮肤角质层,便于清除指甲下污垢

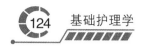

续表 6-7

操作步骤	操作要点
8.擦洗胸、腹部	
(1)根据需要换水,测试水温	
(2)将浴巾盖于病人胸部,将浴毯向下折叠至病人脐部。护士一手掀起浴巾一边,用另一只包有毛巾的手擦洗病人胸部。擦洗女性病人乳房时应环形用力,注意擦净乳房下皮肤皱褶处。必要时,可将乳房抬起以擦洗皱褶处皮肤。彻底擦干胸部皮肤	·减少病人身体不必要的暴露,保护病人隐私,并避免着凉 ·皮肤分泌物和污物易沉积于皱褶处 ·临近分娩孕妇需用毛巾轻柔擦洗乳头,增强乳头皮肤的韧性,为哺乳做好准备。但应注意避免过度摩擦诱发刺激宫缩
(3)将浴巾纵向盖于病人胸、腹部(可使用两条浴巾)。将浴毯向下折叠至会阴部。护士一手掀起浴巾一边,用另一只包有毛巾的手擦洗病人腹部一侧,同法擦洗腹部另一侧。彻底擦干腹部皮肤	·保护病人隐私,防止身体受凉 ·注意洗净脐部和腹股沟处的皮肤皱褶
9.擦洗背部	
(1)协助病人取侧卧位,背向护士。将浴巾纵向铺于病人身下	·暴露背部和臀部,便于擦洗
(2)将浴毯盖于病人肩部和腿部	·保暖,减少身体不必要的暴露
(3)依次擦洗后颈部、背部至臀部	·因臀部和肛门部位皮肤皱褶处常有粪便,易于细菌滋生,因此要注意擦净臀部和肛门部位皮肤皱褶
(4)进行背部按摩(见背部按摩护理)	
(5)协助病人穿好清洁上衣。先穿对侧,后穿近侧。如有肢体外伤或活动障碍,先穿患侧,后穿健侧	·确保病人温暖、舒适 ·先穿患侧,可减少肢体关节活动,便于操作
(6)将浴毯盖于病人胸、腹部。换一盆干净的水	·防止微生物从肛门传播到会阴部
10.擦洗下肢、足部及会阴部	
(1)协助病人平卧	
(2)将浴毯撤至床中线处,盖于远侧腿部,确保遮盖会阴部位。将浴巾纵向铺于近侧腿部下面	·减少身体不必要的暴露,保护病人隐私
(3)依次擦洗踝部、膝关节、大腿,洗净后彻底擦干	·由远心端向近心端擦洗,促进静脉回流
(4)移盆于足下,盆下垫浴巾	
(5)一手托起病人小腿部,将足部轻轻置于盆内,浸泡后擦洗足根据情况修剪趾甲。彻底擦干足部。若足部过于干燥,可使用润肤剂	·确保足部接触盆底,以保持稳定 ·浸泡可软化角质层 ·注意洗净并擦干趾间部位 ·润肤剂可保持皮肤湿润,软化皮肤
(6)护士移至床对侧。将浴毯盖于洗净腿,同法擦洗近侧下肢。擦洗后,浴毯盖好病人。换一盆干净的水	
(7)用浴巾盖好上肢和胸部,浴毯盖好下肢,只暴露会阴部。洗净并擦干会阴部(见本章第四节会阴部护理)	·保护病人隐私

续表6-7

操作步骤	操作要点
(8)协助病人穿好干净的裤子	
11.梳头:协助病人取舒适体位,为病人梳头	·维护病人个人形象
12.操作后处理	
(1)整理床单位,按需更换床单	·为病人提供清洁环境
(2)整理用物,放回原处	
(3)洗手	·减少致病菌传播
(4)记录	·记录执行时间及护理效果

【注意事项】

1.擦浴时应注意为病人保暖,控制室温,随时调节水温,及时为病人盖好浴毯。天冷时可在被内操作。

2.操作时动作敏捷、轻柔,减少翻动次数。通常于15~30 min完成擦浴。

3.擦浴过程中应注意观察病人病情变化及皮肤情况,如出现寒战、面色苍白、脉速等征象,应立即停止擦浴,并给予适当处理。

4.擦浴时注意保护病人隐私,减少身体不必要的暴露。

5.擦浴过程中,注意遵循节时省力原则。

6.擦浴过程中,注意保护伤口和引流管,避免伤口受压,引流管打折或扭曲。

(四)背部按摩

背部肌肤较厚,循环代谢能力较弱,在日常生活中背部皮肤比较难清洁,油脂分泌堆积容易长痘和粉刺。按摩可促进背部皮肤的血液循环,观察病人皮肤有无破损迹象,并提供护患沟通渠道。

【目的】

1.促进皮肤血液循环,预防压疮等并发症发生。

2.清洁皮肤,预防皮肤感染。

3.观察病人一般情况、皮肤有无破损。

4.满足病人对舒适和清洁的需要。

【操作准备】

1.护士准备　衣帽整洁,修剪指甲,洗手,戴口罩

2.病人准备　了解背部按摩的目的、方法、注意事项及配合要点。

3.用物准备　毛巾、浴巾、按摩油/膏/乳、脸盆(内盛温水)手消毒液、生活垃圾桶、医用垃圾桶。

4.环境准备　关闭门窗,调节室温在24 ℃以上,拉上窗帘或使用屏风遮挡。

【操作步骤】

1.操作前核对、评估、与病人沟通

(1)核对病人的床号、姓名、住院号及腕带。

(2)评估病人的年龄、病情、意识、心理状态、合作程度及背部皮肤状况。

(3)评估操作环境是否安静,室温、光线是否适宜。

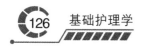

2. 操作　背部按摩见表 6-8。

表 6-8　背部按摩

操作步骤	操作要点
1.备水:将盛有温水的脸盆置于床旁桌或椅上	·利于背部按摩。同时保护病人隐私,利于病人放松
2.体位:协助病人取俯卧位或侧卧位,背向操作者	
3.按摩	
▲俯卧位背部按摩	
(1)铺浴巾:暴露病人背部、肩部、上肢及臀部,将身体其他部位用盖被盖好。将浴巾纵向铺于病人身下	·减少不必要的身体暴露 ·防止液体浸湿床单
(2)清洁背部:用毛巾依次擦洗病人的颈部、肩部、背部及臀部	
(3)全背按摩:两手掌蘸少许按摩油/膏/乳,用手掌大、小鱼际以环形方式按摩。从骶尾部开始,沿脊柱两侧向上按摩至肩部,按摩肩胛部位时应用力稍轻;再从上臂沿背部两侧向下按摩至髂嵴部位(图 6-4)。如此有节律地按摩数次	·促进肌肉组织放松 ·促进皮肤血液循环 ·按摩持续至少 3 min
(4)用拇指指腹蘸按摩油/膏/乳,由骶尾部开始沿脊柱旁按摩至肩部、颈部,再继续向下按摩至骶尾部	·促进皮肤血液循环
(5)用手掌大、小鱼际蘸按摩油/膏/乳紧贴皮肤按摩其他受压处,按向心方向按摩,力度由轻至重,再由重至轻	·按摩 3~5 min
(6)背部轻叩 3 min	
▲侧卧位背部按摩	
(1)同俯卧位背部按摩(1)~(6)	
(2)协助病人转向另一侧卧位,按摩另一侧髋部	
4.更换衣服:撤去浴巾,协助病人穿衣	
5.操作后处理	
(1)协助病人取舒适卧位	·促进病人放松,增加背部按摩效果
(2)整理床单位	
(3)整理用物	
(4)洗手	·减少致病菌传播
(5)记录	·记录执行时间及护理效果

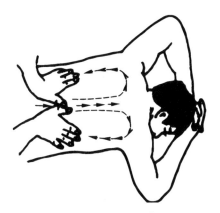

图6-4　背部按摩

【注意事项】

1. 操作过程中,注意监测病人的生命体征,如有异常应立即停止操作。

2. 护士在操作时,应遵循人体力学原则,注意节时省力。

3. 按摩力量适中,避免用力过大造成皮肤损伤。

三、压力性损伤的预防与护理

压力性损伤是长期卧床病人或躯体移动障碍病人皮肤极易出现的最严重问题,具有发病率高、病程发展快、难以治愈及治愈后易复发的特点,一直是医疗和护理界的难题,引起医疗机构的广泛关注。

压力性损伤是位于骨隆突处、医疗或其他器械下的皮肤和(或)软组织的局部损伤,可表现为皮肤完整或开放性溃疡,可伴有疼痛。损伤因强烈和(或)长期存在的压力或压力联合剪切力而导致。软组织对压力和剪切力的耐受性受微环境、营养、灌注、合并症以及软组织情况的影响。

压力性损伤本身并不是原发疾病,大多是由于其他原发病未能很好地护理而造成的皮肤损伤。一旦发生压疮,不仅给病人带来痛苦、加重病情及延长疾病康复的时间,严重时还会因继发感染引起败血症而危及生命。因此,必须加强对病人皮肤的护理,预防和减少压疮发生。虽然近年来医疗护理服务水平已有很大提高,但从全球范围看,压疮的发病率并无下降趋势。目前将压力性损伤患病率和发生率作为监测压力性损伤预防干预效果的标准。

(一)压力性损伤发生的原因

压力性损伤的形成是一个复杂的病理过程,是局部和全身因素综合作用所引起的皮肤组织的变性和坏死。

1. 力学因素　压力性损伤可由垂直压力引起,还可由摩擦力和剪切力引起,通常是2~3种力联合作用所导致(图6-5)。

(1)垂直压力:对局部组织的持续性垂直压力是引起压力性损伤最重要的原因。当持续性垂直压力超过毛细血管压(正常为16~32 mmHg)时,即可阻断毛细血管对组织的灌注,致使氧和营养物质供应不足,代谢废物排泄受阻,导致组织发生缺血、溃烂或坏死。压力性损伤的形成与压力强度和持续时间有密切关系。压力越大,持续时间越长,发生压力性损伤的概率越高。此外,压力性损伤发生与组织耐受性有关,肌肉和脂肪组织因代谢活跃,较皮肤对压力更为敏感,因此最先受累且较早出现变性和坏死。垂直压力常见于长时间采用某种体位,如卧位、坐位者。

（2）摩擦力:是由两层相互接触的表面发生相对移动而产生。摩擦力作用于皮肤可损害皮肤的保护性角质层而使皮肤屏障作用受损,增加皮肤对压疮的敏感性。摩擦力主要来源于皮肤与衣、裤或床单表面逆行的阻力摩擦,尤其当床面不平整(如床单或衣裤有皱褶或床单有渣屑)时,皮肤受到的摩擦力会增加。病人在床上活动或坐轮椅时,皮肤随时可受到床单和轮椅表面的逆行阻力摩擦。搬运病人时,拖拉动作也会产生摩擦力而使病人皮肤受到损伤。皮肤擦伤后受潮湿、污染而易发生压力性损伤。

（3）剪切力:是由两层组织相邻表面间的滑行而产生的进行性相对移位所引起,由压力和摩擦力协同作用而成,与体位有密切关系。如半坐卧位时,骨骼及深层组织由于重力作用向下滑行,而皮肤及表层组织由于摩擦力的缘故仍停留在原位,从而导致两层组织间产生牵张而形成剪切力。剪切力发生时,因由筋膜下及肌肉内穿出供应皮肤的毛细血管被牵拉、扭曲、撕裂,阻断局部皮肤、皮下组织、肌层等全层组织的血液供应,引起血液循环障碍而发生深层组织坏死,形成剪切力性溃疡(图6-5)。由剪切力造成的严重伤害早期不易被发现,且多表现为口小底大的潜行伤口。当剪切力与压力共同作用时,阻断血流的作用将更加显著。

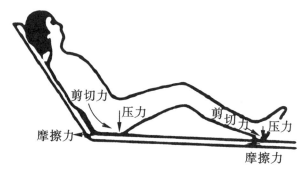

图6-5　压疮的力学因素

2.局部潮湿或排泄物刺激　因大小便失禁、汗液、尿液及各种渗出引流液等引起的潮湿刺激导致皮肤浸渍、松软,削弱其屏障作用,致使皮肤易受剪切力和摩擦力等损伤。尤其是尿液和粪便中化学物质的刺激使皮肤酸碱度发生改变,致使表皮角质层的保护能力下降,皮肤破溃,容易继发感染。此外,过度擦洗可进一步清除保护皮肤的天然润滑剂,致使皮肤易损伤性增加。

3.营养状况　营养状况是影响压力性损伤形成的重要因素。全身营养不良和水肿者,皮肤变薄,抵抗力减弱,受力后容易破损;营养摄入不足蛋白质合成减少,出现负氮平衡,皮下脂肪减少,肌肉萎缩。一旦受压,骨隆突处皮肤要承受外界压力和骨隆突本身对皮肤的挤压力,受压处因缺乏肌肉和脂肪组织保护而容易引起血液循环障碍,出现压疮。过度肥胖者卧床时体重对皮肤的压力较大,因而容易发生压力性损伤。机体腹水时皮肤弹性差,在压力和摩擦作用下容易变形和受损。

4.年龄　老年人因老化过程导致皮肤在解剖结构、生理功能及免疫功能等方面均出现衰退现象,表现为皮肤松弛、干燥,缺乏弹性,皮下脂肪萎缩、变薄,皮肤抵抗力下降,对外部环境反应迟钝,皮肤血流速度下降且血管脆性增加,导致皮肤易损性增加。

5.体温升高　体温升高时,机体新陈代谢率增高,组织细胞对氧的需求量增加。加之局部组织受压,使已有的组织缺氧更加严重。因此,伴有高热的严重感染病人存在组织受压情况时压疮发生概率升高。

6. 医疗器械使用不当　因医疗器械,如心电监护、吸氧面罩、呼吸机、气管切开导管、各种约束装置及矫正器使用不当,可在医疗器械使用的部位产生压力和(或)造成局部温湿改变,进而发生不同程度的压疮。

7. 机体活动和(或)感觉障碍　活动障碍多由神经损伤、手术麻醉或制动造成,自主活动能力减退或丧失使局部组织长期受压,血液循环障碍而发生压疮。感觉受损可造成机体对伤害性刺激反应障碍,保护性反射迟钝,长时间受压后局部组织坏死而导致压疮发生。

8. 急性应激因素　急性应激使机体对压力的敏感性增加,导致压疮发生率增高。此外,急性应激引起体内代谢紊乱,应激激素大量释放,中枢神经系统和神经内分泌传导系统发生紊乱,机体内环境的稳定破坏,机体组织失去承压能力,从而引起压疮。

(二)压力性损伤的分期

根据美国国家压力性损伤咨询委员会(National Pressure Injury Advisory Panel, NPIAP)/欧洲压力性损伤咨询委员会(European Pressure Ulcer Panel, EPUAP)压力性损伤分类系统,压力性损伤分为1~4期、深部组织损伤和不可分期。

1期:皮肤完整,出现指压不变白的红斑　通常位于骨隆突处,与周围组织相比,该区域可有疼痛、坚硬或松软,皮温升高或降低。肤色较深者因不易观察到明显的红斑而难以识别,但其颜色可与周围皮肤不同。

2期:部分表皮缺失　表现为浅表开放性溃疡,创面呈粉红色,无腐肉;也可表现为完整或破损的浆液性水疱。

3期:全层皮肤缺失　可见皮下脂肪,但骨骼、肌腱或肌肉尚未显露。可见腐肉和(或)焦痂,但并未掩盖组织缺失的深度。可有潜行或窦道。此期压力性损伤的深度依解剖学位置不同而表现各异,鼻、耳、枕骨和踝部因皮下组织缺乏可表现为表浅溃疡;臀部等脂肪丰富部位可发展损伤较深的伤口。

4期:全层皮肤和组织缺失　全层皮肤或组织缺损,伴骨骼、肌腱或肌肉外露。创面基底部可有腐肉和焦痂覆盖,常伴有潜行或窦道。与3期类似,此期压力性损伤的深度取决于解剖位置,可扩展至肌肉和(或)筋膜、肌腱或关节囊,严重时可导致骨髓炎。

深部组织损伤压疮:皮肤完整或破损,局部出现的指压不变白,皮肤呈深红色、紫色或褐红色颜色改变,或表皮分离后出现暗红色伤口或充血性水疱,可伴疼痛、坚硬、糜烂、松软、潮湿、皮温升高或降低。肤色较深者难以识别深层组织损伤。

(三)压力性损伤的评估

及时(入院 8 h 内)、动态、客观、综合、有效地进行结构化风险评估,筛查危险因素、识别压力性发生的高危人群及确定易患部位,从而对压力性损伤高危人群制订并采取个体化预防措施是有效预防压力性损伤的关键。

1. 风险因素及风险评估　评估压力性损伤风险时需要考虑移动和活动受限情况、承受的摩擦力和剪切力情况。此外,还需要考虑压力性损伤史、有无压力点疼痛、是否患有糖尿病、是否使用医疗器械,以及营养状态和皮肤潮湿度。

评估时可使用风险评估工具对病人发生压力性损伤的危险因素进行定性和定量综合分析,由此判断发生压力性损伤的危险程度,降低压力性损伤预防护理工作的盲目性和被动型,提高压力性损伤预防工作的有效性和针对性。常用的风险评估工具包括 Braden 量表、Norton 量表、Waterlow 量表及 Andesen 危险指标记分法等。

（1）Braden 量表：是目前国内外用来预测压力性损伤发生的较为常用的方法之一（表 6-9），对压力性损伤高危人群具有较好的预测效果，且评估简便、易行。Braden 量表的评估内容包括感觉、潮湿、活动力、移动力、营养及摩擦力和剪切力 6 部分。总分值范围为 6 ~ 23 分，分值越少，提示发生压力性的危险性越高。评分≤18 分，提示病人有发生压力性的危险，建议采取预防措施。

表 6-9　Braden 量表

项目	分值			
	1 分	2 分	3 分	4 分
感觉：对压力相关不适的感受能力	完全受限	非常受限	轻度受限	未受损
潮湿：皮肤暴露于潮湿环境的程度	持续潮湿	潮湿	有时潮湿	很少潮湿
活动力：身体活动程度	限制卧床	坐位	偶尔行走	经常行走
移动力：改变和控制体位的能力	完全无法移动	严重受限	轻度受限	未受限
营养：日常食物摄取状态	非常差	可能缺乏	充足	丰富
摩擦力和剪切力	有问题	有潜在问题	无明显问题	

（2）Norton 量表：也是目前公认用于预测压力性损伤发生的有效评分方法（表 6-10），特别适用于老年病人的评估。Norton 压疮风险评估量表评估 5 个方面的压力性危险因素：身体状况、精神状态、活动能力、灵活程度及失禁情况。总分值范围为 5 ~ 20 分，分值越少，表明发生压力性损伤的危险性越高。评分≤14 分，提示易发生压力性损伤。由于此评估表缺乏营养状态的评估，故临床使用时需补充相关内容。

表 6-10　Norton 压疮风险评估量表

项目	分值			
	4 分	3 分	2 分	1 分
身体状况	良好	一般	不好	极差
精神状态	思维敏捷	无动于衷	不合逻辑	昏迷
活动能力	可以走动	需协助	坐轮椅	卧床
灵活程度	行动自如	轻微受限	非常受限	不能活动
失禁情况	无失禁	偶有失禁	经常失禁	二便失禁

2. 高危人群　压力性损伤发生的高危人群包括：①神经系统疾病病人；②脊髓损伤病人；③老年人；④身体衰弱、营养不良病人；⑤肥胖病人；⑥水肿病人；⑦疼痛病人；⑧发热病人；⑨使用医疗器械病人；⑩手术病人。对上述高危人群需加强压力性预防与管理。

3. 易患部位　压力性损伤好发于长期受压及缺乏脂肪组织保护、无肌肉包裹或肌层较薄的骨隆突处。卧位不同，受压点不同，好发部位亦不同（图 6-6）。

（1）仰卧位：好发于枕骨粗隆、肩胛部、肘部、脊椎体隆突处、骶尾部及足跟部。

（2）侧卧位：好发于耳郭、肩峰、肋骨、髋部、膝关节内外侧及内外踝处。

（3）俯卧位：好发于面颊部、耳郭、肩部、女性乳房、男性生殖器、髂嵴、膝部及足尖处。

（4）坐位：好发于坐骨结节处。

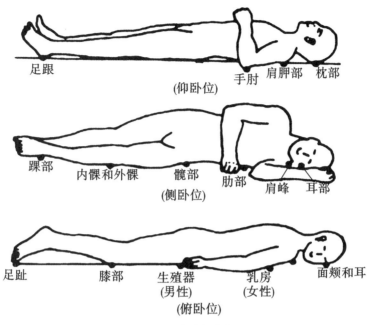

足跟　　　　　　　　　　手肘　肩胛部　枕部

(仰卧位)

踝部　　内踝和外踝　　髋部　肋部　肩峰　耳部

(侧卧位)

足趾　　　膝部　　生殖器　　乳房　　面颊和耳
　　　　　　　　　(男性)　　(女性)

(俯卧位)

图6-6　压疮的好发部位

器械相关压力性损伤多发生于器械于皮肤长期接触处,即器械直接压迫的皮肤之下,尤其以脂肪组织较少的部位最为严重,颜面部和颈部因皮下脂肪较少,更容易发生器械相关压力性损伤。器械相关压力性损伤常因医疗器械固定使接触部位皮肤破损隐秘难以被及时发现。医疗器械与皮肤接触的相关部位:无创面罩、连续加压装置、夹板、支架、尿管等医疗器械与皮肤接触的部位。

压力性损伤预防的关键在于加强管理,消除危险因素。压力性损伤一旦发生,会对病人及其家庭乃至社会产生不利影响,因而压力性损伤的预防尤为重要。精心、科学的护理可将压力性损伤的发生率降到最低程度为止,要求护士在工作中做到"六勤",即勤观察、勤翻身、勤按摩、勤擦洗、勤整理及勤更换。交接班时,护士应严格、细致地交接病人的局部皮肤情况和护理措施的执行情况。

(四)压疮的预防

但是,并非所有的压力性损伤均可预防。某些病人由于特殊的自身条件使压力性损伤在所难免,如严重负氮平衡的恶病质病人,因软组织过度消耗失去了保护作用,损伤后自身修复亦困难,难以预防压力性损伤的发生;因某些疾病限制翻身,也难以预防压力性损伤的发生。另外,因某些疾病限制翻身,也难以预防压力性损伤的发生。如神经外科病人需要镇静剂以减少颅内压增高的危险,翻身不利于颅内压稳定。

1.进行皮肤和组织评估　系统、全面的皮肤评估对于压疮的预防、分类、诊断及治疗至关重要。评估时需检查皮肤有无红斑,若有红斑需鉴别红斑范围和分析红斑的产生原因。此外,还应评估皮肤温度、水肿和疼痛情况。评估时除采用直接观察法外,还可以使用水分测量装置及超声、激光多普勒血流测定等多种皮肤评估新技术作为辅助手段。

2.采取预防性皮肤护理措施　保护皮肤、预防皮肤损伤的措施:①保持皮肤清洁,避免局部不良刺激;②使用隔离产品,保护皮肤不受潮;③避免用力按摩或用力擦洗易患部位皮肤,防止造成皮肤损伤;④失禁病人使用高吸收失禁产品,并定期检查失禁情况,及时处理排泄物;⑤使用硅胶泡沫

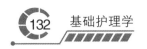

敷料等皮肤保护用品,保护易患部位皮肤;⑥摆放体位时避免红斑区域受压。

3.进行营养评估　营养不良与压力性损伤的发生、严重程度及愈合时间有关。因此,对于压力性损伤高危人群可采用营养筛查工具进行全面营养评估,制订个体化营养治疗计划。合理膳食是改善病人营养状况、促进创面愈合的重要措施。在病情允许情况下,可给予压力性损伤高危人群高热量、高蛋白及高维生素饮食,增强机体抵抗力和组织修复能力,促进创面愈合。维生素 C 和锌对伤口愈合具有重要作用,对于压力性损伤高危人群可适当给予补充。

4.进行体位变换　体位变换可间歇性解除压力或使压力再分布,避免局部组织长期受压,从而减轻受压程度。

经常翻身是长期卧床病人最简单而有效地解除压力的方法。翻身频率需个体化,根据病人的移动和活动能力、皮肤和组织耐受度、病情、皮肤状况、整体治疗目标、舒适感和疼痛感而确定。一般每 2 h 翻身一次。必要时每 30 min 翻身一次,变换体位时需掌握翻身技巧或借助辅助装置,避免推、拉等动作,避免皮肤受摩擦力和剪切力的作用。

体位变换后需合理摆放体位,使骨隆突处压力最小化,并使压力得到最大程度重新分配,尤其需注意足跟处的减压,注意镇静中的新生儿或婴儿头部受压部位的改变,以及避免皮肤与医疗设备直接接触。手术病人需注意不同手术体位压力点的变化。

长期卧床病人可采用30°斜侧卧位,避免尾部和大转子受压;且在病情允许情况下床头抬高角度限制于30°内,避免身体下滑而形成剪切力;长期坐位病人,除需注意维持其稳定性及全范围活动性外,还应注意保持合适坐姿以减轻剪切力和压力对皮肤和软组织的作用。

变换体位的同时,应评估病人皮肤情况,建立床头翻身记录卡,记录翻身时间、卧位变化及皮肤情况。

5.选择和使用合适的支撑面　支撑面是指用于压力再分布的装置,可调整组织负荷和微环境情况,如泡沫床垫、气垫床、减压坐垫、医用级羊皮垫等。选择支撑面时需考虑病人制动的程度、对微环境控制和剪切力降低的需求、病人的体型和体重,以及压力性损伤发生的危险程度等因素。需要注意的是,尽管使用支撑面,仍需不断进行体位变换以预防压力性损伤的发生。

6.鼓励病人早期活动　早期活动可降低因长期卧床造成病人临床情况恶化的风险,活动频率和活动强度根据病人耐受程度和发生压力性损伤危险程度决定。在病情允许情况下,协助病人进行肢体功能练习,鼓励病人尽早离床活动,预防压力性损伤的发生。

7.实施健康教育　确保病人和家属的知情权,使其了解自身皮肤状态及压力性损伤的风险与危害,指导其掌握预压力性损伤的知识和技能,如营养知识、翻身技巧及预防皮肤损伤的技巧等,从而鼓励病人及家属有效参与或独立采取预防压力性损伤的措施。

对于器械相关压力性损伤,采取如下预防措施。

(1)合理选择和正确使用医疗器械:选择尺寸大小及形状合适的医疗器械,定期监测医疗器械固定装置的松紧度,避免过度受压,在不造成额外压力的情况下防止脱落。

(2)定期评估皮肤,做好皮肤护理:每天至少检查医疗器械下方或周围皮肤两次,观察有无压力相关损伤的迹象,并注意保持医疗器械下方皮肤的清洁。

(3)采用压力再分布措施:通过调整体位、交替使用或重新放置医疗器械,使医疗器械所致压力得以再分布。新指南提出,在对儿童和成年人进行氧疗时,在保障安全的情况下,建议采用面罩和鼻塞交替给氧的方式降低鼻、面部压力性损伤程度。

(4)使用预防性敷料,降低压力性损伤相关风险。

（五）压力性损伤的治疗与护理

压力性损伤采取全身治疗和局部治疗相结合的综合性治疗措施。

1. 全身治疗与护理　积极治疗原发病,补充营养和进行全身抗感染治疗等。良好的营养是创面愈合的重要条件,因此应给予病人平衡饮食,增加蛋白质、维生素及微量元素的摄入。对长期不愈合的压力性损伤,可静脉滴注复方氨基酸溶液。低蛋白血症病人可静脉输入血浆或人血清白蛋白,提高血浆胶体渗透压,改善皮肤血液循环。胃肠道摄入、消化和吸入营养障碍者可采用全胃肠外营养治疗,保证营养物质供给以满足机体代谢需要(参见第十章饮食与营养)。此外,遵医嘱给予抗感染治疗,预防败血症发生。同时加强心理护理,消除不良心境,促进身体早日康复。

2. 局部治疗与护理　除可采取上述压力性损伤预防措施用于局部治疗和护理外,还需根据压力性损伤各期创面的特点和伤口情况,采取针对性的治疗和护理措施。

(1)压力性损伤评估及愈合监测:全面的压力性损伤评估是制订压力性损伤治疗和护理方案的前提。初始评估后,需每周进行压力性损伤评估至少1次,评估内容包括压力性损伤的部位、分期、大小(长、宽、深)、颜色、组织类型、创缘、窦道、潜行、瘘管、渗出、气味及伤口周围情况等。更换敷料时需根据创面情况、渗出液变化和有无感染迹象等判断压力性损伤是否改善或恶化。若伤口面积增大,组织类型改变、伤口渗液增多或出现临床感染等其他迹象,提示压力性损伤恶化。需及时调整治疗方案:若渗液减少、伤口面积缩小和创面组织好转提示压力性损伤愈合良好。

压力性损伤的愈合监测由医疗专业人员辅以压力性损伤评估工具和数字成像得以完成,对压力性损伤愈合过程进行精确测量和描述有助于评价伤口的愈合趋势,为进一步治疗提供依据。常用于评估压力性损伤愈合过程的量表包括 Bates－Jensen 伤口评价工具(Bates－Jenen Wound Assesment Tool,BWAT)、压力性损伤愈合评价量表(Presure Uler Scale for Healing,PUSH)和压力性损伤状态工具(Pressure Staus Tool,PSST)等。

(2)疼痛评估与处理:压力性损伤会产生痛感,无论在静息状态、进行治疗和护理操作时均可出现。因而,做好压力性损伤相关性疼痛的评估、预防和管理,尤其是预防和减轻治疗和护理操作所致的疼痛至关重要。如为病人变换体位时可使用吊带或转运床单以减少摩擦力和剪切力,同时保持床单平整无皱褶;摆放体位时避开压疮部位和避免采用导致压力增加的体位;选择敷料时选择更换频率低、容易去除的敷料,避免对皮肤产生机械性损伤。在伤口治疗和护理操作开始前需采取充分的疼痛控制手段,具体措施详见第十五章疼痛病人的护理。

(3)使用伤口敷料:湿性伤口愈合理论提出,适度湿润、密闭、微酸(接近于皮肤 pH)、低氧或无氧且接近于体温的伤口环境为创面愈合的适宜环境。随着湿性伤口愈合理论的提出及创面愈合病理生理过程的深入研究,湿性敷料不断改进并发展,目前已广泛用于压力性损伤的临床治疗。常用的湿性敷料包括水胶体敷料、透明膜敷料、水凝胶敷料、藻酸盐类敷料、泡沫敷料等。每种类型敷料具有各自的优缺点和临床适应证,需根据压力性损伤的分期、伤口渗出物的性质和量、创面基底组织状况、压力性损伤周围情况、压力性损伤大小、深度和部位,以及是否存在瘘管和(或)潜行等因素进行选择。

(4)伤口护理:包括清洗和清创。①清洗:每次更换敷料时需进行伤口清洗,以清除表面残留物和敷料残留物。伤口清洗液需根据伤口类型进行选择,创面无感染时多采用对健康组织无刺激的生理盐水进行冲洗,对确诊感染、疑似感染或疑似严重细菌定植的压力性损伤,需根据创面细菌培养及药物敏感试验结果选择带有表面活性剂和(或)抗菌剂的清洗液。清洗时需避免交叉感染,并注意窦道、潜行或瘘管的处理。②清创:指清除压力性损伤创面或创缘无活力的坏死组织。常用的清创方法包括外科清创、保守锐性清创、自溶性清创、生物性清创和机械性清创。清创方法需根据

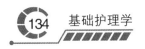
病人的病情和耐受性、局部伤口坏死组织情况和血液循环情况选择。对于免疫缺陷、供血障碍和全身败血症期间未采用抗生素治疗的病人,清创应慎重。

（5）药物治疗：为控制感染和增加局部营养供给,可于局部创面采用药物治疗,如碘伏、胰岛素等,或采用具有清热解毒、活血化瘀、去腐生肌的中草药治疗。

（6）其他措施：如生物敷料,将生长因子、生物物理方法和手术治疗等用于压力性损伤治疗。

压力性损伤是全身、局部因素综合作用所引起的皮肤组织变性、坏死的病理过程。护士只有认识到压力性损伤的危害性,了解其病因和发生发展规律,综合考虑压力性损伤的危险因素,掌握其防治技术,才能自觉、有效地做好压力性损伤防治工作。护理中应强化"预防为主,立足整体,重视局部"观念,使压力性损伤护理走向科学化、制度化、程序化和人性化。

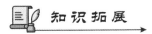 **知识拓展**

压疮预防的新兴疗法

随着对压疮研究的不断深入,目前提出有关压疮预防的新兴疗法包括以下几种。

1. 控制微环境　选择支撑面时,考虑微环境温、湿度控制的能力,忌将加热装置（热水袋、电热毯等）直接置于皮肤表面或压疮创面。

2. 使用预防性敷料　预防性敷料性质各异,需根据病人个体情况进行选择。选择时应考虑敷料控制微环境的能力、贴敷及去除的容易程度、能否定期反复打开以评估皮肤、能否形成符合贴敷的解剖部位以及是否具有合适的尺寸。如在经常受摩擦力与剪切力影响的骨隆处可使用聚氯酯泡沫敷料预防压疮。需要注意的是,使用预防性敷料时仍需继续采取其他压疮预防措施,且定期对皮肤进行全面评估,评估皮肤有无压疮形成迹象。当敷料破损、移位、松动或过湿时,应及时予以更换。

3. 使用纺织面料　使用丝质面料或非棉质或棉类混纺面料以降低剪切力与摩擦力。

4. 采用肌肉电刺激　对于脊髓损伤病人,在压疮易患部位采用电刺激以诱发间歇性强制肌肉收缩,从而降低压疮的发生风险。

第四节　会阴部护理

会阴部护理包括清洁会阴部位及其周围皮肤。会阴部护理往往与常规洗浴操作结合进行,有自理能力的病人可自行完成会阴部护理;对于自理能力受限的病人,护士在为其进行会阴部护理时,特别是面对异性病人时会感到困窘,病人也会感到不安,但不能因此而忽视病人的卫生需求。

会阴部由于其特殊的生理结构,以及温暖、潮湿、通气较差、阴毛较密、利于微生物生长繁殖等特点,成为病原微生物侵入人体的主要途径。因此,会阴部的护理可预防感染和增进病人舒适。会阴部护理主要适用于自理能力缺陷的病人,特别是生殖系统和泌尿系统炎症、大小便失禁、留置导尿、产后及会阴部术后病人。

【目的】

1. 去除会阴部异味,预防和减少感染。

2. 防止皮肤破损,促进伤口愈合。

3. 增进病人舒适。

【操作准备】

1. 护士准备　衣帽整洁,修剪指甲,洗手,戴口罩。

2. 病人准备　明确操作目的、方法、注意事项。

3. 用物准备　毛巾、浴巾、治疗碗、清洁棉球、无菌溶液、大量杯、镊子、一次性手套、卫生纸、橡胶单、中单、水壶(内盛50~52 ℃温水)、手消毒剂、便盆及便盆巾、生活垃圾桶、医用垃圾桶。

4. 环境准备　整洁安静、屏风遮挡或拉上床帘。

【操作步骤】

1. 操作前核对、评估、与病人沟通

(1)核对病人的床号、姓名、住院号及腕带。

(2)评估病人病情、年龄、意识,会阴部清洁程度、皮肤黏膜状况,有无伤口、流血、感染等。

(3)评估病人的心理反应以及合作程度。

(4)病人有无大小便失禁、留置导尿管、泌尿生殖系统或直肠手术。

(5)病人对会阴部卫生知识的了解程度及技能,对会阴部清洁卫生重要性的认识程度,会阴部清洁方法是否正确。

2. 操作　会阴部护理见表6-11。

表6-11　会阴部护理

操作步骤	操作要点
1. 遮挡:关闭门窗,屏风遮挡	·保护病人隐私
2. 垫巾脱裤:将橡胶单和中单置于病人臀下;协助病人脱对侧裤腿,盖在近侧腿部,对侧腿用盖被遮盖	·防止病人受凉
3. 体位:协助病人取屈膝仰卧位,两腿外展	·充分暴露会阴区
4. 备水:脸盆内放温水,将脸盆和卫生纸放于床旁桌上,毛巾置于脸盆内	·确保水温合适,避免会阴部烫伤用物置于易取处,防止操作中水溢出
5. 戴一次性手套	·预防交叉感染
6. 擦洗会阴部	
▲男性	·保暖,并保护病人隐私
(1)擦洗大腿内侧1/3:由外向内擦洗至阴囊边缘	·擦洗顺序为先对侧后近侧
(2)擦洗阴茎头部:轻轻提起阴茎,手持纱布将包皮后推露出冠状沟,由尿道口向外环形洗阴茎头部。更换毛巾,反复擦洗,直至擦净	·擦洗方向为从污染最小部位至污染最大部位,防止细菌向尿道口传播 ·力量柔和、适度,避免过度刺激
(3)擦洗阴茎体部:沿阴茎体由上向下擦洗,特别注意阴茎下	·力量柔和、适度,避免过度刺激

续表 6-11

操作步骤	操作要点
(4)擦洗阴囊部:擦洗阴囊及阴囊下皮肤皱褶处	· 擦洗顺序为对侧→上方→近侧下方 · 动作轻柔,防止阴囊受压引起病人疼痛
▲女性	· 保暖,并保护病人隐私
(1)擦洗大腿内侧:由外向内擦洗至大阴唇边缘 (2)擦洗阴阜	· 擦洗顺序为由上到下,由对侧至近侧
(3)擦洗阴唇部位	· 擦洗顺序为由上到下,由对侧至近侧 · 注意皮肤皱褶处
(4)擦洗尿道口和阴道口:分开阴唇,暴露尿道口和阴道口。由上到下从会阴部向肛门方向轻轻擦洗各个部位,彻底擦净阴唇、阴蒂及阴道口周围部分	· 减少致病菌向尿道口传播 · 每擦一处,更换毛巾的不同部位 · 女性月经期或留置导尿时,可用棉球清洁
(5)置便盆于病人臀下	· 为女性进行会阴冲洗
(6)冲洗:护士一手持装有温水的大量杯,一手持夹有棉球的大镊子,边冲水边擦洗会阴部。从会阴部冲洗至肛门部,冲洗后,将会阴部彻底擦干	· 将用过的棉球弃于便盆中
(7)撤去便盆	
7.擦洗肛周及肛门:协助病人取侧卧位,擦洗肛周及肛门部位	· 便于护理肛门部位 · 特别注意肛门部位的皮肤情况。必要时在擦洗肛门前,可先用卫生纸擦洗
8.局部用药:大、小便失禁者,可在肛门和会阴部位涂凡士林或氧化锌软膏	· 防止皮肤受到尿液和粪便中有毒物质浸润,保护皮肤
9.操作后处理	
(1)脱手套,撤除橡胶单和中单	
(2)协助病人穿好衣裤,取舒适卧位	
(3)整理床单位	· 促进病人舒适,减轻对操作的应激
(4)整理用物	
(5)洗手	· 减少致病菌传播
(6)记录	· 记录执行时间及护理效果

【注意事项】

1.进行会阴部擦洗时,每擦洗一处需变换毛巾部位。如用棉球擦洗,每擦洗一处应更换一个棉球。

2.擦洗时动作轻稳,顺序清楚,从污染最小部位至污染最大部位清洁,避免交叉感染。

3.护士在操作时,正确运用人体力学原则,注意节时省力。

4.如病人有会阴部或直肠手术,应使用无菌棉球擦净手术部位及会阴部周围皮肤。

5.操作中减少暴露,注意保暖,并保护病人隐私。

6.擦洗溶液温度适中,减少刺激。

7.留置导尿者,需做好留置导尿管的清洁与护理:①清洁尿道口和尿管周围,擦洗顺序由尿道口向远端依次擦洗尿管的对侧→上方→近侧→下方。②检查留置尿管及尿袋开始使用日期。③操作过程中尿管置于病人腿下并妥善固定。④操作后注意导尿管是否通畅,避免脱落或打结。

8.女性病人月经期宜采用会阴冲洗。

9.注意观察会阴部皮肤黏膜情况。有伤口者需注意观察伤口有无红肿、分泌物的性状、伤口愈合情况。如发现异常,及时向医生汇报,并配合其进行处理。

第五节 晨晚间护理

晨晚间护理是优质护理服务的重要组成内容,是根据人们的日常生活习惯,为满足病人日常清洁和舒适需要而于晨起和就寝前执行的护理措施。危重、昏迷、瘫痪、高热、大手术后或年老体弱等能力受限的病人,护士需要根据病人病情协助其进行晨晚间护理,以满足病人身心需要,促进舒适。

一、晨间护理

(一)护理目的

1.促进病人清洁、舒适、预防压疮、肺炎等并发症的发生。

2.观察和评估病情,为诊断、治疗及调整护理计划提供依据。

3.进行心理和卫生指导,满足病人心理需求,促进护患沟通。

4.保持病室和床单位的整洁、美观。

(二)护理内容

1.备齐用物携至床旁,酌情关闭门窗,遮挡病人,协助排便,留取标本,更换引流瓶。

2.放平床上支架,进行口腔护理,洗脸,洗手,帮助病人梳头。

3.协助病人翻身,检查皮肤受压情况,擦洗背部后,用50%乙醇或红花油按摩骨突处,为病人叩背,用空心掌从肩胛下角向上拍打,使黏性分泌物顺利排出。

4.整理病床,可酌情更换床单及衣裤,注意观察病情,整理床单位,协助进食早餐,记录出入量。

5.根据需要给予叩背、协助排痰,必要时给予吸痰,指导有效咳嗽。

二、晚间护理

晚间护理指晚间入睡前为病人提供的护理,可创造良好的睡眠条件,促进病人舒适入睡。同时,还能了解病人的病情变化,鼓励其树立战胜疾病的信心。

(一)护理目的

1.确保病室安静、清洁,为病人创造良好的夜间睡眠条件,促进病人入睡。

2.观察和了解病情变化,满足病人身心需要,促进护患沟通。

3.进行观察病情、皮肤、睡眠。

(二)护理内容

1.根据病人病情和自理能力,协助病人排便、洗漱等,女性病人给予会阴部冲洗。

2.协助病人取舒适卧位,并检查病人全身皮肤受压情况,观察有无早期压疮迹象,按摩背部及骨隆突部位。

3.进行管道护理,检查导管有无打折、扭曲或受压,妥善固定并保持导管通畅。

4.加强巡视,了解病人睡眠情况,对于睡眠不佳的病人应按失眠给予相应的护理。

5.保持病室光线适宜,危重病室保留廊灯,便于观察病人夜间病情变化。

6.经常巡视病室,了解病人睡眠情况,对于睡眠不佳的病人应按失眠给予相应的护理;同时观察其病情变化,并酌情处理。

◀ **本章小结** ▶

健康人具有保持身体清洁的能力,但当人患病时,自我照顾能力下降,往往无法满足自身清洁的需要。因此,为使病人在住院期间身心处于最佳状态,护士应及时评估病人的卫生状况,并根据病人自理能力、卫生需求及个人习惯协助病人进行卫生护理,确保病人清洁和舒适,预防感染和并发症的发生。

（郭园丽）

自测题

参考答案

第七章　休息与活动

▓▓▓▓▓▓▓▓ 学习目标 ▓▓▓▓▓▓▓▓

1. 知识目标:掌握慢波睡眠的分期,睡眠各时相的特点,失眠症的原因及诊断标准,活动受限的原因及活动受限对机体的影响;熟悉休息的意义,休息的条件,个体对睡眠的需要,影响睡眠的因素,活动的意义;了解住院病人睡眠的特点,活动受限的原因及对机体的影响。

2. 能力目标:能运用正确的方法收集住院病人的睡眠资料,正确指导病人促进睡眠的方法,正确判断病人的肌力和机体活动能力的级别,正确指导病人活动的方法。

3. 素质目标:通过采取有效的护理措施促进病人睡眠和病人活动,关心尊重病人,体现人文关怀。

临床案例

病人张某某,女,30岁,舞蹈老师,以"入睡困难,睡眠质量差3月余"为主诉入院。半年前张某某家人因病去世。张某某既往无高血压、心脏病等病史,近期出现头晕目眩、体倦乏力、注意力不集中、健忘等症状,工作效率明显下降。

问题:①病人目前的主要问题是什么? 出现该问题的主要原因是什么? ②护士应采取哪些护理措施帮助病人解决该问题?

第一节　休　息

休息对维持人体健康非常重要。休息不足会导致人体出现一系列躯体和精神反应,严重时会造成机体免疫力下降,导致疾病的出现。对于住院病人来说,改变了生活环境再加上疾病因素,从而加重了精神心理压力和负担,直接或间接影响休息和疾病康复。充足的休息不仅可以有效地使身体放松,对于患病者来说还有利于组织修复和器官功能恢复,促进疾病的康复。护士应该知晓病人在患病期间充分休息的重要性,应充分认识休息与睡眠的作用和意义,为病人创造良好的休息环境,协助其充足、适当和有效地休息。

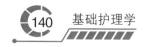

一、休息的意义和条件

休息是指通过改变当前的活动方式,使人生理和心理上得到放松,消除或减轻疲劳,恢复精力的过程。休息包括身体和心理两方面的放松。休息可以减轻疲劳和缓解精神紧张,无论采取何种方式,只要达到缓解疲劳、减轻压力、促进身心舒适和精力恢复的目的,就是有效的休息。

(一)休息的意义

休息对维持人体健康非常重要,有效的休息可以减轻或消除疲劳,缓解精神紧张和压力;可以维持机体生理调节的规律性;可以减少能量消耗;可以促进机体正常的生长发育;可以促进蛋白质合成及组织修复。反之,休息不足则会导致人体出现一系列的身体和精神反应,严重的会导致心身疾病。

护理人员为住院期间的病人建立有益的休息环境,可以帮助病人减轻或消除疲劳,缓解住院期间的精神压力;维持机体生理调节的规律性;减少能量的消耗;促进蛋白质的合成及组织修复。因此,充足的休息有助于维持机体身心健康,促进人们工作、学习和生活的顺利进行,对维持人体健康非常重要。

(二)休息的条件

1.身体方面 身体任何方面出现异常或不适,都会直接影响休息的质量。取得良好舒适的卧位;各组织器官功能良好且正常;皮肤完整,无破损;关节肌肉活动正常;身体各部位清洁、无异味、无疼痛、无感觉异常等才能得到真正的休息。因此,身体舒适是保证有效休息的重要条件。

2.心理方面 个体患病时难以适应疾病带来的各种问题,通常会伴有情绪、行为及日常生活形态方面的变化,会出现情绪变化和精神压力,这些都会直接影响病人的休息和睡眠型态。因此,个体的心理和情绪状态也会影响休息的质量。

3.环境方面 环境性质可以决定病人的心理状态,如环境中的空间、温度、湿度、气味、声音等对病人的休息、疾病的康复均有着不同程度的影响。因此,医院的物理环境是影响病人休息的重要条件。

4.睡眠方面 原发性睡眠障碍和继发性睡眠障碍都可以引起睡眠数量不足或睡眠质量下降,从而影响病人的休息和疾病的康复。充足的睡眠是保证休息最基本的条件,睡眠时间和睡眠质量是影响休息的重要因素。

二、协助病人休息的护理措施

1.增加身体的舒适 护士应当把病人身体方面的不适降低至最小的程度,及时评估并减轻病人身体不适。在协助病人休息时,应帮助病人调整合适姿势和体位,减轻或消除造成身体不适的因素,使病人能够得到有效的休息;对沟通障碍的老年人或儿童等,护士应该耐心、细心观察,发现影响病人休息的因素时及时消除。

2.促进心理的放松 建立良好的护患关系,尊重及保护病人的权益,重视和关心病人及其家属。护士应该帮助病人适应疾病的发展过程,指导病人以积极的心态正确面对疾病;帮助病人适应自身以及家庭因疾病带来的各种问题,减轻情绪紧张和精神心理压力。

3.提供舒适的环境 护士应该为病人积极创造安全、舒适、安静、整洁及和谐的休息环境,如进行各项操作时要做到走路轻、说话轻、关门轻、操作轻,病人休息时要协助其采取舒适卧位,提供适宜的光线、清新的空气等。

4. 保证病人睡眠的时间和质量 护士应该全面评估影响病人睡眠的因素及睡眠习惯,促进病人身心舒适,制订并实施促进睡眠的措施,保证睡眠质量。

三、睡眠

睡眠是一种周期发生的知觉的特殊状态,由不同时相组成,对周围环境反应能力下降但不消失,与觉醒交替出现,与昼夜节律相一致,是休息中最重要的一种方式。

(一)睡眠的生理

1. 睡眠的发生机制 睡眠中枢位于脑干尾端,睡眠中枢向上传导冲动作用于大脑皮质(或称上行抑制系统),与控制觉醒状态的脑干网状结构上行激动系统的作用相拮抗,从而调节睡眠与觉醒的相互转化。

2. 睡眠的生理特点 睡眠时感觉减退,骨骼肌反射和肌肉紧张度减弱,自主神经功能会出现一系列变化,如瞳孔缩小、血压低、心率慢、呼吸慢、尿量减少、代谢率降低等。睡眠是一种周期性可逆的静息现象,是循环发生的,与觉醒交替进行,一般每天一个周期。

3. 睡眠的时相 根据睡眠发展过程中脑电波变化和机体活动功能的表现,将睡眠分为慢波睡眠(slow wave sleep,SWS)和快波睡眠(fast wave sleep,FWS)两个时相。成人入睡后,首先进入慢波睡眠,持续 80 ~ 120 min 后转入快波睡眠,维持 20 ~ 30 min 后又转入慢波睡眠。两个时相相互交替进行,整个过程中有 4 ~ 5 次交替,越近睡眠的后期,快波睡眠持续时间越长。两种睡眠时相状态均可直接转为觉醒状态,但在觉醒状态下,一般只能进入慢波睡眠,而不能进入快波睡眠。

(1)慢波睡眠:又称正相睡眠或非快速眼动(non rapid eye movement sleep,NREM)睡眠,脑电波呈现同步化慢波时相。此期的睡眠,伴有慢眼球运动,全身肌肉松弛,但有一定的紧张度;腺体分泌增多;机体的耗氧量下降,但脑的耗氧量不变。肌电图显示张力高于快波睡眠,但比清醒时低。如长期睡眠不足,任其自然睡眠,慢波睡眠中深度睡眠将明显增加,以补偿前阶段的睡眠不足。慢波睡眠有利于促进生长和体力恢复,是正常人所必需的。其可分为以下 4 期。

第 I 期:入睡期。此期是清醒与睡眠之间的过渡时期,是睡眠周期中最浅的一期,只维持几分钟。特点:可被外界的声响或说话声惊醒、易被唤醒。表现:全身肌肉松弛,生理活动速度开始降低,生命体征与新陈代谢逐渐减慢,如呼吸均匀,脉搏减慢。脑电图特点:低电压 α 节律,频率为 8 ~ 12 次/s。

第 II 期:浅睡期。此期持续 10 ~ 20 min。特点:进入睡眠状态,仍可听到外界声音,易被惊醒。表现:身体功能活动继续减慢,全身肌肉逐渐放松,呼吸均匀,脉搏减慢,血压、体温下降。脑电图特点:出现快速、宽大的睡眠纺锤波,频率为 14 ~ 16 次/s。

第 III 期:中度睡眠期。此期持续 15 ~ 30 min。特点:很难被唤醒,睡眠逐渐加深,需要巨大的声响才能使之觉醒。表现:肌肉十分放松,身体很少移动,生命体征数值下降且规则,如呼吸均匀,心跳缓慢,血压、体温继续下降。脑电图特点:睡眠纺锤波与 δ 波交替出现。

第 IV 期:深度睡眠期。此期持续 15 ~ 30 min。特点:极难被唤醒,可出现梦游和遗尿。表现:身体完全松弛、无任何活动,脉搏、体温继续下降,呼吸缓慢均匀,体内分泌大量生长激素,促进体力恢复和生长。脑电图特点:缓慢而高的 δ 波,频率为 1 ~ 2 次/s。

(2)快波睡眠:又称异相睡眠或快速眼动(rapid eye movement,REM)睡眠,脑电波呈现去同步化快波时相。此期的睡眠,眼肌活跃,眼球转动很快,脑电波活跃,与觉醒时难以区分,肌电图反映肌张力极低。梦境往往在此时期出现。表现为各种感觉进一步减退,骨骼肌反射和肌肉紧张度进一步减弱,肌肉几乎完全松弛,可有间断的阵发性表现,如眼球快速运动、部分躯体抽动、心率加快、血压升高、呼吸加快且不规则等,肾上腺素大量分泌,生长激素分泌减少,唤醒阈提高,极难唤醒。快波睡眠也为正常人所必需,在快波睡眠中,脑的耗氧量增加,脑血流量增多且脑内蛋白质合成加快。快波睡眠与幼儿神经系统的成熟有密切的关系,能够促进学习记忆和精力恢复。做梦是快波睡眠的特征之一,美好的梦境可以舒缓精神压力,让人面对内心深处的感受,释放与净化自己的情绪。在正常的 REM 睡眠中乙酰胆碱对呼吸运动神经元的活性也具有抑制作用。REM 睡眠调控紊乱可诱发严重的睡眠异常,如猝倒症和 REM 睡眠行为障碍(REM sleep behavior disorder,RBD)。某些疾病,如心绞痛、阻塞性肺气肿缺氧发作等容易在夜间发作,可能与快波睡眠期出现间断的阵发性表现有关。

4. 睡眠周期　正常情况下,在睡眠周期中,慢波睡眠与快波睡眠不断地重复出现。每一个睡眠周期都含有 60 ~ 120 min 的有顺序的睡眠时相,平均是 90 min。在成人每次 6 ~ 8 h 的睡眠中,平均包含 4 ~ 6 个睡眠时相周期。在入睡后最初的 20 ~ 30 min,从慢波睡眠的入睡期进入浅睡期和中度睡眠期,经过深度睡眠期,之后返回到中度睡眠期,再到浅睡期,从浅睡期进入快波睡眠,大约持续10 min 后,又进入浅睡期,周而复始(图 7-1)。

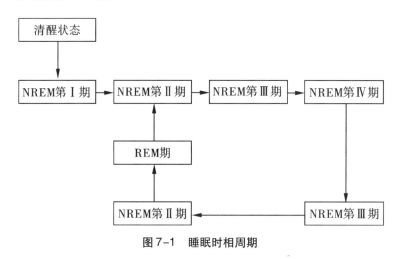

图 7-1　睡眠时相周期

随着睡眠周期的进行,每一时相所用的时间也会发生变化。在刚入睡时,慢波睡眠的中度睡眠和深度睡眠约占 90 min,快波睡眠持续不超过 30 min;进入深夜,快波睡眠会延长到 60 min,而慢波睡眠的中度睡眠和深度睡眠时间会相应地缩短。越接近睡眠后期,快波睡眠持续时间越长。睡眠周期在白天小睡时也会出现,但各期睡眠时间长短根据小睡的时间而定。在睡眠周期的交替进行中,如果在任何一期将个体唤醒,再继续睡眠时,会重新回到睡眠最初状态,不会回到将其唤醒的那个睡眠时相中。所以在夜间,如果病人的睡眠经常被中断,将整夜无法获得深度睡眠和快波睡眠,正常的睡眠型态受到干扰,睡眠质量会下降,因此病人就只能通过补充睡眠总时数来补充缺乏的深度睡眠和快波睡眠,从而造成睡眠型态发生紊乱。

(二)睡眠的需要

随着年龄的增长,总的睡眠时间会逐渐减少,慢波睡眠中的第Ⅳ期时间减少;睡眠过程中醒来的次数增多;慢波睡眠第Ⅰ、Ⅱ期所占的睡眠时间会增加。睡眠的需要因人而异,并受多种因素的影响。

1. 年龄　各睡眠时相所占时间的比例随年龄的变化而变化。新生儿出生后 24 h 中大多处于睡眠状态,1周以后为16～20 h;婴儿为14～15 h;幼儿为12～14 h;学龄儿童为10～12 h;青少年为8～9 h;成人一般为7～8 h;50岁以上者平均7 h。

2.体型　瘦者对睡眠的需要少于肥胖者。

3.职业因素　劳动强度大、工作时间长的人需要的睡眠时间也长,体力劳动者比脑力劳动者需要的睡眠时间长。

4.个体健康情况　患病、怀孕、手术后或疲劳状态时,个体的睡眠需要量会明显增加。

(三)影响睡眠的因素

1.年龄因素　年龄是影响睡眠的主要因素。受年龄影响最大的睡眠阶段是慢波睡眠,成人从清醒状态进入睡眠状态时,首先进入慢波睡眠;而新生儿则直接进入快波睡眠。青少年期慢波睡眠所占比例最大。随着年龄的增长,慢波睡眠的比例逐渐下降,个体的睡眠时间逐渐减少。

2.生理因素　睡眠与人的生物钟保持一致,一般发生在昼夜性节律的最低期。人体根据内在的生物性规律,在24 h内规律地运行,即昼夜性节律。其反映出人体在生理与心理方面的起伏变化,这些变化可随着人的活动和心情有所改变。若人的睡眠不能与昼夜节律协同一致会造成生物节律失调,内分泌的变化同样也会影响睡眠,如绝经期女性由于内分泌的变化会引起睡眠紊乱。因此,昼夜节律性、内分泌变化等因素均会对睡眠造成影响。

3.病理因素　几乎所有的疾病都会影响原有的睡眠型态。如因躯体疾病造成的不适、疼痛、心悸、呼吸困难、瘙痒、恶心等症状均会影响正常的睡眠。因此,病人需要更多的睡眠时间,护士应该了解影响病人睡眠的病理因素,准确的评估,合理制订促进睡眠的计划。

4.环境因素　环境的改变直接影响人的睡眠状况,在新环境中慢波睡眠和快波睡眠的比例会发生变化,出现入睡时间延长,快波睡眠减少,觉醒次数增加等现象。住院病人因住院环境中的光线、声音、温度、湿度、空气质量的改变和医院护理工作的昼夜连续性等都会直接影响睡眠质量。

5.药物因素　药物是影响睡眠的另一个重要因素。多种常用药物对睡眠都有不同程度的影响,如某些神经系统用药、抗高血压药、抗组胺药、平喘药、镇静剂、激素等均对睡眠有一定的影响。

6.食物因素　一些食物及饮料的摄入也会影响睡眠状况。如肉类、乳制品和豆类因其含有较多L-色氨酸,能促进入睡,缩短入睡时间,被认为是天然的催眠剂。睡前喝牛奶有助睡眠,睡眠不佳的人不宜在睡前4～5 h饮用浓茶、咖啡和可乐,因这些食物含有咖啡因,饮用后使人兴奋难以入睡。少量饮酒能促进放松和睡眠,但大量饮酒会抑制脑干维持睡眠的功能,干扰睡眠结构,使睡眠变浅。

7.情绪因素　任何强烈的情绪变化,如焦虑、紧张、喜悦、恐惧、抑郁等均可能影响正常的睡眠,不良的心理反应也会对睡眠造成影响,如住院病人对疾病的担忧、经济压力等情绪和心理变化,都有可能影响睡眠质量。

8.生活方式　长期处于紧张忙碌的工作状态,缺乏适当的运动,无良好的休息和生活规律,都会影响睡眠的质量。

9.个人习惯　好的睡前习惯可以有助睡眠,如洗热水澡,听音乐等,但不健康的习惯会影响睡眠的质量,如进食过度、过多饮水等。睡前强烈的身心刺激也会对睡眠造成影响,如严厉责备、过度兴奋、剧烈活动等。

(四)常见的睡眠障碍

睡眠障碍是指睡眠量及质的异常,或在睡眠时出现某些临床症状,也包括影响入睡或保持正常睡眠能力的障碍。睡眠障碍分为器质性睡眠障碍和非器质性睡眠障碍。其中失眠症在人群中最常见。

1. **失眠症**　是临床上最常见的睡眠障碍,是睡眠质量或数量不能满足正常需求的一种主观体验。表现为入睡困难、睡眠不深、易醒、多梦、早醒、醒后感到疲乏或缺乏清醒感等。根据引起失眠的原因不同,可分为原发性失眠与继发性失眠。如果没有明显的发病原因为原发性失眠。继发性失眠是由心理、生理或环境因素引起的短暂失眠,可见于:①精神因素所致的失眠;②躯体因素所致的失眠;③环境因素所致的失眠;④药物因素所致的失眠;⑤大脑弥散性病变引起的失眠。此外,遗传因素和人格特征也是引起失眠的原因。住院病人最常见的主诉是难以入睡,一般是因为对住院环境的不适应,经常或过多地考虑如何得到充足睡眠、个人健康和经济问题等。

睡眠时间和深度有很大的个体差异,因此,睡眠时间的长短不能作为判断失眠严重程度的标准。符合以下条件可诊断为失眠:

(1)有入睡困难、睡眠维持障碍、早醒、睡眠质量下降或日常睡眠晨醒后无恢复感等症状。

(2)在环境适合睡眠且有条件睡眠的情况下仍然有上述症状。

(3)患者主诉至少有下述1种与睡眠相关的日常功能损害:①疲劳或全身不适;②对睡眠过度关注;③日间思睡;④情绪波动或易激惹;⑤兴趣、精力减退;⑥注意力、注意维持能力或记忆力减退;⑦学习、工作和社交能力下降;⑧工作或驾驶过程中出现错误倾向增加;⑨紧张、头痛、头晕或与睡眠缺失有关的其他躯体症状。

2. **发作性睡眠**　是指不可抗拒的突然发生的睡眠,大多数病人常伴有一种或多种附加症状,如猝倒症、睡眠瘫痪和睡前幻觉,是一种特殊的睡眠障碍。表现为白天有不可抗拒的短暂的睡眠发作,发作前常有不可抗拒的困倦感。病人可由清醒状态直接进入快波睡眠,睡眠与正常睡眠相似,脑电图亦呈正常的睡眠波形。单调的环境以及餐后容易发作。在发作性睡眠病人中约70%的病人会出现猝倒现象。发作时,病人在清醒状态下突然丧失肌张力,易导致严重的跌伤。猝倒是发作性睡眠最危险的并发症。探究REM睡眠和REM睡眠瘫痪的形成机制对于理解猝倒症和RBD的病理生理过程有着十分重要的作用。发作性睡眠属于快波睡眠障碍,护士应指导病人遵医嘱用药,并指导病人学会如何自我保护。

3. **睡眠过度**　表现为过多的睡眠,可持续几小时或几天,难以唤醒。见于脑部疾病、糖尿病、镇静剂过量等,还可见于严重抑郁、焦虑等心理疾病,病人通过睡眠逃避日常生活的紧张和压力。

4. **睡眠剥夺**　是睡眠时间和睡眠时相的减少或损失。睡眠剥夺可引起睡眠不足综合征,出现心理、认知、行为等方面的异常表现。根据对睡眠时相和时间剥夺的程度不同将其分为总睡眠剥夺、部分睡眠剥夺、选择性睡眠剥夺和睡眠片段。能够逆转睡眠剥夺的唯一方式是恢复性睡眠,其时间远远低于睡眠剥夺的时间。

5. **睡眠呼吸暂停**　是以睡眠中呼吸反复停顿为特征的一组综合征,每次停顿≥10 s,通常每小时停顿次数>20次,表现为时醒时睡并伴有低氧血症、高血压、动脉血氧饱和度降低及肺动脉高压。可分为中枢性和阻塞性呼吸暂停两种类型。目前认为中枢性呼吸暂停可能是与快波睡眠有关的脑干呼吸机制的失调所致;阻塞性呼吸暂停则发生在严重、频繁、用力地打鼾或喘息之后,有时病人可能未意识到其症状而由他人发现。睡眠呼吸暂停是心血管疾病的危险因素,与高血压之间存在因果关系。

6. **梦魇**　睡眠过程中被噩梦所惊醒,梦境内容通常涉及可怕的景象或遇到可怕的事情。表现为病人睡后对梦境中的恐怖内容能清晰的回忆,并伴有情绪紧张、心悸、面色苍白或出冷汗,病人能很快恢复定向力,处于清醒状态,部分病人难以再次入睡。梦魇多发生于REM期睡眠,多为暂时性的,一般不会带来严重后果,但若梦魇为持续性的,则常为精神疾病的症状,应予重视。

7. **睡惊症**　出现在夜间极度恐惧和惊恐发作,伴有强烈的语言,运动形式和自主神经系统的高度兴奋状态。研究发现,睡惊常在睡眠开始后 15 ~ 30 min 出现,属于慢波睡眠。表现为睡眠中突然惊醒,两眼直视,表情紧张恐惧,呼吸急促,心率增快,发作历时 1 ~ 2 min,发作后又复入睡,晨醒后对发作不能回忆。

8. 睡行症　又称梦游症、梦行症或夜游症。是睡眠和觉醒现象同时存在的一种意识模糊状态。表现为病人在睡眠中在床上爬动或下地走动,甚至到室外活动,面无表情,动作笨拙,走路不稳,常答非所问,无法交谈,有的还喃喃自语,但口齿欠清。发作持续数分钟后继续上床睡觉,醒后对所进行的活动不能回忆。多发生于生长发育期的儿童,以 11 ~ 12 岁年龄段为最多,男性多见,儿童期偶有睡行发作,大多于青年时期自行停止。

9. 遗尿　指 5 岁以上的儿童仍不能控制排尿,在日间或夜间反复出现不自主的排尿。其可分为原发性遗尿和继发性遗尿。引起遗尿的主要因素有:①遗传因素;②睡眠机制障碍;③泌尿系统解剖或功能障碍;④控制排尿的中枢神经系统功能发育迟缓。

(五)住院病人的睡眠特点

1. 睡眠节律改变　住院病人的各项诊疗活动可能会在一天 24 h 内的任何时间进行。病人正常的昼夜性节律遭到破坏,睡眠与昼夜性节律不协调,为昼夜性节律去同步化,又称节律移位。具体表现为白天昏昏欲睡,夜间失眠,觉醒的阈值明显降低,极易被惊醒,继而出现焦虑、沮丧、不安、烦躁等症状。

2. 睡眠质量改变　对住院病人睡眠质量的影响主要是睡眠剥夺、睡眠中断和诱发补偿现象。具体表现为:①入睡时间延长、睡眠持续时间缩短、睡眠次数增多、总睡眠时数减少。②睡眠中断、睡眠时相转换次数增多,不能保证睡眠的连续性。快波睡眠的突然中止会造成心室颤动,同时还会影响正常的呼吸功能。③慢波睡眠的第Ⅲ、Ⅳ期和快波睡眠减少时,会在下一个睡眠周期中得到补偿,特别是慢波睡眠的第Ⅳ期最先得到补偿,同时分泌大量生长激素,来弥补消耗的能量。但快波睡眠不足时症状更为严重,病人会出现知觉及人格方面的紊乱,称为诱发补偿现象。

(六)住院病人睡眠的评估

护士应全面运用休息和睡眠的知识,综合评估病人的睡眠情况并制订适合病人的护理计划,以达到促进病人休息与睡眠的目的。掌握睡眠评估的重点、收集睡眠资料的方法和内容。

1. 睡眠评估的重点　病人对睡眠的时间和质量的个体化需要;睡眠障碍的症状、类型、持续时间及对病人身心的主要影响;引起睡眠障碍的原因。

2. 睡眠病人资料收集及评估的方法　资料的收集包括病人的年龄、性别、文化程度、职业及日常活动习惯等。评估的方法包括问诊、观察、量表测量和辅助检查等。

3. 睡眠评估的内容　评估每天需要的就寝时间和睡眠时间;睡眠习惯;是否需要午睡和午睡时间;入睡持续的时间;睡眠深度;入睡时是否打鼾;夜间醒来的时间、次数和原因;睡眠中是否有异常情况,如失眠、睡行症、呼吸暂停等;睡眠效果;睡前是否需要服用睡眠药物以及药物的种类和剂量等。

(七)促进睡眠的护理措施

1. 满足病人身体舒适的需要　护士应积极消除影响病人身体舒适和睡眠的因素。病人睡前协助完成个人卫生护理,包括协助病人洗漱、排便、整理床单位、更衣等。帮助病人采取舒适的卧位,放松关节和肌肉,如病人有引流管,要注意检查引流管的通畅,并检查病人身体各部位伤口、敷料等情况,避免引起不适。对疼痛病人,遵医嘱使用镇痛药,以减轻病人的不适。

2. 创造良好的睡眠环境　为病人提供安全、安静、舒适、整洁的睡眠环境。提供舒适的病床、合

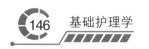
理的空间、适宜的光线、必要的遮挡,并保持适当的温度、湿度及清新的空气。病室应配备温湿度计,普通病房的温度一般冬季为 18 ~ 22 ℃,夏季为 25 ℃左右;湿度保持在 50% ~ 60%。工作人员在说话、行动与工作时应尽可能做到"四轻",常规护理操作要安排白天进行,避免睡眠惊醒;若夜间进行护理操作时,应尽量间隔 90 min,避免病人在一个睡眠周期中发生睡眠中断的现象。重危病人的抢救应尽可能安排在单间,以免影响其他病人的休息。应将影响睡眠的噪声降低到最小限度,包括仪器报警声的音量、呼叫器音量等。及时清理病室中的血、排泄物、分泌物等,避免异味的产生影响病人的睡眠。保持床单位的整洁舒适,增加舒适感,促进睡眠。

3.加强心理护理,减轻病人的心理压力　护士要关心、体谅病人,多与病人沟通,要善于观察并掌握观察的方法和技巧,及时发现和了解病人的心理变化,与病人共同讨论影响睡眠的原因。睡前保持轻松愉悦的心情,若病人感到焦虑、不安等不要强迫入睡,帮助病人正确面对心理因素,学会自我调节。如病人入睡困难,护士可以采取分散注意力等方法使病人放松,促进入睡。

4.合理用药　失眠的病人使用安眠药时,护士必须掌握安眠药物的种类、性能、应用方法、对睡眠的影响及副作用,如地西泮长期服用可产生耐受性和依赖性,停用后会出现戒断症状;老年人应慎用苯二氮䓬类药物,以防产生共济失调、意识模糊、反常运动、幻觉、呼吸抑制以及肌无力等。护士应注意观察病人在服药期间的睡眠情况及身心反应,及时报告医生予以处理。

5.建立良好的睡眠习惯　护士耐心地与病人讨论影响睡眠的因素,帮助其消除影响睡眠的自身因素,鼓励病人养成良好的睡眠习惯。根据人体生物节律性调整作息时间,白天适当锻炼,非睡眠时间避免卧床,避免熬夜;睡前可以进食少量易消化的食物或热饮料,如热牛奶,避免饮用刺激性饮料如咖啡、浓茶等;睡前可以采用进行短时间的阅读、听轻音乐等方式促进睡眠。

6.睡眠障碍病人的特殊护理措施　对失眠病人,护士应积极消除诱因,使用认知疗法,帮助其了解睡眠的基本知识;对发作性睡眠的病人,护士应指导病人学会自我保护,注意发作前兆,减少意外发生,保证病人发作时的安全;对睡眠呼吸暂停的病人,护士应指导其采取正确的睡眠姿势,以保证呼吸道通畅;对睡行症的病人,应采取各种防护措施,清除环境中的障碍物,保持夜间睡眠环境的安全等。

第二节　活　动

活动是人的基本需要之一,凡具有生命的生物体均需要活动,并都有与生俱来的活动能力。适当的活动可以保持良好的肌张力,保持关节的弹性、灵活性,增强全身活动的协调性、机体氧合能力、增强心肺功能也有助于缓解心理压力,促进身心放松,减慢老化过程和慢性疾病的发生。如果一个人的活动能力因疾病的影响而发生改变,不仅会直接影响机体各系统的生理功能,还会影响病人的心理状态。因此,护士应当从满足病人身心发展需要和疾病康复的角度来协助病人选择并进行适当的活动。

一、活动受限的原因及对机体的影响

(一)活动受限的原因

1.疼痛　剧烈的疼痛往往会限制病人的活动,或者限制部分关节的活动范围。术后病人常因

切口疼痛,而采取主动体位或被动体位,以减轻疼痛。

2.运动、神经系统功能受损 此种损伤可造成暂时的或永久的运动功能障碍,改变机体的活动能力。

3.运动系统结构改变 机体的先天性畸形、残障等,均会影响机体的活动。

4.营养状态改变 疾病所致的严重营养不良、虚弱无力或极度肥胖的病人,也会引起活动受限。

5.严重疾病 严重心肺疾病的病人,为了减轻心肺负担,会减少活动。

6.损伤 肌肉、骨骼、关节的器质性损伤,往往会导致机体活动受限。

7.精神心理因素 极度抑郁或某些精神疾病病人,在思维异常的同时可伴有机体活动无力或活动能力下降。如个体承受的压力超过其适应范围,会发生情绪制动,直到心理调适后一段时间,才能逐步恢复正常的活动。

8.医疗护理措施的实施 为治疗某些疾病而采取的医护措施,有时会限制病人的活动。如意识不清、躁动的病人,为防止其发生意外而利用约束带按照操作规程限制其活动。

(二)活动受限对机体的影响

活动受限常常使人的生理、心理及社会交往等方面受到影响,受限程度越严重,影响也越大。

1.对皮肤的影响 长期卧床或活动受限,使局部组织长期受压,血液循环障碍,局部持续缺血、缺氧、营养不良,易形成压力性损伤。

2.对运动系统的影响 对病人来说,人体长期不活动会导致骨骼、关节、肌肉的改变。导致腰背痛、肌张力减弱、肌肉萎缩、关节僵硬或挛缩、骨质疏松、垂足、垂腕等。

3.对心血管系统的影响 长期卧床对机体心血管系统的影响主要包括直立性低血压和深静脉血栓形成两个方面。

(1)直立性低血压:又叫体位性低血压,是由于体位的改变,如病人从平卧位突然转为直立位,或长时间站立发生的脑供血不足引起的低血压,常伴有头晕、视力模糊、乏力、恶心等症状,严重时可发生晕厥。

(2)深静脉血栓:是指血液非正常地在深静脉内凝结,属于下肢静脉回流障碍性疾病。致病因素有血流缓慢、静脉壁损伤和高凝状态三大因素。血栓形成多发生于机体受限状态,长期卧床的病人,机体活动受限时间越长,发生的危险性越高。当病人长期活动受限时,下肢深静脉血流缓慢,血液循环不良的时间超过了血管内膜自我修复时间而发生血管内膜损伤,从而促进血栓的形成。若血栓脱落栓塞于肺部血管,可导致肺动脉栓塞。

4.对呼吸系统的影响 长期卧床可导致呼吸系统的坠积性肺炎和二氧化碳潴留的发生。

(1)坠积性肺炎:长期卧床的病人大多处于衰竭状态,全身肌肉无力,呼吸运动能力减弱,而无力进行有效的深呼吸、咳嗽。痰液未及时咳出,呼吸道分泌物排出困难,痰液大量堆积,并由于重力作用流向肺底,如果不及时处理,将会导致肺部感染,导致坠积性肺炎。

(2)二氧化碳潴留:长期卧床的病人,肺底部长期处于充血、淤血状态,肺部扩张受限,有效通气减少,影响氧气的正常交换,导致二氧化碳潴留,严重时会出现呼吸性酸中毒。

5.对消化系统的影响

(1)食欲减退:活动量减少和疾病的影响,可使病人食欲减退、厌食,当蛋白质等营养物质大量消耗时导致负氮平衡,甚至会出现营养不良。

(2)便秘:长期卧床使胃肠道的蠕动减慢,加之病人摄入的水分和纤维素减少,病人经常出现便秘。由于腹肌和提肛肌无力,便秘会进一步加重,出现头痛、头晕、腹胀、腹痛等症状,严重时出现粪便嵌塞,使排便更加困难。

6. 对泌尿系统的影响 长期卧床可导致排尿困难、尿潴留、尿道结石、泌尿系统感染等。卧床时,病人排尿姿势改变,会出现排尿困难;若长期无法正常排尿,膀胱便会过度充盈,逼尿肌过度伸展,机体对膀胱胀满的感受性减弱,导致尿潴留。当尿液中的钙磷浓度增加,伴有尿潴留,可形成泌尿道结石。另外,尿液对泌尿道的冲洗作用减少,细菌易在尿道口聚集,细菌上行时致泌尿系统感染。

7. 对心理方面的影响 长期活动受限,病人往往会有恐惧、焦虑、自尊的改变、失眠等心理方面的问题。

二、促进活动的护理措施

(一)病人活动能力的评估

1. 一般资料 包括病人的年龄、性别、文化程度、职业及日常活动习惯等。

2. 心肺功能状态 活动会增加机体对氧的需要量,机体出现心率、呼吸加快,血压升高,病人呼吸、循环增快。如病人有呼吸或循环系统疾病时,不恰当的活动会加重原有疾病,甚至会导致心搏骤停。因此,活动前护士应评估病人的血压、心率、呼吸等指标,根据心肺功能确定活动负荷量的安全范围,根据病人的反应及时调整活动量。

3. 骨骼肌肉状态 机体完成日常各种活动,需要具备健康的骨骼组织和良好的肌力。肌力是指肢体肌肉收缩的力量。检查时指导病人做肢体伸缩动作,检查者从相反方向给予阻力,测试病人对抗阻力的力量,并注意两侧比较。根据肌力的情况,一般将肌力分为以下6级。①0级:完全瘫痪、肌力完全丧失。②1级:可见肌肉轻微收缩但无肢体活动。③2级:肢体可移动位置但不能抬起。④3级:肢体能抬离但不能对抗阻力。⑤4级:能作对抗阻力的运动,但肌力减弱。⑥5级:肌力正常。

4. 关节功能状态 机体的正常活动需要具有良好的关节功能。通过病人的主动运动和被动运动,可以观察关节的活动范围有无受限,是否有关节僵硬、变形,活动时有无声响或者疼痛不适。

5. 机体活动能力 通过对病人日常活动情况的评估来判断其活动能力,可通过观察病人的行走、穿衣、修饰、如厕等活动的完成情况进行综合评价。机体活动功能可分为5级。①0级:完全能独立,可自由活动。②1级:需要使用设备或器械。③2级:需要他人的帮助、监护和教育。④3级:既需要帮助,也需要设备和器械。⑤4级:完全不能独立,不能参加活动。

6. 活动耐力 是指个体对活动与运动的生理和心理耐受力。当活动的数量和强度超过耐受力时,机体会出现疲劳、心悸、胸闷、呼吸困难、头昏、四肢和腰背痛等症状。内脏、骨骼、肌肉、神经系统疾病,以及应用 β 受体阻滞剂、降压药等均可使机体活动耐力下降。

7. 病人目前的患病情况 了解病人目前的患病情况。在评估病人的活动情况时,还应考虑疾病治疗方案对运动的特殊要求,给予病人制订合理的活动计划,恰当的护理措施。

8. 社会心理状态 评估病人的心理状况,对活动的态度和兴趣。如果病人情绪低落、焦虑,对活动缺乏热情,甚至产生厌倦或恐惧心理,就会影响活动的进行和预期效果。因此,需要帮助病人对疾病充满信心,保持愉快的心情,适时做好健康教育,并给予充分的理解和支持,从而共同完成活动计划。

(二)对病人活动的指导

根据病人的情况选择合适的活动方式,是促进康复的重要环节,但活动的方式需要有科学的依据和正确的方法,否则会对病人的健康不利,甚至对身体造成伤害。

1. 合适的卧位 病人长期卧床应选择合适的卧位,让病人感到舒适、稳定,全身尽可能地放松,以减少肌肉和关节的紧张;若长时间采取不适当的被动体位或强迫体位,会影响脊柱、关节以及肌肉组织的活动。

2.保持关节处于功能位 长期卧床病人应尽量保持各关节处于功能位,以防止活动受限而引起关节畸形和功能丧失。

3.脊柱的正常生理弯曲 脊柱对机体行走、跑、跳时产生的震动有缓冲作用,并对脊髓和脑组织起着重要的保护作用。脊柱可能因为长期受压而失去正常的生理弯曲和功能,因此,卧床病人应在病情允许的情况下,要经常变换体位,练习脊柱活动。

4.预防压力性损伤 压力性损伤是由于局部组织长期受压,出现持续性缺血、缺氧、营养不良而导致的局部组织溃烂缺血性坏死,是对卧床病人威胁较大的并发症之一。压力性损伤预防的关键在于加强管理,护士在工作中做到"六勤",即勤观察、勤翻身、勤按摩、勤擦洗、勤整理及勤更换。护士应当协助病人更换体位,活动及按摩受压部位,避免压力性损伤的发生。

三、关节活动度练习

关节活动范围(range of motion,ROM)是指关节运动时所通过的运动弧,常以度数表示,也称为关节活动度。关节活动度练习(range of motion exercises)简称为 ROM 练习,是指根据每一特定关节可活动的范围,通过应用主动或被动的练习方法,维持关节正常的活动度,恢复和改善关节功能的锻炼方法。ROM 练习可分为主动性 ROM 练习和被动性 ROM 练习:由个体独立完成的称为主动性 ROM 练习;依靠医护人员完成的称为被动性 ROM 练习。被动性 ROM 练习可在护士为病人进行清洁护理、更换卧位时完成,既节省时间,又可观察病人的病情变化。下面主要介绍被动性 ROM 练习的具体方法。

【目的】

1.维持关节的活动度、肌张力。

2.预防关节僵硬、粘连和挛缩。

3.促进血液循环,利于关节营养的供给。

4.恢复关节的功能。

【操作准备】

1.护士准备 衣帽整洁,修剪指甲,洗手,戴口罩。

2.病人准备 向病人解释 ROM 练习的目的,以取得病人的配合和理解。

3.用物准备 浴巾、宽松衣服、枕头。

4.环境准备 调节室温,注意保暖,保护病人隐私。

【操作步骤】

1.操作前核对、评估、与病人沟通

(1)核对病人的床号、姓名、住院号及腕带。

(2)评估病人关节状况,关节有无炎症,活动时有无不适;若病人有心脏病,避免因剧烈活动而诱发心脏病发作。

(3)评估操作环境是否安静,室温、光线是否适宜。

(4)向病人及家属解释 ROM 练习的目的、方法、注意事项、配合要点。

2.操作 被动性 ROM 练习见表7-1。

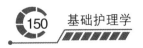

表 7-1　被动性 ROM 练习

操作步骤	操作要点
1. 核对、解释:携用物至病人床旁,核对病人床号、姓名、腕带	
2. 调节高度,固定床脚	·床调至合适高度,保证病人安全
3. 取舒适卧位	·运用人体力学原理,帮助病人取自然放松姿势,面向操作者,并尽量靠近
4. 关节活动练习	·根据各关节的活动形式和范围,依次对病人的颈、肩、肘、腕、手指、髋、踝、趾关节作屈曲、伸展、过伸、外展、内收、内旋、外旋等关节活动练习(活动范围参照表 7-2,图 7-2～图 7-4) ·活动关节时操作者的手应做环状或支架支撑关节远端的身体 ·每个关节每次作 5～10 次完整的 ROM 练习,当病人出现疼痛、疲劳、痉挛或抵抗反应时,应停止操作
5. 观察病人情况	
6. 测量生命体征	·运动结束后,测量生命体征
7. 整理床单位	·协助病人取舒适卧位,整理床单位
8. 洗手、记录	·记录每日运动的项目、次数、时间以及关节活动度的变化

表 7-2　各关节活动范围正常值

部位	关节运动	活动范围	部位	关节运动		活动范围
肩关节	屈曲	0°～180°	髋关节	屈曲		0°～120°
	后伸	0°～60°		伸展		0°～30°
	外展①	0°～170°		外展		0°～40°
	水平内收	0°～130°		内旋②		0°～45°
	水平外展	0°～40°		外旋③		0°～45°
肘关节	屈曲④	135°～150°	膝关节	屈曲		0°～135°
前臂	旋前	0°～(80°～90°)	踝关节	跖屈		0°～50°
				背屈		0°～15°
	旋后	0°～(80°～90°)		内翻		0°～35°
				外翻		0°～20°
腕关节	掌屈	0°～80°	脊柱	屈曲	颈椎	0°～45°
					胸椎	0°～80°
	背伸	0°～70°		伸展	颈椎	0°～45°
					腰椎	0°～30°
	尺偏	0°～30°		侧屈	颈椎	0°～45°
					胸腰椎	0°～40°

注:①外展,远离身体中心。②内旋,旋向中心。③外旋,自中心向外旋。④屈曲,关节弯曲或头向前弯。

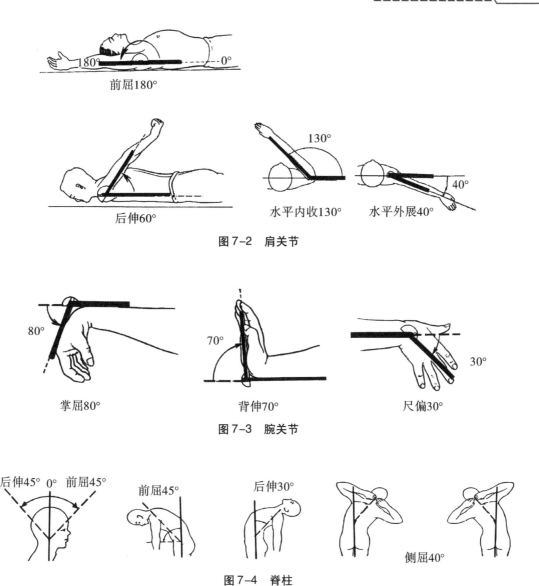

前屈180°

后伸60°　水平内收130°　水平外展40°

图7-2　肩关节

掌屈80°　背伸70°　尺偏30°

图7-3　腕关节

后伸45° 0° 前屈45°　前屈45°　后伸30°　侧屈40°

图7-4　脊柱

【注意事项】

1.运动前要全面评估病人的情况、活动能力、心肺功能状态和关节现存的功能。

2.运动时注意保护病人的隐私。

3.运动过程中,要注意观察病人对活动的反应及耐受性,注意观察有无关节僵硬、疼痛、痉挛及其他不良反应,出现异常情况立即停止操作,及时告知医生。

4.急性关节炎、骨折、肌腱断裂、关节脱位的病人应在临床医生和康复医生的指导下完成,避免再次出现损伤。

5.有心脏疾病的病人,在ROM练习时应特别注意观察病人有无胸痛,心律、心率、血压等方面的变化,避免因剧烈活动而诱发心脏病发作。

6.护士应结合病人病情,鼓励病人积极配合,最终达到由被动转为主动的运动方式。

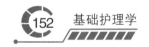

四、肌肉练习

肌肉收缩有等长收缩和等张收缩两种形式。因此,病人在进行肌力训练时,可将肌肉运动分为等长练习和等张练习,而日常活动是这两种运动形式组合的表现。

1. 等长练习 指肌肉在用力时其长度不发生变化的力量练习,又称静力练习。如固定膝关节的股四头肌锻炼就属于等长练习。等长练习的主要优点是使神经细胞持续保持较长时间的兴奋,有助于提高神经细胞的工作能力;可以有选择地训练某些肌群,更有效地加强局部薄弱环节的康复锻炼;早期不引起明显的关节运动,可在肢体被固定的早期应用,以预防肌肉萎缩,也可在关节内损伤、积液、某些炎症存在的情况下应用。其主要缺点是以增加静态肌力为主,并有关节角度的特异性,即在某一关节角度下练习时,仅对增加关节处接近这一角度时的肌力有效。

2. 等张练习 指肌肉收缩与放松交替进行的抗阻练习,对抗一定的负荷作关节的活动锻炼,同时也锻炼肌肉收缩,又称动力练习。进行等张练习时,肌肉没有静力紧张,肌肉收缩、放松交替进行。因此,在肌肉力量增长的同时,肌肉群的协调能力也会得到提高。等张练习的优点是肌肉运动符合大多数日常活动的肌肉运动方式,同时有利于改善肌肉的神经控制;可使全身各运动环节的动作幅度达到最大限度,有利于提高肌肉的收缩速度。其缺点是整个动作过程中肌肉每一次收缩的负荷都不相等,只能在活动过程中的某个阶段承受最大负荷;易造成某些角度上肌肉负荷不足,因而解决不了肌肉全方位训练这一关键问题,并且容易出现受伤的可能。

3. 进行肌肉锻炼时的注意事项

(1)以病人的病情及运动需要为依据,制订适合病人的运动计划。

(2)肌肉锻炼前后应作充分的准备及放松运动,避免出现肌肉损伤。

(3)严格掌握运动的量与频率,要以达到肌肉适度疲劳而不出现明显疼痛为原则。

(4)如锻炼中出现严重疼痛、不适,或伴有血压、脉搏、心律、呼吸、意识、情绪等方面的变化,应及时停止锻炼,并报告医生。

(5)注意肌肉等长收缩引起的升压反应及增加心血管负荷的作用,高血压、冠心病及其他心血管疾病的病人慎用肌力练习,严重者禁做肌力练习。

◄ 本章小结 ►

休息与活动是人类生存和发展的基本需要之一。对健康人来说,适当的休息与活动可以消除疲劳、促进健康;对病人来说,适当的休息与活动可以减轻疾病、促进康复。护士应正确对病人进行评估,掌握协助病人休息、促进睡眠和协助病人活动的方法,并根据病人的实际情况及时发现并解决病人休息与活动方面存在的问题,满足病人身心发展需要和促进疾病的康复。

(徐海莉)

自测题　　　　　参考答案

第八章　生命体征的评估与护理

━━━━━━━━━━━ **学习目标** ━━━━━━━━━━━

1. 知识目标:掌握测量体温的方法及注意事项、异常体温的护理,测量脉搏常用部位及方法,测量呼吸及血压的方法及注意事项;熟悉体温、脉搏、呼吸及血压的正常范围,异常脉搏、呼吸、血压的表现及护理;了解发热的类型及体温、脉搏、呼吸、血压的生理变化。

2. 能力目标:能正确说出并解释下列概念:体温过高、体温过低、稽留热、弛张热、间歇热、不规则热、心动过速、心动过缓、间歇脉、脉搏短绌、洪脉、细脉、交替脉、水冲脉、奇脉、高血压、低血压、呼吸增快、呼吸减慢、深度呼吸、潮式呼吸、间断呼吸、胸叩击、体位引流、吸痰法及氧气疗法;能正确说出有效咳嗽、叩击、体位引流和吸痰法的方法。

3. 素质目标:按照生命体征测量方法进行监测,操作过程中关心、关爱、尊重病人,规范操作用语,体现人文关怀;与病人有效沟通,态度认真、操作规范、数值准确、关心病人。

临床案例

病人王某,男,59岁,3 d前淋雨受凉后突发寒战、头痛,咳黄痰,全身肌肉酸痛。平素身体健康,既往有"高血压"病史,以"头晕、头痛、咳嗽、咳痰、乏力3 d"为主诉入院。

问题:①病人目前的主要问题是什么? 出现该问题的主要原因是什么? ②护士应采取哪些护理措施帮助病人解决其问题?

第一节　体温的评估与护理

体温分为体核温度和体表温度。体温,也称体核温度,指身体内部胸腔、腹腔和中枢神经的温度,具有相对稳定且较皮肤温度高的特点。皮肤温度也称体表温度,指皮肤表面的温度,可受环境温度和衣着情况的影响且低于体核温度。基础体温,指机体在(持续)较长时间(6~8 h)的睡眠后醒来,尚未进行任何活动之前所测量到的体温。医学上所说的体温是指机体深部的平均温度,体温的相对恒定是机体新陈代谢和生命活动正常进行的必要条件。

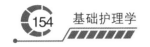

一、正常体温及生理变化

(一)体温的形成

体温是由三大营养物质(糖、脂肪、蛋白质)氧化分解而产生。三大营养物质在体内氧化时释放能量,其总能量的50%以上迅速转化为热能,以维持体温,并不断地散发到体外;其余不足50%的能量贮存于三磷酸腺苷(ATP)内,供机体利用,最终仍转化为热能散发到体外。

(二)产热与散热

1. 产热过程 机体的产热过程是细胞新陈代谢的过程。人体以化学方式产热,主要的产热部位是肝脏和骨骼肌。产热方式为战栗产热和非战栗产热(也称代谢产热),成年人以战栗产热为主,而非战栗产热对新生儿尤为重要。体液因素和神经因素参与产热调节过程。

2. 散热过程 人体以物理方式散热。人体最主要的散热部位是皮肤,呼吸、排尿、排便也能散发部分热量。人体的散热方式有辐射、传导、对流和蒸发4种。

(1)辐射:指热由一个物体表面通过电磁波的形式传至另一个与它不接触物体表面的一种方式,它是人体安静状态下处于气温较低环境中主要的散热形式。辐射散热量同皮肤与外界环境的温差及机体有效辐射面积等有关。

(2)传导:指机体的热量直接传给同它接触的温度较低物体的一种散热方式。传导散热量与物体接触面积、温差大小及导热性能有关。由于水的导热性能好,临床上常采用冰袋、冰帽、冰(凉)水湿敷为高热病人物理降温,就是利用传导散热的原理。

(3)对流:对流是传导散热的一种特殊形式,是指通过气体或液体的流动来交换热量的一种散热方式。对流散热受气体或液体流动速度、温差大小的影响,它们之间成正比关系。

(4)蒸发:指水分由液态转变为气态,同时带走大量热量(1 g水蒸发可带走2.43 kJ的热量)的一种散热方式。蒸发散热的量受环境温度和湿度的影响。蒸发散热可有不感蒸发(不显汗)、发汗两种形式。临床上对高热病人采用乙醇擦浴方法,通过乙醇的蒸发,起到降温作用。当外界温度低于人体皮肤温度时,机体大部分热量可通过辐射、传导、对流等方式散热;当外界温度等于或高于人体皮肤温度时,蒸发就成为人体唯一的散热形式。

(三)体温的调节

人体的体温是相对恒定的,维持体温相对恒定依赖于自主性(生理性)体温调节和行为性体温调节两种方式。前者是在下丘脑体温调节中枢控制下,机体受内、外环境温度刺激,通过一系列生理反应,调节机体的产热和散热,使体温保持相对恒定的体温调节方式。后者是人类有意识的行为活动,通过机体在不同环境中的姿势和行为改变而达到调节体温的目的。因此,行为性体温调节是以自主性体温调节为基础,是对自主性体温调节的补充。

通常意义上的体温调节是指自主性体温调节,其方式如下。

1. 温度感受器

(1)外周温度感受器:为游离神经末梢,分布于皮肤、黏膜、内脏中,包括冷感受器和热感受器,它们分别可将冷或热的信息传向中枢。

(2)中枢温度感受器:指存在于中枢神经系统内对温度变化敏感的神经元。分布于下丘脑、脑干网状结构、脊髓等部位,包括热敏神经元和冷敏神经元,可将热或冷的刺激传入中枢。

2. 体温调节中枢 体温调节的基本中枢位于下丘脑。视前区-下丘脑前部(PO/AH)是体温调节中枢整合的关键部位。来自各方面的温度变化信息在下丘脑得到整合后,分别通过交感神经系统控制皮肤血管舒缩反应或汗腺的分泌,影响散热过程;通过躯体运动神经改变骨骼肌的活动(如战栗、肌紧张)及通过甲状腺和肾上腺髓质分泌活动的改变影响产热过程,从而维持体温的相对恒定。

(四)体温的生理变化

1. 正常体温　由于体核温度不易测试,临床上常以口腔、直肠、腋窝等处的温度来代表体温。在 3 种测量方法中,直肠温度(即肛温)最接近于人体深部温度,而日常工作中,采用口腔、腋下温度测量更为常见、方便。正常体温的范围见表 8-1。

表 8-1　成人体温平均值及正常范围

部位	平均值	正常范围
口温	37.0 ℃(98.6 ℉)	36.3 ~ 37.2 ℃(97.3 ~ 99.0 ℉)
腋温	36.5 ℃(97.7 ℉)	36.0 ~ 37.0 ℃(97.7 ~ 99.9 ℉)
肛温	37.5 ℃(99.5 ℉)	36.5 ~ 37.7 ℃(96.8 ~ 98.6 ℉)

温度可以用摄氏温度(℃)和华氏温度(℉)来表示,它们之间的换算公式为:
$$℃ = (℉ - 32) \times 5/9 \qquad ℉ = ℃ \times 9/5 + 32$$

2. 生理性变化　体温可随昼夜、年龄、性别、情绪、活动、药物等出现生理性变化,但其变化范围很小,一般不超过 0.5 ~ 1.0 ℃。

(1)昼夜:正常人体温在 24 h 内呈周期性波动,一般情况下,清晨 2 ~ 6 时体温最低,午后 1 ~ 6 时最高,但体温波动范围≤1 ℃。体温的这种昼夜周期性波动称为昼夜节律,与下丘脑的生物钟功能有关,是由内在的生物节律决定的。

(2)年龄:机体年龄不同,基础代谢水平不同,体温也不相同。儿童、青少年的体温高于成年人,而老年人的体温低于青、壮年。新生儿尤其是早产儿,由于体温调节功能尚未发育完善,调节功能差,其体温易受环境温度的影响而变化,因此对新生儿尤其是早产儿应加强护理,做好防寒保暖措施。

(3)性别:一般情况,成年女性的体温平均会比同年龄、体型相似的男性高约 0.3 ℃,可能与女性皮下脂肪层较厚,散热减少等有关。女性的基础体温随月经周期呈规律性的变化,在排卵前体温较低,排卵日最低,排卵后体温升高,这与体内孕激素水平周期性变化有关。孕激素具有升高体温的作用,因此在临床上可通过连续测量基础体温了解月经周期中有无排卵和确定排卵日期。

(4)活动:剧烈肌肉活动(劳动或运动)可使骨骼肌紧张并强烈收缩,产热增加,导致体温暂时性升高。临床上测量体温应在病人安静状态下测量,小儿测温时应防止其哭闹。

(5)药物:麻醉药物可抑制体温调节中枢或影响传入路径的活动并能扩张血管,增加散热,降低机体对寒冷环境的适应能力。因此,对术中、术后的病人应注意防寒保暖。

(6)环境:在寒冷或高温环境下,机体散热明显受到抑制或加强,体温也会暂时性降低或升高。

此外,情绪激动、紧张、进食、冷热疗法等都会对体温产生影响,在测量体温时,应加以考虑。

二、异常体温的评估及护理

(一)体温过高

体温过高指机体体温升高超过正常范围。病理性体温过高包括发热和过热。发热指机体在致热原作用下,使体温调节中枢的调定点上移而引起的调节性体温升高。发热可分为感染性发热和非感染性发热两大类。感染性发热较多见,主要由病原体引起;非感染性发热由病原体以外的各种物质引起,目前越来越引起人们的重视。过热指调定点并未发生移动,而是由于体温调节障碍、散热障碍、产热器官功能异常等,体温调节机构不能将体温控制在与调定点相适应的水平上,是被动性体温升高。

一般而言,当腋下温度超过37 ℃或口腔温度超过37.3 ℃,一昼夜体温波动在1 ℃以上可称为发热。

1.临床分级　以口腔温度为例,发热程度可划分为4种。低热:37.3 ~ 38.0 ℃(99.1 ~ 100.4 ℉)。中等热:38.1 ~ 39.0 ℃(100.6 ~ 102.2 ℉)。高热:39.1 ~ 41.0 ℃(102.4 ~ 105.8 ℉)。超高热:41 ℃以上(105.8 ℉以上)。

2.发热过程及表现　一般发热过程包括3个时期。

(1)体温上升期:此期特点为产热大于散热。其病人主要表现为疲乏无力、皮肤苍白、干燥无汗、畏寒,甚至寒战。升温有渐升和骤升两种方式。渐升是指体温逐渐上升,在数日内达至高峰,多无明显寒战,可见于伤寒等;骤升是指体温突然上升,数小时内可达到高峰,常伴有寒战,可见于疟疾、肺炎链球菌肺炎等。

(2)高热持续期:此期特点是产热和散热在较高水平趋于平衡。其病人主要表现为面色潮红、皮肤灼热、口唇干燥、呼吸脉搏加快、头痛、头晕、食欲减退、全身不适、软弱无力。

(3)退热期:此期特点是散热大于产热,体温恢复至正常水平。其病人主要表现为大量出汗、皮肤潮湿等。降温有渐退和骤退两种方式。渐退是指体温在数天内逐渐降至正常,可见于伤寒等。骤退是指体温在数小时内降至正常。体温骤退者由于大量出汗,体液大量丧失,易出现血压下降、脉搏细速、四肢厥冷等虚脱或休克现象,护理中应加强观察。

3.常见热型　体温曲线的形态称为热型。某些发热性疾病具有独特的热型,加强观察有助于对疾病的诊断。但须注意,由于目前抗生素的广泛使用(甚至滥用)或由于使用(包括不适当使用)解热药、肾上腺皮质激素等,使热型变得不典型。常见热型有以下4种(图8-1)。

(1)稽留热:指体温持续在39 ~ 40 ℃,达数天或数月,24 h波动范围不超过1 ℃。多见于肺炎链球菌肺炎、伤寒等。

(2)弛张热:指体温在39 ℃以上,24 h内温差达1 ℃以上,体温最低时仍高于正常水平。多见于败血症、风湿热、化脓性疾病等。

(3)间歇热:指体温骤然升高至39 ℃以上,持续数小时或更长,然后下降至正常或正常以下,经过一个间歇,又反复发作,即高热期和无热期交替出现。多见于疟疾等。

(4)不规则热:指发热无一定规律,体温在24 h内变化不规则,且持续时间不定。见于流行性感冒、癌性发热等。

4.护理措施

(1)降低体温:根据病人发热情况可选用物理降温或药物降温。物理降温有局部冷疗和全身冷疗两种方法。体温超过39 ℃,选用局部冷疗,可采用冷毛巾、冰袋、化学制冷袋置于病人额头或大动脉处,通过传导方式散热;体温超过39.5 ℃,选用全身冷疗,可采用温水擦浴、乙醇擦浴方式,达到降温目的(具体要求见第九章冷、热疗法)。药物降温是通过降低体温调节中枢的兴奋性及血管扩张、出汗等方式促进散热而达到降温目的。使用药物降温时应注意药物的剂量,尤其对年老体弱及心血管疾病者应防止因退热时大量出汗出现虚脱或休克现象。实施降温措施30 min后应复测体温,并做好记录和交班。

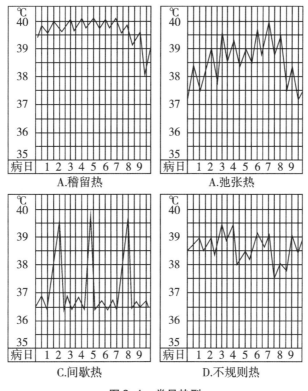

图 8-1　常见热型

（2）加强病情观察：①观察生命体征,定时测体温。≥37.5 ℃时,每日测量4次;≥38.5 ℃时应每4 h测量1次,待体温恢复正常3 d后,改为每日1次。注意发热类型、程度及经过,及时注意呼吸、脉搏和血压的变化。②观察是否出现寒战,淋巴结肿大,出血,肝、脾大,结膜充血,单纯疱疹,关节肿痛及意识障碍等伴随症状。③观察发热的原因及诱因是否消除,发热的诱因可能有受寒、饮食不洁、过度疲劳;服用某些药物（如抗肿瘤药物、免疫抑制剂、抗生素等）;老人、婴幼儿、术后病人等。④观察治疗效果,比较治疗前后全身症状及实验室检查结果。⑤观察饮水量、饮食摄取量、尿量及体重变化,必要时记录液体出入量。观察四肢末梢循环情况,高热而四肢末梢厥冷、发绀等提示病情加重。⑥观察病人是否出现抽搐,给予对症处理。

（3）补充营养和水分：指导病人进食高热量、高蛋白、富含维生素、易消化的流质或半流质食物。注意食物的色、香、味,鼓励少量多餐,以补充高热的消耗,提高机体的抵抗力。鼓励病人多饮水,每日3 000 mL为宜,以补充高热消耗的大量水分,并促进毒素和代谢产物的排出。

（4）促进病人舒适：①休息可减少能量的消耗,有利于机体康复。高热者需卧床休息,低热者可酌情减少活动,适当休息。为病人提供室温适宜、环境安静、空气流通等合适的休息环境。②口腔护理,发热时由于唾液分泌减少,口腔黏膜干燥,且抵抗力下降,有利于病原体生长、繁殖,易出现口腔感染。应在晨起、餐后、睡前协助病人漱口,保持口腔清洁。③皮肤护理,退热期,往往大量出汗,应及时擦干汗液,更换衣服和床单,防止受凉,保持皮肤的清洁、干燥。对长期持续高热者,应协助其改变体位,防止压疮、肺炎等并发症出现。

（5）心理护理：①体温上升期,病人突然发冷、发抖、面色苍白,此时病人会产生紧张、不安、害怕等心理反应。护理过程中应经常探视病人,耐心解答各种问题,尽量满足病人的需要,给予其精神安慰。②高热持续期,应注意尽量解除高热带给病人的身心不适,尽量满足病人的合理要求。③退热期,满足病人舒适的心理,注意清洁卫生,及时补充营养。

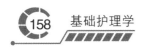
(6)健康教育:根据病人问题,给手相关的健康教育,如使用退热药物的注意事项、测量体温的正确方法等。

(二)体温过低

体温过低指体温低于正常范围。

1. 原因

(1)散热过多:长时间暴露在低温环境中,使机体散热过多、过快;在寒冷环境中大量饮酒,使血管过度扩张热量散失。

(2)产热减少:重度营养不良、极度衰竭,使机体产热减少。

(3)体温调节中枢受损:中枢神经系统功能不良,如颅脑外伤、脊髓受损;药物中毒,如麻醉剂、镇静剂;重症疾病,如败血症、大出血等。

2. 临床分级 ①轻度:32.1 ~ 35.0 ℃(89.8 ~ 95.0 ℉)。②中度:30.0 ~ 32.0 ℃(86.0 ~ 89.6 ℉)。③重度:<30.0 ℃(86.0 ℉),瞳孔散大,对光反射消失。④致死温度:23.0 ~ 25.0 ℃(73.4 ~ 77.0 ℉)。

3. 临床表现 发抖,血压降低,心搏、呼吸减慢,皮肤苍白冰冷,躁动不安,嗜睡,意识障碍,甚至出现昏迷。

4. 护理措施

(1)提高温度:提供合适的环境温度,维持室温在 22 ~ 24 ℃。

(2)注意保暖:给予毛毯、棉被、电热毯、热水袋,添加衣服,防止体热散失。给予热饮,提高机体温度。

(3)加强监测:观察生命体征,持续监测体温的变化,至少每小时测量 1 次,直至体温恢复至正常且稳定。同时注意呼吸、脉搏、血压的变化。

(4)病因治疗:去除引起体温过低的原因,使体温恢复正常。

(5)健康教育:教会病人避免导致体温过低的因素,如营养不良、衣服穿着过少、供暖设施不足、某些疾病等。

三、体温的测量

(一)体温计的种类及构造

1. 水银体温计 水银体温计又称玻璃体温计,分口表、肛表、腋表 3 种(图8-2)。它是一根真空毛细管外带有刻度的玻璃管,口表和肛表的玻璃管似三棱镜状,腋表的玻璃管呈扁平状。玻璃管末端的球部装有水银,口表和腋表的球部较细长,有助于测温时扩大接触面;肛表的球部较粗短,可防止插入肛门时折断或损伤黏膜。体温表毛细管的下端和球部之间有一狭窄部分,使水银遇热膨胀后不能自动回缩,从而保证体温测试值的准确性。

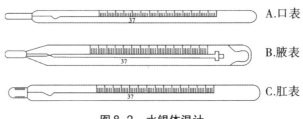

图8-2 水银体温计

　　体温计有摄氏体温计和华氏体温计两种。摄氏体温计的刻度是 35 ~ 42 ℃，每 1 ℃ 之间分成 10 小格，每小格 0.1 ℃，在 0.5 ℃ 和 1 ℃ 的刻度处用较粗的线标记。在 37 ℃ 刻度处则以红色表示，以示醒目。华氏体温计刻度为 94 ~ 108 ℉，每 2 ℉ 之间分成 10 格，每小格 0.2 ℉（图 8-3）。

　　2. 电子体温计　采用电子感温探头来测量体温，测得的温度直接由数字显示，读数直观，测温准确，灵敏度高。有医院用电子体温计和个人用电子体温计两种（图 8-4）。医院用电子体温计只需将探头放入外套内，外套使用后按一次性用物处理，以防止交叉感染。个人用电子体温计，其形状如钢笔，方便易携带。

　　3. 可弃式体温计　可弃式体温计为单次使用的体温计，其构造为一含有对热敏感的化学指示点薄片，测温时点状薄片即随机体的温度而变色，显示所测温度（图 8-5），可测口温、腋温。

　　其他还有前额体温计、报警体温计、远红外线测温仪等。前额体温计可将体温计黑色面贴在前额，室温下 1 s 后告知体温，适用于小儿。报警体温计可将体温计探头与报警器相连，当病人的体温超过一定限度，它就会自动报警，适用于危重病人。远红外线测温仪是利用远红外线的感应功能，常用于人群聚集处。

A.华氏体温计

B.摄氏体温计

图 8-3　摄氏和华氏体温计

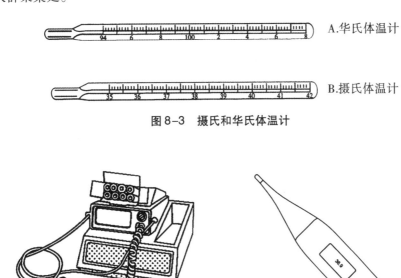

A.医院用电子体温计　　　　　　　　　B.个人用电子体温计

图 8-4　电子体温计

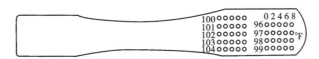

图 8-5　可弃式体温计

（二）体温计的消毒与检查

　　1. 体温计的消毒　体温计应一人一用，用后消毒，防止引起交叉感染。方法如下。

（1）水银体温计消毒法:将使用后的体温计放入消毒液中,清水冲洗擦干后放入清洁容器中备用。注意口表、肛表、腋表应分别消毒和存放。

（2）电子体温计消毒法:仅消毒电子感温探头部分,消毒方法应根据制作材料的性质选用不同的消毒方法,如浸泡、熏蒸等。

2. **体温计的检查**　在使用新体温计前或定期消毒体温计后,应对体温计进行检查,保证其准确性。方法:将全部体温计的水银柱甩至 35 ℃ 以下;于同一时间放入已测好的 40 ℃ 以下的水中,3 min 后取出检查;若误差在 0.2 ℃ 以上、玻璃管有裂痕、水银柱自行下降,则不能使用;合格体温计用纱布擦干,放入清洁容器内备用。

（三)体温测量的方法

【目的】

1. 判断体温有无异常。

2. 动态监测体温变化,分析热型及伴随症状。

3. 协助诊断,为预防、治疗、康复和护理提供依据。

【操作准备】

1. **护士准备**　衣帽整洁,修剪指甲,洗手,戴口罩。

2. **病人准备**

（1）了解体温测量的目的、方法、注意事项及配合要点。

（2）体位舒适,情绪稳定。

（3）测温前 20～30 min 若有运动、进食、冷热饮、冷热敷、洗澡、坐浴、灌肠等,应休息 30 min 后再测量。

3. **用物准备**　容器 2 个(一个为清洁容器,盛放已消毒的体温计,另一个为盛放测温后的体温计)、含消毒液纱布、表(有秒针)、记录本、笔、手消毒液。若测肛温,另备润滑油、棉签、卫生纸。

4. **环境准备**　室温适宜、光线充足、环境安静。

【操作步骤】

1. **操作前核对、评估、与病人沟通**

（1）核对病人的床号、姓名、住院号及腕带。

（2）评估病人 30 min 内进食、运动、治疗情况等。

（3）评估操作环境是否安静,室温、光线是否适宜。

（4）向病人及其家属解释体温测量的目的、方法、注意事项及配合要点。

2. **操作**　体温测量的方法见表 8-2。

表 8-2　体温测量的方法

操作步骤	操作要点
1. 床旁核对:携用物至病人床旁,核对病人床号、姓名、腕带	·清点、检查体温计(无破损,水银柱在 35 ℃ 以下)
2. 测量:选择测量体温的方法	
▲ 口温	·测量方法方便

续表 8-2

操作步骤	操作要点
(1)部位:口表水银端斜放于舌下热窝(图8-6)	·舌下热窝是口腔中温度最高的部位,在舌系带两侧,左右各一,由舌动脉供血
(2)方法:闭口勿咬,用鼻呼吸	·避免体温计被咬碎,造成损伤
(3)时间:3 min	·获得正确的测量结果
▲腋温	·测量方法安全,用于婴儿或其他无法测量口温者
(1)部位:体温计水银端放于腋窝正中	
(2)方法:擦干汗液,体温计紧贴皮肤,屈臂过胸,夹紧(图8-7)	·形成人工体腔,保证测量准确性;腋下有汗,导致散热增加,影响所测体温的准确性 ·不能合作者,应协助完成
(3)时间:10 min	·需较长时间,才能使腋下人工体腔内的温度接近机体内部的温度
▲肛温	·测量方法准确但不方便,用于婴儿、幼儿、昏迷、精神异常者
(1)体位:协助病人侧卧、俯卧、屈膝仰卧位,暴露测温部位	·便于测量
(2)方法:润滑肛表水银端,插入肛门3~4 cm;婴幼儿可取仰卧位,护士一手握住病儿双踝,提起双腿;另一手将已润滑的肛表插入肛门(婴儿1.25 cm,幼儿2.5 cm)(图8-8),并握住肛表用手掌根部和手指将双臀轻轻捏拢,固定	·便于插入,避免擦伤或损伤肛门及直肠黏膜
(3)时间:3 min	
3.取表:取出体温计,用消毒纱布擦拭	·若测肛温,用卫生纸擦净病人肛门处
4.读数	·评估体温是否正常,若与病情不符应重新测量,有异常及时处理
5.协助:协助病人穿衣、裤,取舒适体位	·工作的完整性
6.消毒:体温计消毒	·备用
7.录入:洗手后录入到护理信息系统	·录入体温单时,要注意录入时间

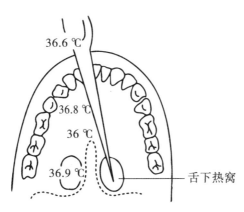

图 8-6　舌下热窝

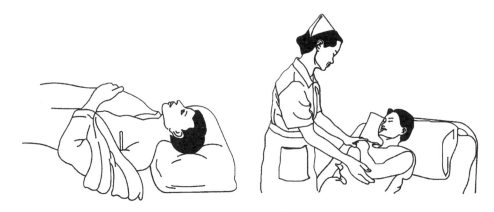

图 8-7　腋温测量法

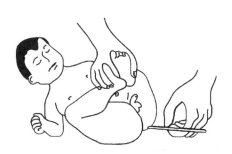

图 8-8　肛温测量法

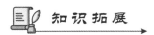 **知识拓展**

婴幼儿测量体温的部位

婴幼儿除了肛门、腋窝可以作为测量体温的部位外,还可在以下部位测量体温。

1. 颌下　用于测颌下颈温。方法:将体温计置于颌下颈部皮肤皱褶处,10 min 后取出。此法尤其适用于 1 岁以内较胖的患儿。

2. 背部肩胛间　用于测背部肩胛间温。方法:患儿取去枕仰卧位,将体温计水银端经一侧(左或右)颈下插入脊柱与肩胛骨之间斜方肌部位,插入长度为 4.5~6.5 cm,测量时间为 10 min,可作为暖箱中新生儿常规测温。

3. 腹股沟　用于测腹股沟温。方法:被测试者侧卧,小腿弯曲135°,大腿与腹壁间≥90°。将体温表水银端放于腹股沟中点处,紧贴皮肤,测量时间 10 min。此外,臀部、腹部、鼓膜及耳背均可作为婴幼儿体温测量的部位。

【注意事项】

1. 测量体温前应清点体温计数量,并检查有无破损。定期检查体温计的准确性。

2. 婴幼儿、精神异常、昏迷、口腔疾患、口鼻手术、张口呼吸者禁忌口温测量。腋下有创伤、手术、炎症,腋下出汗较多者,肩关节受伤或消瘦夹不紧体温计者禁忌腋温测量。直肠或肛门手术、腹泻者禁忌肛温测量;心肌梗死病人不宜测肛温,以免刺激肛门引起迷走神经反射,导致心动过缓。

3.婴幼儿、危重病人、躁动病人,应设专人守护,防止意外。

4.测口温时,若病人不慎咬破体温计,首先应及时清除玻璃碎屑,以免损伤唇、舌、口腔、食管、胃肠道黏膜,再口服蛋清或牛奶,以延缓汞的吸收。若病情允许,可食用粗纤维食物,以加速汞的排出。

5.避免影响体温测量的各种因素,如运动、进食、冷热饮、冷热敷、洗澡、坐浴、灌肠等。

6.鼓励发热病人穿着宽松、棉质、通风的衣物,以利于排汗。

7.告知病人及家属切忌滥用退热药。

8.发现体温与病情不符合时,要查找原因,予以复测。

9.汞泄漏处理的应急程序,见第五章病人的安全与护士的职业防护。

第二节　脉搏的评估与护理

在每个心动周期中,由于心脏的收缩和舒张,动脉内的压力和容积也发生周期性的变化,导致动脉管壁产生有节律的搏动,称为动脉脉搏,简称脉搏。

一、正常脉搏及生理变化

(一)脉搏的产生

心脏窦房结的自律细胞发出兴奋冲动,传至心脏各部,致使心脏收缩。当心脏收缩时,左心室将血射入主动脉,由于弹性贮器血管及外周阻力的作用,动脉管壁随之扩张。当心脏舒张时,动脉管壁弹性回缩。这种动脉管壁随着心脏的舒缩而出现周期性的起伏搏动形成动脉脉搏。

(二)脉搏的生理变化

1.脉率　指每分钟脉搏搏动的次数(频率)。正常成人在安静状态下脉率为 60 ～ 100 次/min。脉率受诸多因素影响而引起变化。

(1)年龄:脉率随年龄的增长而逐渐减低,到老年时轻度增加(表8-3)。

(2)性别:女性脉率比男性稍快,通常相差 5 次/min。

表8-3　脉率的正常范围与平均脉率

年龄	正常范围/(次/min)	平均脉率/(次/min)
出生～1 个月	70～170	120
1～12 个月	80～160	120
1～3 岁	80～120	100
3～6 岁	75～115	100
6～12 岁	70～110	90

续表 8-3

年龄	正常范围/（次/min）		平均脉率/（次/min）	
	男	女	男	女
12～14岁	65～105	70～110	90	95
14～16岁	60～100	65～105	80	85
16～18岁	55～95	60～100	75	80
18～65岁	60～100		72	
65岁以上	70～100		75	

（3）体型：身材细高者常比矮壮者的脉率慢。因体表面积越大，脉搏越慢。

（4）活动、情绪：运动、兴奋、恐惧、愤怒、焦虑使脉率增快；休息、睡眠则使脉率减慢。

（5）饮食、药物：进食、使用兴奋剂、浓茶或咖啡能使脉率增快；禁食、使用镇静剂、洋地黄类药物能使脉率减慢。

正常情况下，脉率和心率是一致的，脉率是心率的指示。当脉率微弱得难以测定时，应测心率。

2. 脉律　指脉搏的节律性。它反映了左心室的收缩情况，正常脉律跳动均匀规则，间隔时间相等。但正常小儿、青年和一部分成年人中，可出现吸气时增快，呼气时减慢，称为窦性心律失常，一般无临床意义。

3. 脉搏的强弱　它是触诊时血液流经血管的一种感觉。正常情况下每搏强弱相同。脉搏的强弱取决于动脉充盈度和周围血管的阻力，既与每搏输出量和脉压大小有关，又与动脉壁的弹性有关。

4. 动脉壁的情况　触诊时可感觉到的动脉壁性质。正常动脉管壁光滑、柔软、富有弹性。

二、异常脉搏的评估及护理

（一）异常脉搏的评估

1. 脉率异常

（1）心动过速：又称速脉，是指成人在平静状态下脉率超过100次/min。可见于发热、甲状腺功能亢进症、心力衰竭、血容量不足等，是机体的一种代偿机制，以增加心排量、满足机体新陈代谢的需要。一般体温每升高 1 ℃，成人脉率约增加 10 次/min，儿童则增加 15 次/min。

（2）心动过缓：又称缓脉，是指成人在平静状态下脉率低于 60 次/min。常因迷走神经兴奋引起，常见于颅内压增高、房室传导阻滞、甲状腺功能减退症、阻塞性黄疸等。脉率小于 40 次/min时，尚需注意有无完全性房室传导阻滞。

2. 节律异常

（1）间歇脉：在一系列正常规则的脉搏中，出现一次提前而较弱的脉搏，其后有一较正常延长的间歇（代偿间歇），称间歇脉。如每隔一个或两个正常搏动后出现一次期前收缩，则前者称二联律（bigeminy），后者称三联律（trigeminy）。常见于各种器质性心脏病，正常人在过度疲劳、精神兴奋、体位改变时偶尔也会出现间歇脉。发生机制是心脏异位起搏点过早地发生冲动而引起的心脏搏动提早出现。

（2）脉搏短绌：在同一单位时间内脉率少于心率，称为脉搏短绌，简称绌脉。其特点是心律完不规则,心率快慢不一,心音强弱不等。发生机制是由于心肌收缩力强弱不等,有些心输出量少的搏动可发生心音,但不能引起周围血管的搏动,造成脉率低于心率。常见于心房颤动的病人。细脉越多,心律失常越严重,病情好转,细脉可以消失。

3. 强弱异常

(1)洪脉:当心输出量增加,周围动脉阻力较小,动脉充盈度和脉压较大时,则脉搏强大有力,称为洪脉。常见于高热、甲状腺功能亢进症、主动脉瓣关闭不全等。正常人剧烈运动后,情绪激动时,也可出现洪脉。

(2)细脉或丝脉:当心输出量减少,周围动脉阻力较大,动脉充盈度降低时,则脉搏细弱无力,扪之如细丝,称细脉。常见于心功能不全、大出血、休克、主动脉瓣狭窄等。

(3)交替脉:指节律正常,而强弱交替出现的脉搏,主要由于心室收缩强弱交替出现而引起。交替脉为心肌损害的一种表现,常见于高血压心脏病、冠状动脉粥样硬化性心脏病等。

(4)水冲脉:脉搏骤起骤降,急促而有力,称为水冲脉。其主要由于收缩压偏高,舒张压偏低使脉压增大所致。常见于主动脉瓣关闭不全、甲状腺功能亢进症等。触诊时,如将病人手臂抬高过头并紧握其手腕掌面,就可感到急促而有力的冲击。

(5)重搏脉:正常脉搏波在其下降期中有一重复上升的脉波(降中波),但较第一个波为低,不能触及。在某些病理情况下,此波增高可触及,称重搏脉,发生机制可能与血管紧张度降低有关。当心室舒张早期,主动脉瓣关闭,主动脉内的一部分血液向后冲击已关闭的主动脉瓣,由此产生的冲动使重复上升的脉搏增高而被触及。常见于伤寒、一些长期热性病和梗阻性肥厚型心肌病。

(6)奇脉:指平静吸气时脉搏明显减弱或消失。常见于心包积液、缩窄性心包炎,是心脏压塞的重要体征之一。奇脉的产生主要与左心室搏出量减少有关。正常人吸气时肺循环血容量增加,使循环血液向右心的灌注量亦相应地增加,因此肺循环向左心回流的血液量无明显改变。在病理情况下,由于心脏受束缚,体循环向右心回流的血量不能随肺循环血量的增加而相应地增加,结果使肺静脉血液流入左心室的量较正常时减少,左心室搏出量减少,所以脉搏变弱甚至不能触及。

4. 动脉壁异常　早期动脉硬化,表现为动脉壁变硬,失去弹性,呈条索状;严重时呈迂曲状,甚至结节。其原因为动脉壁的弹力纤维减少,胶原纤维增多,使动脉管壁变硬,呈条索、迂曲状。

(二)异常脉搏的护理

1. 休息与活动　嘱病人卧床休息,适当活动,以减少心肌耗氧量。必要时给予氧疗。

2. 病情监测　监测病人脉搏的脉率、节律、强弱等;观察药物的治疗效果和不良反应;有起搏器者应做好相应的护理。

3. 准备急救物品和急救仪器　准备抗心律失常药物及其他抢救药物,除颤器处于完好状态。

4. 心理护理　稳定情绪,消除紧张、恐惧情绪。

5. 健康教育　指导病人进清淡易消化的饮食;注意劳逸结合,生活有规律,保持情绪稳定,戒烟限酒;勿用力排便;学会自我监测脉搏及观察药物的不良反应。指导病人服用抗心律失常药物期间,不可自行随意调整药物剂量。

三、脉搏的测量

(一)脉搏测量的部位

浅表、靠近骨骼的大动脉均可作为测量脉搏的部位。临床上最常选择的诊脉部位是桡动脉。常用诊脉部位见图8-9。

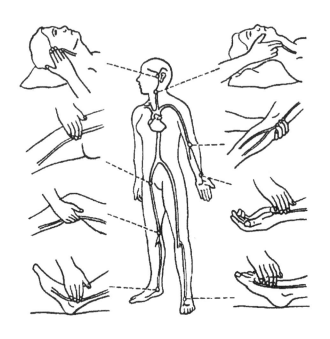

图 8-9　常用诊脉部位

（二）脉搏测量的方法（以桡动脉为例）

【目的】

1. 判断脉搏有无异常。

2. 动态监测脉搏变化,间接了解心脏状况。

3. 协助诊断,为预防、治疗、康复、护理提供依据。

【操作准备】

1. 护士准备　衣帽整洁,修剪指甲,洗手,戴口罩。

2. 病人准备

（1）了解脉搏测量的目的、方法、注意事项及配合要点。

（2）体位舒适,情绪稳定。

（3）测量前若有剧烈运动、紧张、恐惧、哭闹等,应休息 20～30 min 再测量。

3. 用物准备　备表（有秒针）、记录本、笔、手消毒液、听诊器（必要时）。

4. 环境准备　室温适宜、光线充足、环境安静。

【操作步骤】

1. 操作前核对、评估、与病人沟通

（1）核对病人的床号、姓名、住院号及腕带。

（2）评估病人 30 min 内运动、治疗情况等。

（3）评估操作环境是否安静,室温、光线是否适宜。

（4）向病人及家属解释脉搏测量的目的、方法、注意事项及配合要点。

2. 操作步骤　脉搏测量的方法（以桡动脉为例）见表 8-4。

表8-4 脉搏测量的方法（以桡动脉为例）

操作步骤	操作要点
1.床旁核对:携用物至病人床旁,核对病人床号、姓名、腕带	·确认病人
2.体位:卧位或坐位;手腕伸展,手臂放舒适位置	·病人舒适,护士便于测量
3.测量:护士以示指、中指、环指的指端按压在桡动脉处,按压力量适中,以能清楚测得脉搏搏动为宜(图8-10)	·压力太大阻断脉搏搏动,压力太小感觉不到脉搏搏动
4.计数:正常脉搏测30 s,乘以2。若发现病人脉搏短绌,应由2名护士同时测量,一人听心率,另一人测脉率。由听心率者发出"起"或"停"口令,计时1 min(图8-11)	·测量时须注意脉律、脉搏强弱等情况 ·得到正确的心率及脉率 ·心脏听诊部位可选择左锁骨中线内侧第5肋间处
5.记录	·将脉率数记录在记录本上 ·脉搏短绌以分数式记录,记录方式为心率/脉率。如心率200 次/min,脉率为60 次/min,则应写成200/60 次/min
6.录入:洗手后录入到护理信息系统	

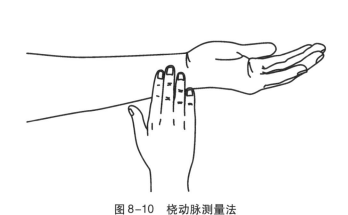

图8-10 桡动脉测量法

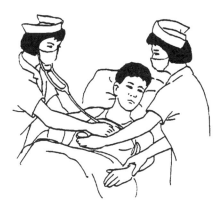

图8-11 脉搏短绌测量法

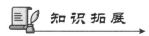

没有脉搏的人工心脏

美国《科学文摘》1981年10月报道:人们通常认为心跳和由它所产生的脉搏与生命是同时存在的。但现在医生们知道,没有心跳和脉搏也可以维持生命。克利夫兰的心脏外科医生使用一种人工心脏连续不断地提供平稳的血流,使一只小牛存活了3个月。芝加哥医院使用类似的装置,使一名严重心脏病发作的病人得到了长达1个星期的恢复时间,在这期间,病人的心脏得到了休息和修复。

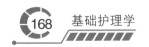

这种没有脉搏的人工心脏被称为"滑轮唧筒",是由美国明尼苏达大学伯恩斯坦(Eugene Bernstein)创制的。这种人工心脏用离心力把血液从人体抽到一个循环室中,并在循环室中轻轻地旋转,然后通过管道送回到人或动物体内。

克利夫兰医院的戈尔丁(Leonard Golding)说,他治疗的那只小牛在依靠这种人工心脏的整个时期中都很健康。只是因为这种人工心脏发生了机械性故障后,才终止了这一试验。芝加哥的卢克医疗中心已经发现这种人工心脏是很理想的,因为这种人工心脏简便,只损害极少量血细胞。心血管外科医生迪拉里亚说,常规使用的人工心脏多数由于循环时破坏了许多血细胞而引起了损伤。

【注意事项】

1. 勿用拇指诊脉,因拇指小动脉的搏动较强,易与病人的脉搏相混淆。
2. 异常脉搏应测量 1 min;脉搏细弱难以触诊应测心尖冲动 1 min。

第三节　血压的评估与护理

血压(blood pressure,BP)是指血管内流动着的血液对单位面积血管壁的侧压力(压强)。在不同血管内,血压被分别称为动脉血压、毛细血管压和静脉血压,而一般所说的血压是指动脉血压。

在一个心动周期中,动脉血压随着心室的收缩和舒张而发生规律性的波动。在心室收缩时,动脉血压上升达到的最高值称为收缩压,在心室舒张末期,动脉血压下降达到的最低值称为舒张压。收缩压与舒张压的差值称为脉搏压,简称脉压。在一个心动周期中,动脉血压的平均值称为平均动脉压,约等于舒张压加 1/3 脉压。

一、正常血压及生理变化

(一)血压的形成

心血管系统是一个封闭的管道系统,系统中有足够的血液充盈是血压形成的首要因素,心脏射血与外周阻力是形成血压的基本因素。此外,大动脉的弹性贮器作用对血压的形成也有重要的影响。

产生动脉血压的首要条件是心血管内有足够量的血液充盈。血液的充盈度可用循环系统平均充盈压表示,在成人约为 0.93 kPa(7 mmHg)。心脏射血是形成动脉血压的能量来源。心室肌收缩所释放的能量可分为两部分:一部分是动能,用于推动血液在血管中流动;另一部分是势能,形成对血管壁的侧压,并使血管壁扩张,暂贮血液。心室舒张时,被扩张的大血管弹性回缩,将部分势能又转化为推动血流的动能,使血液继续向前流动。如果只有心室肌收缩而无外周阻力,心室收缩释放的能量将全部表现为动能,迅速向外周流失,动脉血压不能形成。只有在存在外周阻力的情况下,左心室射出的血量(60～80 mL/次)仅 1/3 流向外周,其余 2/3 暂时贮存于主动脉和大动脉内,形成较高的收缩压。心室舒张、主动脉和大动脉管壁弹性回缩,将贮存的势能转化为动能,推动血液继续流动,维持一定的舒张压高度。大动脉的弹性对动脉血压的变化有缓冲作用,同时使心室的间断射血变为动脉内持续的血流。因此动脉血压的形成是多种因素相互作用的结果。

(二)影响血压的因素

凡与动脉血压形成有关的因素发生改变,都可影响动脉血压。以下就单一影响加以分析。

1.每搏输出量 每搏输出量增大,心缩期射入主动脉的血量增多,收缩压明显升高。由于动脉血压升高,血流速度加快,如果外周阻力和心率变化不大,则大动脉内增多的血量仍可在心室舒张期内流向外周,到舒张末期滞留在动脉内的血量增加并不多,舒张压虽有所升高,但程度不大,因而脉压增大。因此,收缩压的高低主要反映每搏输出量的多少。

2.心率 心率增快,而每搏输出量和外周阻力相对不变时,由于心室舒张期缩短,心室舒张期内流向外周的血量减少,则心舒末期主动脉内存留的血量增多,舒张压明显升高。由于动脉血压升高可使血流速度加快,因此心缩期内仍有较多的血液从主动脉流向外周,但收缩压升高不如舒张压明显,因而脉压减小。因此,心率主要影响舒张压。

3.外周阻力 在心输出量不变而外周阻力增大时,心室舒张期中血液向外周流动的速度减慢,心舒末期存留在主动脉中血量增多,舒张压明显升高。在心缩期,由于动脉血压升高使血流速度加快,收缩压的升高不如舒张压明显,脉压减小。因此,舒张压的高低主要反映外周阻力的大小。外周阻力的大小受阻力血管(小动脉和微动脉)口径和血液黏稠度的影响,阻力血管口径变小,血液黏稠度增高,外周阻力则增大。

4.主动脉和大动脉管壁的弹性 大动脉管壁的弹性对血压起缓冲作用。随着年龄的增长,血管中的胶原纤维增生,逐渐取代平滑肌与弹性纤维,以致血管的顺应性降低。收缩压升高,舒张压降低,脉压增大。

5.循环血量与血管容量 循环血量和血管容量相适应,才能使血管系统足够充盈,产生循环系统平均充盈压。正常情况下,循环血量与血管容量是相适应的。如果循环血量减少或血管容量扩大,血压便会下降。

动脉血压保持相对稳定具有重要的生理意义。动脉血压是推动血液流动的驱动力,它必须达到一定的高度,并且保持相对稳定,才能保证全身各器官有足够的血液供应,各器官的代谢和功能活动才能正常进行。若动脉血压过低,则不能满足机体组织代谢的需要,导致组织缺血、缺氧,造成严重后果。若动脉血压过高,则心室射血所遇阻力过大,心肌后负荷加重,长期持续的高血压可致组织器官一系列的病理生理改变,是脑卒中、冠心病的主要危险因素之一,是人类健康与生命的无形"杀手"。

(三)血压的生理变化

1.正常血压 临床一般以肱动脉的血压为标准。正常成人安静状态下的血压范围相对稳定,其正常范围为收缩压 90 ~ 139 mmHg,舒张压 60 ~ 89 mmHg,脉压 30 ~ 40 mmHg。

按照国际标准计量单位规定,压强的单位是帕(Pa),即牛顿/米^2(N/m^2),但帕的单位较小,故血压的单位通常用千帕(kPa)。由于人们长期以来使用水银血压计测量血压,因此临床中用水银柱的高度即毫米汞柱(mmHg)来表示。其换算公式为 1 mmHg=0.133 kPa,1 kPa=7.5 mmHg。

2.生理变化 正常人的血压相对稳定,经常在较小范围内波动,但多种因素会影响血压的变化,常见的因素如下。

(1)年龄:随年龄的增长,收缩压和舒张压均有逐渐增高的趋势,但收缩压的升高比舒张压的升高更为显著(表8-5)。

表 8-5　各年龄组的血压平均值

年龄	血压/mmHg	年龄	血压/mmHg
1 个月	84/54	14～17 岁	120/70
1 岁	95/65	成年人	120/80
6 岁	105/65	老年人	（140～160）/（80～90）
10～13 岁	110/65		

（2）性别：青春期男女之间血压差异较小。女性在更年期前，血压低于男性；更年期后，血压升高，男女血压差别较小。

（3）昼夜和睡眠：血压变化有明显的昼夜波动。表现为夜间血压最低，清晨起床活动后血压迅速升高。大多数人的血压凌晨 2～3 时最低，在上午 6～10 时及下午 4～8 时各有一个高峰，晚上 8 时后血压呈缓慢下降趋势，表现为"双峰双谷"，这一现象称动脉血压的日节律。在老年人动脉血压的日高夜低现象更为显著，有明显的低谷与高峰。睡眠不佳时血压也可略有升高。

（4）环境：寒冷环境中，由于末梢血管收缩，血压可略有升高；高温环境中，因末梢血管扩张，血压可略降低。

（5）体型：一般高大、肥胖者血压较高。

（6）体位：立位血压高于坐位血压，坐位血压高于卧位血压，这与重力引起的代偿机制有关。对于长期卧床或使用某些降压药物的病人，若由卧位改为立位时，可出现头晕、心悸、站立不稳甚至晕厥等直立性低血压的表现。

（7）部位：一般右上肢高于左上肢，其原因是右侧肱动脉来自主动脉弓的第一大分支无名动脉，而左侧肱动脉来自主动脉的第三大分支左锁骨下动脉。由于能量消耗，右侧血压比左侧高 10～20 mmHg。下肢血压高于上肢 20～40 mmHg，其原因与股动脉的管径较肱动脉粗，血流量大有关。

（8）运动：运动时血压的变化与肌肉运动的方式有关，以等长收缩为主的运动，如持续握拳时，血压升高；以等张收缩为主的运动，如步行、骑自行车，在运动开始时血压有所升高，继而由于血流量重新分配和有效循环血量的改变，血压可逐渐恢复正常。

（9）其他：激动、紧张、恐惧、兴奋等情绪，排泄，吸烟等活动都有可能使血压升高。饮酒、摄入盐过多、药物对血压也有影响。

二、异常血压的评估及护理

（一）异常血压的评估

1. 高血压　指在未使用降压药物的情况下，18 岁以上成年人收缩压≥140 mmHg 和（或）舒张压≥90 mmHg。根据引起高血压的原因不同，将高血压分为原发性高血压与继发性高血压两大类。95% 病人高血压的病因不明，称为原发性高血压，约 5% 病人血压升高是其某种疾病的一种临床表现，称为继发性高血压。高血压是常见的慢性病，也是心脑血管病最主要的危险因素，是医学界重点防治的疾病之一。中国高血压分类标准（2010 版）见表 8-6。

2. 低血压　指血压低于 90/60 mmHg。常见于大量失血、休克、急性心力衰竭等。

表 8-6 中国高血压分类标准（2010 版）

分级	收缩压/mmHg		舒张压/mmHg
正常血压	<120	和	<80
正常高值	120~139	和（或）	80~89
高血压	≥140	和（或）	≥90
1级高血压（轻度）	140~159	和（或）	90~99
2级高血压（中度）	160~179	和（或）	100~109
3级高血压（重度）	≥180	和（或）	≥110
单纯收缩期高血压	≥140	和	<90

若收缩压、舒张压分属不同等级，则以较高的分级为准。

3. 脉压异常

（1）脉压增大：即脉压大于 40 mmHg 为脉压增大，常见于主动脉硬化、主动脉瓣关闭不全、动静脉瘘、甲状腺功能亢进症。

（2）脉压减小：即脉压小于 30 mmHg 为脉压减小，常见于心包积液、缩窄性心包炎、末梢循环衰竭。

（二）异常血压的护理

1. 良好环境　提供适宜温度、湿度、通风良好、合理照明的整洁安静舒适环境。

2. 合理饮食　鼓励进食易消化、低脂、低胆固醇、低盐、富含维生素、富含纤维素的食物。高血压病人应减少钠盐摄入，逐步降至 WHO 推荐的每人每日食盐 6 g 的要求。

3. 规律生活　良好的生活习惯是保持健康、维持正常血压的重要条件。如保证足够的睡眠、养成定时排便的习惯、注意保暖、避免冷热刺激等。

4. 控制情绪　精神紧张、情绪激动、烦躁、焦虑、忧愁等都是诱发高血压的精神因素，因此高血压病人应加强自我修养，随时调整情绪，保持心情舒畅。

5. 规律运动　积极参加力所能及的体力劳动和适当的体育运动，以改善血液循环，增强心血管功能。鼓励高血压病人采用每周 3~5 次、每次持续 30 min 左右中等强度的运动，如步行、快走、慢跑、游泳、气功、太极拳等，应注意量力而行，循序渐进。

6. 加强监测　及时了解病人血压的变化，对需密切观察血压者应做到"四定"，即定时间、定部位、定体位、定血压计；合理用药，注意药物治疗效果和不良反应的监测；观察有无并发症的发生。

7. 健康教育　教会病人及家属测量和判断异常血压的方法；生活有度、作息有时、修身养性、合理营养、戒烟限酒。

三、血压的测量

血压测量可分为直接测量和间接测量两种方法。直接测量法是将溶有抗凝剂的长导管经皮插入动脉内，导管与压力传感器连接，显示实时的血压数据，可连续监测动脉血压的动态变化。直接测量法得到的血压值数值精确、可靠，但它属于一种创伤性检查，临床仅限于急危重病人、特大手术及严重休克病人的血压监测。间接测量法是目前临床上广泛应用的血压测量方法。它是根据血液通过狭窄的血管形成涡流时发出响声的原理而设计。其优点是操作简便易行，适用于任何病人，缺点是易受周围动脉舒缩的影响,导致有时测量数值不够准确。

(一)血压计的工作原理

1. 收缩压的判断 血压计的工作原理是向缠缚于测量部位的袖带加压,使动脉完全闭塞,然后缓缓放气。当袖带内的压力与心脏收缩压相等时,血液将通过袖带,便能听到血液流过的声响,此时对应的血压值称为收缩压。

2. 舒张压的判断 测量得出收缩压后,继续放气,当袖带内压力低于心收缩压,但高于心舒张压这一段时间内,心脏每收缩一次,均可听到一次声音;当袖带压力降低到等于或稍低于舒张压时,血流恢复通畅,伴随心跳所发出的声音便突然变弱或消失,此时血压计所指的刻度即为舒张压。

(二)血压计的种类与构造

1. 血压计的种类 主要有水银血压计(立式和台式两种,立式血压计可随意调节高度,图8-12)、无液血压计(图8-13)、电子血压计(图8-14)3种。

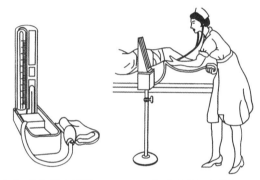

A.台式水银血压计　　　　B.立式水银血压计

图8-12　水银血压计

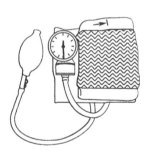

图8-13　无液血压计

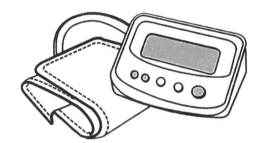

图8-14　电子血压计

2. 血压计的构造 由3个部分组成。

(1)加压气球和压力活门:加压气球可向袖带气囊充气;压力活门可调节压力大小。全自动电子血压计没有加压气球和压力活动,有一个按钮来启动加压过程。

(2)袖带:由内层长方形扁平的橡胶气囊和外层布套组成。选用大小合适的气囊袖带,气囊至少应包裹80%上臂。大多数成年人的臂围25～35 cm,可使用气囊长22～26 cm、宽12 cm的标准规格袖带(目前国内商品水银柱血压计的气囊的规格:长22 cm,宽12 cm)。如气囊袖带太窄,须加大力量才能阻断动脉血流,测得数值偏高;袖带太宽,大段血管受阻,测得数值偏低。袖带上有两根橡胶管,一根与加压气球相连,另一根与压力表相通。肥胖者或臂围大者应使用大规格气囊袖带;儿童应使用小规格气囊袖带。

(3)血压计

1)水银血压计:又称汞柱血压计。由玻璃管、标尺、水银槽三部分组成。玻璃管固定在血压计盒盖内面,管面上标有双刻度(标尺)0 ~ 300 mmHg(0 ~ 40 kPa),最小分度值分别为 2 mmHg(0.5 kPa),玻璃管上端盖以金属帽与大气相通,下端和水银槽(槽内装有水银60 g)相通。优点是测得数值准确可靠,但较笨重,且玻璃管易破裂。

2)无液血压计:又称弹簧式血压计、压力表式血压计。表式血压计压力计外观似表,呈圆盘状,正面盘上标有刻度及读数(20 ~ 300 mmHg),盘中央有一指针提示血压数值。其优点是携带方便,但可信度差。

3)电子血压计:电子血压计包括手动式数字电子血压计和全自动电子数字血压计。手动式数字电子血压计是指要自己往气袋中打气,测量过程则是自动的。全自动电子数字血压计只需要按动开关键,一切就都可以自动完成。袖带内有一换能器,具有自动采样、微电脑控制数字运算及自动放气程序。测量后在显示屏上直接显示收缩压、舒张压、脉搏数值。其优点是操作方便,不用听诊器,省略放气系统,可以排除听觉不灵敏、噪声干扰等造成的误差,但欠准确。

(三)血压测量的方法

【目的】

1.判断血压有无异常。

2.动态监测血压变化,间接了解循环系统的功能状况。

3.协助诊断,为预防、治疗、康复、护理提供依据。

【操作准备】

1.护士准备　衣帽整洁,修剪指甲,洗手,戴口罩。

2.病人准备

(1)了解血压测量的目的、方法、注意事项及配合要点。

(2)体位舒适,情绪稳定。

(3)测量前若有吸烟、运动、情绪变化等,应休息 15 ~ 30 min 再测量。

3.用物准备　血压计、听诊器、记录本、笔。

4.环境准备　室温适宜、光线充足、环境安静。

【操作步骤】

1.操作前核对、评估、与病人沟通

(1)核对病人的床号、姓名、住院号及腕带。

(2)评估病人 30 min 内运动、吸烟、情绪变化情况等。

(3)评估操作环境是否安静,室温、光线是否适宜。

(4)向病人及家属解释血压测量的目的、方法、注意事项及配合要点。

2.操作　血压测量的方法见表8-7。

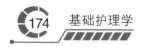

表8-7 血压测量的方法

操作步骤	操作要点
1.床旁核对:携用物至病人床旁,核对病人床号、姓名、腕带	
2.测量血压	·确认病人 ·测血压前,病人应至少坐位安静休息 5 min,30 min 内禁止吸烟或饮咖啡,排空膀胱
▲肱动脉	
(1)体位:手臂位置(肱动脉)与心脏呈同一水平。坐位:平第 4 肋;仰卧位:平腋中线	·若肱动脉高于心脏水平,测得血压值偏低;肱动脉低于心脏水平,测得血压值偏高
(2)手臂:卷袖,露臂,手掌向上,肘部伸直	·必要时脱袖,以免衣袖过紧影响血流,影响血压测量值的准确性
(3)血压计:打开,垂直放妥,开启水银槽开关	·避免倾倒
(4)缠袖带:驱尽袖带内空气,平整置于上臂中部,下缘距肘窝 2~3 cm,松紧以能插入一指为宜	·袖带缠得太松,充气后呈气球状,有效面积变窄,使血压测量值偏高;袖带缠得太紧,未注气血管已受压,使血压测量值偏低
(5)充气:触摸肱动脉搏动,将听诊器胸件置肱动脉搏动最明显处(图 8-15),一手固定,另一手握加压气球,关气门,充气至肱动脉搏动消失再升高 20~30 mmHg	·避免听诊器胸件塞在袖带下,以免局部受压较大和听诊时出现干扰声 ·肱动脉搏动消失表示袖带内压力大于心脏收缩压,血流被阻断 ·充气不可过猛、过快,以免水银溢出和病人不适 ·充气不足或充气过度都会影响测量结果
(6)放气:缓慢放气,速度以水银柱下降 4 mmHg/s 为宜,注意水银柱刻度和肱动脉声音的变化	·放气太慢,使静脉充血,舒张压值偏高;放气太快,未注意到听诊隔,猜测血压值
(7)判断:听诊器出现的第一声搏动音,此时水银柱所指的刻度,即为收缩压;当搏动音突然变弱或消失,水银柱所指的刻度即为舒张压	·眼睛视线保持与水银柱弯月面同一水平。视线低于水银柱弯月面读数偏高,反之,读数偏低 ·第一声搏动音出现表示袖带内压力降至与心脏收缩压相等,血流能通过受阻的肱动脉 ·WHO 规定成人应以动脉搏动音的消失作为判断舒张压的标准
▲腘动脉	
(1)体位:仰卧、俯卧、侧卧	·一般不采用屈膝仰卧位
(2)病人:卷裤,卧位舒适	·必要时脱一侧裤子,暴露大腿,以免过紧影响血流,影响血压测量值的准确性
(3)缠袖带:袖带缠于大腿下部,其下缘距腘窝 3~5 cm,听诊器置腘动脉搏动最明显处(图 8-12B)	·袖带松紧适宜
(4)其余操作同肱动脉	

续表 8-7

操作步骤	操作要点
3. 整理:血压计排尽袖带内余气,扣紧压力活门,整理后放入盒内;血压计盒盖右倾 45°使水银全部流回槽内,关闭水银槽开关,盖上盒盖,平稳放置	· 避免玻璃管破裂,水银溢出
4. 恢复体位	· 必要时协助病人穿衣、穿裤
5. 记录:将所测血压值按收缩压/舒张压 mmHg(kPa)如:120/84 mmHg	
6. 录入:洗手后录入到护理信息系统	· 当变音与消失音之间有差异时,两读数都应记录,方式是收缩压/变音/消失音 mmHg,如:120/84/60 mmHg

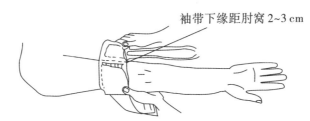

袖带下缘距肘窝 2~3 cm

图 8-15　听诊器放置部位(肱动脉搏动最明显处)

【注意事项】

1. 血压计应定期检查。测量前,应检查加压气球和橡胶管是否漏气;玻璃管有无破裂,其上端是否与大气相通;水银是否足够,水银柱是否降持在"0"点处;血压计袖带宽窄是否适合;听诊器是否完好等。

2. 需长期监测血压的病人,为保证血压计测定的准确性和对照的可比性,应做到"四定",既定时间、定部位、定体位、定血压计。

3. 发现血压听不清或异常,应重新测量。重测时,先将袖带内气体驱尽,使水银柱降至"0"点,稍等片刻后再测量。

4. 注意测压装置(血压计、听诊器)、测量者、受检者、测量环境等因素引起血压测量的误差,以保证测量血压的准确性。

5. 对血压测量的要求(中国高血压防治指南,2010 版):应相隔 1 ~ 2 min 重复测量,取 2 次读数的平均值记录。如果收缩压或舒张压的 2 次读数相差 5 mmHg 以上,应再次测量,取 3 次读数的平均值记录。如果怀疑外周血管病,首次应测量左右上臂血压,以后通常测量较高读数一侧的上臂血压。

6. 注意教会病人如何正确判断降压效果,及时调整用药。

第四节　呼吸的评估与护理

　　机体在新陈代谢过程中,需要不断地从外界环境中摄取氧气,并把自身产生的二氧化碳排出体外,机体与环境之间所进行的气体交换过程,称为呼吸。呼吸是维持机体新陈代谢和生命活动所必需的基本生理过程之一,在临床实践中,护士通过准确地观测呼吸可以了解病人呼吸功能状况,为疾病的诊断、治疗与护理提供依据。

　　呼吸系统由呼吸道(鼻腔、咽、喉、气管、支气管)和肺两部分组成。

一、正常呼吸及生理变化

(一)呼吸过程

　　呼吸的全过程由 3 个互相关联的环节组成(图 8-16)。

　　1.外呼吸　即肺呼吸,是指外界环境与血液之间在肺部进行的气体交换,包括肺通气和肺换气两个过程。

　　(1)肺通气:指通过呼吸运动使肺与外界环境之间进行的气体交换。实现肺通气的相关结构包括呼吸道、肺泡和胸廓等。在肺通气过程中,呼吸道是气体进出的通道,肺泡是气体交换的场所,胸廓的节律性运动则是实现肺通气的原动力。

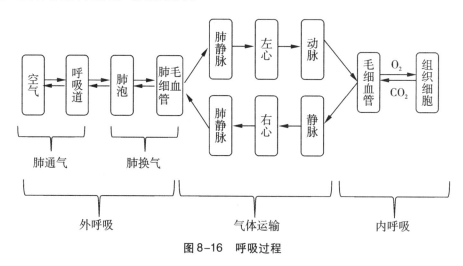

图 8-16　呼吸过程

　　(2)肺换气:指肺泡与肺毛细血管之间的气体交换。气体通过分压差进行交换,即气体从高分压处向低分压处扩散。如肺泡内氧分压高于静脉血氧分压,而二氧化碳分压则低于静脉血的二氧化碳分压。交换的结果是使静脉血变成动脉血,肺循环毛细血管的血液不断地从肺泡中获得氧,释放出二氧化碳。

　　2.气体运输　通过血液循环将氧由肺运送到组织细胞,同时将二氧化碳由组织细胞运送至肺的过程。

　　3.内呼吸　即组织换气,指血液与组织、细胞之间的气体交换。交换方式同肺换气,交换的结果是使动脉血变成静脉血,体循环毛细血管的血液不断地从组织中获得二氧化碳,释放出氧气。

(二)呼吸运动的调节

1.呼吸中枢神经调节 呼吸中枢是指中枢神经系统内产生呼吸节律和调节呼吸运动的神经细胞群,它们分布于脊髓、延髓、脑桥、间脑、大脑皮质等部位。延髓和脑桥是产生基本呼吸节律性的部位,大脑皮质可随意控制呼吸运动。在呼吸运动调节过程中,各级中枢发挥各自不同的作用,并相互协调和制约。

2.呼吸的反射性调节

(1)肺牵张反射:由肺的扩张或回缩所引起的吸气抑制或兴奋的反射称为肺牵张反射,又称黑-伯反射,即当肺扩张时可引起吸气动作的抑制而产生呼气;当肺缩小时可引起呼气动作的终止而产生吸气。它是一种负反馈调节机制。其生理意义是使吸气不至于过长、过深,促使吸气转为呼气,以维持正常的呼吸节律。

(2)呼吸肌本体感受性反射:呼吸机本体感受器传入冲动所引起的反射性呼吸变化。呼吸肌属于骨骼肌,骨骼肌中存在着本体感受器(肌梭),因此在受到牵张刺激时,可反射性引起受牵拉的同一肌肉收缩,此为本体感受性反射。呼吸肌本体感受性反射参与正常呼吸运动的调节,尤其在呼吸肌负荷增加时发挥更大的作用,即呼吸肌负荷增加,呼吸运动也相应地增强。如慢性阻塞性肺疾病病人,气道阻力增加,通过呼吸肌本体感受性反射,呼吸肌收缩力增强,克服增加的气道阻力,以维持肺通气。

(3)防御性呼吸反射:包括咳嗽反射和喷嚏反射,是最常见的防御反射。喉、气管和支气管黏膜上皮的感受器受到机械或化学刺激时,可引起咳嗽反射。鼻黏膜受到刺激时,可引起喷嚏反射。它们是对机体有保护作用的呼吸反射,其目的是排出呼吸道刺激物和异物,起到保护呼吸道的作用。

3.呼吸的化学性调节 动脉血氧分压(PaO_2)、二氧化碳分压($PaCO_2$)和氢离子浓度(H^+)的改变对呼吸运动的影响,称为化学性调节。它是机体一种短期的适应机制。$PaCO_2$是调节呼吸中最重要的生理性化学因素。$PaCO_2$下降,出现呼吸运动减弱或暂停;$PaCO_2$升高,使呼吸加深加快,肺通气增加;若$PaCO_2$超过一定水平,则抑制中枢神经系统活动,包括呼吸中枢,出现呼吸困难、头痛、头晕、甚至昏迷,即二氧化碳麻醉。$PaCO_2$对呼吸的调节是通过中枢及外周化学感受器两条途径实现的。H^+升高,导致呼吸加深加快,肺通气增加;H^+降低,呼吸受到抑制。H^+对呼吸的调节同$PaCO_2$、PaO_2降低时,引起呼吸加深加快,肺通气增加,PaO_2是通过外周化学感受器对呼吸运动进行调节。

(三)呼吸的生理变化

1.正常呼吸 正常成人安静状态下呼吸频率为16~20次/min,节律规则,呼吸运动均匀无声且不费力(图8-17)。呼吸与脉搏的比例为1:4。男性及儿童以腹式呼吸为主,女性以胸式呼吸为主。生理变化如下。

(1)年龄:年龄越小,呼吸频率越快。如新生儿呼吸约为44次/min。

(2)性别:同龄女性的呼吸频率稍高于男性。

(3)活动:剧烈运动可使呼吸加深加快;休息和睡眠时呼吸减慢。

(4)情绪:紧张、恐惧、愤怒、悲伤、害怕等强烈的情绪变化,可刺激呼吸中枢,引起呼吸加快或屏气。

(5)血压:血压大幅度变动时,可以反射性地影响呼吸,血压升高,呼吸减慢减弱;血压降低,呼吸加快加强。

(6)体温:体温上升,呼吸频率加快;体温下降,呼吸变深、变慢。

（7）其他：如环境温度升高，可使呼吸加深加快。

呼吸名称	呼吸形态	特点
正常呼吸	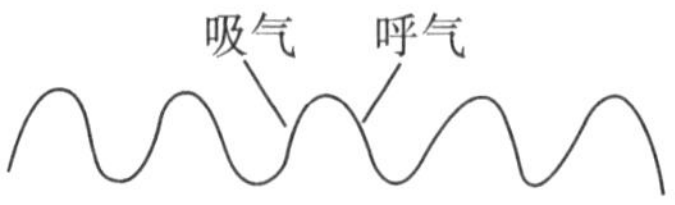 吸气　呼气	规则、平稳
呼吸过速	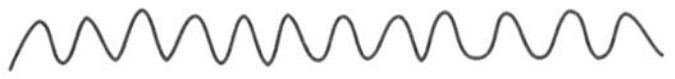	规则、快速
呼吸过缓	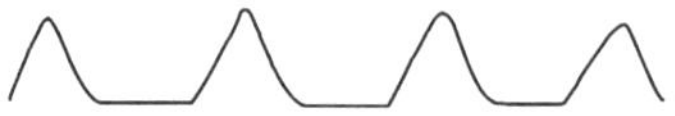	规则、缓慢
深度呼吸	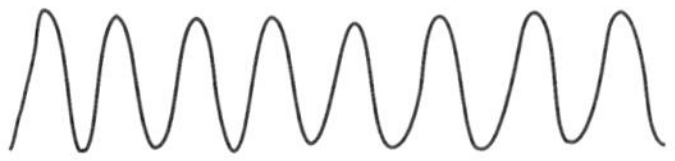	深而大
潮式呼吸	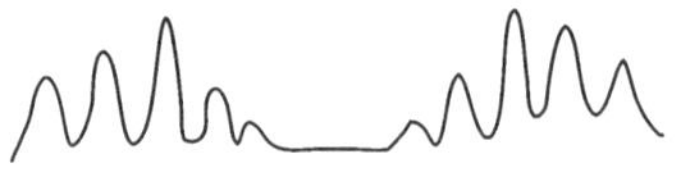	潮水般起伏
间断呼吸	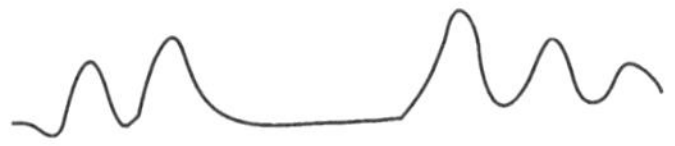	呼吸和呼吸暂停交替出现

图8-17　正常与异常呼吸

二、异常呼吸的评估及护理

（一）异常呼吸的评估

1. 频率异常

（1）呼吸过速也称气促，指成人呼吸频率超过24次/min（图8-17）。见于发热、疼痛、甲状腺功能亢进等。一般体温每升高1℃，呼吸频率增加3~4次/min。

（2）呼吸过缓：成人在安静状态下，指呼吸频率低于12次/min（图8-17）。见于颅内压增高、巴比妥类药物中毒等。

2. 深度异常

（1）深度呼吸：又称库斯莫呼吸（Kussmaul respiration），指一种深大而规则的呼吸。见于糖尿病酮症酸中毒、尿毒症酸中毒等，以便机体排出较多的二氧化碳，调节血中的酸碱平衡。

（2）浅快呼吸：是一种浅表而不规则的呼吸，有时呈叹息样。可见于呼吸肌麻痹、某些肺与胸膜疾病，也可见于濒死的病人。

3. 节律异常

（1）潮式呼吸：又称陈-施氏呼吸（Cheyne-Stokes respiration），是一种周期性呼吸异常。一种呼吸由浅慢逐渐变为深快，然后再由深快转为浅慢，再经一段呼吸暂停（5~20 s）后，又开始重复以上过程的周期性变化，其形态犹如潮水起伏（图8-17）。潮式呼吸的周期可长达30 s至2 min。多见于中枢神经系统疾病，如脑炎、脑膜炎、颅内压增高及巴比妥类药物中毒。产生机制是由于呼吸中枢的兴奋性降低，只有当缺氧严重，二氧化碳积聚到一定程度，才能刺激呼吸中枢，使呼吸恢复或加强。当积聚的二氧化碳呼出后，呼吸中枢又失去有效的兴奋，呼吸又再次减弱继而暂停，从而形成了周期性变化。

（2）间断呼吸：又称比奥呼吸（Biot respiration），其特点是呼吸和呼吸暂停现象交替出现，即有规律地呼吸几次后，突然停止，间隔一段时期后又开始呼吸，如此反复交替进行（图8-17）。即呼吸和呼吸暂停现象交替出现。其产生机制同潮式呼吸，但比潮式呼吸更为严重，预后更为不良，常在临终前发生。

4.声音异常

（1）蝉鸣样呼吸：呼吸特点是吸气时产生一种极高的似蝉鸣样的音响，产生机制是由于声带附近阻塞，使空气吸入发生困难。常见于喉头水肿、喉头异物等。

（2）鼾声呼吸：呼吸特点是呼吸时发出一种粗大的鼾声，由于气管或支气管内有较多的分泌物积蓄所致。常见于昏迷病人。

5.形态异常

（1）胸式呼吸减弱，腹式呼吸增强：正常女性以胸式呼吸为主。由于肺、胸膜或胸壁的疾病，如肺炎、胸膜炎、肋骨骨折、肋骨神经痛等产生剧烈的疼痛，均可使胸式呼吸减弱，腹式呼吸增强。

（2）腹式呼吸减弱，胸式呼吸增强：正常男性及儿童以腹式呼吸为主。如由于腹膜炎、大量腹水、肝脾极度肿大、腹腔内巨大肿瘤等，使膈肌下降受限，造成腹式呼吸减弱，胸式呼吸增强。

6.呼吸困难　呼吸困难是临床常见的症状和体征。病人因气体交换不足，机体缺氧，主观感觉空气不足，呼吸费力，客观表现为发绀、鼻翼扇动、端坐呼吸，辅助呼吸肌参与呼吸活动，造成呼吸频率、深度、节律的异常。临床上可分为以下3种。

（1）吸气性呼吸困难：其特点是吸气显著困难，吸气时间延长，有明显的"三凹征"（吸气时胸骨上窝、锁骨上窝、肋间隙出现凹陷）。由于上呼吸道部分梗阻，气流不能顺利进入肺，吸气时呼吸肌收缩，肺内负压极度增高所致。常见于气管阻塞、气管异物、喉头水肿等。

（2）呼气性呼吸困难：其特点是呼气费力，呼气时间延长。由于下呼吸道部分梗阻，气流呼出不畅所致。常见于支气管哮喘、阻塞性肺气肿。

（3）混合性呼吸困难：其特点是吸气、呼气均感费力，呼吸频率增加。由于广泛性肺部病变使呼吸面积减少，影响换气功能所致。常见于重症肺炎、广泛性肺纤维化、大面积肺不张、大量胸腔积液等。

（二）异常呼吸的护理

1.提供舒适环境　保持环境整洁、安静、舒适，调节室内适宜的温、湿度，保持空气流通、清新，为病人提供良好的休息环境。

2.病情观察　观察呼吸的频率、深度、节律、声音、形态有无异常；有无咳嗽、咳痰、咯血、发绀、呼吸困难及胸痛表现。观察药物的治疗效果和不良反应。

3.提供营养和水分　选择营养丰富、易于咀嚼和吞咽的食物，注意水分的供给，避免过饱及产气食物，以免膈肌上升影响呼吸。

4.改善呼吸，必要时吸氧　采用有效咳嗽、叩击、体位引流、雾化吸入等方法促进排痰，及时清除呼吸道分泌物。根据病情，遵医嘱给予氧气吸入。

5.心理护理　维持良好的护患关系，稳定病人情绪，保持良好心态。

6.健康教育　教会病人有效咳嗽、缩唇呼吸及腹式呼吸等呼吸训练的方法；戒烟限酒，养成良好的生活方式。

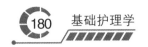

三、呼吸的测量

【目的】

1. 判断呼吸有无异常。

2. 动态监测呼吸变化,了解病人呼吸功能情况。

3. 协助诊断,为预防、治疗、康复、护理提供依据。

【操作准备】

1. 护士准备　衣帽整洁,修剪指甲,洗手,戴口罩。

2. 病人准备

(1)了解呼吸测量的目的、方法、注意事项。

(2)体位舒适,保持自然呼吸。

(3)测量前如有剧烈运动、情绪激动等,应休息 20～30 min 再测量。

3. 用物准备　表(有秒针)、记录本、笔、棉絮(必要)。

4. 环境准备　室温适宜、光线充足、环境安静。

【操作步骤】

1. 操作前核对、评估、与病人沟通

(1)核对病人的床号、姓名、住院号及腕带。

(2)评估病人的年龄、病情、运动、治疗、情绪变化情况等。

(3)评估操作环境是否安静,室温、光线是否适宜。

(4)向病人及家属解释呼吸测量的目的、方法、注意事项。

2. 操作　呼吸的测量见表8-8。

表 8-8　呼吸的测量

操作步骤	操作要点
1.床旁核对:携用物至病人床旁,核对病人床号、姓名、腕带	·确认病人
2.体位:舒适	·精神放松避免引起病人的紧张
3.方法:护士将手放在病人的诊脉部位似诊脉状,眼睛观察病人胸部或腹部的起伏(图8-18)	·女性以胸式呼吸为主;男性和儿童以腹式呼吸为主
4.观察:呼吸频率(一起一伏为一次呼吸)、深度、节律、音响、形态及有无呼吸困难	
5.计数:正常呼吸测30 s,乘以2	·异常呼吸病人或婴儿应测 1 min
6.记录:将所测呼吸值记录在记录本	
7.录入:洗手后录入到护理信息系统	

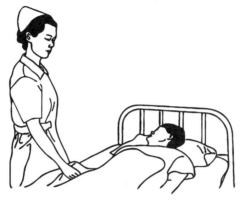

图8-18　测量呼吸

【注意事项】

1.呼吸受意识控制,因此测量呼吸前不必解释,在测量过程中不使病人察觉,以免紧张,影响测量的准确性。

2.危重病人呼吸微弱,可用少许棉絮置于病人鼻孔前,观察棉絮被吹动的次数,计时应1 min(图8-19)。

3.指导病人精神放松,教会病人具有识别异常呼吸的判断能力。

4.测量时,使病人处于自然呼吸的状态,保证测量呼吸的正确性。

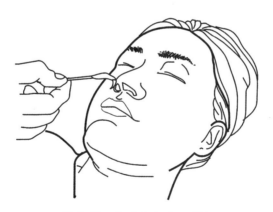

图8-19　危重病人呼吸测量

四、促进呼吸功能的护理技术

(一)清除呼吸道分泌物的护理技术

1.有效咳嗽　咳嗽是一种防御性呼吸反射,可帮助病人排除呼吸道内的异物、分泌物,具有清洁、保护和维护呼吸道通畅的作用。适用于神志清醒尚能咳嗽的病人。护士应对病人进行指导,帮助病人学会有效咳嗽的方法。促进有效咳嗽的主要措施如下。

(1)改变姿势:改变病人姿势,使分泌物流入大气道内便于咳出。

(2)缩唇呼吸:鼓励病人做缩唇呼吸,即鼻吸气,口缩唇呼气,以引发咳嗽反射。

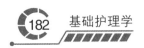
（3）适当活动：在病情许可情况下，增加病人活动量，有利于痰液的松动。

（4）有效咳嗽：双手稳定地按压胸壁下侧，提供一个坚实的力量，有助于咳嗽。有效咳嗽的步骤为：病人取坐位或半卧位，屈膝，上身前倾，双手抱膝或在胸部和膝盖上置一枕头并用两肘夹紧，深吸气后屏气 3 s（有伤口者，护士应将双手压在切口的两侧），然后病人腹肌用力，两手抓紧支持物（脚和枕），用力做爆破性咳嗽，将痰液咳出（图 8-20）。

2. 叩击　指用手叩打胸背部，借助振动，使呼吸道分泌物松脱而排出体外的方法。适用于长期卧床、久病体弱、排痰无力的病人。叩击的手法是：病人取坐位或侧卧位，操作者将手固定成背隆掌空状，即手背隆起，手掌中空，手指弯曲，拇指紧靠示指，有节奏地从肺底自下而上，由外向内轻轻叩打（图 8-21）。边叩边鼓励病人咳嗽。注意不可在裸露的皮肤、肋骨上下、脊柱、乳房等部位叩击。

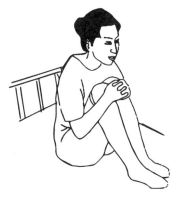

图 8-20　有效咳嗽

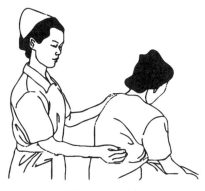

图 8-21　叩击

3. 体位引流　置病人于特殊体位，借助重力作用促使积存于肺和支气管中的分泌物流入大气管，通过咳嗽排出体外的方法称为体位引流。适用于痰量较多、呼吸功能尚好的支气管扩张、肺脓肿等病人，可起到重要的治疗作用。对严重高血压、心力衰竭、高龄、极度衰弱、意识不清等病人应禁忌。其实施要点如下。

（1）病人体位要求是患肺处于高位，其引流的支气管开口向下，便于分泌物顺体位引流而咳出。临床上应根据病变部位不同采取相应的体位进行引流。

（2）嘱病人间歇深呼吸并尽力咳痰，护士轻叩相应部位，提高引流效果。

（3）痰液黏稠不易引流时，可给予蒸汽吸入、雾化吸入、祛痰药等，以稀释痰液，有利于排出痰液。

（4）宜选择空腹时体位引流，每日 2～4 次，每次 15～30 min。

（5）体位引流时应监测：①病人的耐受程度，如出现头晕、面色苍白、出冷汗、血压下降等，应停止引流。②引流液的色、质、量，并予以记录。如引流液大量涌出，应注意防止窒息。如引流液每日小于 30 mL，可停止引流。

叩击与体位引流后，随即进行深呼吸和咳嗽，有利于分泌物的排出。

4. 吸痰法　是指利用负压作用，用导管经口、鼻腔、人工气道将呼吸道的分泌物吸出，以保持呼吸道通畅，预防吸入性肺炎、肺不张、窒息等并发症的一种方法。临床上主要用于年老体弱、危重、昏迷、麻醉未清醒前等各种原因引起的不能有效咳嗽、排痰者。

吸痰装置有中心吸引器（中心负压装置）、电动吸引器两种，它们利用负压吸引原理，连接导管吸出痰液。医院设有中心负压装置，吸引器管道连接到各病室床单位，使用时只需连接吸痰导管,开启开关,即可吸痰,十分便利(图8-22)。

电动吸引器由马达、偏心轮、气体过滤器、负压表、安全瓶、贮液瓶组成(图8-23)。安全瓶和贮液瓶可贮液1 000 mL,瓶塞上有两个玻璃管,并通过橡胶管相互连接。接通电源后马达带动偏心轮,从吸气孔吸出瓶内空气,并由排气孔排出,不断循环转动,使瓶内产生负压,将痰液吸出。

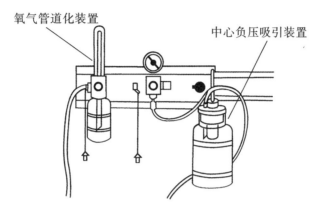

图8-22　氧气管道化装置和中心负压吸引装置

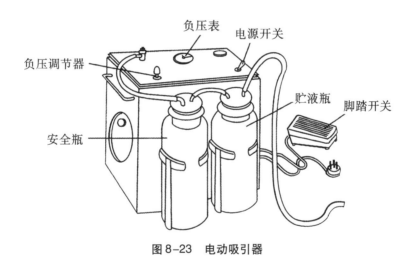

图8-23　电动吸引器

在紧急状态下,可用注射器吸痰和口对口吸痰。前者用50～100 mL注射器连接导管进行抽吸;后者由操作者托起病人下颌,使其头后仰并捏住病人鼻孔,口对口吸出呼吸道分泌物,解除呼吸道梗阻症状。

吸痰法

【目的】

1. 清除呼吸道分泌物,保持呼吸道通畅。

2. 促进呼吸功能,改善肺通气。

3. 预防肺不张、坠积性肺炎等并发症发生。

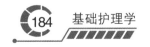

【操作准备】

1. 护士准备　衣帽整洁,修剪指甲,洗手,戴口罩。

2. 病人准备　了解吸痰的目的、方法、注意事项及配合要点。

3. 用物准备　有盖罐 2 只(试吸罐和冲洗罐,内盛无菌生理盐水),一次性无菌吸痰管数根,无菌纱布,无菌血管钳或镊子,无菌手套,弯盘,电动吸引器或中心吸引器。必要时备压舌板、张口器、舌钳、电插板等。

4. 环境准备:室温适宜、光线充足、环境安静。

【操作步骤】

1. 操作前核对、评估、与病人沟通

(1)核对病人的床号、姓名、住院号及腕带。

(2)评估病人的年龄、病情、意识、治疗情况,有无将呼吸道分泌物排出的能力,心理状态及合作程度,目前病人的血氧饱和度。

(3)评估操作环境是否安静,室温、光线是否适宜。

(4)向病人及家属解释吸痰法的目的、方法、注意事项及配合要点。

2. 操作　吸痰法见表 8-9。

表 8-9　吸痰法

操作步骤	操作要点
1. 床旁核对:携用物至病人床旁,核对病人床号、姓名、腕带	·确认病人
2. 调节:接通电源,打开开关,检查吸引器性能,调节负压	·一般成人 40.0 ~ 53.3 kPa(300 ~ 400 mmHg);儿童 <40.0 kPa
3. 检查:检查病人口、鼻腔,取下活动义齿	·若口腔吸痰有困难,可由鼻腔吸引;昏迷病人可用压舌板或张口器帮助张口
4. 体位:病人头部转向一侧,面向操作者	
5. 试吸:连接吸痰管,在试吸管中试吸少量生理盐水	·检查吸痰管是否通畅,同时润滑导管前端
6. 吸痰:一手反折吸痰导管末端,另一手用无菌血管钳或者戴手套持吸痰管前端,插入口咽部(10 ~ 15 cm),然后放松导管末端,先吸口咽部分泌物,再吸气管内分泌物	·插管时不可有负压,以免引起呼吸道黏膜损伤 ·若气管切开吸痰,注意无菌操作,先吸气管切开处,再吸口(鼻)部 ·采取左右旋转并向上提拉的手法,以利于呼吸道分泌物的充分吸尽,每次吸痰时间 15 s
7. 抽吸:吸痰管退出时,在冲洗罐中用生理盐水抽吸	·以免分泌物堵塞吸痰导管 ·一根吸痰导管只使用一次
8. 观察:气道是否通畅;病人的反应,如面色、呼吸、心率、血压等;吸出痰液的色、质、量	·动态评估病人
9. 安置:拭净脸部分泌物,体位舒适,整理床单位	·使病人舒适
10. 整理用物:吸痰管按一次性用物处理,吸痰的玻璃接管插入盛有消毒液的试管中浸泡	·吸痰用物根据吸痰操作性质每班更换或每日更换 1 ~ 2 次
11. 记录:洗手后记录	·记录痰液的量、颜色、黏稠度、气味、病人的反应等

【注意事项】

1. 吸痰前,检查电动吸引器性能是否良好,连接是否正确。

2. 严格执行无菌操作,每次吸痰应更换吸痰管。

3. 每次吸痰时间<15 s,以免造成缺氧。

4. 吸痰动作应轻稳,防止呼吸道黏膜损伤。为婴幼儿吸痰时,吸痰管要细,动作要轻,负压要小,以免损伤呼吸道黏膜。

5. 痰液黏稠时,可配合叩击、蒸汽吸入、雾化吸入等方法,提高吸痰效果。

6. 电动吸引器连续使用时间不宜过久;贮液瓶内液体达2/3满时,应及时倾倒,以免液体过多吸入马达内损坏仪器。贮液瓶内应放少量消毒液,目的为防止吸出痰液黏附于瓶底,便于清洗消毒。

7. 如果病人在吸痰时,临床上有明显的血氧饱和度下降的问题,建议吸痰前提高氧浓度;建议在吸痰前的30~60 s向儿童和成人提供100%的氧。

8. 建议成人和儿童使用的吸痰管(直径)要小于他们使用的气管插管直径的50%,婴儿则要小于70%。

(二)氧气疗法

氧是生命活动所必需的物质,如果组织得不到足够的氧或不能充分利用氧,组织的代谢、功能甚至形态结构都可能发生异常改变,这一过程称为缺氧。氧气疗法,简称氧疗,指通过给氧,提高动脉血氧分压(PaO_2)和动脉血氧饱和度(SaO_2),增加动脉血氧含量(CaO_2),纠正各种原因造成的缺氧状态,促进组织的新陈代谢,维持机体生命活动的一种治疗方法。

1. 缺氧分类和氧疗适应证

(1)低张性缺氧:主要特点为动脉血氧分压降低,使动脉血氧含量减少,组织供氧不足。由于吸入气氧分压过低,外呼吸功能障碍,静脉血分流入动脉血所致。常见于高山病、慢性阻塞性肺疾病、先天性心脏病等。由于病人动脉血氧分压和动脉血氧含量明显低于正常,吸氧能提高 PaO_2、SaO_2、CaO_2,使组织供氧显著增加,因而疗效最好。

(2)血液性缺氧:由于血红蛋白数量减少或性质改变,造成血氧含量降低或血红蛋白结合的氧不易释放所致。常见于贫血、一氧化碳中毒、高铁血红蛋白血症等。

(3)循环性缺氧:由于组织血流量减少使组织供氧量减少所致。可分为全身性循环性缺氧和局部性循环性缺氧。常见于休克、心力衰竭等。

(4)组织性缺氧:由于组织细胞利用氧异常所致。其原因为组织中毒、细胞损伤、呼吸酶合成障碍。常见于氰化物中毒、大量放射线照射等。

以上4类缺氧中,低张性缺氧(除静脉血分流入动脉外)由于病人 PaO_2 和 SaO_2 明显低于正常,吸氧能提高 PaO_2、SaO_2、CaO_2,使组织供氧增加,因而疗效最好。氧疗对于心功能不全、心输出量严重下降、大量失血、严重贫血及一氧化碳中毒,也有一定的治疗作用。

2. 缺氧程度判断及给氧标准　缺氧程度主要根据病人临床表现及 PaO_2、SaO_2 来判断,其中 PaO_2 是反映缺氧的主要敏感指标,缺氧程度是判断是否需要给氧及给氧浓度的重要依据。

(1)轻度低氧血症:$PaO_2>6.67$ kPa(50 mmHg),$SaO_2>80\%$,无发绀,一般无须氧疗。如有呼吸困难,可给予低流量低浓度(氧流量1~2 L/min)氧气。

(2)中度低氧血症:PaO_2 为 $4.00~6.67$ kPa($30~50$ mmHg),SaO_2 为 $60\%~80\%$,有发绀呼吸困难,需氧疗。

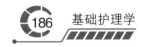

（3）重度低氧血症：$PaO_2 < 4$ kPa（30 mmHg），$SaO_2 < 60\%$，显著发绀、呼吸极度困难、出现"三凹征"，是氧疗的绝对适应证。

血气分析检查是监测用氧效果的客观指标，当病人 $PaO_2 < 50$ mmHg（6.6 kPa）时，应给予吸氧。

3.供氧装置　供氧装置主要有氧气筒供氧装置及管道氧气装置（中心供氧装置）两种（图8-24）。

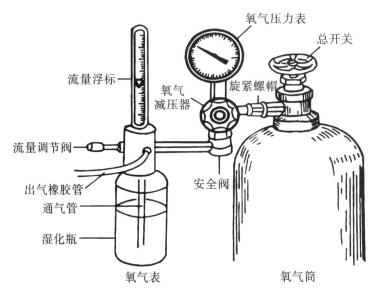

图8-24　氧气筒及氧气压力表装置

（1）氧气筒及氧气压力表装置

1）氧气筒：氧气筒是一圆柱形无缝钢筒，筒内可耐高压达 14.7 MPa（150 kg/cm²）的氧，容纳氧气 6 000 L。氧气筒的顶部有一总开关，控制氧气的进出。氧气筒颈部的侧面，有一气门与氧气表相连，是氧气自筒中输出的途径。

2）氧气表：氧气表由压力表、减压器、流量表、湿化瓶及安全阀组成。压力表可显示氧气筒内的压力，以 MPa 或 kg/cm² 表示，压力越大，表明氧气筒内氧气越多。减压器是一种弹簧自动减压装置，将来自氧气筒内的压力减至 0.2~0.3 MPa（2~3 kg/cm²），使输出氧流量平稳，保证用氧安全。流量表用来测量每分钟氧气的流出量，流量表内有浮标，可得知每分钟氧气的流出量。湿化瓶具有湿化氧气及观察氧气流量的作用，可选用一次性或内装 1/3~1/2 灭菌蒸馏水的湿化瓶，通气管浸入水中，湿化瓶出口和鼻导管相连。安全阀的作用是当输出氧气压力过高、氧流量过大时，安全阀内部活塞自行上推，过多的氧由四周小孔流出，以确保安全。

3）装表法：氧气表装在氧气筒上，以备急用。因此装表法可简单归纳为四个步骤：一吹（尘）、二上（表）、三紧（拧紧）、四查（检查）。方法：①吹尘，将氧气筒置于氧气架上，打开总开关（逆时针转1/4周），使少量气体从气门处流出，随即迅速关上（顺时针），达到避免灰尘吹入氧气表、清洁气门的目的。②上表、拧紧，然后将氧气表稍向后倾置于氧气筒气门上，用手初步旋紧，再用扳手拧紧，使氧气表直立于氧气筒旁。③连接湿化瓶。④检查装置，确认流量开关呈关闭状态，打开总开关，再打开流量开关，检查氧气装置无漏气、流出通畅，关紧流量开关，推至病室待用。

氧气筒内的氧气供应时间可按下列公式计算：

$$可供应时间 = \frac{[压力表压力-5(kg/cm^2)] \times 氧气筒容积(L)}{1\ kg/cm^2 \times 氧流量(L/min) \times 60\ min}$$

氧气浓度与流量的关系：

$$吸氧浓度(\%) = 21 + 4 \times 氧流量(L/min)$$

（2）氧气管道装置（中心供氧装置）：医院氧气集中由供应站负责供给，设管道至病区、门诊、急诊。供应站有总开关控制，各用氧单位配氧气表，打开流量表即可使用（图8-22）。此法迅速、方便。

装表法：①将流量表安装在中心供氧管道氧气流出口处，接上湿化瓶；②打开流量开关，调节流量，检查指示浮标能达到既定流量（刻度），全套装置无漏气后备用。

4. 氧疗方法

（1）鼻氧管给氧法：将双侧鼻氧管前端插入鼻孔内约1 cm，调节导管松紧度并固定即可（图8-25）。此法比较简单，不影响病人进食、沟通，病人感觉比较舒适，容易接受，因而是目前临床上常用的给氧方法之一。

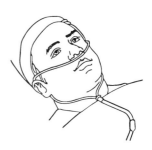

图8-25 鼻氧管给氧法

（2）鼻塞法：鼻塞是一种用塑料制成的球状物，操作时将鼻塞塞入一侧鼻孔鼻前庭内给氧（图8-26）。此法刺激性小，病人较为舒适，且两侧鼻孔可交替使用。适用于长期吸氧的病人。

（3）面罩法：将面罩置于病人的口鼻部供氧，氧气自下端输入，呼出的气体从面罩两侧孔排出（图8-27）。由于口腔、双侧鼻腔都能吸入氧气，给氧效果较好。给氧时必须有足够的氧流量，一般需6~8 L/min。适用于张口呼吸且病情较重病人。

（4）氧气头罩法：将病人头部置于氧气头罩里，将氧气接入氧气进孔内，罩面上有多个孔，可以保持罩内一定的氧浓度、温度和湿度（图8-28）。头罩与颈部之间要保持适当的空隙，防止二氧化碳潴留及重复吸入。此法主要用于小儿。

（5）氧气枕法：氧气枕是一长方形橡胶枕，氧气枕的一角有一橡胶管，上有调节器可调节氧流量，氧气枕充入氧气，接上湿化瓶、鼻氧管即可使用（图8-29）。氧气枕法可短时间内代替氧气装置，适用于家庭氧疗、危重病人的抢救或转运途中。

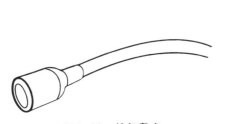

图8-26 给氧鼻塞

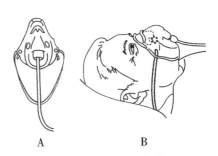

A   B

图8-27 面罩给氧法

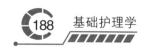
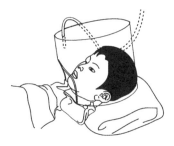

图 8-28 氧气头罩给氧法

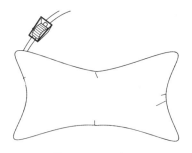

图 8-29 氧气枕

鼻氧管给氧法

【目的】

1.纠正各种原因造成的缺氧状态,提高动脉血氧分压(PaO_2)和动脉血氧饱和度(SaO_2),增加动脉血氧含量(CaO_2)。

2.促进组织的新陈代谢,维持机体生命活动。

【操作准备】

1.护士准备　衣帽整洁,修剪指甲,洗手,戴口罩。

2.病人准备　了解吸氧法的目的、方法、注意事项及配合要点。

3.用物准备　小药杯(内盛冷开水)、纱布、弯盘、鼻氧管、棉签、扳手、管道氧气装置或氧气筒及氧气压力表装置、用氧记录单、笔、标志。

4.环境准备　室温适宜、光线充足、环境安静、远离火源。

【操作步骤】

1.操作前核对、评估、与病人沟通

(1)核对病人的床号、姓名、住院号及腕带。

(2)评估病人的年龄、病情、意识、治疗情况,心理状态及合作程度。

(3)评估操作环境是否安静,室温、光线是否适宜。

(4)向病人及家属解释吸氧法的目的、方法、注意事项及配合要点。

2.操作　鼻氧管给氧法见表8-10。

表 8-10　鼻氧管给氧法

操作步骤	操作要点
1.床旁核对:携用物至病人床旁,核对病人床号、姓名、腕带	·确认病人,并取得病人的理解和配合
2.清洁:检查用湿棉签清洁双侧鼻腔并检查	·检查鼻腔有无分泌物堵塞及异常
3.连接:将鼻导管与湿化瓶的出口相连接	
4.调节氧流量	·根据病情遵医嘱调节氧流量
5.湿润:将鼻氧管前端放入小药杯冷开水中湿润	·放入鼻氧管前端,并检查鼻氧管是否通畅

续表 8-10

操作步骤	操作要点
6. 插管:将鼻氧管插入病人鼻孔 1 cm	·动作轻柔,以免引起黏膜损伤
7. 固定:将导管环绕病人耳部向下放置并调节松紧度	·松紧适宜,防止因导管太紧引起皮肤受损
8. 记录:给氧时间、氧流量、病人反应	·便于对照
9. 观察:缺氧症状、实验室指标、氧气装置有无漏气并通畅、有无氧疗不良反应	·有异常及时处理
10. 停止用氧:先取下鼻氧管	·防止操作不当,引起组织损伤
11. 安置病人:体位舒适	·整理床单位
12. 卸表	
(1)氧气筒:关闭总开关,放出余气后,关闭流量开关,再卸表	·卸表顺序:一关(总开关及流量开关)、二扶(氧气表)、三松(氧气筒)、四卸(表)
(2)中心供氧:关流量开关、取下流量表	
13. 用物处理	·一次性用物消毒后集中处理 ·氧气筒上悬挂有氧、空或满标志
14. 记录	·停止用氧时间及效果

【注意事项】

1. 用氧前,检查氧气装置有无漏气,是否通畅。

2. 严格遵守操作规程,注意用氧安全,切实做好"四防",即防震、防火、防热、防油。氧气瓶搬运时要避免倾倒撞击。氧气筒应放阴凉处,周围严禁烟火及易燃品,距明火至少 5 m,距暖气至少 1 m,以防引起燃烧。氧气表及螺旋口勿上油,不能用带油的手和扳手装卸氧气表。

3. 使用氧气时,应先调节流量后应用。停用氧气时,应先取下导管,再关闭氧气开关。中途改变流量,先分离鼻氧管与湿化瓶连接处,调节好流量连接后再使用。以免一旦开关出错,大量氧气进入呼吸道而损伤肺部组织。

4. 常用湿化液:灭菌蒸馏水。急性肺水肿用 20% ~30% 乙醇,具有降低肺泡内泡沫的表面张力,使肺泡泡沫破裂、消散,改善肺部气体交换,减轻缺氧症状的作用。

5. 氧气筒内氧勿用尽,压力表至少要保留 0.5 MPa(5 kg/cm²),以免灰尘进入筒内,再充气时引起爆炸。

6. 对未用完或已用尽的氧气筒,应分别悬挂"满"、"空"或"有氧"的标志,便于及时调换和急用时搬运,避免延误抢救时间。

7. 用氧过程中,应加强监测。

8. 告知病人及家属安全用氧知识,不可随意调节氧流量。

◀ 本章小结 ▶

生命体征是维持机体正常活动的支柱,受大脑皮质控制,是评价机体身心状况的可靠指标。生命体征主要包括体温、脉搏、呼吸和血压,在一定范围内相对稳定、波动,且相互之间有一定的联系。

但在病理情况下,其变化极其敏感。护理人员应当通过观察病人生命体征的变化了解疾病的发生、发展与转归,为预防、诊断、治疗、护理提供依据。

（刘粉玲）

自测题　　　　参考答案

第九章　冷、热疗法

::::::::: 学习目标 :::::::::

1. 知识目标：掌握冷、热疗法的禁忌证和适应证，常用冷、热疗法的护理技术；熟悉影响冷、热疗法效果的因素，冷、热疗法的定义；了解冷、热疗法的生理效应及继发效应。

2. 能力目标：能正确实施冷、热疗法护理技术。

3. 素质目标：工作严谨负责，关心病人，注意安全；操作手法正确，注意保护病人隐私；具有良好的职业道德和职业能力。

临床案例

病儿张某，男，4 岁，因急性上呼吸道感染引起发热，T 39 ℃，P 115 次/min，R 23 次/min。
问题：护士应首选何种降温方法为病儿降温？ 具体操作方法是什么？ 操作时应注意什么？

第一节　概　述

冷、热疗法是临床上常用的物理治疗方法，通过高于或低于人体温度的物质作用于体表皮肤，以达到治疗效果。护理人员应了解冷、热疗法的效应，掌握正确地用冷、用热的方法，通过及时、准确地评估病人的反应，为其正确实施操作，以达到提高疗效、满足病人身心健康的需要。

一、冷、热疗法的概念

冷、热疗法是通过低于或高于人体温度的物质作用于人体的局部或全身，经过神经传导引起皮肤和内脏器官血管的收缩或舒张，从而改变机体各系统体液循环和新陈代谢，达到治疗目的的方法。

人体皮肤内分布着许多神经感受器，能产生多种感觉，包括冷觉感受器、温觉感受器和疼痛感受器等。冷觉感受器主要分布于真皮上层，温觉感受器分布于真皮下层，疼痛感受器则在皮肤的表面广泛分布。各种感受器在全身的位置也不相同，冷觉感受器在躯干上部和四肢分布较多，数量比温觉感受器多 4～10 倍，所以机体受到冷、热对刺激时的反应，冷比热要敏感。当温觉感受器和冷觉

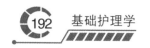

感受器受到外界强烈刺激时,疼痛感受器也会兴奋,从而使机体产生疼痛。

神经感受器受到外界温度刺激后,由神经末梢发出冲动,经过传入神经纤维上传到大脑皮质,感觉中枢对冲动进行识别,后经传出神经纤维发出指令,使机体做出一系列反应。当机体受到外界强烈刺激时,神经冲动可不经过大脑,仅通过脊髓反射作用,加速反射过程,以保护机体免受损伤。

二、冷、热疗法的效应

机体受到冷、热刺激后,会引起局部或全身的反应,其中包括生理效应和继发效应。

1. 生理效应　冷、热作用于机体会产生相应的生理效应(表9-1)。

2. 继发效应　指机体用冷或用热超过一定时间,产生与生理效应相反的作用,称为继发效应。动物实验可见,用热可使机体血管扩张,但持续用热30~45 min,出现血管收缩现象;同样用冷可使机体血管收缩,但持续用冷30~60 min,出现血管扩张现象,这是机体为避免长时间用冷或用热对组织造成的损伤而引起的防御反应,因血管长时间扩张会造成组织水肿,而长时间收缩会引起组织缺血缺氧。因此,护理人员在为病人用冷、热治疗时,要掌握适当的时间,以20~30 min为宜,如需反复使用,两次之间必须间隔1 h,让组织有一个复原过程,避免产生继发效应而抵消应有的生理效应。

表9-1　冷热疗法的生理效应

生理指标	生理效应	
	用热	用冷
血管扩张/收缩	扩张	收缩
毛细血管通透性	增加	减少
细胞代谢率	增加	减少
需氧量	增加	减少
血液黏稠度	降低	增加
血液流动速度	增快	减慢
淋巴流动速度	增快	减慢
神经传导速度	增快	减慢
结缔组织伸展性	增强	减弱
体温	上升	下降

三、影响冷、热疗法效果的因素

1. 方法　冷、热疗法可分为干法(干冷及干热)和湿法(湿冷及湿热)两大类,应用的方法不同效果也不同。水是一种良好的导体,其传导能力和渗透能力比空气强,因此在同样温度条件下,湿法(湿冷及湿热)相较于干法(干冷及干热)效果更好。在临床实施中,应根据病变部位和治疗要求选择合适的方法,同时要注意避免发生冻伤、烫伤。

2. 部位　不同深度皮肤分布感受器不同,对冷热反应也不同。皮肤浅层,冷感受器分布比热感受器浅表且数量也多,故浅层皮肤对冷较敏感。另外,不同厚度的皮肤对冷、热反应的效果也不同,如足底、手心等皮肤较厚的区域,对冷、热的耐受性强,使用冷、热疗法效果较差;而前臂内侧、颈部等皮肤较薄的区域,使用对冷、热的敏感性高,冷、热疗法效果较好。血液循环情况也会影响冷、热疗法的效果,血液循环良好的部位,冷、热疗法效果较好;反之,效果较差。因此,临床上护理人员为高热病人实施物理降温,应将冰袋、冰囊放置在颈部、腋下、腹股沟等体表大血管流经处,以加快散热。

3. 面积 冷、热疗法的效果与作用面积的大小成正相关。作用面积越大,冷、热疗法的效果就越强;反之,则越弱。但需注意的是,作用面积越大,病人的耐受性越差,越会引起全身反应。因此,护理人员在为病人实施全身冷、热疗法时,要密切观察病人的反应,如有异常,应立即采取相应的护理措施。

4. 时间 冷、热疗法对时间有一定要求,在一定时间内,其作用效果随着时间的增加而增强,能够达到最佳的治疗效果。如果作用的时间过长,就会产生继发效应而抵消生理效应,甚至还可引起不良反应,如寒战、疼痛、面色苍白、冻伤或烫伤等。

5. 温度 冷、热疗法的温度与体表温度相差越大,机体对冷、热刺激的反应越强;反之,则越弱。其次,环境温度也可影响冷热效应,如室内温度低于身体温度,散热会增加,使用热疗法会使热效应减弱。

6. 个体差异 年龄、性别、身体状况、居住习惯、肤色等的差异对冷、热疗法作用效果也不同。婴幼儿由于体温调节中枢尚未发育成熟,对冷、热刺激的耐受性较低;老年人由于体温调节功能减退,对冷、热刺激的敏感性降低,故对婴幼儿和老年人用冷、热疗法时要慎重。女性对冷、热刺激比男性更为敏感。昏迷、血液循环障碍、血管硬化、感觉迟钝等病人,对冷、热的敏感性降低,更要注意防止烫伤与冻伤。长期居住在热带地区者对热的耐受性较高,而长期居住寒冷地区者对冷的耐受性较高。浅肤色者比深肤色者对冷、热的反应更敏感,而深肤色者对冷热刺激更为耐受。护理人员在为病人实施冷、热疗法时,要全面评估病人的情况,确保病人的安全。

第二节 冷疗法的应用

冷疗法是利用低于人体温度的物质,作用于机体局部或全身皮肤,以达到止血、镇痛、消炎和退热的治疗方法。

冷疗法可分为局部冷疗法和全身冷疗法。局部冷疗法包括冰袋、冰囊、冰帽、化学制冷袋的使用和冷湿敷法等;全身冷疗法包括温水拭浴、乙醇拭浴等。

一、目的

1. 减轻局部组织出血 用冷可使机体局部组织血管收缩,毛细血管通透性降低,血流速度减慢,血液的黏稠度增加,有利于血液凝固而控制出血。可用于局部软组织损伤的早期、扁桃体摘除术后、鼻出血等病人。

2. 减轻疼痛 用冷不仅会使机体组织血管收缩,血管的通透性降低,渗出减少,同时还可抑制细胞的活动,降低神经末梢的敏感性,从而减轻疼痛;可用于急性损伤早期、牙痛、烫伤等病人。

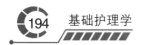

3.控制炎症扩散 用冷可使机体局部组织血管收缩,血液流动速度减慢,血流量减少,细胞的新陈代谢降低,同时也会减弱细菌的活力,从而控制炎症的扩散。可用于睑腺炎等炎症早期的病人。

4.降低体温 冷直接作用于体表皮肤,通过传导与蒸发散热,使体温降低,病人舒适。可用于高热、中暑等病人。

二、禁忌证

1.循环障碍 用冷会使机体局部组织血管收缩,减少局部血液供应,从而加重血液循环障碍病人的病情,导致局部组织缺血缺氧而变性坏死。禁用于全身微循环障碍、大面积组织受损、周围血管病变、休克、水肿、动脉硬化、神经病变、糖尿病等病人。

2.慢性炎症或深部化脓病灶 用冷会使局部组织血流减少,影响炎症吸收。

3.组织损伤、破裂 用冷可使血管收缩,血流减慢,导致血液循环不良,如有大面积组织损伤的病人,应禁忌用冷,以免加重组织损伤,影响伤口愈合。

4.对冷过敏者 凡对冷过敏者禁忌用冷。以防出现红斑、荨麻疹、肌肉痉挛、关节疼痛等过敏症状。

5.冷疗的禁忌部位

(1)耳郭、枕后、阴囊处:用冷易引起冻伤。

(2)心前区:用冷可导致反射性心率减慢、心房或心室颤动及房室传导阻滞。

(3)腹部:用冷易引起腹痛、腹泻。

(4)足底:用冷可导致反射性末梢血管收缩,影响散热或引起一过性冠状动脉收缩。

6.感觉异常、昏迷、心脏病、年老体弱者、婴幼儿等应慎用冷疗法。

三、方法

(一)冰袋

【目的】

降温、止血、镇痛、消炎。

【操作准备】

1.护士准备 衣帽整洁,修剪指甲,洗手,戴口罩。

2.病人准备 了解冰袋使用的目的、方法、注意事项。体位舒适、愿意配合。

3.用物准备 治疗盘内备冰袋或冰囊(图9-1)、布套、毛巾;治疗盘外备适量冰块、帆布袋、木槌、脸盆及冷水、勺、手消毒液、医疗废物桶、生活垃圾桶。

4.环境准备 病室温度适宜,酌情关闭门窗,避免对流风直吹病人。

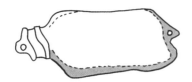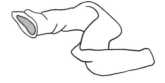

图9-1 冰袋、冰囊

【操作步骤】

1. 操作前核对、评估、与病人沟通

（1）核对病人床号、姓名、住院号及腕带。

（2）评估病人的生命体征、年龄、病情、治疗情况、局部皮肤状况、活动能力、配合程度及心理状况、有无感觉障碍及对冷是否过敏。

（3）评估操作环境是否安静，室温、光线是否适宜。

（4）向病人或家属解释使用冰袋的目的、方法、注意事项及配合要点。

2. 操作　冰袋法见表9-2。

表9-2　冰袋法

操作步骤	操作要点
1. 准备冰袋	
（1）备冰：冰块装入帆布袋，木槌敲碎成小块，放入盆内用冷水冲去棱角	·避免棱角引起病人不适及损坏冰袋
（2）装袋、排气：将小冰块装袋 1/2～2/3 满，排出袋内空气并夹紧袋口	·便于冰袋与皮肤接触，空气可加速冰的融化，且使冰袋无法与皮肤完全接触，影响治疗效果
（3）检查：用毛巾擦干冰袋，倒提，检查	·检查冰袋有无破损、冰袋夹是否夹紧，以防漏水
（4）装套：将冰袋装入布套	·避免冰袋与病人皮肤直接接触，也可吸收冷凝水汽
2. 核对、解释：携用物至病人床旁，核对病人床号、姓名、手腕带	·确认病人，做好解释工作，取得配合
3. 放置位置：高热降温可置冰袋于前额、头顶部和体表大血管流经处（颈部两侧、腋窝、腹股沟等）；扁桃体摘除术后将冰囊置于颈前颌下（图9-2）	·放置前额时，应将冰袋悬吊在支架上，以减轻局部压力，但冰袋必须与前额皮肤接触（图9-3）
4. 放置时间：不超过 30 min	·以防产生继发效应
5. 观察：效果与反应	·如局部皮肤出现发紫、麻木感，停止使用
6. 操作后处理：撤去治疗用物，协助病人取舒适体位，整理床单位，对用物进行处理	·冰囊内冰水倒空，倒挂晾干，吹入少量空气，夹紧袋口备用；布袋送洗
7. 洗手，记录	·记录用冷的部位、时间、效果、反应，便于评价

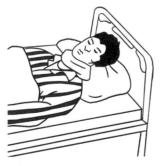

图9-2　颈部冷敷

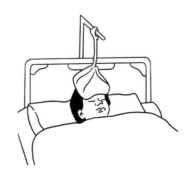

图9-3　冰袋使用法

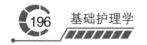
【注意事项】

1.检查冰袋有无破损,冰袋夹是否夹紧,避免漏水。冰块融化后要及时更换,保持布袋干燥,确保用冷效果。

2.密切观察病人用冷部位局部皮肤情况,每10 min观察1次,以防病人发生冻伤。与病人及时沟通,有异常立即停止使用。

3.如为降温,用冷疗30 min后需测体温。当体温降至39 ℃以下,取下冰袋,在体温单上做好记录。

4.严格执行交接班制度,确保用冷安全。

(二)冰帽

【目的】

头部降温,预防脑水肿。

【操作准备】

1.护士准备　衣帽整洁,修剪指甲,洗手,戴口罩。

2.病人准备　了解冰帽使用的目的、方法、注意事项。体位舒适、愿意配合。

3.用物准备　治疗盘内备冰帽(图9-4)、肛表、海绵;治疗盘外备适量冰块、帆布袋、木槌、盆及冷水、勺、手消毒液、水桶、医疗废物桶、生活垃圾桶。

4.环境准备　病室温度适宜,酌情关闭门窗,避免对流风直吹病人。

【操作步骤】

1.操作前核对、评估、与病人沟通

(1)核对病人床号、姓名、住院号及腕带。

(2)评估病人的年龄、病情、体温、治疗情况、头部状况、对冷是否过敏、活动能力、配合要点及心理状况。

(3)评估操作环境是否安静,室温、光线是否适宜。

(4)向病人或家属解释使用冰帽的目的、方法、注意事项及配合要点。

2.操作　冰帽法见表9-3。

表9-3　冰帽法

操作步骤	操作要点
1.准备冰袋(同冰袋法)	
2.核对、解释:携用物至病人床旁,核对病人床号、姓名、手腕带	·确认病人,做好解释,取得配合
3.降温:头部置冰帽中,后颈部、双耳郭垫海绵;排水管放水桶内	·防止枕后、外耳冻伤
4.观察:效果与反应	·维持肛温在33 ℃左右,不可低于30 ℃,以防心室颤动等并发症的出现
5.操作后处理:撤去治疗用物,协助病人取舒适体位,整理床单位,对用物进行处理	·处理方法同冰袋
6.洗手,记录	·记录时间、效果、反应,便于评价

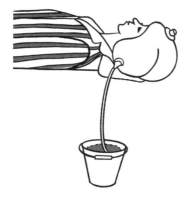

图 9-4 冰帽

【注意事项】

1. 观察冰帽有无破损、漏水,冰帽内的冰块融化后,应及时更换或添加。

2. 用冷时间不得超过 30 min,以防产生继发效应。

3. 密切观察皮肤颜色,注意监测肛温,肛温不得低于 30 ℃。

(三)冷湿敷

【目的】

降温、止血、消炎、消肿、止痛。

【操作准备】

1. 护士准备　衣帽整洁,修剪指甲,洗手,戴口罩。

2. 病人准备　了解冷湿敷使用的目的、方法、注意事项。体位舒适、愿意配合。

3. 用物准备　治疗盘内备敷布(2 块)、纱布、凡士林、无菌棉签、一次性治疗巾、手套、换药用物;治疗盘外备盛放冰水的容器,手消毒液,弯盘、医疗废物桶、生活垃圾桶。

4. 环境准备　病室温度适宜,酌情关闭门窗,避免对流风直吹病人,必要时使用屏风或床帘遮挡,保护病人的隐私。

【操作步骤】

1. 操作前核对、评估、与病人沟通取得同意。

(1)核对病人床号,姓名、住院号及腕带。

(2)评估病人的生命体征、年龄、病情、治疗情况、局部皮肤状况、活动能力、配合程度及心理状况、有无感觉障碍及对冷是否过敏。

(3)评估操作环境是否安静,室温、光线是否适宜。

(4)向病人或家属解释使用冷湿敷的目的、方法、注意事项及配合要点。

2. 操作步骤　冷湿敷法见表 9-4。

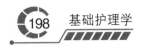
表9-4　冷湿敷法

操作步骤	操作要点
1.核对、解释:携用物至病人床旁,核对病人床号、姓名、手腕带	·确认病人、做好解释、取得配合
2.患处准备:病人取舒适卧位,暴露患处,垫一次性治疗巾于受敷部位,受敷部位涂凡士林,上盖一层纱布	·保护皮肤及床单位 ·必要时使用屏风或床帘遮挡,保护病人隐私
3.冷敷	
(1)戴上手套,将敷布浸入冰水中后拧至半干	·敷布须浸透,拧至不滴水为宜
(2)抖开敷布敷于患处	·若冷敷部位为开放性伤口,须按无菌技术处理伤口
(3)每3~5 min更换1次敷布,持续敷15~20 min	·确保冷敷效果,以防产生继发效应
4.观察:局部皮肤变化及病人反应	
5.操作后处理	
(1)擦干冷敷部位,擦拭掉凡士林,脱去手套。协助病人取舒适体位,整理床单位	
(2)用物处理	·消毒后备用
6.洗手,记录	·记录冷敷的部位、时间、效果、病人的反应等,便于评价

【注意事项】

1.注意密切观察局部皮肤情况及病人反应,每隔10 min查看1次。

2.敷布湿度得当,以不滴水为宜。

3.婴幼儿与老年人对冷的耐受力差,治疗时应特别注意观察,以免发生冻伤。

4.若为降温,则使用冷湿敷30 min后应测量体温,并将体温记录在体温单上。

(四)温水拭浴或乙醇拭浴

【目的】

全身用冷,为高热病人降温。乙醇是一种挥发性的液体,拭浴时能迅速蒸发,吸收和带走机体大量的热,同时乙醇还可以刺激皮肤使血管扩张,增加机体散热,达到全身降温的目的。

【操作准备】

1.护士准备　衣帽整洁,修剪指甲,洗手,戴口罩。

2.病人准备　了解拭浴使用的目的、方法、注意事项。体位舒适、愿意配合,按需排尿。

3.用物准备　治疗盘内备大毛巾、小毛巾、热水袋及布套、冰袋及布套;治疗盘外备脸盆(内盛放32~34℃温水2/3满或盛放30℃、25%~35%乙醇200~300 mL),手消毒液。必要时备干净衣裤、便盆、医疗废物桶、生活垃圾桶。

4.环境准备　病室温度适宜,酌情关闭门窗,避免对流风直吹病人,必要时使用屏风或床帘遮挡,保护病人隐私。

【操作步骤】

1.操作前核对、评估、与病人沟通以取得合作。

（1）核对病人床号、姓名、住院号及腕带。

（2）评估病人的生命体征、年龄、病情、治疗情况、局部皮肤状况、肢体活动能力、配合程度及心理状况、有无乙醇过敏史、有无感觉障碍及对冷是否过敏。

（3）评估操作环境是否安静,室温、光线是否适宜。

（4）向病人或家属解释使用温水拭浴或乙醇拭浴的目的、方法、注意事项及配合要点。

2. 操作步骤　拭浴法见表9-5。

表9-5　拭浴法

操作步骤	操作要点
1. 核对、解释:携用物至病人床旁,核对病人床号、姓名、手腕带	·确认病人、做好解释、取得配合
2. 拉好床帘或屏风遮挡;松开床尾盖被,协助病人脱去上衣	·便于擦拭,注意保护病人隐私
3. 置冰袋、热水袋:冰袋置头部,热水袋置足底	·冰袋置于头部,协助降温,防止头部充血;热水袋置于足底,促进足底血管扩张,减轻头部充血,使病人感到舒适
4. 拭浴	
（1）方法:脱去衣裤,大毛巾垫擦拭部位下方,小毛巾浸入温水或乙醇中,拧至半干,缠于手上呈手套状,以离心方向拭浴,拭浴毕,用大毛巾擦干皮肤	·毛巾套成手套状方便操作,也可增加病人舒适感
（2）顺序	
1）双上肢:病人仰卧,按顺序擦拭。①侧颈→肩→上臂外侧→前臂外侧→手背;②侧胸→腋窝→上臂内侧→前臂内侧→手心	·擦至腋窝、肘窝、手心处稍用力并延长擦拭时间,以促进散热
2）腰背部:病人侧卧,从颈下肩部擦至臀部。擦拭毕,穿好上衣	·减少暴露病人,保护病人隐私
3）双下肢:病人仰卧,脱裤,按顺序擦拭。①外侧:髂骨→下肢外侧→足背。②内侧:腹股沟→下肢内侧→内踝。③后侧:臀下→大腿后侧→腘窝→足跟	·擦至腹股沟、腘窝处稍用力并延长擦拭时间,以促进散热
（3）时间:每侧（四肢、腰背部）3 min,全程拭浴时间控制在20 min以内	·以防产生继发效应
5. 观察:密切观察病人情况	·病人如出现寒战、面色苍白、脉搏、呼吸异常等情况,立即停止拭浴,及时处理
6. 操作后处理	
（1）拭浴完毕,取下热水袋,根据需要更换干净衣裤,协助病人取舒适卧位	
（2）整理床单位,拉开床帘或打开屏风	
（3）用物处理	·按要求整理用物,清洁、消毒后备用
7. 洗手,记录	·记录时间、效果、反应,便于评价 ·拭浴后30 min测量体温,如低于39 ℃,取下头部冰袋,在体温单上记录降温后的体温

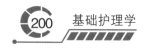

【注意事项】

1. 拭浴过程中,注意密切观察病人局部皮肤情况及反应,如出现寒战,面色苍白,脉搏、呼吸异常等情况,立即停止拭浴,及时处理。

2. 拭浴全过程不宜超过 20 min,以防产生继发效应抵消生理效应。禁忌擦拭心前区、腹部、后颈、足心。婴幼儿及血液病高热病人禁用乙醇拭浴,因婴幼儿用乙醇擦拭皮肤易造成中毒,甚至导致昏迷和死亡,血液病病人用乙醇拭浴易导致或加重出血。温水无刺激,不过敏,更适宜对婴幼儿的降温。

3. 拭浴时,以拍拭(轻拍)方式进行,避免用摩擦方式,因摩擦易生热。

第三节　热疗法的应用

热疗法是利用高于人体温度的物质,作用于机体的局部或全身皮肤,达到促进血液循环,消炎、解痉和舒适的治疗方法。热疗法可分为干热和湿热疗法,湿热的穿透力强,有明显的温度刺激作用,故湿热较干热局部效应强,在使用湿热时,温度需比干热低。热疗法包括热水袋、烤灯的使用及热湿敷、热水坐浴等。

一、目 的

1. 促进炎症的消散　用热可使局部血管扩张,血流速度加快,促进血液循环,从而加速体内毒素、废物的排出;同时白细胞数目增多,增强了吞噬能力。因而在炎症早期用热,可促进炎性渗出物吸收与消散;炎症后期用热,可促进白细胞释放出蛋白溶解酶,溶解坏死组织,使炎症局限。如踝关节扭伤48 h后,热敷可促进踝关节软组织淤血的吸收和消散,还可用于睑腺炎(麦粒肿)、乳腺炎等病人。

2. 缓解疼痛　用热可降低痛觉神经兴奋性,提高疼痛阈值,还可改善血液循环,加速致痛物质排出和炎性渗出物吸收,解除对神经末梢的刺激和压迫,因而可缓解疼痛。同时,用热可使肌肉、韧带松弛,缓解因肌肉痉挛、僵硬,关节强直导致的疼痛。可用于腰肌劳损、胃肠痉挛等病人。

3. 减轻深部组织的充血　用热可使体表血管扩张,皮肤血流量增多,促使全身循环血量重新分布,深部组织血流量减少,从而减轻深部组织的充血。

4. 保暖与舒适　用热可使局部血管扩张,血液循环加快,将热带至全身,使体温升高,故可使病人感到温暖舒适。可用于危重、年老体弱、末梢循环不良、早产儿等病人。

二、禁 忌 证

1. 未经确诊的急性腹痛　用热能缓解疼痛,但对未确诊的急性腹痛用热容易掩盖病情导致误诊,甚至加重病情,如有引发腹膜炎的危险。

2. 面部危险三角区的感染　面部危险三角区血管丰富,与颅内海绵窦相通,且无静脉瓣,用热可使血管扩张,血流增多,加速细菌和毒素进入血液循环,促进炎症扩散,极易引起颅内感染和败血症。

3. 脏器出血、出血性疾病　用热可使局部血管扩张,增加脏器的血流量和血管通透性进而加重出血。另外出血性疾病如血液凝固障碍的病人,用热会加重出血。

4. 软组织损伤或扭伤的初期(48 h内)　用热可使血液循环加快,加重皮下出血、肿胀、疼痛。

5. 急性炎症　用热可使局部温度升高,有利于细菌繁殖及分泌物增多,加重病情。如牙龈炎、中耳炎、结膜炎等急性炎症的病人不能用热疗法。

6. 皮肤湿疹　用热可加重皮肤受损和痒感。

7. 孕妇　用热可影响胎儿的生长。

8. 恶性肿瘤　用热可加速肿瘤细胞新陈代谢,加速转移,从而加重病情。

9. 金属移植物　金属移植物会导热,易引起烫伤。

10. 睾丸　用热会破坏精子活力,抑制精子发育。

11. 其他　感觉异常者、麻痹、老年人、婴幼儿等慎用热疗。

三、方法

(一)热水袋

【目的】

保暖、解痉、镇痛、舒适。

【操作准备】

1. 护士准备　衣帽整洁,修剪指甲,洗手,戴口罩。

2. 病人准备　了解热水袋使用的目的、方法、注意事项。体位舒适、愿意配合。

3. 用物准备　治疗盘内备热水袋及布套、水温计、毛巾;治疗盘外备盛水容器、热水、手消毒液、医疗废物桶、生活垃圾桶。

4. 环境准备　病室温度适宜,酌情关闭门窗,避免对流风直吹病人。

【操作步骤】

1. 操作前核对、评估、与病人沟通

(1)核对病人床号,姓名、住院号及腕带。

(2)评估病人的年龄、病情、体温、意识、治疗情况、局部皮肤状况、活动能力、配合要点及心理状况。

(3)评估操作环境是否安静,室温、光线是否适宜。

(4)向病人或家属解释使用热水袋的目的、方法、注意事项及配合要点。

2. 操作　热水袋法见表9-6。

表9-6　热水袋法

操作步骤	操作要点
1. 核对、解释:携用物至病人床旁,核对病人床号、姓名、腕带	·确认病人、做好解释、取得配合
2. 测量、调节水温	·成人60~70 ℃;昏迷者、老人、婴幼儿,感觉迟钝、血液循环不良等病人,水温应低于50 ℃

续表 9-6

操作步骤	操作要点
3. 备热水袋	
(1)灌水:放平热水袋、去塞,一手持袋口边缘,一手灌水(图9-5),至1/2~2/3满	·边灌边提高热水袋,使水不致溢出 ·灌水过多,使热水袋膨胀变硬,舒适感下降
(2)驱气:热水袋缓慢放平,排出袋内空气并拧紧塞子	·排尽空气,以防影响热传导
(3)检查:用毛巾擦干热水袋外壁水迹,倒提,检查	·检查热水袋有无破损,以防漏水
(4)加套:将热水袋装入布套	·可避免热水袋与病人皮肤直接接触,增加舒适感
4. 放置所需部位,袋口朝身体外侧	·谨慎小心,避免烫伤
5. 时间:不超过30 min	·防止产生继发效应
6. 观察:效果与反应、热水温度等	·如皮肤出现潮红、疼痛,应立即停止使用,并在局部涂凡士林以保护皮肤 ·保证热水温度,达到治疗效果
7. 操作后处理:撤去治疗用物,协助病人取舒适体位,整理床单位,对用物进行处理	·热水倒空,倒挂,晾干,吹气,旋紧塞子,放阴凉处;布袋洗净备用
8. 洗手,记录	·记录部位、时间、效果、病人反应,便于评价

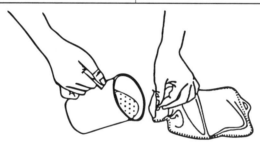

图 9-5　灌热水袋法

【注意事项】

1. 检查热水袋有无破损,热水袋与塞子是否配套,以防漏水,引起烫伤。

2. 炎症部位热敷时,热水袋灌水1/3满,量不宜过多,以免压力过大,引起疼痛。

3. 加强巡视,定期检查局部皮肤情况,及时询问病人反应,严格执行交接班制度,确保安全。

(二)红外线灯及烤灯

红外线灯或鹅颈型烤灯(普通灯泡)利用热的辐射作用于人体,使局部温度升高,血管扩张,血液循环加快,从而促进新陈代谢,改善局部组织营养状况。可用于婴儿红臀、会阴部伤口及植皮供皮区等的照射治疗。

【目的】

消炎、镇痛、解痉、促进创面干燥结痂,保护肉芽组织生长。

【操作准备】

1. 护士准备　衣帽整洁,修剪指甲,洗手,戴口罩。

2. 病人准备　了解使用烤灯的目的、方法、注意事项。体位舒适、愿意配合。

3. 用物准备　手消毒液,必要时备有色眼镜,另备红外线灯或鹅颈灯。

4. 环境准备　病室温度适宜,酌情关闭门窗,避免对流风直吹病人。必要时使用屏风或床帘遮挡,保护病人的隐私。

【操作步骤】

1. 操作前核对、评估、与病人沟通

(1)核对病人床号、姓名、住院号及腕带。

(2)评估病人的年龄、病情、体温、意识、治疗情况、局部皮肤完整性、活动能力、配合要点、心理状况,有无感觉障碍及对热的耐受情况。

(3)评估操作环境是否安静,室温、光线是否适宜。

(4)向病人或家属解释使用烤灯的目的、方法、注意事项及配合要点。

2. 操作步骤　烤灯法见表9-7。

表9-7　烤灯法

操作步骤	操作要点
1. 核对、解释:携用物至病人床旁,核对病人床号、姓名、腕带	· 确认病人、做好解释、取得配合
2. 暴露:暴露患处,体位舒适,清洁局部治疗部位	· 必要时使用屏风或床帘遮挡,保护病人隐私
3. 调节:调节灯距为30~50 cm(图9-6),用手试温,以温热为宜	· 防止烫伤
4. 照射20~30 min,注意保护局部皮肤	· 前胸、面、颈照射时应戴有色眼镜或用纱布遮盖,以保护眼睛 · 以防产生继发效应
5. 观察:每5 min观察治疗效果与反应	· 观察病人有无过热、心悸、头昏感觉及皮肤有无发红、疼痛等,如果出现则停止使用,并报告医生 · 皮肤出现红斑为正常反应
6. 协助病人取舒适体位、整理床单位,将烤灯或红外线灯擦拭整理后备用	
7. 洗手,记录	· 记录部位、时间、效果、病人反应,便于评价

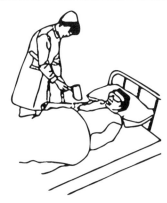

图9-6　烤灯的使用

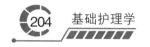

【注意事项】

1. 根据治疗部位选择不同功率灯泡:胸、腹、腰、背 500~1 000 W,手、足部 250 W(鹅颈灯 40~60 W)。

2. 眼内含有大量的液体,对红外线吸收较强,一定强度的红外线直接照射可引发白内障。所以照射前胸、面、颈时,应让病人佩戴有色眼镜或用纱布遮盖。

3. 意识不清、局部感觉障碍、血液循环障碍、瘢痕者,治疗时应增加灯距,防止烫伤。

4. 红外线多次治疗后,治疗部位皮肤可出现网状红斑、色素沉着等现象。

5. 使用时避免触摸灯泡,或用布覆盖烤灯,防止发生烫伤及火灾。

6. 嘱病人治疗结束后在室内休息 15 min 方可离开,避免着凉。

(三)热湿敷

【目的】

保暖、解痉、消炎、消肿、止痛。

【操作准备】

1. 护士准备　衣帽整洁,修剪指甲,洗手,戴口罩。

2. 病人准备　了解使用热湿敷的目的、方法、注意事项。体位舒适、愿意配合。

3. 用物准备　治疗内备敷布(2 块)、凡士林、纱布、无菌棉签、一次性治疗巾、棉垫、水温计、手套;治疗盘外备热水瓶,脸盆(内盛放热水),手消毒液。必要时备大毛巾、热水袋、换药用物、弯盘、医疗废物桶、生活垃圾桶。

4. 环境准备　病室温度适宜,酌情关闭门窗,避免对流风直吹病人。必要时使用屏风或床帘遮挡,保护病人的隐私。

【操作步骤】

1. 操作前核对、评估、与病人沟通

(1)核对病人床号、姓名、住院号及腕带。

(2)评估病人的生命体征、年龄、病情、治疗情况、局部皮肤状况、活动能力、配合程度及心理状况、有无感觉障碍及对热是否过敏。

(3)评估操作环境是否安静,室温、光线是否适宜。

(4)向病人或家属解释使用热湿敷的目的、方法、注意事项及配合要点。

2. 操作　热湿敷法见表9-8。

表9-8　热湿敷法

操作步骤	操作要点
1. 核对、解释:携用物至病人床旁,核对病人床号、姓名、腕带	· 确认病人、做好解释、取得配合
2. 患处准备:暴露治疗部位,垫一次性治疗巾于受敷部位下方,受敷部位涂凡士林,上盖一层纱布	· 保护皮肤及床单位 · 必要时使用屏风或床帘遮挡,保护病人隐私

续表 9-8

操作步骤	操作要点
3.热湿敷	
(1)戴上手套,将敷布浸入热水中后拧至半干	·水温为 50~60 ℃,拧至不滴水为宜,放在手腕内侧试温度,以不感烫手为宜
(2)展开,折叠敷布敷于患处,上盖棉垫	·及时更换盆内热水维持水温,若病人感觉过热,可掀起敷布一角散热 ·若热敷部位有伤口,须按无菌技术处理伤口
(3)每 3~5 min 更换 1 次敷布,持续敷 15~20 min	·防止发生继发效应
4.观察:效果及反应	·观察皮肤颜色,全身情况,防止烫伤
5.操作后处理	
(1)热敷结束后,轻轻拭干热敷部位,脱去手套。协助病人取舒适体位,整理床单位	·勿用摩擦方法擦干,因皮肤长时间处于湿热气中容易破损
(2)用物处理	·消毒后备用
6.洗手,记录	·记录湿热敷部位、时间、效果及病人反应,便于评价

【注意事项】

1.密切观察病人皮肤状况,每 10 min 查看 1 次,及时更换敷布,避免烫伤。

2.如果病人热敷部位可以受力,则可用热水袋放置在敷布上再盖以大毛巾,以维持温度。

3.面部热敷者,间隔 30 min 后方可外出,以防感冒。

(四)热水坐浴

【目的】

消炎、消肿、镇痛,促进引流,用于会阴部、肛门疾病及手术后。

【操作准备】

1.护士准备　衣帽整洁,修剪指甲,洗手,戴口罩。

2.病人准备　了解使用热水坐浴的目的、方法、注意事项。排尿、排便,并清洗局部皮肤。体位舒适、愿意配合。

3.用物准备　治疗盘内备水温计、药液(遵医嘱配制)、毛巾、无菌纱布;治疗盘外备消毒坐浴盆、热水瓶、手消毒液、医疗废物桶、生活垃圾桶。必要时备换药用物,另备坐浴椅、屏风。

4.环境准备　病室温度适宜,酌情关闭门窗,避免对流风直吹病人。必要时使用屏风或床帘遮挡,保护病人的隐私。

【操作步骤】

1.操作前核对、评估、与病人沟通

(1)核对病人床号、姓名、住院号及腕带。

(2)评估病人的年龄、病情、体温、意识、治疗情况、局部皮肤状况、伤口状况、活动能力、配合要点及心理状况。

(3)评估操作环境是否安静,室温、光线是否适宜。

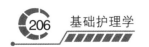

（4）向病人或家属解释使用热水坐浴的目的、方法、注意事项及配合要点。

2. 操作　热水坐浴法见表9-9。

表9-9　热水坐浴法

操作步骤	操作要点
1. 配药、调温：遵医嘱配置药液置于浴盆内1/2满，调节水温	·水温40～45 ℃，避免烫伤
2. 核对、解释：携用物至病人床旁，核对病人床号、姓名、腕带	·确认病人、做好解释、取得配合
3. 置坐浴盆于坐浴椅上(图9-7)	
4. 遮挡、暴露：屏风或床帘遮挡，暴露患处	·保护病人隐私
5. 坐浴	
(1)协助病人将裤子脱至膝部后取坐姿	·便于操作，促进舒适
(2)嘱病人用纱布蘸药液清洗外阴部皮肤	
(3)待适应水温后，坐入浴盆中，持续15～20 min	·臀部完全泡入水中 ·随时调节水温，尤其冬季注意室温与保暖，防止病人着凉
6. 观察：效果与反应	·若出现面色苍白、脉搏加快、眩晕、软弱无力，应停止坐浴
7. 操作后处理	
(1)坐浴完毕，用纱布擦干臀部，协助穿裤，卧床休息	
(2)开窗、拉开床帘或撤去屏风，整理床单位，用物处理	·用物消毒后备用
8. 洗手，记录	·记录坐浴的时间、药液、效果、病人反应，便于评价

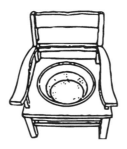

图9-7　坐浴椅

【注意事项】

1. 热水坐浴前先嘱病人排尿、排便，因热水可刺激肛门、会阴部易引起排尿和排便反射。

2. 坐浴部位若有伤口，坐浴盆、溶液及用物必须无菌；坐浴后应用无菌技术处理伤口。

3. 女性病人经期、妊娠后期、产后2周内、阴道出血和盆腔急性炎症不宜热坐浴，以免引起感染。

4. 热坐浴过程中，注意观察病人的面色、脉搏、呼吸，倾听病人主诉，有异常时应停止坐浴，报告医生。

(五)温水浸泡

【目的】

消炎、镇痛、清洁、消毒创口,用于手、足、前臂、小腿部感染。

【操作准备】

1. 护士准备 衣帽整洁,修剪指甲,洗手,戴口罩。

2. 病人准备 了解使用温水浸泡的目的、方法、注意事项。体位舒适、愿意配合。

3. 用物准备 治疗盘内备长镊子、纱布;治疗盘外备热水瓶、药液(遵医嘱准备)、浸泡盆(根据浸泡部位选用)、手消毒液、医疗废物桶、生活垃圾桶。

4. 环境准备 病室温度适宜,酌情关闭门窗,避免对流风直吹病人。必要时使用屏风或床帘遮挡,保护病人的隐私。

【操作步骤】

1. 操作前核对、评估、与病人沟通

(1)核对病人床号,姓名、住院号及腕带。

(2)评估病人的年龄、病情、体温、意识、治疗情况、局部皮肤状况、伤口状况、活动能力、配合要点及心理状况。

(3)评估操作环境是否安静,室温、光线是否适宜。

(4)向病人或家属解释温水浸泡的目的、方法、注意事项及配合要点。

2. 操作 温水浸泡法见表9-10。

表 9-10 温水浸泡法

操作步骤	操作要点
1. 核对、解释:携用物至病人床旁,核对病人床号、姓名、腕带	· 确认病人、做好解释、取得配合
2. 配药、调温:配制药液置于浸泡盆内1/2满,调节水温	· 水温43～46 ℃
3. 暴露患处,取舒适体位	· 便于操作,舒适
4. 浸泡:将肢体慢慢放入浸泡盆,必要时用长镊子夹纱布轻擦创面,使之清洁(图9-8)	· 使病人逐渐适应
5. 持续时间 30 min	· 以防发生继发效应
6. 观察:效果与反应	· 局部皮肤有无发红、疼痛等 · 如水温不足,应先移开肢体后加热水,以免烫伤
7. 操作后处理	
(1)浸泡毕擦干浸泡部位	
(2)撤去治疗用物,协助病人取舒适体位,整理床单位,对用物进行处理	· 如有伤口应按无菌技术进行处理 · 用物消毒后备用
8. 洗手,记录	· 记录浸泡时间、药液、效果、病人反应,便于评价

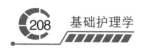
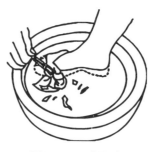

图9-8　温水浸泡

【注意事项】

1. 浸泡部位若有伤口,浸泡盆、药液及用物必须无菌;浸泡后应用无菌技术处理伤口。
2. 浸泡过程中,注意密切观察局部皮肤,及时询问病人反应,随时调节水温。

▶ **本章小结** ◀

　　冷热疗法是临床上常用的物理治疗方法,是利用低于或高于人体温度的物质,作用于机体局部或全身,达到止血、镇痛、消炎、退热和增进舒适的目的。因操作简单,安全无毒副作用,价值低廉等特点,其在家庭中也广泛使用。掌握正确的冷热疗法,不仅可减少在治疗上、经济上的浪费,也减少了病人应用药物治疗带来的副作用。所以要求实施冷热疗法的操作者,要掌握正确的使用方法,避免不良反应的发生,以确保病人的安全,达到治疗的目的。

（侯　萃　路雪芹）

自测题

参考答案

1. 知识目标:掌握医院饮食的类别及各类别饮食的种类、原则与适用范围,解释营养素、基本饮食、治疗饮食、试验饮食、鼻饲法、要素饮食及胃肠外营养的概念,掌握鼻饲法的适应证、禁忌证及注意事项;熟悉六大营养素的种类及其主要功能,要素饮食的并发症及注意事项,胃肠外营养的并发症及注意事项;了解饮食、营养与健康及疾病痊愈的关系。

2. 能力目标:正确评估病人的营养状态;规范地进行鼻饲法管喂饮食操作;运用护理措施为病人提供饮食护理,能运用营养学知识正确对病人进行健康饮食指导。

3. 素质目标:耐心对病人进行饮食健康教育;操作过程中动作轻稳,关心病人,体现爱伤观念。

临床案例

病人王某,男,65 岁,晨起后发现说话不清、口角流涎、左侧肢体无力,以左下肢为主,无头晕、头痛、意识障碍。遂到当地诊所就诊,给予输液等治疗,症状无缓解,急来医院就诊。行头部 CT 检查,以"缺血性脑卒中"为诊断收入院。病人有高血压病史 10 余年。查体:T 36.5 ℃,P 84 次/min,R 19 次/min,BP 165/95 mmHg。病人神志清,精神差,言语不清晰,双眼向右凝视,右鼻唇沟变浅,伸舌偏左,左侧肢体肌张力低,肌力 1 级,经临床治疗,病情稳定,但进食呛咳,经洼田饮水试验存在吞咽障碍。病人日渐消瘦,需要鼻饲以维持其营养需要。

问题:①鼻饲插管前应将病人摆放为何种体位? ②在为病人插管和管饲过程中应注意哪些事项? ③还可通过哪些途径满足病人的营养需要?

第一节　饮食与健康

"民以食为天",饮食是人的基本需要。人类为了生存并保证生长发育和活动能力,每天必须通过饮食摄取足够的营养物质。饮食与营养和健康与疾病有着非常重要的关系。合理的饮食与营养能维持机体各种生理功能,保证机体正常生长发育,促进组织修复,提高机体免疫力。不合理的饮

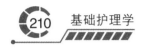

食可以引起人体营养物质失衡,损害人体健康。因此,饮食与营养对人类在促进健康和预防疾病方面具有重要的作用。

一、饮食、营养对人体健康的意义

(一)饮食、营养与健康的关系

饮食是人体摄取营养素的根本途径,充分、合理的营养是人体维持健康的重要物质基础。饮食不当、营养不足或过剩都可引起疾病。食物单调或短缺可造成营养缺乏性疾病,如缺铁性贫血、佝偻病等。营养过剩可造成某些营养失调性疾病,如肥胖症、心脑血管疾病、糖尿病等。

1. 促进生长发育　科学的饮食、合理的营养是维持生命活动的重要物质基础,对人体的身心生长发育都起着重要的作用。

(1)婴儿期:婴儿生长速度快,需要高蛋白、富含维生素、富含矿物质及高热量饮食。半岁以内的婴儿每日需要摄入的热量为 450 kJ/kg。6 个月~1 岁,每日需要摄入的热量为 400 kJ/kg。因为婴儿体重中水分占的比例很大,每日需要摄入 100~150 mL 水分。母乳喂养的婴儿需要补充维生素 D 和维生素 K、铁等。

(2)幼儿期与学龄前期:幼儿(1~3 岁)生长速度减慢,一般幼儿在 1 岁半时食欲会下降,需要的热量减少,但蛋白质需要量增加,要确保摄入充足的脂肪酸,以满足大脑和神经系统的发育。学龄前儿童(3~6 岁)的饮食需要与幼儿相似,营养素的浓度比数量更重要。

(3)学龄期:学龄期儿童(6~12 岁)的生长速度处于比较慢且稳定的状态,每公斤体重需要的热量减少,饮食应富含蛋白质、维生素 A 和维生素 C。尽量少食高脂肪、高糖类食物,预防儿童肥胖症。

(4)青春期:进入青春期,人体身高、体重等生长发育速度突然加快,需要高热量、高蛋白、富含维生素饮食。蛋白质每日达 80~90 g,并应注意矿物质尤其是钙、磷、铁、碘的摄入,每日钙磷供给量均为 1 000~1 200 mg,铁供给量男性为 16~20 mg,女性为 18~20 mg。

(5)青年与中年期:随着生长过程的结束,此期对多数营养素的需要都会减少,能量的需要也会减少,但钙和铁的摄入是很重要的。尤其在某些生理变化期如女性的孕期和哺乳期,对一些营养素如蛋白质、钙、铁、维生素的需求量会显著增加。

(6)老年期:老年人的代谢率下降,对能量的需要量也下降,但是对维生素和矿物质的需要量却保持不变。老年人的营养状况受多种因素的影响,其中身体健康状况是最重要的影响因素。有些老年人因疾病需要采用治疗饮食,有些老年人牙齿脱落或使用义齿造成咀嚼功能障碍而影响进食。老年人口渴感觉下降,可能会导致液体摄入不足。

2. 构成机体组织　各种营养素是构成机体组织的物质基础。如蛋白质是构成人体细胞的重要成分;糖类参与构成神经组织;脂类参与构成细胞膜;维生素参与合成酶和辅酶;钙、磷是构成骨髓的主要成分等。

3. 提供能量　人体的各种生命活动都需要消耗能量,这些能量来源于产热营养素,糖、蛋白质、脂肪在体内氧化可供给机体能量。

4. 调节机体功能　神经系统、内分泌系统及各种酶类共同调节人体的活动,各种营养素是构成这些调节系统的物质基础。任何一种营养素的缺乏都会影响机体的正常功能和新陈代谢,如维生素 C 缺乏可影响胶原合成,造成创伤愈合延迟,血管壁脆性增加。另外,适量的矿物质中的各种离子对维持机体内环境的稳定也具有重要的调节作用。

在日常生活中人们可通过调节饮食结构,摄入平衡膳食,保证足够的营养物质来减少与饮食有关的疾病。做到食物品种多样,勿暴饮暴食,适量限制油脂和食盐的摄入量,粗细粮搭配,尽量少吃甜食,三餐合理,活动与饮食平衡,既保证活动所需营养又不至出现营养过剩。为了帮助人们合理搭配日常膳食,中国营养学会根据中国居民膳食的特点提出了中国居民的"平衡膳食宝塔"(图10-1)。

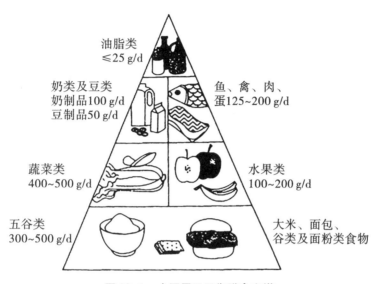

图10-1　中国居民平衡膳食宝塔

(二)饮食、营养与疾病痊愈的关系

营养不但关系到正常人的健康,对病人更是尤为重要。人体患病时,代谢状态会有不同程度的变化,需要特定的饮食来补充营养素,以达到辅助治疗疾病的目的,以促进病人康复。

1. 补充营养素,提高免疫力　机体处在疾病应激状态下,可引起代谢的改变、热量的过度消耗以及某些特定营养素的损失。若能及时、合理地调整饮食结构,补充足够的营养,则可减少糖原分解及蛋白质的消耗,提高机体的抗病能力,促进创伤组织的修复、愈合和疾病的痊愈。

2. 辅助诊断及治疗疾病　根据疾病诊断和治疗的需要,调整食物组成,给予特定的饮食能够协助诊断或治疗某些疾病,控制病情发展,促进疾病的痊愈。如隐血试验饮食可辅助诊断怀疑有消化道出血的疾病。对于某些疾病,饮食治疗已经成为重要的治疗手段之一。如糖尿病须控制糖类的摄入量;肥胖病人须控制热量的摄入量;心力衰竭、水钠潴留的病人须控制水和钠的摄入量等。许多疾病需要营养配合治疗,有些疾病或创伤则主要依靠营养支持或调整相应的饮食治疗方案和特定的饮食配方,可以增强机体抵抗力,促进组织修复。此外,某些情况下还需要特殊的饮食营养支持,如胃肠内营养、胃肠外营养等。营养能够影响疾病的转归,改善代谢,使病人早日痊愈。

二、人体对营养的需要

(一)热能

人体进行各种生命活动所消耗的能量称热能(energy)。热能来源于蛋白质、脂肪、碳水化合物三大营养物质在体内经酶的作用进行生物氧化所释放出来的能量。因此蛋白质、脂肪、碳水化合物

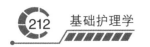

又称为"产热营养素"。它们的产热量分别为蛋白质 16.7 kJ/g,脂肪 37.6 kJ/g,糖类 16.7 kJ/g。

人体对热能的需要量视年龄、性别、生理特点、劳动强度、环境等因素的不同而各异。根据中国营养学会的推荐标准,我国成年男子的热能供给量为 10 000 ~ 17 500 kJ/d,成年女子为 9 200 ~ 14 200 kJ/d。

(二)营养素

食物中能被人体消化、吸收和利用的成分称营养素(nutrients)。其主要功能是供给能量、促进组织修复、调节生理功能等。人体所需的营养素有六大类:蛋白质、脂肪、碳水化合物、矿物质和微量元素、维生素、水。各种营养素的生理功能、主要来源及每日供给量见表 10-1。

表 10-1 各种营养素的生理功能、主要来源及每日供给量

营养素		生理功能	主要来源	每日供给量
蛋白质		参与构成和修复人体组织;构成人体内的酶、激素、抗体、血红蛋白、尿纤维蛋白等,以调节生理功能;提供热能;维持血浆胶体渗透压	肉类、奶类、水产品类、豆类、蛋类、坚果类	男性: 65 g。女性: 55 g。占膳食总热量的 10% ~ 14%
脂肪		储存与供给能量;参与构成机体组织;供给必需脂肪酸;促进脂溶性维生素的吸收和利用;维持人体体温、保护脏器	动物脂肪及骨髓、肥肉、动物内脏、奶脂、蛋类及其制品;各种植物油和坚果	占膳食总热量的 20% ~ 30%
碳水化合物		供给热能;构成机体组织;维持神经细胞的功能;调节血糖、解毒和抗生酮作用	谷类、薯类、根茎类、豆类、食糖、水果等	占膳食总热量的 50% ~ 60%
矿物质	钙	构成骨骼与牙齿的主要成分;调节心脏和神经的正常活动;维持肌肉一定的紧张度;参与凝血过程;激活多种酶;降低毛细血管和细胞膜的通透性	奶及奶制品、豆类及其制品,虾皮、海产品、坚果类和蔬菜类	800 mg
	磷	是骨骼、牙齿、软组织的重要成分;促进物质活化,参与多种酶、辅酶的合成;调节能量释放;调节酸碱平衡	广泛存在于动、植物食品中	720 mg
	镁	多种酶的激活剂;维持骨骼生长和神经肌肉的兴奋性;影响胃肠道功能;影响甲状旁腺分泌激素等	大黄米、大麦、黑米、麦皮、黄豆等	330 mg
	铁	组成血红蛋白与肌红蛋白,参与氧的运输;构成某些呼吸酶的重要成分,参与组织呼吸、促进生物氧化还原反应	动物肝脏、动物全血、肉类、蛋类、豆类、绿色蔬菜	男性:12 mg 女性:20 mg
	锌	促进机体发育和组织再生;参与构成多种酶;促进食欲;促进维生素 A 的正常代谢和生理功能;促进性器官与性机能的正常发育;参与免疫功能	动物食品、海产品、奶类、蛋类	男性:12.5 mg 女性:7.5 mg
	碘	参与甲状腺素的合成	海产品、海盐	120 μg

续表 10-1

营养素			生理功能	主要来源	每日供给量
维生素	脂溶性维生素	维生素 A	维持视紫红质的正常功能;促进上皮生长与分化;促进生长和骨骼发育,增强机体免疫功能;维持生殖功能	鱼肝油、动物肝脏、蛋黄、奶及其制品、绿叶菜、黄色蔬菜、水果	男性:800 μgRE 女性:700 μgRE(视黄醇当量[1])
		维生素 D	调节钙磷代谢、促进钙磷吸收	鱼肝油、海鱼、动物肝脏、蛋黄、奶油	10 μg
		维生素 E	抗氧化作用,保持红细胞完整性;参与 DNA、辅酶 Q 的合成	植物油、谷类、坚果类、绿叶蔬菜	14 mg α-TE(α 生育酚当量[2])
		维生素 K	合成凝血因子,促进血液凝固	肠道内细菌合成、绿色蔬菜、动物肝脏	80 μg
	水溶性维生素	维生素 B$_1$	构成辅酶 TPP;参与糖类的代谢过程;调节神经系统功能	动物内脏、肉类、豆类、花生、谷类	男性:1.4 mg。女性:1.2 mg
		维生素 B$_2$	构成体内多种辅酶,参与人体生物氧化过程;促进生长,维持皮肤和黏膜的完整性	动物内脏、禽蛋类、鳝鱼、螃蟹、蘑菇、豆类、绿叶蔬菜	男性:1.4 mg。女性:1.2 mg
		维生素 B$_6$	参与氨基酸的合成与分解代谢;参与合成某些神经递质如 5-羟色胺、肾上腺素等	肉类、禽类、蔬菜、水果、坚果类、谷类	1.6 mg
		维生素 C	促进胶原、神经递质、抗体合成;参与胆固醇代谢;防治坏血病,保护细胞膜;促进铁的吸收,提高铁的利用率,治疗贫血	新鲜蔬菜和水果	100 mg
		维生素 B$_{12}$ 和叶酸	为细胞的核酸和核蛋白合成代谢过程中所必需的物质;促进红细胞发育与成熟	动物内脏、发酵豆制品、新鲜绿叶蔬菜	维生素 B$_{12}$:2.4 μg 叶酸:400 μgDFE(叶酸当量[3])
		水	构成人体组织,运送代谢产物和营养物质,维持体温,溶解营养素和代谢物,维持消化、吸收功能,有润滑作用,直接参加体内氧化还原反应	饮用水、食物中水、体内代谢水	2~3 L

注:表中主要营养素供给量采用 2013 年版《中国居民膳食营养素参考摄入量》18~49 岁成年居民参考摄入量。

1. 1 μg 视黄醇当量(RE)= 膳食或补充剂来源全反式视黄醇(μg)+1/2 补充剂纯品全反式 β 胡萝卜素(μg)+1/2 膳食全反式 β 胡萝卜素(μg)。

2. 膳食总 α 生育酚当量(α-TE, mg)= 1×α 生育酚(mg)+0.5×β 生育酚(mg)+0.1×γ 生育酚(mg)+0.02×δ 生育酚(mg)+0.3× α 三烯生育酚(mg)。

3. 膳食叶酸当量(DFE, μg)= 天然食物来源叶酸 90(μg)+1.7×合成叶酸(μg)。

第二节 营养状况的评估

营养评估是健康评估的重要组成部分,及时正确地判断病人的营养状况,评估膳食组成,了解和掌握病人现存的或潜在的营养问题,对于护士为病人选择恰当的饮食治疗与护理方案、改善病人的营养状况及促进病人的康复具有重要的指导意义。

一、影响因素的评估

影响饮食与营养的因素有生理因素、病理因素、心理因素及社会文化因素等。

(一)生理因素

1. 年龄 人在不同年龄阶段因生长发育的需要对热量及营养素的需求也不同,如婴幼儿、青少年生长发育速度较快,需要高蛋白、富含维生素、富含矿物质及高热量饮食。老年人新陈代谢慢,每日所需的热量逐渐减少,但对钙的需求增加。年龄也可影响人们对食物质地的选择,如婴幼儿咀嚼及消化功能尚未完善、老年人咀嚼及消化功能减退,应给予软质易消化食物。另外,不同年龄阶段的病人也可有不同的饮食喜好。

2. 活动量 各种活动是能量代谢的主要因素,活动强度、工作性质、工作条件不同,热量消耗也不同。活动量大的个体每日所需的热量及营养素大于活动量小的个体。

3. 特殊生理状况 女性在妊娠期由于体内激素水平的变化,机体合成、代谢加快,对营养素的需求显著增加,同时可能会有饮食习惯的改变。妊娠期女性应给予高热量、高碳水化合物、高蛋白质、富含维生素、适量脂肪的均衡饮食,在孕期的后 3 个月尤其要增加钙的摄入量。哺乳期女性的能量需求包括其自身的消耗和满足泌乳的能量消耗以及供给婴儿乳汁的能量消耗。因此,在每日饮食的基础上需再加 2 029 kJ 热量,蛋白质需要量增加到 65 g/d,同时应注意维生素 C 和 B 族维生素的摄入。

(二)病理因素

1. 疾病的影响 如口腔、胃肠道疾患可直接影响食物的摄取、消化和吸收。高代谢性疾病如甲状腺功能亢进症、烧伤、发热等或慢性消耗性疾病如结核、恶性肿瘤等,因机体代谢加快,对热能的需求量较正常增加。伤口愈合与感染期间,病人对蛋白质的需求较大。若病人从分泌物和排泄物中丧失大量的蛋白质、体液和电解质,则需要增加相应营养素的补充。若某种原因引起病人味觉、嗅觉异常,或疾病本身引起的焦虑、悲伤、抑郁等不良情绪以及疼痛等因素所带来的不适,均可影响病人食欲,导致营养摄入不足。

2. 药物的影响 患病后的用药会影响病人的饮食及营养。如胰岛素、类固醇类药物可增进食欲;非肠溶性红霉素、阿司匹林等对胃有一定的刺激性,可降低食欲;长期服用苯妥英钠可致叶酸和维生素 D 的代谢障碍;利尿药及抗酸药容易造成矿物质缺乏;服用异烟肼可使维生素 B_6 排泄增加;长期应用抗生素可杀灭肠内正常菌群,使一些维生素在肠内的合成发生障碍,导致缺乏等。

3. 食物过敏 某些人对某种特定的食物过敏,食入后易发生腹泻、哮喘、荨麻疹等过敏反应,影响营养的摄入和吸收,如牛奶、海产品等。

（三）心理因素

心理状态可影响人的食欲,焦虑、忧郁、恐惧、悲伤等不良情绪可引起交感神经兴奋,抑制胃肠道蠕动及消化液的分泌,使人的食欲降低,进食减少,偏食甚至厌食;愉悦、轻松的心理状态则会促进食欲。此外,进食的环境、食具的清洁状况、食物的质量也可影响人的心理状态,如环境整洁、清新,食物的色、香、味较好均可增强人的食欲。

（四）社会文化因素

1. 饮食习惯　不同的文化背景、宗教信仰、地理位置、生活方式等使人们养成了自己特定的饮食习惯,包括食品的选择、烹调方法、饮食方式、饮食嗜好、进食时间等。不同民族及宗教信仰的人可能有不同的饮食禁忌,会影响食物的摄入,引起营养素的缺乏,有时甚至还可导致疾病的发生。我国有"东酸西辣,南甜北咸"的饮食特色,如东北喜食酸菜,因其中含有较多的亚硝胺类物质,易发生消化系统肿瘤。现代高效率、快节奏的生活方式使食用快餐、速食食品的人增多,进食的速度加快,进食的时间缩短,影响消化吸收。饮食习惯不佳,如偏食、吃零食等,可造成某些营养素的摄取量过多或过少,导致营养失衡。

2. 经济状况　经济状况直接影响人们的购买力和对食物的选择,从而影响其营养状况。经济状况良好者,能满足人对饮食的需求,但有可能会发生营养过剩,而经济状况较差者,会影响食物的质量,严重者可发生营养不良等问题。

3. 营养知识　对营养知识的正确理解和掌握有助于人们摄入平衡的饮食和营养。如果病人缺乏营养素的每日需要量和食物的营养成分等基本知识,生活中存在关于饮食营养知识方面的误区,就可能出现不同程度的营养失调。另外,不同的个人饮食体验、社会或家庭的饮食传统可影响人们对食物的选择和摄入。

二、身体状况的评估

（一）体格检查

通过对病人的外貌、毛发、皮肤、指甲、骨骼和肌肉等方面的评估可初步确定病人的营养状况（表10-2）。

表10-2　营养良好与营养不良的身体征象

项目	营养良好	营养不良
外貌	精神状态佳、有活力、发育良好	消瘦、发育不良、疲劳、倦怠、缺乏兴趣
皮肤	皮肤有光泽、弹性好	无光泽、干燥,弹性差,肤色过淡或过深
毛发	浓密,有光泽	缺乏自然光泽,干燥稀疏
指甲	粉色,坚实	粗糙,无光泽,易断裂
肌肉和骨骼	肌肉结实,皮下脂肪丰满而有弹性,姿势良好无畸形	肌肉松弛无力,皮下脂肪菲薄,肋间隙、锁骨上窝凹陷,肩胛骨和髂骨嵴峋突出

（二）人体测量

通过测量身高、体重、头围、胸围、上臂围、小腿围及一些特定部位的皮褶厚度,了解个体发育情

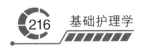

况,以进行营养状况的评估。其中最常用的是身高、体重、皮褶厚度和上臂围。

1. 身高、体重　身高和体重是反映生长发育及营养状况最重要的指标。其能综合反映蛋白质、热能及钙、磷等无机盐的摄入、利用及储备情况。由于身高、体重除受营养因素影响外,还受遗传、种族等多方面因素的影响,因此在评价营养状况时需要测量身高、体重并用测得的数值与人体正常值进行比较。

测量出病人的身高、体重,然后按公式计算出标准体重,并计算实测体重占标准体重的百分数。百分数在±10%之内为正常范围,增加10%～20%为过重,超过20%为肥胖,减少10%～20%为消瘦,低于20%为明显消瘦。

标准体重的计算公式:

我国常用的标准体重的计算公式为 Broca 公式的改良公式:

男性:标准体重(kg)= 身高(cm)−105

女性:标准体重(kg)= 身高(cm)−105−2.5

实测体重占标准体重的百分数计算公式:

$$\frac{实测体重-标准体重}{标准体重}\times100\%$$

体重指数(BMI):体重和身高的比例,即体重(kg)/[身高(m)]^{2}的比值,称为体重指数,可用来衡量体重是否正常,正常值介于 18.5～24.0 kg/m^2。按照中国营养学会的标准,28 kg/m^2>BMI>24 kg/m^2 为超重,BMI≥28 kg/m^2 为肥胖,BMI<18.5 kg/m^2 为消瘦。

2. 皮褶厚度　又称皮下脂肪厚度,可反映人体皮下脂肪的含量。最常用的测量部位有:①肱三头肌部,即上臂背侧中点上 2 cm 处;②肩胛下部,即肩胛下角下方 2 cm 处;③腹部,即脐两侧 1 cm 处。用皮褶计测量 3 次取平均值。肱三头肌皮褶厚度最常用,其正常参考值为:男性 12.5 mm,女性 16.5 mm。所测数据可与同年龄的正常值相比较,较正常值少 35%～40% 为重度消耗,25%～34% 为中度消耗,24% 以下为轻度消耗。

3. 上臂围　上臂围是测量上臂中点位置的周长。可反映肌蛋白贮存和消耗程度,也可反映热能代谢的情况,是快速而简便的评价指标。我国男性上臂围平均值为 27.5 cm。测量值>标准值 90% 为营养正常,90%～80% 为轻度营养不良,80%～60% 为中度营养不良,<60% 为严重营养不良。

三、饮食状况的评估

1. 一般饮食形态　包括用餐频次、时间长短,摄食种类及摄入量,进食的方式,饮食规律,是否服用药物、补品等。用餐时间过短会使咀嚼不充分,从而影响营养素的消化与吸收;食物种类繁多,不同食物中营养素的含量不同,应注意评估病人摄入食物的种类、数量及相互比例是否适宜,是否易被人体消化吸收;病人饮食是否规律,有无食物过敏史、特殊喜好;如使用药物和补品应注意其种类、剂量、服用时间等。

2. 食欲　食欲是个体想要并期待进食的一种心理反应。注意评估病人食欲有无改变,若有改变,应及时查找、分析原因。

3. 其他　注意评估有无其他影响病人营养需要和饮食摄入的因素,如有无咀嚼不便、口腔疾患等。

四、生化指标和免疫功能的评估

生化检验可以测定人体内各种营养素水平,是评价机体营养状况较客观的指标。通过检查,可以早期发现亚临床营养不足,因为营养素在组织及体液中浓度的下降,组织功能的降低及营养素依赖酶活性的下降均早于临床症状的出现,故实验室检验对及早发现营养素缺乏的类型和程度有重要意义。常用方法有测量血、尿中某些营养素或排泄物中代谢产物的含量,如血、尿、粪常规检验,血清蛋白、血清转铁蛋白、血脂、血清钙的测定,电解质、pH 等的测定,亦可进行营养素耐量试验或负荷试验,或根据体内其他生化物质的检查间接推测营养素水平等。

(一)血清蛋白质水平

血清蛋白质水平是指对身体脏器内蛋白质存贮量的估计。血清蛋白质种类很多,包括血红蛋白、清蛋白、转铁蛋白等。血红蛋白低为缺铁性贫血的表现。清蛋白是临床上评价蛋白质营养状况的常用指标之一,变化较慢,正常值为 35~55 g/L。血清转铁蛋白是反映内脏蛋白情况的一种检查方法,是评价蛋白质营养状况较敏感的一项指标,可用放射免疫法直接测定,也可通过测量总铁结合力推算,转铁蛋白=总铁结合力×0.8-43。

(二)氮平衡试验

常用于观察病人在营养治疗过程中的营养摄入是否足够,了解分解代谢的情况。试验方法为:测定病人 24 h 摄入氮量与总氮丧失量的差值,负数表示氮负平衡。

(三)免疫功能测定

免疫功能不全是脏器蛋白质不足的另一指标,主要包括淋巴细胞总数及细胞免疫状态测定。淋巴细胞总数即周围血液中淋巴细胞总数(白细胞总数×淋巴细胞百分率)。细胞免疫状态测定时可用抗原如结核菌素、腮腺炎病毒、链激酶-链球菌脱氧核糖核苷酸、白念珠菌抗原、植物血凝素 0.1 mL 分别作皮下注射,24~48 h 后观察反应,风团大于 5 mm 者为阳性。营养不良的病人往往反应低下,皮肤风团小于 5 mm。皮肤试验中有两项阳性反应者,表示细胞免疫有反应性。

第三节　医院饮食

医院饮食可分为三大类:基本饮食、治疗饮食和试验饮食,分别适用于不同病情需要。

一、基本饮食

基本饮食包括普通饮食、软质饮食、半流质饮食和流质饮食 4 种(表 10-3)。

表 10-3 医院基本饮食

类别	适用范围	饮食原则	用法
普通饮食	咀嚼或消化功能无障碍;体温正常;病情较轻或恢复期的病人,无须特殊饮食要求者	营养平衡;美观可口;易消化,无刺激性的一般食物;与健康人饮食相似,一般食物均可	每日 3 餐,各餐按比例分配,总热量应达 9 205 ~ 10 878 kJ,蛋白质 70 ~ 90 g,脂肪 60 ~ 70 g,糖类 450 g 左右,水分 2 500 mL 左右
软质饮食	消化吸收功能差;咀嚼不便;低热;消化道术后恢复期的病人	营养平衡;食物碎、烂、软,易消化、易咀嚼。如软饭、面条、切碎煮熟的菜及肉等。少油炸油腻、少粗纤维及强烈刺激性的调味品	每日 3~4 餐,总热能为 9 205 ~ 10 042 kJ,蛋白质 60 ~ 80 g
半流质饮食	口腔及消化道疾病;中等发热;体弱;手术后病人	少食多餐,食物呈半流状,无刺激性;易咀嚼、吞咽和消化;营养丰富;少粗纤维,如蒸鸡蛋、菜泥、肉末、粥、面条、羹等。胃肠功能紊乱者禁用含纤维素或易引起胀气的食物;痢疾病人禁用牛奶、豆浆及过甜食物	每日 5~6 餐,总热能为 6 276 ~ 8 368 kJ,蛋白质 50 ~ 70 g
流质饮食	口腔疾患、各种大手术后;急性消化道疾患;高热;病情危重、全身衰竭病人	食物呈液体状,易吞咽、易消化,无刺激性,如乳类、豆浆、米汤、稀藕粉、菜汁、肉汁、果汁等。因所含热量与营养素不足,只能短期使用;通常辅以肠外营养以补充热量和营养素	每日总热能为 3 498 ~ 5 000 kJ,蛋白质 40 ~ 50 g,每日 6 ~ 7 餐,每 2 ~ 3 h 一次,每次 200 ~ 300 mL

二、治疗饮食

治疗饮食是指在基本饮食的基础上,根据病人不同生理病理情况,适当调整食物的热能和营养素,以适应病情的需要,达到治疗或辅助治疗的目的(表 10-4)。

表 10-4 治疗饮食

类别	适用范围	饮食原则及用法
高热量饮食	用于热能消耗较高的病人,如甲状腺功能亢进症、结核病、大面积烧伤、肝炎、胆道疾患、体重不足病人及产妇等	基本饮食基础上加餐 2 次,可进食牛奶、豆浆、鸡蛋、藕粉、蛋糕、巧克力及甜食等。总热量约为 12 552 kJ/d
高蛋白饮食	用于明显消瘦、营养不良、烧伤、围手术期、肾病综合征病人;慢性消耗性疾病如结核病、甲状腺功能亢进症、恶性肿瘤、贫血等病人;低蛋白血症病人;孕妇、乳母等	基本饮食基础上增加富含蛋白质的食物,尤其是优质蛋白质。供给量为 1.5 ~ 2.0 g/(kg·d),总量不超过 120 g/d。总热量为 10 460 ~ 12 552 kJ/d

续表 10-4

类别	适用范围	饮食原则及用法
低蛋白饮食	用于限制蛋白质摄入者,如急性肾炎、尿毒症、肝性脑病等病人	应多补充蔬菜和含糖高的食物,以维持正常热量。成人饮食中蛋白质含量不超过 40 g/d,视病情可减至 20～30 g/d。肾功能不全者应摄入动物性蛋白,忌用豆制品;肝性脑病者应以植物性蛋白为主
低脂肪饮食	口腔疾患、各种大手术后;急性消化道疾患;高热;病情危重、全身衰竭病人	饮食清淡、少油,禁用肥肉、蛋黄、动物脑等;高脂血症及动脉硬化病人不必限制植物油(椰子油除外);脂肪含量少于 50 g/d,肝胆胰疾病病人少于 40 g/d,尤其应限制动物脂肪的摄入
低胆固醇饮食	用于高胆固醇血症、高脂血症、动脉硬化、高血压、冠心病等病人	胆固醇摄入量少于 300 mg/d,禁用或少用含胆固醇高的食物,如动物内脏和脑、鱼子、蛋黄、肥肉、动物油等
低盐饮食	用于心功能不全、急慢性肾炎、肝硬化腹水、重度高血压但水肿较轻的病人	每日食盐量<2 g,不包括食物内自然存在的氯化钠。禁食腌制食品,如咸菜、咸肉、皮蛋、火腿、香肠、虾米等
无盐低钠饮食	同低盐饮食,但一般用于水肿较重的病人	无盐饮食除食物内自然含钠量外,烹调时不放食盐,饮食中含钠量<0.7 g/d;低钠饮食需控制摄入食品中自然存在的含钠量,一般应<0.5 g/d;二者均禁食腌制食品、含钠食物和药物,如油条、挂面、汽水、碳酸氢钠药物等
高纤维饮食	用于便秘、肥胖症、高脂血症、糖尿病等病人	食物中应富含食物纤维,多食茎、叶类蔬菜,保证每日摄入食物纤维 40 g 以上。如韭菜、芹菜、卷心菜、粗粮、豆类、竹笋等
少渣饮食	用于伤寒、痢疾、腹泻、肠炎、食管-胃底静脉曲张、咽喉部及消化道手术的病人	食物应细软、便于咀嚼和吞咽,少含食物纤维,不用强刺激性调味品及坚硬、带碎骨的食物;肠道疾患少用油脂

除表 10-4 中所列举的 9 种治疗性饮食外,目前临床上还常为糖尿病病人和溃疡病病人提供相应的糖尿病饮食和溃疡病饮食。

1. 糖尿病饮食　根据病人的年龄、性别、身高、实际体重、工作性质、劳动强度计算出所需总能量。碳水化合物占 50%～60%,蛋白质占 15%～20%,脂肪占 20%～25%。根据三者占总热能分配比例,结合病情计算出各自的需要量。按早餐 1/5,午餐 2/5、晚餐 2/5 计算食谱,每天至少进食 3 餐,且定时定量,保证碳水化合物和适量蛋白质的摄入,限制脂肪,多选用含纤维素高的食物,如粗加工谷类、干豆类及其制品、乳类及其制品、蔬菜等。水果类应根据血糖情况摄取,如西红柿、黄瓜、李子、柚子等;忌食单糖食物、甜饮料、甜饼干;避免饮酒;减少油脂、调味清淡。

2. 溃疡病饮食　溃疡病的病情轻重不一,临床表现各异,应根据病人的具体情况给予相应的饮食治疗方案并随时予以调整。选用能减少胃酸分泌、中和胃酸、维持胃肠上皮细胞的抗酸能力、无刺激易消化的饮食,营养全面合理,改善病人的营养状态,少量多餐、定时定量。适当控制一般调味

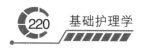

品,食物不宜过酸、过甜和过咸,忌用具有强刺激胃酸分泌的食品和调味品,如辛辣食物、浓茶、咖啡、烈性酒等。进餐时应细嚼慢咽,进餐前后勿做剧烈活动。

三、试验饮食

试验饮食是指在临床诊断或治疗过程中,短期内调整病人的饮食内容,以协助诊断疾病和提高试验检查结果的准确性(表10-5)。

表 10-5　试验饮食

类别	适用范围	饮食原则及用法
隐血试验饮食	适用于大便隐血试验的准备,以协助诊断有无消化道出血	试验期为3 d,3 d内禁食动物血、肉类、肝类、含铁丰富的药物或食物、绿色蔬菜等,以免造成假阳性反应。可进食牛奶、豆制品、土豆、白菜、米饭、面条、馒头等。第4天开始留取粪便做隐血试验
胆囊B超检查饮食	适用于需行B超检查有无胆囊、胆管、肝胆管疾病病人	检查前3 d最好禁食牛奶、豆制品、糖类等易于发酵产气的食物,检查前1 d晚应进食无脂肪、低蛋白、高碳水化合物的清淡饮食。检查当日早晨禁食,若胆囊显影良好,还需了解胆囊收缩功能,则在第一次B超检查后,再进食高脂肪餐(如油煎荷包蛋2只或高脂肪的方便餐,脂肪含量25~50 g);30~45 min后第二次B超检查观察,若效果不明显,可再等待30~45 min再次检查
甲状腺[131]I试验饮食	适用于协助测定甲状腺功能	试验期为2周,试验期间禁用含碘食物,如海带、海蜇、紫菜、海参、虾、鱼、加碘食盐等;禁用碘做局部消毒。2周后做[131]I功能测定
肌酐试验饮食	适用于协助检查、测定肾小球的滤过功能	试验期为3 d,试验期内进食低蛋白质食物,蛋白质供给量<40 g/d,以排除外源性肌酐的影响;禁食肉类、禽类、鱼类,忌饮茶和咖啡,全日主食在300 g以内,蔬菜、水果、植物油不限,热量不足可添加藕粉或含糖的点心等。第3天测尿肌酐清除率及血肌酐含量
尿浓缩功能试验饮食	适用于检查肾小管的浓缩功能	试验期为1 d,控制全天饮食中的水分,总量在500~600 mL。可进食含水分少的食物,如米饭、馒头、面包、炒鸡蛋、土豆、豆腐干等,烹调时尽量不加水或少加水;避免食用过甜、过咸食物,禁饮水及食用含水量高的食物。蛋白质供给量为1 g/(kg·d)
葡萄糖耐量试验饮食	用于糖尿病的诊断	试验期为3 d,每日食用碳水化合物量≥300 g,同时停用一切能升降血糖的药物。试验前晚餐后禁食(禁食10~12 h)直至次晨试验。试验日晨采血后将葡萄糖75 g溶于300 mL水中顿服。糖餐后0.5 h、1 h、2 h和3 h分别采血测定血糖

第四节 一般饮食护理

根据对病人营养状况的评估,结合疾病的特点,护士可以为病人制订有针对性的饮食计划,并根据计划对病人进行相应的饮食护理,帮助病人摄入足量、合理的营养素,促进康复。

一、病区的饮食管理

病人入院后,由负责的医生根据病人病情开出饮食医嘱,确定病人所需的饮食种类。护士根据医嘱填写入院饮食通知单,送交营养室,并填写在病区的饮食单上,同时在病人的床尾或床头牌上注明相应标记,作为分发饮食的依据。

因病情需要而更改饮食时,如半流质饮食改为软质饮食、手术前需要禁食或病愈出院需要停止饮食等,由医生开出医嘱,护士按医嘱填写饮食更改通知单或饮食停止通知单,送交订餐人员或营养室,由其做出相应处理。

二、病人的一般饮食护理

(一)病人进食前的护理

1.环境准备 舒适的进食环境可使病人心情愉快,增进食欲。病人进食的环境应保持清洁、整齐、空气新鲜、气氛轻松愉快。

(1)进食前暂停非紧急的治疗及护理工作,整理床旁桌椅及床上不需要的物品,去除不良气味,避免不良视觉效果。如饭前半小时开窗通风、移去便器等。

(2)病室内如有病情危重的病人,应以屏风遮挡。

(3)多人共同进餐可促进病人食欲。如条件允许,应鼓励病人在病区餐厅集体进餐,或鼓励同病室病人共同进餐。

2.病人准备 进食前病人感觉舒适会有利于病人的进食。因此,在进食前,护士应协助病人做相应的准备工作。

(1)按需要给予便盆,用后撤除。

(2)保证病人感觉舒适。减少或去除各种引起不舒适的因素,改善病人的不良心理状态。控制疼痛,对于焦虑、忧郁者给予心理指导。条件许可时,可允许家人陪伴病人进餐。

(3)协助病人洗手及漱口,对病情严重的病人给予口腔护理,以促进食欲。

(4)协助病人采取舒适的进餐姿势,如病情允许,可协助病人下床进食;不便下床者,可安排坐位或半坐位,并于床上摆放小桌及餐具;卧床病人可安排侧卧位或仰卧位(头转向一侧)并给予适当支托。

(5)征得病人同意后将治疗巾或餐巾围于病人胸前,以保持衣服和被单的清洁,并使病人做好进食准备。

(二)病人进食时的护理

1.护士洗净双手,衣帽整洁。

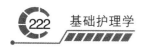

2. 根据饮食单上的饮食要求协助配餐员及时将热饭、热菜准确无误地分发给每位病人。对于禁食者,应告诉病人原因,以取得配合。

3. 病人进食期间护士应巡视病房,同时鼓励或协助病人进餐。

(1)进食期间,护士可及时地、有针对性地解答病人在饮食方面提出的问题,逐渐纠正其不良饮食习惯。

(2)鼓励卧床病人自行进食,并将食物、餐具等放在病人易取到的位置,必要时护士应给予其帮助。告诉病人在进食过程中应细嚼慢咽,不要边进食边说话,以免发生呛咳。

(3)对不能自行进食者,应根据病人的进食习惯如进食的次序与方法耐心喂食,每次喂食的量及速度可按病人的情况和要求而定,不要过快,以便于其咀嚼和吞咽。食物的温度要适宜,防止烫伤。饭和菜、固体和液体食物应轮流喂食。进流质饮食者,可用吸管吸吮。

(4)检查治疗饮食、试验饮食的实施情况,并适时给予督促,随时征求病人对饮食制作的意见,并及时向营养室反映。访客带来的食物,需经护士检查,符合治疗护理原则的方可食用,必要时协助加热。

(5)对双目失明或眼睛被遮盖的病人,除遵守上述喂食要求外,应告诉病人喂食内容以增加其进食的兴趣,促进消化液的分泌。如病人要求自己进食,可按时钟平面图放置食物,如6点钟放饭,12点钟放汤,3点钟及9点钟放菜等(图10-2),并告知病方向、食品名称,利于病人按顺序摄取。

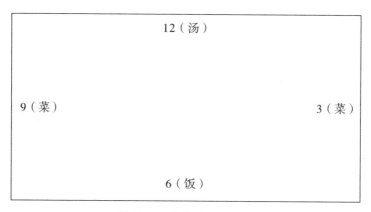

图10-2　食物放置平面图

(6)对于需要增加饮水量者,应向病人解释大量饮水的目的及重要性。督促病人在白天饮入一天总饮水量的3/4,以免夜间饮水过多,排尿次数增加而影响睡眠。病人无法一次大量饮水时,可少量多次饮水,并注意改变液体种类,以保证液体的摄入。

(7)对限制饮水量者,护理人员应向病人及家属说明限水的目的及饮水量,以取得合作。病人床边应有限水标记。若病人口干,可用湿棉球湿润口唇或滴水湿润口腔黏膜。口渴严重时若病情允许可采用含酸梅等方法刺激唾液分泌而止渴。

4. 及时处理进食过程中出现的特殊问题

(1)恶心:若病人在进食过程中出现恶心,应暂时停止进食并鼓励病人做深呼吸。

(2)呕吐:若病人发生呕吐,应及时给予帮助。将病人头偏向一侧,防止呕吐物进入气管,给病人提供盛装呕吐物的容器;尽快清除呕吐物并及时更换被污染的被服等;开窗通风,去除室内不良气味;帮助病人漱口或给予口腔护理,以去除口腔异味;询问病人是否愿意继续进食,对不愿意继续进食者,可帮助其保存好剩下的食物;观察呕吐物的性质、颜色、量和气味等并做好记录。

（3）呛咳：若病人发生呛咳，应帮助病人拍背；若异物进入喉部，应及时在腹部剑突下、肚脐上用手向上、向下推挤数次，使异物排出，防止发生窒息。

（三）病人进食后的护理

1. 及时撤去餐具，清理食物残渣，整理床单位，督促和协助病人饭后洗手、漱口或为病人做口腔护理，以保持餐后的清洁和舒适。

2. 餐后根据需要做好记录，如进食的种类、数量、病人进食过程中和进食后的反应等，以评估病人的进食是否满足营养需求。

3. 对暂需禁食或延迟进食的病人应做好交接班。

（四）饮食教育

每个人由于多年来形成了个体的饮食习惯，可能对医院的某些饮食不理解，难以接受。护士应根据病人所需的饮食种类对病人进行解释和指导，说明此种饮食的意义，明确可选用和不宜选用的食物及进餐次数等，以取得病人的配合，使病人理解并愿意接受饮食计划。制订饮食计划时应尽量符合病人的饮食习惯，尊重其宗教信仰，根据具体情况指导以帮助病人摄取合理的饮食，尽量用一些病人容易接受的食物代替限制的食物，使用替代的调味品或佐料，以使病人适应饮食习惯的改变。

第五节　特殊饮食护理

对于昏迷病人，或因消化道疾病不能经口进食的病人，为保证其营养素的摄取、消化、吸收，维持机体正常代谢，调控免疫、内分泌等功能并修复组织，促进康复，临床上常根据病人的情况采用不同的特殊饮食，包括胃肠内营养和胃肠外营养。

一、胃肠内营养

胃肠内营养（enteral nutrition，EN）是采用口服或管饲等方式经胃肠道提供维持人体代谢所需营养素的一种方法。

（一）要素饮食

要素饮食是一种化学精制食品，含有人体所必需的易于消化吸收的营养成分，包括游离氨基酸、重要脂肪酸、单糖、维生素、无机盐类和微量元素。与水混合后可以形成溶液或较为稳定的悬浮液。其主要特点是无须经过消化过程即可直接被肠道吸收、利用，为人体提供热能及营养素。

1. 目的　用于营养治疗，供给危重病人能量及氨基酸等营养素，促进伤口愈合，改善病人营养状况，以达到治疗及辅助治疗的目的。

（1）适应证：①高代谢病人，如严重烧伤及创伤、严重化脓性感染等；②消化道瘘、手术前后需营养支持病人；③非感染性严重腹泻、消化吸收不良、营养不良等病人。

（2）禁忌证：①婴幼儿和消化道出血者；②消化道瘘和短肠综合征病人宜先采用几天全胃肠外营养后逐渐过渡到要素饮食；③糖尿病和胰腺疾病病人应慎用。

2. 用法　根据病人的病情需要，将粉状要素饮食按比例添加水溶剂，配制成适宜浓度和剂量的液体要素饮食，可通过口服、鼻饲、经胃或空肠造瘘口滴注的方法供给病人。管喂滴注要素饮食时一般有以下 3 种方式。

（1）分次注入：将配制好的要素饮食或现成制品用注射器通过鼻胃管注入胃内，每日 4 ～ 6 次，每次 250 ~ 400 mL。其主要用于非危重病人，经鼻胃管或造瘘管行胃内喂养者。优点是操作方便，费用低廉。缺点是较易引起恶心、呕吐、腹胀、腹泻等胃肠道症状。

（2）间歇滴注：将配制好的要素饮食或现成制品放入有盖吊瓶内，经输注管缓慢滴入，每日 4 ～ 6 次，每次 400 ~ 500 mL，每次输注持续时间 30 ~ 60 min，多数病人可耐受。

（3）连续滴注：装置与间歇滴注相同，在 12 ~ 24 h 持续滴入要素饮食，或用肠内营养泵保持恒定滴速，多用于经空肠喂养的危重病人。

3. 并发症

（1）机械性并发症：与营养管的硬度、插入位置等有关，主要有鼻咽部和食管黏膜损伤、管道阻塞。

（2）感染性并发症：若营养液误吸可导致吸入性肺炎，若肠道造瘘病人的营养管滑入腹腔可导致急性腹膜炎。

（3）代谢性并发症：有的病人可出现高血糖或水电解质代谢紊乱。

（4）其他并发症：病人可能会出现恶心、呕吐、腹胀、腹痛、便秘、腹泻等其他并发症。

4. 注意事项

（1）应根据病人的具体病情，由临床医师、责任护士和营养师共同商议确定每一种要素饮食的具体营养成分、浓度、用量和滴入速度。应用原则一般是由低、少、慢开始，逐渐增加，待病人耐受后，再稳定配餐标准、用量和速度。

（2）配制要素饮食时应避免污染、变质。严格执行无菌操作原则，所有配制用具均需消毒灭菌后使用。

（3）要素溶液要现配现用，已配制好的溶液应放在 4 ℃ 以下的冰箱内保存，防止被细菌污染。配制好的要素饮食应保证于 24 h 内用完，防止放置时间过长而变质。

（4）要素饮食口服温度一般为 37 ℃ 左右，鼻饲及经造瘘口注入时的温度为 41 ~ 42 ℃。过烫可能灼伤胃肠黏膜，过冷则刺激胃肠道，引起痉挛、腹痛或腹泻。要素溶液不能用高温蒸煮，可置热水袋于输液管远端保持温度。

（5）要素饮食滴注前后都需用温开水或生理盐水冲净管腔，以防食物积滞管腔而腐败变质。

（6）滴注过程中经常巡视病人，如出现恶心、呕吐、腹胀、腹泻等症状，应及时查明原因，按需要调整速度、温度；反应严重者可暂停滴入。

（7）应用要素饮食期间需定期测量体重，并观察尿量、大便次数及性状，检查血糖、尿糖、血尿素氮、电解质、肝功能等指标，做好营养评估。

（8）停用要素饮食时需逐渐减量，骤停易引起低血糖反应。

（9）临床护士要加强与医师和营养师的联系，及时调整饮食，处理不良反应或并发症。

（二）管饲饮食

管饲饮食是经胃肠道插入导管，给病人提供必需的食物或营养液、水及药物的方法。根据导管插入的途径可分为 5 种。①口胃管：导管由口腔插入胃内。②鼻胃管：导管由鼻腔插入胃内。③鼻肠管：导管由鼻腔插入小肠。④胃造瘘管：导管经胃造瘘口插入胃内。⑤空肠造瘘管：导管经空肠造瘘口插至空肠内。下面主要以鼻胃管为例讲解管饲饮食的操作方法。

鼻饲法是将导管经鼻腔插入胃内，从管内注入流质食物、水分和药物的方法。

【目的】

对于各种原因不能经口进食的病人,通过鼻胃管供给食物、水分和药物,以满足病人对热能及营养素的需求和治疗的需要。

1.适应证

(1)不能经口进食者,如昏迷、口腔疾患、口腔手术后的病人。

(2)不能张口者,如破伤风病人。

(3)拒绝进食者,如精神病病人。

(4)早产儿和病情危重的病人。

2.禁忌证

(1)食管静脉曲张的病人。

(2)食管梗阻的病人。

【操作准备】

1.护士准备　着装整洁,修剪指甲、洗手、戴口罩。

2.病人准备

(1)向病人及家属解释插管的目的、操作过程等相关知识,取得配合。

(2)根据病情取适宜卧位。

(3)如有眼镜或义齿,协助其取下并妥善放置。

3.用物准备　无菌鼻饲包:含胃管1根(可根据病人情况和鼻饲持续时间选择硅胶胃管或DRW胃管)、镊子、压舌板、血管钳、50 mL注射器(灌食用)、治疗巾、纱布、液体石蜡棉球、弯盘、乳胶手套。棉签、胶布、夹子或橡皮圈、安全别针、听诊器、手电筒、鼻饲流食(38～40 ℃)200 mL,温开水适量,水杯(可病人自备),视需要准备漱口或口腔护理用物及松节油、手消毒液,生活垃圾桶、医用废物桶。

4.环境准备:环境符合操作要求,整洁、安静、舒适、安全。

【操作步骤】

1.操作前核对、评估、与病人和家属沟通

(1)核对病人的床号、姓名、住院号及腕带。

(2)评估病人的年龄、病情、治疗情况、意识状态。

(3)评估病人鼻腔情况,如鼻黏膜是否肿胀,有无炎症,有无鼻中隔偏曲、鼻息肉等。

(4)了解病人的心理状态与合作程度,向病人及家属解释鼻饲的目的、方法、注意事项、配合要点,以取得病人的配合。

2.操作步骤　鼻饲法见表10-6。

表10-6　鼻饲法

操作步骤	操作要点
(一)插管	
1.核对、解释:携用物至病人床旁,核对病人床号、姓名、腕带,再次解释	·确认病人,解除病人的紧张情绪,取得理解和配合
2.选择体位	

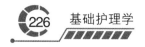

续表 10-6

操作步骤	操作要点
(1)协助病人取半坐位或坐位,无法坐起者取右侧卧位,昏迷病人取去枕平卧位,头向后仰(图 10-3A)	·半坐位或坐位可减轻胃管通过咽喉部时引起的咽反射,利于胃管插入。昏迷病人头向后仰,有利于胃管插入
(2)有义齿者取下义齿	·防止义齿脱落,误吞入食管或落入气管引起窒息
3.铺巾:将治疗巾围于病人颌下,弯盘放于方便易取处	·保护病人衣服和床单,以免被污染
4.选择鼻腔:观察病人鼻腔是否通畅、选择通畅一侧鼻腔并用棉签清洁,备好胶布	·鼻腔通畅,便于插管
5.标记胃管:打开鼻饲包,戴手套,取出胃管用纱布和镊子夹住胃管,测量胃管插入长度并标记	·测量方法有两种:①前额发际至胸骨剑突处的距离;②鼻尖经耳垂到胸骨剑突处的距离 ·成人插管长度为 45~55 cm
6.润滑胃管:用液体石蜡棉球润滑胃管前端	·减少插管时的摩擦阻力
7.开始插管	
(1)一手持纱布托住胃管,另一手持镊子夹住胃管前端,沿选定侧鼻孔轻轻插入	·插管时动作轻柔,镊子尖端勿触及鼻黏膜,以防损伤
(2)当胃管插入 10~15 cm(咽喉部)时,根据病人情况进行插管	
1)清醒病人:嘱其做吞咽动作,顺势将胃管向前推进,直至预定长度	·吞咽动作可帮助胃管迅速进入食管,减轻病人不适感,护士可随病人的吞咽动作插管。必要时,可让病人饮少量温开水以助胃管顺利插入
2)昏迷病人:将病人头部托起,使下颌靠近胸骨柄,缓缓插入胃管至预定长度(图 10-3B)	·下颌靠近胸骨柄可增大咽喉部通道的弧度,有利于胃管顺利通过会咽部
8.确认:确认胃管在胃内	·确认胃管在胃内的方法:①连接注射器于胃管末端抽吸,抽出胃液既可证实胃管在胃内(图 10-4A);②置听诊器于病人胃部,快速经胃管向胃内注入 10 mL 空气,同时在胃部听到气过水声,即表示已插入胃内(图 10-4B);③将胃管末端置于盛水的治疗碗内,无气泡逸出
9.固定:确认胃管在胃内后,将胃管用胶布固定于鼻翼及面颊部	·防止胃管移动或滑出,引起病人不适
10.脱手套,洗手	
(二)鼻饲	
1.灌注流质食物	
(1)连接注射器于胃管末端,先回抽见有胃液,再注入少量温开水	·每次注食前应先抽吸胃液以确定胃管在胃内及胃管是否通畅 ·温开水可润滑管壁,防止鼻饲液黏附于管壁

续表 10－6

操作步骤	操作要点
(2)缓慢注入鼻饲液或药液等	·避免注入速度过快,鼻饲液温度为 38～40 ℃,避免过冷或过热,每次鼻饲量不应超过 200 mL,间隔时间不少于 2 h ·若注入新鲜果汁,应与奶液分别注入,防止产生凝块 ·药片应研碎溶解后注入 ·鼻饲过程中,避免注入空气,以防引起腹胀
(3)鼻饲完毕后,再次注入少量温开水冲洗胃管	·避免鼻饲液积存于管腔中而变质,造成胃肠炎或堵塞管腔
2.处理胃管末端:将胃管末端胶塞盖紧,用纱布包好,橡皮圈扎紧或用夹子夹紧,用别针将胃管固定妥当	·防止灌入的食物反流和胃管脱出 ·可固定于大单、枕旁或病人衣领处
3.整理	
(1)协助病人清洁口腔、鼻孔	
(2)整理床单位	
(3)嘱病人维持原卧位 20～30 min	·鼻饲者应每天进行口腔护理,保持口腔清洁,增加舒适感 ·维持原卧位可有助于防止发生呕吐
(4)整理用物,清洗鼻饲用的注射器,放于治疗盘内,用纱布盖好备用	·鼻饲用物应每日更换消毒
4.洗手,记录	·记录鼻饲的时间、鼻饲液种类、量及病人反应等
(三)拔管	
1.准备	
(1)携用物至床旁,说明拔管的原因	·一般在停止鼻饲或长期鼻饲需要更换胃管时进行拔管
(2)置弯盘于病人颌下,夹紧胃管末端放于弯盘内,轻轻揭去固定胶布	·以防拔管时液体反流
2.拔管	
(1)用纱布包裹近鼻孔处的胃管,嘱病人深呼吸,在病人呼气时拔管,边拔边用纱布擦胃管,到咽喉处快速拔出	·到咽喉处快速拔出,以避免胃管内残留液体滴入气管
(2)将胃管放入弯盘中,移出病人视线	·避免病人产生不舒适感
3.整理	
(1)清洁病人口腔、鼻腔及面部,帮助病人漱口,采取舒适卧位。	
(2)整理床单位,清理用物	·可用松节油清除胶布痕迹,再用清水擦洗
(3)洗手,记录	·记录拔管时间和病人反应

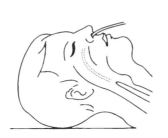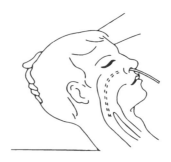

A.将病人头后仰　　　　　B.抬高病人头部以增大咽喉部通道的弧度

图10-3　为昏迷病人插管示意

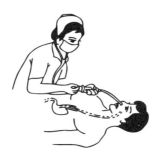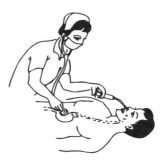

A.用注射器抽吸胃液　　　B.向胃内注入少量空气，用听诊
　　　　　　　　　　　　器听气过水声

图10-4　证实胃管在胃内的方法

【注意事项】

1. 插胃管会给病人带来很大的心理压力，护士要与病人进行有效沟通，使病人及家属理解鼻饲的目的及意义，取得配合。

2. 插管时动作应轻稳，避免损伤食管黏膜，尤其是通过食管3处狭窄部位（环状软骨水平处、平气管分叉处、食管通过膈肌处）时。

3. 插入胃管10～15 cm（咽喉部）时，若为清醒病人，嘱其做吞咽动作；若为昏迷病人，则用左手托起病人头部，使下颌靠近胸骨柄，以利插管。

4. 插入过程中如果病人出现剧烈恶心、呕吐，应暂停插入，嘱病人做深呼吸；如病人出现呛咳、呼吸困难、发绀等，表明胃管误入气管，应立即拔出，休息片刻后再重新插入；插管不顺畅时，应检查胃管是否在口腔内。

5. 每次鼻饲前须证实胃管在胃内且通畅，并用少量温开水冲管后再进行喂食，鼻饲液温度为38～40 ℃，避免过冷或过热，每次鼻饲量不应超过200 mL，间隔时间不少于2 h。鼻饲完毕后再次注入少量温开水，防止鼻饲液凝结。注入鼻饲液的速度不宜过快，以免引起病人不适。

6. 已配制好的鼻饲液应放在4 ℃以下的冰箱内保存，保证24 h内用完，防止放置时间过长而变质。

7. 长期鼻饲者应每天进行口腔护理，并定期更换胃管，硅胶胃管每月更换1次，聚氨酯胃管留置时间可达2个月。更换胃管时应于当晚最后一次喂食后拔出，次晨从另一侧鼻孔插入胃管。

(三)肠内营养泵

肠内营养泵是一种采用微电脑精确控制的肠内营养输注系统,是通过鼻胃管或鼻肠管链接泵管及其附件自动控制输注的速度、剂量、温度、输注总量等一套完整、封闭、安全、方便的系统,适用于危重病人的肠内营养输注,如严重创伤病人、大手术后病人等。使用时将营养液放于营养泵专用容器内,将输注管嵌入输液泵内,滴注端连接胃管(图 10-5),可以按照需要定时、定量对病人进行肠道营养液输入,达到维持病人生命、促进疾病及术后康复的目的。

肠内营养泵有以下特点:①可以按要求设定输入营养液的总量、流速、温度等参数,并可以随时调整;②根据指令,自动检测和控制营养液的流量、流速和温度,出现异常时,可发出报警信号;③动态显示已经输入营养液的数量、温度、流量和流速,便于随时查看。

肠内营养泵报警可能出现的问题:①管道堵塞,多因营养液黏附管壁所致,应在持续滴注时每2～4 h用37 ℃左右的生理盐水或温开水冲洗管道。②滴管内的液面过高或过低、液体滴空、电源不足等,应及时排除引起营养泵报警的原因,以使滴注通畅。

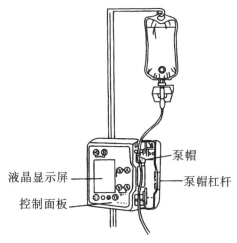

液晶显示屏　　泵帽
　　　　　　　泵帽杠杆
控制面板

图 10-5　胃肠营养泵示意

二、胃肠外营养

胃肠外营养(parenteral nutrition,PN)是根据病人病情需要,通过静脉途径提供人体所需的全部能量及营养素,包括氨基酸、脂肪、各种维生素、电解质和微量元素的一种营养支持方法。其特点是不受病人食欲和消化功能的影响,在病人不能进食、消化酶缺乏时,仍能使病人得到全部营养,从而维持机体正常功能,达到正氮平衡,促进伤口愈合和机体康复。

【适应证】

1. 各种原因引起的不能从胃肠道摄入营养者,如消化道瘘、肠梗阻、食管胃肠道先天畸形、坏死性胰腺炎、短肠综合征等。

2. 消化吸收功能障碍者,如长期腹泻、消化道大出血、严重胃肠水肿、溃疡性结肠炎等。

3. 超高代谢病人,如严重感染、烧伤、创伤或大手术前后。

4. 营养不良病人。

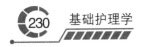

【禁忌证】

1. 病人伴有严重水电解质紊乱、酸碱平衡失调、出凝血功能紊乱或休克时应暂缓使用,待内环境稳定后再考虑胃肠外营养。

2. 估计应用时间不超过 5 d 者。

【用法】

胃肠外营养的输注途径有周围静脉和中心静脉,其选择视病情、营养支持时间、营养液组成、输液量而定。短期、部分补充营养或中心静脉置管有困难时,可经周围静脉输注;长期、全量补充营养时则宜选用中心静脉输注。输注的方式有以下两种。

1. 全营养混合液　全营养混合液(total nutrient admixture,TNA)即将每天所需的营养物质在无菌环境中按次序混合于由聚合材料制成的输液袋或玻璃容器后再输注的方法。这种方法的优点是:①热氮比例平衡、多种营养素同时进入体内,增加节氮效果;②简化输液过程,节省时间;③可减少污染;④降低代谢性并发症的发生率。

2. 单瓶　在无条件进行全营养混合液输注时,可单瓶输注。此方法由于各营养素非同步进入机体而不利于所供营养素的有效利用。另外,若单瓶输注高渗葡萄糖或脂肪乳,单位时间内进入体内的葡萄糖或脂肪酸量较多,易导致代谢性并发症。单瓶输注时氨基酸应与非蛋白质能量溶液合理间隔输注。

【并发症】

在病人应用胃肠外营养的过程中,可能发生的并发症有如下几种。

1. 机械性损伤　在中心静脉置管时,可因病人体位不当、穿刺方向不正确等引起气胸、皮下气肿、血肿甚至神经损伤。若穿破静脉及胸膜,可发生血胸或液胸;外周静脉输注时,由于静脉管径细小,高渗营养液不能得到有效稀释,血管内皮受损而出现血栓性浅静脉炎;输注过程中,若大量空气进入输注管道可发生空气栓塞。

2. 感染　若置管时无菌操作不严格、营养液污染以及导管长期留置可引起穿刺部位感染、导管性脓毒症等感染性并发症。长期肠外营养也可发生肠源性感染。

3. 代谢紊乱　营养液输注速度、浓度不当或突然停用可引起糖、脂肪代谢紊乱、肝功能损害。长期肠外营养也可引起肠黏膜萎缩、胆汁淤积等并发症。

【注意事项】

1. 严格执行无菌操作,正确配制营养液。

2. 配制好的营养液储存于 4 ℃冰箱内备用,若存放超过 24 h,则不宜使用。

3. 置管时严格无菌操作,穿刺部位的敷料每 24 h 更换 1 次,静脉导管进皮处保持干燥,注意观察局部皮肤有无异常征象。

4. 输注过程中加强巡视,注意液体点滴是否通畅,开始时缓慢,逐渐增加滴速,保持输液速度均匀。一般成人首日输液速度 60 mL/h,次日 80 mL/h,第 3 日 100 mL/h。输液浓度也应由较低浓度开始,逐渐增加。输液速度及浓度可根据病人年龄及耐受情况加以调节。输液导管及输液袋每 12~24 h 更换 1 次。

5. 静脉导管与输液管接头处应连接牢固,并用无菌敷料包裹,以防导管脱落与污染。输液过程中应防止液体中断或导管脱出,以防发生空气栓塞。

6. 静脉营养导管严禁输入药物、血液及其他液体,也不可在此处采集血标本或监测中心静脉压。

7. 使用前及使用过程中要对病人进行严密的实验室监测,每日记录出入液量,定期检查血糖、尿糖、电解质、肝肾功能等,根据病人体内代谢的动态变化及时调整营养液配方。

8.密切观察病人反应,注意有无并发症的发生。如发现病人有恶心、心悸、出汗、胸闷等异常情况,应及时与医生联系,查明原因,调整滴速或给予其他相应处理。

9.停用胃肠外营养时应提前在 2~3 d 逐渐减量。

◢ 本章小结 ◣

　　本章主要讲授了饮食、营养与健康和疾病痊愈的关系,人体对各种营养素的需要,营养状况的评估,医院饮食的类别及各种饮食的适用范围、饮食原则和用法,一般饮食护理和特殊饮食护理。学生通过学习认识到良好的饮食与营养对人体健康的重要性,临床上能够正确评估病人的营养状况,根据病人病情给予不同的饮食种类以满足机体需要,促进疾病痊愈。对不能自行进食的病人,可通过管喂饮食和胃肠外营养等方式满足其营养需要,促进机体康复。

(路雪芹　周　伟)

自测题

参考答案

第十一章　排泄护理

▓▓▓▓▓▓▓ 学习目标 ▓▓▓▓▓▓▓

1. 知识目标:掌握尿液和粪便的评估及其活动,排尿、排便异常的护理,与排便有关的护理技术;熟悉与排便、排尿有关的解剖和生理;了解影响排尿排便评估的因素,各种导尿、灌肠的目的。

2. 能力目标:能正确执行无菌技术操作,完成留置导尿术;能正确完成大量不保留灌肠和保留灌肠操作技术;能正确选择适当的措施对排尿异常和排便异常的病人进行护理;能正确对留置导尿管的病人进行护理。

3. 素质目标:具备评判性思维能力及分析问题能力,能够运用所学知识正确评估和护理排泄异常的病人;具备人文关怀素养及有效沟通能力,促进病人情绪稳定、愿意接受治疗并积极配合,操作中关心、保护病人;具备良好的职业素养,工作认真、尊重病人,注意安全。

临床案例

病人李某,女,66岁,在家活动时突然出现头痛,继而摔倒在地,神志不清。送往医院途中病人大小便失禁,无抽搐发作,左侧肢体不能活动。既往高血压病史18年,最高血压180/120 mmHg,平时服用复方降压片,血压控制在140/90 mmHg。查体:T 36.5 ℃,P 60 次/min,R 16 次/min,BP 200/100 mmHg;意识不清,压眶有反应;面色红,皮肤黏膜无出血点、瘀斑,双眼向右凝视,左侧鼻唇沟变浅,口角下垂;双肺呼吸音清,心界不大,心律齐,心尖部可闻及2/6级BSM;腹平软,肝脾肋下未及;左上下肢弛缓性瘫痪,肌力0级,左Babinski征(+),Brudzinski征(+)。

问题:①什么原因导致病人大小便失禁? ②作为责任护士,针对病人的大小便失禁,你可以采取哪些措施减轻病人的痛苦?

第一节　排尿护理

排泄是机体将新陈代谢所产生的终产物排至体外的生理过程,是人体维持生命的必要条件之一。人体排泄体内终产物的途径有皮肤、呼吸道、消化道及泌尿道,其中消化道和泌尿道是主要的排泄途径。许多因素可以直接或间接地影响人体的排泄活动和形态,而每个个体的排泄形态及影响因素也不尽相同。病人因缺乏相关知识或丧失自理能力而不能自行排尿、排便时,护士应运用相关知识和技术,指导或帮助病人恢复正常的排泄功能,以满足其基本生理需要,使之获得最佳的健康和舒适状态。

一、与排尿有关的解剖和生理

(一)泌尿系统的结构与功能

泌尿系统由肾、输尿管、膀胱及尿道组成。肾是泌尿器官,输尿管、膀胱及尿道为储尿和排尿器官。

1. 肾 肾是实质性器官,位于腹腔的后上方,脊柱两侧,第 12 胸椎和第 3 腰椎之间,右肾略低于左肾。肾最重要的生理功能是泌尿。肾通过生成尿液不仅可以排泄机体代谢的终产物,还可将摄入量超过机体需要的物质排出体外;而且同时精确调节体内水、电解质、酸碱和渗透压平衡等,维持机体内环境质和量的相对稳定,保证生命活动的正常进行。此外,肾还有内分泌的功能。

2. 输尿管 输尿管是一对扁而细长的肌性器官,左右各一个,起自肾盂末端,终于膀胱,其长度有明显的个体差异,其长度与年龄、身高呈现一定的比例关系,新生儿长约 6.5 cm,2 岁时长约 12 cm,6 岁时长约 14 cm,成年人长 20～30 cm,男性平均长约 26.5 cm,女性平均长约 25.9 cm。由于右肾比左肾略低 1 cm 左右,故左输尿管比右输尿管约长 1 cm。输尿管的直径粗细不均,平均直径为 0.5～0.7 cm。输尿管分成腹段、盆段和壁内段。输尿管全长有 3 处生理性狭窄,分别在起始部、跨骨盆入口缘和穿膀胱壁处。输尿管的生理功能是通过输尿管平滑肌的蠕动刺激和重力作用,将尿液由肾输送至膀胱,此时尿液是无菌的。

3. 膀胱 膀胱是具有伸展性的囊状肌性器官,成年人的膀胱位于小骨盆腔内。膀胱空虚时呈三棱锥体形,可分顶、底、体、颈四部分,各部间分界不明显。顶底之间为膀胱体。膀胱体与尿道相接处为膀胱颈,该处的管腔为尿道口。充盈的膀胱呈卵圆形,可上升至耻骨联合上缘以上,伸入腹前壁的腹膜与腹横筋膜之间。膀胱的主要生理功能是贮存尿液和排泄尿液。正常人膀胱内的尿量达 300～500 mL 时,开始有尿意,最大容积可达 800 mL。

4. 尿道 尿道内口起于膀胱,尿道外口直接开口于体表。男、女性尿道有很大不同。男性尿道长 18～20 cm,有 3 处狭窄,即尿道内口、膜部和尿道外口;两个弯曲,即耻骨下弯和耻骨前弯。女性尿道全长为 4～5 cm,直径约 0.6 cm,较男性尿道短、直、粗,富于扩张性,尿道外口开口于阴道前庭,位于阴蒂下方,与阴道口、肛门相邻,比男性更容易发生尿道的感染。尿道的主要生理功能是将尿液从膀胱排至体外。

(二)排尿的生理

肾生成尿液是连续不断的过程,而膀胱的排尿则是间歇进行的。排尿活动是受大脑皮质控制的反射活动。尿液在膀胱内储存达一定量时,引起反射性排尿,经尿道排出体外。正常情况下,膀胱达到一定容量时膀胱内压力增加,膀胱壁的牵张感受器受压力的刺激而兴奋,冲动沿盆神经传入脊髓的排尿反射中枢;同时,冲动也通过脊髓上传到达脑干和大脑皮质的排尿反射高级中枢,产生排尿欲。如果时机适当,则排尿反射进行,副交感神经兴奋冲动沿盆神经传出,引起逼尿肌收缩,内括约肌松弛,尿液进入尿道。此时尿液刺激尿道感受器,使冲动再次沿盆神经传至脊髓排尿中枢,以加强排尿并反射性抑制阴部神经,使膀胱外括约肌松弛。于是尿液被强大的膀胱内压驱出。在排尿时,腹肌、膈肌、尿道海绵体肌的收缩均有助于尿液的排出。

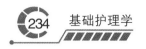

健康成人 24 h 的尿量为 1 000 ~ 2 000 mL。尽管水分的摄取量因人而异,渗透压的高低取决于尿的浓度,但机体为了排泄体内的废弃物,每天排尿量不应小于 500 mL。

二、正常和异常排尿的评估

(一)正常排尿评估

1. 排尿次数和尿量　尿量是反映肾功能的重要指标之一,也是反映有效循环血量的指标之一。尿量受多种因素的影响,如液体摄入量、饮食成分、体液排出量和药物等;排尿次数则受腹腔压力、心理因素和环境因素等影响。成人排尿一般日间 4 ~ 6 次,夜间 0 ~ 2 次,每次尿量 200 ~ 400 mL,24 h 总尿量平均在 1 500 mL 左右。

2. 尿液的性状　尿液的颜色受食物、药物、代谢产物及感染的影响;尿液的酸碱度受饮食的影响;尿比重(密度)的高低随尿中水分、盐类及有机物含量而异,尿比重的数值可粗略地反映肾小管的浓缩稀释功能。

新鲜尿液呈淡黄色或深黄色、清晰透明。新鲜尿液因含有挥发性酸而具有酸味,久置的尿液因尿素分解而具有氨臭味。由于内源性酸产生偏多,正常尿液呈弱酸性,pH 为 5.0 ~ 6.0。进食大量肉类时,尿呈酸性;进食大量蔬菜时,尿呈碱性。尿比重波动于 1.015 ~ 1.025,与尿量成反比,晨尿比重最高。

(二)异常排尿评估

1. 尿量与频率　排尿频率:一般情况下,每天排尿不应超过 8 次,白天 6 ~ 7 次,夜间 0 ~ 2 次。

(1)多尿:是指 24 h 尿量超过 2 500 mL。多尿可分为两大类:高渗性多尿,尿比重在 1.020 以上,可由葡萄糖、尿素、尿钠排泄过多引起;低渗性多尿,尿比重低于 1.005,见于各种原因引起的慢性间质性肾炎、低钾性肾病、高钙性肾病、高尿酸血症、干燥综合征、多囊肾、尿崩症、烦渴多饮等。若夜间尿量和次数明显增加,称为夜尿多。

(2)少尿或无尿:少尿是指 24 h 尿量少于 400 mL 或每小时尿量少于 17 mL;无尿或尿闭是指 24 h 尿量少于 100 mL,或者 12 h 全无尿。

2. 颜色

(1)菌尿:新鲜尿中含有大量细菌并出现云雾状混浊,加酸或加热混浊不会消失,静置后不出现沉淀。脓尿是指尿中含有脓细胞和细菌等渗出物,呈白色絮状。脓尿、菌尿均见于肾盂肾炎、尿道炎等泌尿系统的感染性疾病。

(2)血尿:指高倍镜检中多于 5 个红细胞(>5 RBC/HPF)。血尿颜色的深浅与尿液中所含红细胞量的多少有关。①镜下血尿:肉眼所视尿液正常,须经显微镜检查方能确定。②肉眼血尿:正常人尿中无或仅有极少量红细胞,当每升尿液中含血量超过 1 mL 时,尿液可呈淡红色、洗肉水样或血样尿,称为肉眼血尿。血尿多见于泌尿系统结石、肿瘤、外伤、重症肾小球疾病、肾盂肾炎、膀胱炎、肾结核、多囊肾、血小板减少性紫癜及血友病病人。剧烈运动后可偶然出现一过性血尿。

(3)血红蛋白尿:多为血管内溶血,大量红细胞破坏导致。尿液外观可呈浓茶色或酱油色,透明状,显微镜下不见红细胞但潜血试验阳性。血红蛋白尿常见于阵发性睡眠性血红蛋白尿症、蚕豆病、血型不符导致的输血反应等溶血性疾病。

(4)胆红素尿:指尿液中含有胆红素,呈黄褐色,正常人血中因结合胆红素含量很低,滤过量极少,因此尿中检不出胆红素。如血中结合胆红素增加,可通过肾小球膜,使尿中结合胆红素量增加,尿胆红素试验呈阳性反应。见于阻塞性黄疸或肝细胞性黄疸。

（5）乳糜尿：指尿中含有淋巴液，呈乳白色，常见于丝虫病。

3. 气味　尿液久置后，因尿素分解产生氨，故有氨臭味。当泌尿道有感染时新鲜尿有氨臭味。尿有蒜臭味见于有机磷农药中毒，鼠臭味见于苯丙酮尿症。糖尿病酮症酸中毒时，因尿中含有丙酮，故有烂苹果气味。

4. 酸碱度　饮食的种类可影响尿液的酸碱性。代谢性酸中毒、糖尿病酮症酸中毒、痛风等病人的尿液可呈强酸性，代谢性碱中毒和严重呕吐等病人的尿液可呈强碱性。

5. 比重　病理情况下，尿比重还受尿中蛋白、尿糖及细胞成分等影响。尿比重增高（>1.025），见于高热、脱水、糖尿病等。经常性低比重尿（<1.015），见于尿崩症、慢性肾炎及肾衰竭。若尿比重经常固定于1.010，提示肾功能严重障碍。

三、排尿的活动

（一）异常排尿活动

异常排尿活动包括膀胱刺激征、尿失禁和尿潴留。

1. 膀胱刺激征　膀胱刺激征主要表现为尿频、尿急、尿痛。尿频是指单位时间内排尿次数增多（每日排尿次数>8次），主要由于膀胱炎症或机械性刺激引起；尿急是指病人突然有强烈尿意，不能控制需立即排出尿液，主要由于膀胱三角或后尿道的刺激，产生强烈的排尿反射活动所致；尿痛是指排尿时膀胱区及尿道口产生疼痛，疼痛性质为烧灼感或刺痛，主要由于病损黏膜受到刺激所致。

原因：膀胱刺激征常见于膀胱及尿道感染、输尿管结石（特别是输尿管膀胱壁段结石）、尿道综合征（与精神因素有关）、膀胱肿瘤（血尿为主）、间质性膀胱炎（常见于系统性红斑狼疮）、出血性膀胱炎（使用抗肿瘤药物环磷酰胺的病人）。

2. 尿失禁　是指由于膀胱括约肌损伤或神经功能障碍而丧失排尿的控制能力，使尿液不自主地流出。尿失禁按照症状可分为完全性尿失禁、充溢性尿失禁、压力性尿失禁、急迫性尿失禁4类。

（1）完全性尿失禁：又称真性尿失禁，即膀胱完全不能贮尿，尿液连续从膀胱经尿道不自主地流出，膀胱处于空虚状态。

常见原因：①脊髓初级排尿中枢与大脑皮质之间联系受损，如昏迷、截瘫，因排尿反射活动失去大脑皮质的控制，膀胱逼尿肌出现无抑制性收缩。②外伤、手术、分娩或先天性疾病引起的膀胱颈和尿道括约肌损伤或支配括约肌的神经损伤。③女性尿道口异位、膀胱阴道瘘等。

（2）充溢性尿失禁：又称假性尿失禁，即膀胱功能完全失代偿，膀胱过度充盈而导致内压增高，尿液不由自主地溢出或流出。当膀胱内压力降低时，排尿即停止，但膀胱仍呈胀满状态，尿液不能排空。

常见原因：①脊髓初级排尿中枢活动受抑制，膀胱充满尿液，内压增高，迫使少量尿液流出。②下尿路有较严重的机械性（如前列腺增生）或功能性梗阻引起慢性尿潴留，当膀胱内压上升到一定程度并超过尿道阻力时，尿液不断地自尿道滴出。

（3）压力性尿失禁：又称不完全性尿失禁，即当腹压增加（如咳嗽、打喷嚏、上楼梯或跑步）时即有尿液自尿道流出。

常见原因：膀胱及尿道括约肌张力减低、骨盆底部肌肉及韧带松弛。多见于女性，如中老年肥胖的女性，多次分娩或产伤者，偶见于尚未生育的女子。

（4）急迫性尿失禁：即病人有强烈尿液，并迫不及待地需排出尿液。

常见原因：由于膀胱容积减少，膀胱扩张感受器痉挛所致。如部分性上运动神经元病变或急性

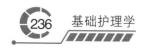

膀胱炎等强烈的局部刺激,导致逼尿肌无抑制性收缩而发生尿失禁。病人有严重的尿频、尿急症状。

3. 尿潴留　是指膀胱内积有大量尿液而不能自主排出。正常情况下当膀胱内贮尿达 300 ~ 400 mL 时,即可刺激排尿中枢产生尿意而引起反射性的排尿动作。尿潴留时,膀胱容积可增至 3 000 ~ 4 000 mL,膀胱高度膨胀,可至脐部。病人主诉下腹胀痛不适而不能排尿。体检可见耻骨上膨隆,扪及囊样包块,叩诊呈实音,有压痛。常见的原因如下。

(1)机械性梗阻:膀胱颈部或尿道有梗阻性病变,如前列腺炎症、肥大或肿瘤压迫尿道,尿道损伤、狭窄或尿路结石等造成排尿受阻。

(2)动力性梗阻:由于排尿功能障碍引起,而膀胱、尿道无器质性梗阻病变,如外伤、疾病、手术或使用麻醉剂导致脊髓初级排尿中枢活动发生障碍或受到抑制,不能形成排尿反射。

(3)其他原因:如肌源性因素,尿液存留过多导致膀胱过度充盈(如麻醉、饮酒过量),致使膀胱收缩无力,造成尿潴留;不能用力排尿或不习惯卧床排尿,包括某些心理因素,如焦虑、窘迫导致不能及时排尿。

(二)影响排尿的因素

1. 心理因素　排尿可因为听觉、视觉或其他因素的刺激而触发,如听到流水音,有些人就想排尿;当个体处于过度焦虑和紧张的情形下,有人会出现尿频、尿急,也有人会抑制排尿而出现尿潴留。

2. 个人习惯　大多数人会建立自己的排尿习惯,如早晨起床第一件事是排尿,晚上就寝前也要排空膀胱。排尿的姿势、时间是否充裕、环境是否合适也会影响排尿的完成。

3. 环境因素　在隐蔽场所排尿是多种文化共同的规范,因此,当缺乏隐蔽场所时,就会影响排尿的进行。

4. 液体和饮食的摄入　如果其他影响体液的因素不变,液体的摄入量将直接影响尿量和排尿的频率,摄入得多,尿量就多。摄入液体的种类也影响排尿,如咖啡、茶、酒类饮料,有利尿作用;有些食物的摄入也会影响排尿,如含水量多的水果、蔬菜等可增加液体摄入量,使尿量增多。摄入含盐较高的饮料或食物,则会造成水钠潴留,使尿量减少。

5. 气候变化　气温较高时,呼吸增快,大量出汗,尿量减少;气温较低时,身体外周血管收缩,循环血量增加,尿量增加。

6. 治疗及检查　外科手术、外伤均可导致失血、失液。若补液不足,机体处于脱水状态,尿量减少。手术中使用麻醉剂可干扰排尿反射,改变病人的排尿形态,导致尿潴留。手术或外伤损伤输尿管、膀胱、尿道肌肉时,排尿失去了控制,也可发生尿潴留或尿失禁。某些药物直接影响排尿,如有些利尿剂(呋塞米等)能抑制肾小管重吸收,使尿浓缩能力降低而增加尿量;镇痛药、镇静剂影响神经传导而干扰排尿。

7. 疾病　神经系统的病变、损伤会阻碍排尿反射的神经传导而致尿失禁;肾脏的病变使尿液生成障碍,出现少尿或无尿;泌尿系统的肿瘤、结石或狭窄也可导致排尿障碍,出现尿潴留。

8. 其他因素　妇女在妊娠时,可因子宫增大压迫膀胱致使排尿次数增多。老年人因膀胱肌肉张力减弱,出现尿频。老年男性前列腺肥大压迫尿道,可出现排尿困难。婴儿因大脑发育不完善,其排尿由反射作用所产生,不受意识控制,2 ~ 3 岁后才能自我控制排尿。

四、排尿异常的护理

(一)尿失禁病人的护理

1. 皮肤护理 保持局部皮肤清洁干燥。适当使用尿垫、尿不湿,经常用温水清洗会阴部皮肤,勤换衣裤、床单、尿垫等以保持局部皮肤清洁干燥,减少异味。根据皮肤情况,定时按摩受压部位,防止压疮的发生。

2. 尿液引流 必要时应用接尿装置引流尿液。女性病人可用女式尿壶紧贴外阴部接取尿液;男性病人可用尿壶接尿,也可用阴茎套连接集尿袋接取尿液,但此法不宜长时间使用,每天要定时取下阴茎套和集尿袋,清洗会阴部和阴茎,使其局部暴露于空气中,并观察局部有无发红、水肿等。

3. 重建正常排尿功能

(1)适当的液体摄入,可增加尿量达到自然冲洗尿道的作用,防止结石的形成和泌尿系统感染的发生。在病情允许的情况下,应鼓励病人每日摄入 2 000 ~ 3 000 mL 液体。同时,要鼓励病人进食含水量多的食物。

(2)观察排尿反应,定时使用便器,逐步建立规律的排尿习惯。

(3)指导病人进行持续的盆底肌肉的训练,以增强控制排尿的能力。方法是病人站立,或侧卧,或坐下,在吸气的同时做紧缩肛门、阴道动作,每次收缩不少于 3 s 后放松,连续做 15 ~ 30 min,每日进行 2 ~ 3 次。注意不要屏气,要匀速吸气和呼气。

4. 导尿 对长期尿失禁的病人,可行留置导尿术,避免尿液浸渍皮肤,发生皮肤破溃。根据病人的情况定时夹闭和引流尿液,锻炼膀胱壁肌肉张力,重建膀胱储存尿液的功能。

5. 心理护理 无论什么原因引起的尿失禁,都会给病人造成很大的心理压力,如精神苦闷、忧郁、丧失自尊等。他们期望得到他人的帮助和理解,同时尿失禁也给生活带来许多不便。医护人员应尊重理解病人,给予其安慰、开导和鼓励,使其树立恢复健康的信心,积极配合治疗和护理。

(二)尿潴留病人的护理

1. 心理护理 发生急性尿潴留,病人常常会恐慌。作为护理人员,应尽量安慰病人和亲属的情绪,配合医生尽快采取措施,解除尿潴留。对于慢性尿潴留,护士应注意观察,定期随访,对有焦虑和紧张情绪的病人给予安慰,减轻其心理压力。

2. 提供隐蔽的排尿环境 关闭门窗,屏风遮挡,请无关人员回避。适当调整治疗和护理时间,为病人提供一个不受他人影响的合适排尿环境,使其安心排尿。

3. 调整体位和姿势 在病情许可的范围内,协助病人采取适当体位,如卧床病人略抬高上身或坐起,尽可能用习惯姿势排尿。对需绝对卧床休息或某些手术病人,应事先有计划地训练其床上排尿,以免因不适应排尿姿势的改变而导致尿潴留。

4. 诱导排尿 利用某些条件反射诱导排尿,如听流水声或用温水冲洗会阴;亦可采用针刺中极、曲骨、三阴交穴或艾灸关元、中极穴等方法,刺激排尿。

5. 热敷、按摩 按摩膀胱区,热敷下腹部,可放松肌肉,促进排尿。按压时切记不可强用力,以防膀胱破裂。

6. 健康教育 指导病人养成定时排尿的习惯;教会病人和亲属注意饮水的计划性,不能一次摄入过多的水,也不能因为尿潴留而限制饮水;教会病人和亲属诱发排尿的方法。

7. 导尿术 经上述处理仍不能解除尿潴留时,可遵医嘱给病人施导尿术。

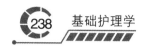

五、与排尿有关的护理技术

(一)导尿术

导尿术是在无菌操作下,用导尿管经尿道插入膀胱引出尿液的方法。导尿术分为一次性导尿术和留置导尿术两种。一次性导尿术将导尿管插入膀胱放出尿液或留取尿标本后即将导尿管拔出。留置导尿术是将导尿管一直留置在病人体内,在病情许可时才拔出或定期更换。

【目的】

1. 为尿潴留病人放出尿液,减轻病人痛苦,留取中段尿标本进行细菌培养,协助诊断,为膀胱癌病人进行化疗。

2. 抢救危重、休克病人时,准确记录每小时尿量、测尿比重,以密切观察病人病情变化。

3. 为盆腔手术病人排空膀胱,使膀胱持续保持空虚状态,避免术中损伤。

4. 某些泌尿系统疾病手术后留置导尿管,便于引流和冲洗,并减轻手术切口的张力,促进切口的愈合。

5. 为尿失禁、昏迷、截瘫及会阴部有伤口的病人引流尿液,保持会阴部清洁干燥,并可为尿失禁病人行膀胱功能训练。

【操作准备】

1. 护士准备　衣帽整齐,洗手,戴口罩。

2. 病人准备　病人了解留置导尿术的目的、操作过程、配合要点。清醒者嘱其自行清洗外阴,不能自行清洗者护士协助冲洗。

3. 用物准备　一次性无菌导尿包、手消毒液、一次性垫巾、浴巾。一次性无菌导尿包内有初步消毒用物、手套、再次消毒及导尿用物。初步消毒用物:小托盘、消毒棉球 1 袋、镊子、纱布、手套。再次消毒和导尿用物:手套、弯盘、气囊导尿管、消毒棉球 1 袋、镊子 2 把、含 10 mL 无菌液体注射器、液体石蜡棉球 1 袋、试管、纱布、集尿袋、孔巾、方盘、外包治疗巾。

4. 环境准备　环境整洁、安静,符合无菌原则要求;关闭门窗,调节室温,屏风遮挡,请探视者回避。

【操作步骤】

1. 操作前核对、评估、与病人沟通

(1)病人年龄、性别、病情、生命体征、意识状态、自理能力等。

(2)病人对留置导尿术的认识及合作程度。

(3)会阴部皮肤情况。

(4)询问病人排尿有无烧灼感和痛感。

(5)病人膀胱充盈程度。

2. 操作　导尿术见表 11-1。

表 11-1 导尿术

操作步骤	操作要点
(一)女性导尿术	
1.核对、解释:携用物至床旁,核对病人床号、姓名、住院号及腕带,再次向病人说明操作目的及有关注意事项	·确认病人,取得配合
2.准备体位:嘱病人或协助病人取仰卧屈膝位,两腿外展,暴露外阴,覆盖浴巾	·充分暴露外阴、适当遮挡及保暖 ·嘱咐病人保持安置好的体位,避免无菌区域污染
3.初步消毒:将一次性垫巾铺于臀下,打开无菌导尿包,放于两腿之间,小托盘放于近外阴处,打开碘伏棉球袋,放于小托盘内。左手戴手套,右手持镊子夹消毒棉球分别消毒阴阜、两侧大阴唇,左手分开大阴唇,消毒两侧小阴唇、尿道口,消毒后用物移至床尾	·消毒从上至下、从外向内、单方向擦拭,一个棉球限用一次
4.戴手套、铺孔巾:戴上无菌手套,双手持孔巾,洞口对着尿道口并避开肛门后覆盖	·孔巾下端与导尿包内面重叠,形成连续的无菌区域
5.接尿袋、润滑导尿管:检查气囊的密闭性和导尿管的通畅性,打开集尿袋并与导尿管末端连接,润滑导尿管前端	·润滑导尿管可减轻导尿管对黏膜的刺激和插管时的阻力
6.再次消毒:托盘放于外阴处,左手拇指、示指分开小阴唇,右手持镊子夹消毒棉球,分别消毒尿道口、两侧小阴唇、尿道口,弃物移出无菌区域	·消毒从上至下、从内向外
7.插导尿管:左手持续固定小阴唇,嘱病人张口呼吸,镊子夹导尿管对准尿道口轻轻插入尿道 4~6 cm(图 11-1)	
8.固定:见尿袋内有尿液,再插入 7~10 cm,注射器接双腔气囊导尿管末端的注液(气)口,按导尿管上注明的气囊容积注入等量的无菌溶液,轻拉导尿管有阻力感,即证实导管已固定在膀胱内。导尿完毕后,夹闭引流管,撤下孔巾,擦净外阴,将集尿袋妥善地固定于床沿下,开放导尿管	·张口呼吸可使尿道括约肌松弛,有助于插管 ·气囊注入一定量液体后膨大固定于膀胱内,以达到固定导尿管的作用 ·集尿袋固定在低于膀胱的高度,防止尿液逆流造成泌尿系统感染 ·引流管要留出足够的长度,防止因翻身牵拉,使导尿管脱出
9.操作后处理	
(1)协助病人取舒适的卧位,整理床单位,按医疗废弃物分类处理	
(2)告知病人及亲属,保持引流管通畅,避免导尿管受压、扭曲:适当活动,离床活动时,将导管远端固定在大腿上,避免导管脱出、挤压	
(3)记录插管时间和气囊注入量,供拔管时查阅	
(二)男性留置导尿术	
1.同女性留置导尿术 1~2	

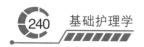
续表 11-1

操作步骤	操作要点
2. 初步消毒:无菌导尿包展开放于两腿之间,小托盘放于近外阴处,打开碘伏棉球袋,放于小托盘内,左手戴手套,右手持镊子夹消毒棉球,依次消毒阴阜、阴茎(阴茎背侧→阴茎两侧→阴茎腹侧)、阴囊。用无菌纱布包裹阴茎将包皮向后推,暴露尿道外口,自尿道口向外向后旋转擦拭消毒尿道口、龟头及冠状沟数次。消毒后用物移至床尾处	• 包皮和冠状沟易藏污垢,注意仔细擦拭,预防感染
3. 戴手套、铺孔巾:戴上无菌手套,双手持孔巾,洞口处对着阴茎,使其暴露,孔巾下端与导尿包内面重叠,形成连续的无菌区域	
4. 连接尿袋、润滑导尿管:检查气囊的密闭性和导尿管的通畅性,打开集尿袋并与导尿管末端连接,润滑导尿管前端	
5. 再次消毒:左手用无菌纱布裹阴茎将包皮向后推,暴露尿道外口,右手持镊子夹消毒棉球再次旋转擦拭消毒尿道口、龟头及冠状沟数次。弃物移出无菌区	
6. 插导尿管:左手继续持纱布固定阴茎并提起,使之与腹壁呈60°(图 11-2),将包皮向后推,暴露尿道口,嘱张口呼吸,镊子夹导尿管对准尿道口轻轻插入尿道 20～22 cm	• 使耻骨前弯消失,利于插管 • 插管时,动作要轻柔,男性尿道有 3 处狭窄,切忌用力过快、过猛而损伤尿道黏膜
7. 同女性留置导尿术 8～9	

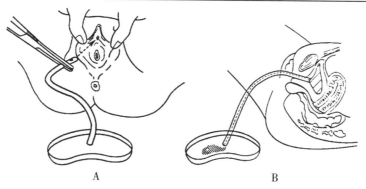

A　　　　　　　　　　　　　B

图 11-1　女性病人导尿

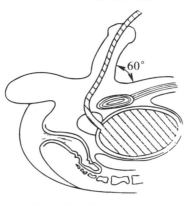

图 11-2　男性病人导尿

【注意事项】

1. 严格执行查对制度和无菌操作原则。

2. 老年女性会阴部肌肉松弛,尿道口回缩,不易辨认,造成寻找困难,应仔细辨认,选择稍粗的导尿管。

3. 熟练掌握导尿操作,避免尿管来回、反复插入尿道;导尿时的动作要轻柔,导尿管在尿道内应缓慢推进,不能用力过猛。

4. 对膀胱高度充盈且虚弱的病人,第一次放尿不应超过 1 000 mL,且缓慢放尿,防止大量快速放尿导致虚脱和血尿。

5. 为女病人插管时,如误入阴道,应更换无菌导尿管,然后重新插管。

【留置导尿管后的护理】

1. 防止泌尿系统感染的措施

(1)保持尿道口清洁:每日擦洗会阴 1~2 次,预防感染。

(2)定时更换尿袋和导尿管:尿袋和导尿管更换周期参照不同尿袋、导尿管的使用说明。集尿袋一般每日更换 1 次,导尿管每周更换 1 次,硅胶导尿管可酌情延长更换时间。

(3)保持导尿管与引流管连接部位的清洁。

2. 预防尿道损伤 嘱病人翻身时注意保护导尿管勿脱出,及时倾倒集尿袋内尿液,防止重力作用使导尿管脱出。对烦躁的病人,约束其固定好四肢,预防强行拔管,使膨大的气囊强行拉出,导致尿道黏膜撕裂出血可在尿道口外的尿管做标记,作为观察尿管是否移动的依据。更换集尿袋时,避免用力牵拉导管,防止导尿管移位、脱出。

3. 观察尿量和颜色 若尿色深或混浊,应加量饮水,并及时送尿标本检查,卧床病人应经常变换体位,使尿液尽量排出:若有尿盐沉渣或血块以及感染,遵医嘱行膀胱冲洗。

4. 训练膀胱反射功能 采用间歇性夹管方式。夹闭导尿管,每 3~4 h 开放 1 次,使膀胱定时充盈和排空,促进膀胱功能的恢复。

5. 导尿管脱出应立即检查脱出原因。若球囊完好脱出,检查尿道有无渗血损伤。若球囊破裂且不完整,立即查找,若未发现应及时汇报给医生,做进一步的检查,必要时重新留置导尿管。

(二)膀胱冲洗

膀胱冲洗是通过三通的导尿管将无菌液体滴入膀胱内并将灌入的液体引流出来的方法。

【目的】

1. 对留置导尿管的病人,保持其尿液引流通畅,预防导尿管堵塞。

2. 清除膀胱内的血凝块、黏液、细菌等,预防感染。

3. 灌入药物,治疗某些膀胱疾病,如膀胱炎,膀胱肿瘤。

【操作准备】

1. 护士准备　衣帽整齐,修剪指甲,洗手,戴口罩。

2. 病人准备　了解膀胱冲洗的目的、操作过程、配合要点。

3. 用物准备　无菌膀胱冲洗器 1 套,无菌手套,治疗巾,消毒液,按医嘱准备冲洗液。常用冲洗液:生理盐水,0.02% 呋喃西林溶液等。冲洗液的温度为 38~40 ℃。

4. 环境准备　环境整洁、安静,符合无菌原则要求。

【操作步骤】

1. 操作前核对、评估、与病人沟通

（1）核对病人的床号、姓名、住院号及腕带,确认有效医嘱。

（2）评估病人的年龄、性别、病情、生命体征、意识状态、自理能力、对膀胱冲洗的认识及合作程度等。

（3）向病人说明操作目的和配合要点。

2. 操作　膀胱冲洗见表11-2。

表 11-2　膀胱冲洗

操作步骤	操作要点
1. 插导尿管、固定:按导尿术的方法	·严格执行查对制度和无菌操作
2. 排空膀胱:排空膀胱内尿液,夹闭尿袋引流管	·排空膀胱,便于冲洗液顺利流入膀胱 ·防止导尿管和引流管接头污染
3. 冲洗:连接冲洗液与膀胱冲洗器,冲洗液挂于输液架,排气后关闭导管,消毒导尿管冲洗端口,接冲洗导管,开放冲洗液输入膀胱,滴速为60滴/min(或按医嘱要求),待病人有尿意或滴入溶液200～300 mL后,关闭冲洗管,开放引流管,将冲洗液全部引流出来,再关闭引流管,按需要如此反复冲洗(图11-3)	·滴速不宜过快,以防病人尿意强烈,膀胱收缩,迫使冲洗液从导尿管侧溢出 ·在冲洗过程中,询问病人感受,若病人出现不适或有出血情况,立即停止冲洗,并与医生联系
4. 观察:观察尿流速度、色泽及混浊度,保持引出液与输入液的平衡	
5. 冲洗后处理	
(1)冲洗完毕,取下冲洗管,固定好尿袋,协助病人取舒适卧位,整理床单位	
(2)处理用物	
(3)洗手、记录	·记录冲洗量、引流量、引流液性质、冲洗过程中病人有无异常反应等

【注意事项】

1. 严格执行无菌操作,防止医源性感染。

2. 注意观察引流液的性质及量。若引流的液体量少于灌入的液体量,应考虑有无血块或脓液阻塞,可增加冲洗次数或更换导尿管。

3. 冲洗时嘱病人深呼吸,尽量放松,以减少疼痛。若病人出现腹痛、腹胀、膀胱剧烈收缩等情况,应暂停冲洗。

4. 冲洗后,若病人感到剧烈腹痛,引流液中有鲜血或血压下降,应停止冲洗,通知医生处理。

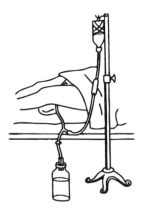

图 11-3　膀胱冲洗术

第二节　排便护理

人摄取的食物在小肠内全部消化和吸收后,成为食物残渣进入大肠,大肠黏膜吸收其中一部分水分,其余经细菌发酵和腐败作用后形成粪便,经过乙状结肠、直肠至肛门排出体外。人体参与排便运动的主要器官是大肠。通常情况下,人体的排便活动受意识控制,自然、无痛苦、无障碍,但生理、心理、社会等许多因素可以影响排便活动。因此,护士应通过对病人排便活动及粪便的评估,及时发现病人存在的问题,并采取措施予以解决。

一、与排便有关的解剖和生理

(一)大肠的解剖和功能

大肠在右髂窝起自回肠末端延伸到肛门,长 1.5～1.8 m,直径约 5 cm。大肠按其行径和形态分为盲肠、结肠、直肠和肛管 4 个部分。

大肠的主要生理功能在于吸收水分,储存和排泄粪便。大肠黏膜腺体能分泌微碱性的浓稠黏液,有保护肠黏膜和滑润粪便作用。大肠内有许多细菌,这些细菌主要来自食物和大肠内的繁殖。

(二)大肠的运动与排便

大肠的运动形式有袋状往返运动、分节推进运动、多袋推进运动和蠕动。蠕动是一种推进运动,对肠道排泄起重要作用。还有一种进行很快且前进很远的蠕动,称为集团蠕动。通常开始于横结肠,可推动一部分大肠内容物到降结肠或乙状结肠。集团蠕动常见于进食后,是由两种反射刺激引起:胃-结肠反射和十二指肠-结肠反射。此反射对于肠道排泄有重要意义。

粪便以一定的量和速度驱入直肠时压迫盆底,刺激排便感受器,冲动至大脑皮质产生便意,并引起直肠平滑肌的反射性收缩。如环境允许排便,则可意识性解除盆底肌、外括约肌的主动收缩,诸肌肉松弛,肛管压力下降;同时采用呼气后屏气,增加腹内压将粪便推入肛管;环境不允许排便,盆底诸肌肉主动收缩,不使粪便进入肛管,同时直肠结肠亦适应性松弛,使直肠内压下降,便意逐步解除。

二、正常和异常排便的评估

(一)正常排便的评估

1. 排便次数和量　正常成人每天排便 1～3 次,排便量为 100～300 g;婴幼儿每天排便 3～5 次。

2. 粪便的性状　正常粪便呈黄褐色或棕黄色,便软成形,其内主要为食物残渣、脱落的大量肠上皮细胞、细菌以及机体代谢后产生的废物,如胆色素衍生物和钙、镁、汞等。

(二)异常粪便评估

1. 排便次数和量　排便次数因人而异,成人每天超过 3 次或每周少于 3 次,应视为异常。每日排便量与膳食种类、数量、摄入液体量、大便次数及消化器官的功能有关。

2. 粪便的性状

(1)形状和软硬度:稀薄或水样便且次数增多见于消化不良或急性肠炎;扁条形或带状见于肠

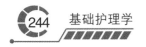

道梗阻或直肠狭窄;粪便坚硬呈栗子样见于便秘时。

（2）颜色:柏油样便见于上消化道出血;白陶土色便见于胆道梗阻;暗红色血便见于下消化道出血;果酱样便见于肠套叠、阿米巴痢疾;痔疮或肛裂时粪便表面有鲜红色血液;白色米泔水样便见于霍乱、副霍乱。

（3）内容物:消化道感染或出血时粪便中可混入或粪便表面附有血液、脓液或肉眼可见的黏液,肠道寄生虫感染的粪便中可查见蛔虫、蛲虫、绦虫节片等。

（4）气味:严重腹泻的粪便呈碱性反应,气味极恶臭;下消化道溃疡、恶性肿瘤的粪便呈腐败臭;上消化道出血的柏油样粪便呈腥臭味;消化不良粪便呈酸性反应,气味为酸败臭。

三、排便的活动

（一）异常排便的活动及原因

正常情况下排便活动受意识所控制,但许多生理和心理因素可以影响肠道的活动,引起排便活动的异常。

1.便秘　便秘是指正常的排便形态改变、排便次数减少,排出过于干硬的粪便,且排便不畅、困难。一般每周少于 3 次,伴排便困难、粪便干结。慢性便秘是指便秘的病程至少为 6 个月,既是一种症状,也是一种疾病。便秘常粪便干硬伴腹痛、腹胀、消化不良、乏力、食欲减退、舌苔变厚,头痛等。触诊腹部较硬实且紧张,有时可触及包块,肛诊可触及粪块。

原因:摄入膳食纤维不足、缺水、久坐和环境改变等（旅行、怀孕或精神紧张而加重）,长期强忍便意或滥用减肥药或泻药,可能由器质性疾病继发,如结直肠肿瘤或狭窄;系统性疾病包括脊髓损伤、糖尿病、甲状腺功能减退症、脑卒中后或帕金森病等。

2.粪便嵌塞　粪便嵌塞是指粪便持久滞留堆积在直肠内,坚硬不能排出。粪便嵌塞的病人有排便冲动,腹部胀痛,直肠肛门疼痛,肛门处有少量粪水渗出,但不能排出粪便。直肠指检可触及粪块。

原因:常见于慢性便秘。便秘未能及时解除,粪便持久滞留在直肠内,水分一直被吸收,而乙状结肠排下的粪便又不断加入,使粪块变得又大又硬不能排出,发生粪便嵌塞。

3.腹泻　腹泻是指频繁排出稀薄、不成形的粪便甚至水样便,是消化道消化、吸收和分泌功能紊乱的表现。腹泻可分为急性和慢性两种,超过两个月者属于慢性腹泻。腹泻病人粪便不成形或呈水样便,伴腹痛、肠痉挛、疲乏、恶心、呕吐、肠鸣音活跃、亢进,有急于排便的需要和难以控制的感觉。短时的腹泻是一种保护性反应,有助于将肠道内的刺激物或有毒物质排出。但持续严重的腹泻,可使机体内的大量水分和胃肠液丧失,而发生水、电解质和酸碱平衡的紊乱。

原因:饮食不当或使用泻剂不当;胃肠道疾病;肠道内正常菌群的改变;消化系统发育不成熟;某些内分泌疾病;情绪紧张焦虑等。

4.排便失禁　排便失禁是指肛门括约肌不受意识控制而不自主地排便。任何引起肛门括约肌功能完整性受损的情况均可导致大便失禁。

原因:神经肌肉系统的病变或损伤,如瘫痪、胃肠道疾患、精神障碍、情绪失调等。

5.肠胀气　肠胀气是指胃肠道不通畅或梗阻,胃肠道内的气体不能随胃肠蠕动排出体外,气体聚于胃肠道。肠胀气可以是功能性的也可以是器质性的。肠胀气时,病人可出现腹胀、痉挛性疼痛、呃逆、肛门排气过多。当肠胀气压迫膈肌和胸腔时,可出现气急和呼吸困难;腹部膨隆,叩诊呈鼓音。

原因:食产气性食物过多;吞入大量空气;肠蠕动减少;肠道梗阻及肠道手术后等。

（二）影响排便的因素

正常情况下,人体的排便活动受意识控制,自然、无痛苦、无障碍,但生理、心理、社会等许多因素可以影响排便活动。因此,为满足排便需要,必须了解这些因素并对其进行分析。

1. 生理因素

（1）年龄:年龄可影响人对排便的控制。3 岁及以下的婴幼儿,神经肌肉系统发育不完善,不能控制排便。老年人可因腹壁肌肉张力下降,胃肠蠕动减慢,肛门括约肌松弛而导致排便功能异常。

（2）排便习惯:通常个体在排便时间、环境、姿势等方面都有自己的习惯,如发生改变,可影响正常排便。

2. 心理因素　心理因素是影响排便的重要因素,精神抑郁时,身体活动减少,肠蠕动减少而导致便秘;而精神紧张、焦虑可导致迷走神经兴奋,肠蠕动增加而致腹泻。

3. 社会文化因素　社会的文化教育影响个体的排便观念与习惯。排便属个人隐私,当个体因排便问题需要求助于他人而丧失自尊时,个体可能压抑排便的需要而引起排便功能异常。

4. 饮食与活动

（1）食物与液体摄入:饮食是影响排便的主要因素,均衡饮食与足量的液体是维持正常排便的重要条件。摄食量过少、食物中缺少膳食纤维或摄入液体量不足等,均可引起排便困难或便秘。

（2）活动:适当的活动可维持肌肉的张力,刺激肠蠕动,以维持正常的排便功能。如长期卧床,可因缺乏活动导致排便困难。

5. 与疾病有关的因素

（1）疾病:肠道疾病或其他系统的病变均可影响正常排便,如肠道肿瘤、直肠脱垂可导致便秘的发生;肠道感染时,肠蠕动增加可导致腹泻;全身疾病如糖尿病、脑血管意外等也会导致排便障碍。

（2）药物:缓泻药可刺激肠蠕动,减少肠道水分吸收,促进排便;某些药物干扰正常排便,如长时间应用抗生素,可抑制肠道正常菌群而导致腹泻;麻醉剂或镇痛药,抑制中枢神经系统的活动,使肠运动能力减弱而导致便秘。

（3）治疗与检查:腹部、肛门部位手术,会因肠壁肌肉的暂时麻痹或伤口疼痛而造成排便困难;胃肠 X 射线检查常需灌肠或服用钡剂。若钡剂存留在结肠内阻塞肠道,则影响排便。

四、异常排便的护理

（一）便秘病人的护理

1. 提供适当的排便环境　给病人提供单独隐蔽的环境及充裕的时间,以消除其紧张情绪,利于排便。

2. 采取适宜的排便姿势　床上使用便器时,如无禁忌,最好取坐位或抬高床头,以借重力作用增加腹内压力,促进排便。若病情允许,让病人下床排便。对需绝对卧床或手术病人,应在手术前有计划地训练其在床上使用便器。

3. 腹部按摩　病人排便时用单手或双手的示、中、环指重叠,依结肠走行方向,由升结肠向横结肠、降结肠至乙状结肠作顺时针按摩,以增加肠蠕动,可促使降结肠的内容物向下移动,并可增加腹内压,促进排便。

4. 使用简易通便剂和轻泻药　使用开塞露、甘油栓等简易通便剂,软化粪便,促进排便。根据病情、年龄选用适当的轻泻药,如年老体弱者、婴幼儿应选择作用缓和的泻药,慢性便秘者可选用蓖

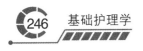

麻油、番泻叶、果导等接触性泻剂。轻泻药不宜长期使用,否则会使肠道失去自行排便的功能,导致慢性便秘的发生。

5. 重建正常的排便习惯　指导病人选择适合自身的排便时间,一般以早晨排便为佳,因为结肠运动有一定的规律性,早晨起床后人由平卧转变为起立,结肠会发生直立反射,推动粪便下移进入直肠,引起排便反射。

6. 合理安排膳食　多食含纤维素的食物,有利于增加肠蠕动,促进大便排出;多饮水,病情许可时每日液体摄入量不少于2 000 mL,保持肠道有足够的水分软化粪便,利于大便的排泄。

7. 鼓励适当运动　在病情和体力的允许下,指导病人做适量的体育运动,如散步、打太极拳等。卧床病人可进行床上运动,以提高排便肌群的收缩力。

8. 遵医嘱给予灌肠　使用以上方法均无效时,遵医嘱给予灌肠。

(二)粪便嵌塞病人的护理

1. 早期使用口服缓泻剂、简易通便法以润肠通便。

2. 可先作油类保留灌肠,2～3 h后再作清洁灌肠,必要时,每天进行2次,直到有大便排出为止。

3. 进行人工取便:清洁灌肠无效后,为解除病人的痛苦,应戴手套从直肠内取出粪便,即人工取便法。

4. 健康教育:向家属讲解有关排便的知识,形成合理的膳食结构。协助建立并维持正常的排便习惯,防止便秘的发生。

(三)腹泻病人的护理

1. 去除病因　如为肠道感染则遵医嘱及时给予抗生素治疗。

2. 卧床休息　减少体力消耗,注意腹部保暖。不能自理的应及时给予便盆,消除焦虑不安的情绪,使之达到身心充分休息的目的。

3. 饮食护理　鼓励饮水,根据病情给予清淡的流质或半流质饮食,禁食辛辣、油腻、高纤维食物,严重腹泻时可暂禁食。

4. 防治水、电解质紊乱　按医嘱给予止泻药、口服补盐液或静脉输液。

5. 维持皮肤完整性　特别是婴幼儿、老人、身体衰弱者,每次便后用软纸轻擦肛门,温水清洗,并在肛门周围涂油膏以保护局部皮肤。

6. 密切观察病情　记录粪便的性质、次数等,需要时留取标本送检。如疑为传染性疾病,按肠道隔离原则护理。

7. 心理护理　腹泻因粪便异味及沾污的衣裤、被单等均会给病人带来不适,常使其感到痛苦不安。因此,应协助病人清洗沐浴,更换衣裤、被单,并及时提供便器,解除其心理负担,使其感到舒适。

8. 健康教育　向病人讲解腹泻的知识,指导其养成良好的饮食卫生习惯。

(四)排便失禁病人的护理

1. 心理护理　大便失禁的病人心情紧张而窘迫,护理人员应尊重并理解,鼓励病人树立信心,积极配合治疗和护理。

2. 皮肤护理　每次便后用温水洗净病人肛门周围及臀部皮肤,保持皮肤清洁干燥,必要时涂油保护,并注意观察骶尾部皮肤变化,防止压疮。

3. 重建控制排便的能力　了解病人排便时间及规律,观察排便前的表现,定时给予便器,促使其规律排便;教会其进行肛门括约肌及盆底部肌肉的收缩锻炼,帮助其取立、坐或卧位,试做排便动作,先慢慢收缩肌肉,然后再慢慢放松,每次 10 s 左右,连续 10 次,每次锻炼 20 ~ 30 min,每日数次,以病人感觉不疲劳为宜。

4.视病情给予足量水分　如无禁忌,保证病人每天摄入足量的液体。

5.增进舒适　保持床褥、衣服清洁,及时更换污湿的衣裤被单,定时开窗通风,除去不良气味,保持室内空气清新。

(五)肠胀气病人的护理

1.保持良好的饮食习惯,指导病人养成细嚼慢咽的良好饮食习惯。

2.去除引起肠胀气的诱因,如少食产气的食物,如豆类、产气饮料,进食或饮水时避免吞入大量空气,积极治疗肠道疾患等。

3.更换体位,适当活动。协助病人下床活动(如散步等),卧床病人可做床上活动或变换体位,以促进肠道蠕动,减轻肠胀气。

4.轻微胀气时,可行腹部按摩、腹部热敷或针灸疗法。严重胀气时,遵医嘱给予药物治疗或行肛管排气。

五、与排便有关的护理技术

(一)灌肠法

灌肠法是将导管由肛门经直肠插入结肠,灌入液体以帮助病人清洁肠道、排便、降温、排毒、灌入药物以达到治疗目的。灌肠法根据目的不同,分为不保留灌肠和保留灌肠。不保留灌肠根据灌入液体的量,又分为大量不保留灌肠和小量不保留灌肠。

大量不保留灌肠

【目的】

1.解除便秘、肠胀气。

2.清洁肠道,为肠道手术、检查或分娩做准备。

3.稀释并清除肠道内的有害物质,减轻中毒。

4.灌入低温液体,为高热病人降温。

【操作准备】

1.护士准备　衣帽整齐,洗手,戴口罩。

2.病人准备　让病人了解大量不保留灌肠的目的、操作过程、配合要点和注意事项,并嘱病人排尿。清醒者嘱其自行清洗肛门。

3.用物准备　一次性灌肠袋、手套、卫生纸、垫巾、水温计。根据医嘱准备灌肠液。

灌肠液:0.1% ~ 0.2% 的肥皂液,生理盐水。成人每次用量 500 ~ 1 000 mL,小儿 200 ~ 500 mL。溶液温度一般为 39 ~ 41 ℃,降温时用 28 ~ 32 ℃,中暑时用 4 ℃。

4.环境准备　关闭门窗、调节室温、屏风遮挡,请探视者回避。

【操作步骤】

1.操作前核对、评估、与病人沟通

(1)核对病人的床号、姓名、住院号及腕带。

(2)评估病人年龄、性别、病情、生命体征、意识状态、自理能力等。

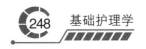

（3）询问病人排便情况并查看肛周皮肤黏膜。

（4）向病人及家属解释大量不保留灌肠的目的、方法、注意事项、配合要点、取得病人的合作。

2. 操作　大量不保留灌肠法见表 11-3。

表 11-3　大量不保留灌肠法

操作步骤	操作要点
1. 核对、解释：携用物至病人床旁，核对病人床号、姓名、腕带	· 严格执行查对制度
2. 体位：协助病人取左侧卧位，双膝屈曲，褪裤至膝部，臀部移至床沿；不能自我控制排便的可取仰卧位，臀下垫便盆。将一次性垫巾铺于臀下，暴露肛门	· 左侧卧位是根据肠道解剖位置，借助重力作用使溶液从直肠顺利流入乙状结肠
3. 调节高度、挂袋：调节输液架高度，确认液面到肛门距离 40 ~ 60 cm，将灌肠液倒入袋内并挂于输液架上，关闭调节器	· 灌肠筒过高，压力过大，液体流速过快，不易保留，而且易造成肠道损伤
4. 戴手套，润滑肛管，排气：戴手套，润滑肛管的前端，松开调节器，排尽导管内气体，关闭调节器	· 润滑导管可减轻肛管对黏膜的刺激和插管时的阻力
5. 插管、灌液：左手分开臀部，暴露肛门，嘱张口呼吸，右手将肛管前端轻轻插入 7 ~ 10 cm，松开左手固定肛管，打开调节器，使液体缓缓流入，观察筒内液面下降的情况（图 11-4）	· 嘱病人放松，便于插入肛门 · 小儿插入深度为 4 ~ 7 cm · 如液面下降过慢或停止，多由于肛管前端孔道被粪块阻塞，可移动肛管或挤捏肛管 · 如病人感觉腹胀或有便意，可嘱其张口深呼吸以放松腹部肌肉，并降低灌肠筒的高度以减慢流速或暂停片刻 · 使灌肠液在肠中有足够的作用时间，以利于粪便充分软化容易排出 · 如灌肠后解便一次记为"1/E"，灌肠后无大便记为"0/E"
6. 拔管、保留灌肠液：灌肠液流尽时关闭调节器，拔出肛管，手套包裹肛管，连同灌肠袋，一起放入医用垃圾桶内，擦净肛门。协助病人取舒适的卧位，嘱其尽量保留 5 ~ 10 min 再排便	
7. 操作后处理 （1）扶助能下床的病人如厕，对不能下床者给予便盆 （2）观察大便的量和性状，必要时留取标本送检 （3）整理床单位，开窗通风，清理用物 （4）洗手、记录	

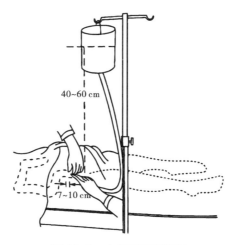

图 11-4 大量不保留灌肠

【注意事项】

1. 妊娠、急腹症、严重心血管疾病、年老体弱者及小儿等禁忌灌肠。

2. 伤寒病人灌肠时溶液不得超过 500 mL,压力要小(液面不得超过肛门 30 cm)。

3. 肝性脑病病人灌肠禁用肥皂水,以减少氨的产生和吸收;充血性心力衰竭和水钠潴留病人禁用 0.9% 氯化钠溶液灌肠。

4. 准确掌握灌肠时溶液的温度、浓度、流速、压力和溶液的量。

5. 灌肠过程中随时注意观察病人病情变化,如发现脉搏细速、面色苍白、出冷汗、剧烈腹痛、心悸气急,应立即停止灌肠并及时与医生联系,采取急救措施。

小量不保留灌肠

【目的】

1. 解除便秘 软化粪便,润滑肠道。

2. 解除肠胀气 排除肠道内的气体,减轻腹胀。

【操作准备】

1. 护士准备 着装整齐,戴口罩,剪指甲,洗手。

2. 病人准备 同大量不保留灌肠。

3. 用物准备 注洗器、一次性使用肛管、手套、卫生纸、垫巾、水温计。根据医嘱准备灌肠液。"1、2、3"溶液(即 50% 硫酸镁 30 mL、甘油 60 mL、温开水 90 mL);甘油 50 mL 加等量温开水;各种植物油 120~180 mL。溶液温度为 38 ℃。

4. 环境准备 同大量不保留灌肠。

【操作步骤】

1. 操作前核对、评估、与病人沟通

(1)核对病人的床号、姓名、住院号及腕带。

(2)评估病人的意识状态、生命体征、心理状况和排便情况。

(3)询问病人排便情况并查看肛周皮肤黏膜。

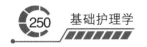

（4）病人对灌肠的理解程度、配合能力。

2. 操作　小量不保留灌肠法见表11-4。

表11-4　小量不保留灌肠法

操作步骤	操作要点
1. 体位：协助病人取左侧卧位，双膝屈曲，褪裤至膝部，臀部移至床沿；不能自我控制排便的可取仰卧位，臀下垫便盆。将一次性垫巾铺于臀下，暴露肛门	· 左侧卧位是根据肠道解剖位置，借助重力作用使溶液从直肠顺利流入乙状结肠
2. 插管：戴手套，用注洗器抽吸灌肠液，连接肛管，润滑肛管前段，排气夹管。减少插管时的阻力和对黏膜的刺激。左手取卫生纸分开臀裂，暴露肛门，嘱病人深呼吸，右手将肛管轻轻插入直肠 7~10 cm	· 操作时请病人放松，不能用力过猛，以免损伤肠黏膜
3. 注液：固定肛管，松开血管钳，缓缓注入溶液，注毕夹管，取下注洗器再吸取溶液，松夹后再行灌注。如此反复直至灌肠溶液全部注入完毕	· 注入速度不宜过快，以免刺激肠黏膜，引起反射性排便 · 观察病人的反应，如有便意。请病人做深呼吸
4. 拔管：灌完溶液，用血管钳夹闭或反折肛管尾端，用卫生纸包住肛管轻轻拔出，放入弯盘内	· 注意保持床单清洁，不被粪便污染
5. 保留：擦净肛门，脱下手套，协助病人取舒适卧位。请病人尽量保留溶液 10~20 min 再排便	
6. 排便：协助病人下床排便或给予便器，将卫生纸、呼叫器放于易取处	· 注意做好人文关怀
7. 整理、记录：整理床单位，清理用物，观察病人反应，并做好记录	· 用物按医疗垃圾分类处理

【注意事项】

1. 遵医嘱准备灌肠溶液，掌握好溶液的温度、浓度、压力及量。灌肠时压力宜低，液量宜少，速度宜慢。

2. 每次抽吸灌肠液时应反折肛管尾段，防止空气进入肠道，引起腹胀。

保留灌肠

将药物灌入直肠或结肠内，通过肠黏膜吸收达到治疗疾病的目的。

【目的】

1. 镇静、催眠。

2. 治疗肠道感染。

3. 灌入中药治疗慢性盆腔炎、慢性肾衰竭等疾病。

【操作准备】

1. 护士准备　衣帽整齐，洗手，戴口罩。

2. 病人准备　病人了解保留灌肠的目的、操作过程、配合要点及注意事项。

3. 用物准备　注洗器,一次性使用肛管、温开水 5 ~ 10 mL、血管钳、液体石蜡、手套、卫生纸、垫巾、小垫枕。根据医嘱准备灌肠液,灌肠溶液量不超过 200 mL,溶液温度 38 ℃。常用溶液:镇静催眠用 10% 水合氯醛;肠道抗感染用 2% 小檗碱、0.5% ~ 1.0% 新霉素或其他抗生素溶液。

4. 环境准备　关闭门窗、调节室温、屏风遮挡,请探视者回避。

【操作步骤】

1. 操作前核对、评估、与病人沟通

(1) 核对病人的床号、姓名、住院号及腕带。

(2) 评估病人年龄、性别、病情、生命体征、意识状态、自理能力等。

(3) 查看肛周皮肤黏膜、肛门括约肌的情况。

(4) 向病人及家属解释保留灌肠的目的、方法、注意事项、配合要点、取得病人的合作。

2. 操作　保留灌肠法见表 11-5。

表 11-5　保留灌肠法

操作步骤	操作要点
1. 核对解释:按医嘱备药,核对病人的床号、姓名、腕带,灌肠液的名称、浓度、剂量、方法等	·取得病人的配合 ·保留灌肠以晚上睡眠前灌肠为宜,因此时病人活动减少,药液易于保留吸收
2. 体位:根据病情选择不同的卧位,双腿屈膝,褪裤至膝部,臀部移至床沿,抬高臀部并于臀下垫枕、垫巾,使臀部抬高约 10 cm	·慢性细菌性痢疾病人,取左侧卧位;阿米巴痢疾病人,取右侧卧位 ·抬高臀部防止药液溢出,易于插入
3. 戴手套、抽灌肠液、连接肛管:戴无菌手套,注洗器抽吸灌肠液,连接肛管,润滑肛管前端	
4. 插肛管、注入灌肠液:排气,左手分开臀部,暴露肛门,嘱深呼吸,右手将肛管轻轻插入 15 ~ 20 cm,固定肛管,缓慢注入灌肠液	·注入速度不得过快,以免刺激肠黏膜,引起排便反射
5. 观察:注入灌肠液期间,注意观察反应,询问有无不适,如感觉腹胀或有便意,可嘱其张口深呼吸以放松腹部肌肉,并减慢推药速度或暂停片刻	·使灌入的药液能保留较长时间,利于药物的吸收
6. 冲管、拔管:注毕,再注入少量(5 ~ 10 mL)温开水,抬高肛管,以冲净管内药液,拔出肛管,擦净肛门。取下手套,协助取舒适的卧位,嘱其尽量保留 1 h 以上再排便,对不能下床的病人,给予便盆	
7. 操作后处理:整理床单位,开窗通风,观察大便性状,必要时留取标本送检。洗手,记录	·记录灌肠时间、灌肠液的种类和量

【注意事项】

1. 了解保留灌肠的目的和病变部位,以确定病人的卧位和插入肛管的深度。

2. 保留灌肠最好在晚上病人睡觉前实施,避免下床活动影响药物在肠道内的保留。

3. 保留灌肠时,应选择较细的肛管并且插入要深,液量不宜过多,压力要小,灌入速度宜慢,以

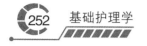

减少刺激,使灌入的药液能保留较长时间,有利于肠黏膜吸收。

(二)口服高渗溶液清洁肠道

高渗溶液进入肠道,在肠道内形成高渗环境,使肠道内水分大量增加,从而软化粪便,刺激肠蠕动,加速排便,达到清洁肠道的目的。本法适用于直肠、结肠检查和手术前肠道准备。常用溶液有硫酸镁、甘露醇等。

1. 甘露醇法　病人术前 3 d 进半流质饮食,术前 1 d 进流质饮食,术前 1 d 下午 2:00—4:00,口服甘露醇溶液 1 500 mL(20% 甘露醇 500 mL+5% 葡萄糖 1 000 mL,混匀)。

2. 硫酸镁法　病人术前 3 d 进半流质饮食,每晚口服 50% 硫酸镁溶液 10 ~ 30 mL。术前 1 d 进流质饮食,术前 1 d 下午 2:00—4:00,口服 25% 硫酸镁 200 mL(50% 硫酸镁 100 mL 加 5% 葡萄糖盐水 100 mL),然后再口服温开水 1 000 mL。一般服后 15 ~ 30 min 即可反复自行排便,2 ~ 3 h 可排便 2 ~ 5 次。

3. 聚乙二醇电解质溶液　病人术前 2 d 起服用少渣饮食,在检查前 1 d 的晚餐进流食,检查当日早晨禁食,检查前 4 h 空腹给药,首次服用 600 ~ 1 000 mL,以后每隔 10 ~ 15 min 服用 1 次,每次 250 mL,直至口服完 2 000 mL。此间病人活动应方便如厕,护士应观察病人的一般情况,注意排便次数及粪便性质,确定是否达到清洁肠道的目的。

(三)肛管排气法

肛管排气法是指将肛管由肛门插入直肠,以排除肠腔内积气的方法。

【目的】

帮助病人解除肠腔积气,减轻腹胀。

【操作准备】

1. 护士准备　衣帽整齐,洗手,戴口罩。

2. 病人准备　病人了解肛管排气的目的、操作过程、配合要点。

3. 用物准备　连接导管、肛管、玻璃瓶(内盛 3/4 体积的水)、润滑油、棉签、卫生纸、胶布(1 cm×15 cm)、手套、手消毒液。

4. 环境准备　关闭门窗、调节室温、屏风遮挡,请探视者回避。

【操作步骤】

1. 操作前核对、评估、与病人沟通

(1)核对病人的床号、姓名、住院号及腕带。

(2)评估病人的年龄、病情、临床诊断及治疗情况。

(3)查看排便情况、腹胀情况。

(4)病人对肛管排气的认识及合作程度。

2. 操作　肛管排气法见表 11-6。

表 11-6　肛管排气法

操作步骤	操作要点
1.解释:携用物至床旁,核对床号、姓名、腕带,再次向病人说明操作目的及有关事项	·取得病人配合

续表 11-6

操作步骤	操作要点
2. 体位:协助病人取左侧卧位,暴露肛门	
3. 接排气装置:将玻璃瓶放置妥当,导管一端插入水中,另一端接肛管	·导管末端保持在液面下,以利于观察排气的状况
4. 插管、排气:戴手套,润滑肛管前端后插入直肠 15~18 cm,固定后观察排气情况,如排气不畅,可帮助转换体位、按摩腹部,以助气体排出(图 11-5)	
5. 保留后拔管:保留肛管一般不超过 20 min,拔管后,清洁肛门,整理用物	·长时间留置肛管,会减少肛门括约肌的反应,甚至导致约肌永久性松弛
6. 操作后处理:协助病人穿好裤子,取舒适的卧位,整理床单位	·需要时 2~3 h 后再行肛管排气

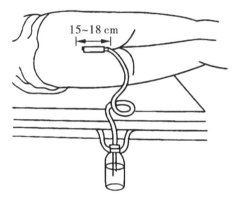

图 11-5　肛管排气

【注意事项】
1. 向病人及其亲属讲解避免腹胀的方法,如增加活动、正确选择饮食的种类。
2. 指导病人保持健康的生活习惯。
3. 与病人进行有效沟通,使病人能正确配合。

知识拓展

肠造口

肠造口是为了治疗的需要,通过手术将病变的肠段切除,将一段肠管拉出,翻转缝于腹壁,以替代原来肛门的作用排泄粪便,俗称"人工肛门"。

1. 肠造口护理
(1)肠造口观察:观察肠造口有无回缩、出血及坏死,造口周围皮肤有无皮肤发胀、溃烂等。
(2)肠造口皮肤护理:保持造口周围皮肤的清洁、干燥,每日排便后用温水清洗造口周围皮肤。

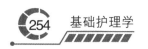

（3）做好心理辅导：消除病人及其家属对造口的恐惧心理，鼓励病人参与造口护理全过程。

2. 健康指导

（1）服装和沐浴：衣服以柔软、舒适为原则，避免穿紧窄衣服，以免压迫、摩擦造口，影响血液循环。手术伤口愈合后，便可以沐浴，沐浴时选用无香精的中性沐浴液；一件式除去造口袋洗澡；二件式在底板与皮肤接触处封上防水胶布，浴毕揭去胶布即可。

（2）饮食：均衡饮食，无须忌口，多食新鲜蔬菜及水果。外出参加社交活动前可少吃易产气或有刺激性的、容易产生臭味的食物。保持大便通畅，注意饮食卫生，避免腹泻。

（3）运动：根据身体状况选择适当的体育运动，避免提举重物，以防造口周围疝气的产生。避免对造口直接撞击的活动，如摔跤、打篮球等。

（4）工作与社交：一般造口术后半年即可恢复工作，避免过重的体力劳动，注意劳逸结合。经常检查造口袋粘贴面是否牢靠，特别是外出上下班、运动、入睡前，应倒空造口袋，避免袋内容物在活动、翻身时外溢。

（5）造口袋的保存：造口袋应保存在阴凉、干燥、通风处，避免与阳光和热源直接接触。

▶ 本章小结 ◀

病人由于多种因素造成排尿、排便功能障碍时，护士应予以同情理解，并采取有关的护理技术帮助或指导病人，维持其正常的排尿、排便功能，满足其需要。通过本章节的学习，学生应该能够掌握：①正常和异常尿液、粪便的观察和评估。②异常排尿、异常排便护理措施和技术。③能严格执行操作规程，操作程序清晰、规范。操作中关心、保护病人。

（周　伟　侯　萃）

自测题　　　　　　　参考答案

第十二章 给 药

临床案例

　　病人李某,男,50岁,以"间断阵发性咳嗽、咳痰半月余,加重1周"为主诉入院。T 37.8 ℃,P 98次/min,R 22次/min,诊断:肺炎。遵医嘱口服左氧氟沙星0.5 mg,每日3次。病人痰液黏稠不易咳出,轻度头痛、咽痛,偶有干呕等症状。左肺呼吸音减低,语颤减弱,双肺可闻及干、湿啰音,经指导性排痰、叩背排痰均无效。遵医嘱雾化吸入,给予青霉素皮试。

　　问题:①护士在为病人进行口服给药、雾化吸入和青霉素皮试前应做哪些评估? ②用药时应注意什么? ③在进行青霉素皮试时进针角度和注射原则是什么? 皮试结果该如何判断?

第一节　给药的基本知识

　　给药,即药物治疗,是临床工作中最常用的一种治疗方法,目的是维持正常生理功能,预防、治疗和诊断疾病。护士在执行给药的过程中,遵医嘱合理安排给药的时间,全面评估病人病情,指导病人合理用药。

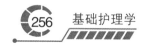

一、药物的种类、领取和保管

(一)药物的种类

按照给药途径不同,常用药物可分为以下几种。

1.内服药　有溶液剂、糖浆剂、颗粒剂、胶囊剂、散剂、丸剂、片剂等。

2.注射药　有水剂、油剂、粉剂、混悬液等。

3.外用药　有溶液剂、洗剂、膏剂、凝胶剂、滴剂、粉剂、栓剂、膜剂等。

4.新型制剂　有透皮制剂、胰岛素泵、植入慢溶片等。

(二)药物的领取

领取药物时需要凭借医生的处方进行。门诊病人可依据医生处方在门诊药房自行领取药物;住院病人的药物由病房护士凭借医嘱统一领取,而领取方法根据各个医院的规定不同,方式如下。

1.常用药物　病人常用药物的领取方式有两种,可选择在病区药柜或医院药房领取。

(1)病区:病区内设有药柜,通常会备有一定基数的常用药物,由专人负责,根据消耗量按规定进行药物领取和补充。

(2)药房:医院内设有门诊药房、急诊药房和中心药房。门诊病人、急诊病人可凭处方自行到门诊药房和急诊药房领取药物;住院病人则由药房工作人员负责摆药、核对,病区护士再次核对无误后统一领回。

2.剧毒药和麻醉药　病区设有固定基数的剧毒药、麻醉药,使用后可凭医生开具的处方和空安瓿领取补充。

(三)药物的保管

1.药柜设置　应设置在通风、干燥、光线充足,阳光不易直射的地方。有专人负责管理,保持整洁,并定期检查药品的质量。

2.分类放置　药物应按照内服、外用、注射等分类放置,并按照失效期先后顺序摆放,先领先用。剧毒药、麻醉药等专人负责,并要有明显的标记,加锁保管,专本登记,并严格执行交接班制度。

3.标签明显　药品外应粘贴明显的标签,标签字迹清楚,并注明药物的名称、剂量、浓度及有效期等。标签模糊或没有标签的药物不得使用。

4.定期检查　为确保用药安全,应定期检查药品的质量。如发现没有标签或标签字迹模糊,药品有沉淀、混浊、潮解、发霉、变色等现象,应立即停止使用。

5.妥善保管　根据药物的性质,分类定位存放。

(1)易氧化、遇光变质的药物:需要遮光保存,放在阴凉干燥、阳光不易直射到的地方,可存放在有色密闭瓶内或黑色遮光的纸盒内。如维生素C、甲钴胺制剂、盐酸肾上腺素等。

(2)易挥发、潮解或风化的药物:应瓶装密闭保存,取用后注意盖紧瓶盖,置于阴凉干燥处。如乙醇、过氧乙酸、碘酊等。

(3)易被热破坏的药物:对怕热药品,可根据其不同性质,分别存放于干燥阴凉处或冷藏环境中。如蛋白制剂、疫苗、胎盘球蛋白、益生菌等。

(4)易燃易爆的药物:需要密闭、低温保存,放在阴凉干燥处,远离明火,单独存放。如乙醚、环氧乙烷、乙醇等。

(5)易过期的药物:定期检查,有计划地使用,避免浪费。如胰岛素、抗生素等。

(6)病人个人专用的贵重或特殊药物:单独存放,并注明病人的床号、姓名、住院号等信息,并执行交接班制度。

二、给药原则

1. 根据医嘱给药 护士应熟悉常用药物的作用、副作用、用法、配伍禁忌、紧急处理流程等。用药时必须严格根据医嘱给药,不得擅自更改,对有疑问的医嘱,应按照疑问医嘱澄清流程,了解清楚后方可给药,避免盲目执行。

2. 严格执行查对制度 查对制度是护理工作中的核心制度,是临床护理工作的重点之一,贯穿于护理工作的全过程。护士在执行医嘱给药时,要严格执行"三查八对",以防护理差错事故的发生。

三查:即操作前、操作中、操作后查。

八对:核对床号、姓名、药名、浓度、剂量、用法、时间、药品有效期(查八对内容时,必须以两种以上方式核对病人信息,如床号、姓名、腕带等)。

3. 安全正确实施给药

(1)给药前要询问病人有无药物过敏史,必要时做药物过敏试验,结果阴性方可使用。

(2)安全正确用药,合理掌握给药的时间、方法,药物做到现用现配,避免久置而引起药物污染或药效降低。

(3)给药过程中做到"五个准确":即准确的药物、剂量、途径、时间、病人。

(4)多种药物联合应用时,要注意配伍禁忌。

(5)给药前检查药物质量,如发现药物变质、絮状物、已过期的情况,提示药物变质,不得使用。

4. 观察用药后反应 用药后要注意观察药物反应及治疗效果,动态监测病人的病情变化,如有不良反应要及时报告医生和药剂科,并做好护理。

三、给药途径

根据药物的性质、剂型、机体组织对药物的吸收情况和治疗需要等,合理选择不同的给药途径。给药途径不同,药物吸收的速度和生物利用度也不同。常用的给药途径有口服、舌下给药、气雾吸入、直肠给药、气管内滴药、外敷、注射给药(皮内、皮下、肌内、静脉)等。除动、静脉注射药液直接进入血液循环外,其他给药的途径都有一个吸收的过程,吸收顺序为气雾吸入>舌下给药>直肠给药>肌内注射>皮下注射>口服给药>皮肤给药。

四、给药次数和时间

给药次数和间隔时间取决于药物的半衰期,以维持药物在血液中的有效浓度、发挥最大药效、不引起药物毒性反应为最佳的选择。同时,也要考虑给药时间和人体生理节律同步,使用药更加科学、有效、安全、经济。临床常用的给药方法和给药次数的外文缩写见表12-1。

表12-1 临床常用的给药方法和给药次数的外文缩写

外文缩写	中文译意	外文缩写	中文译意
q. h.	每小时一次	IV/i. v.	静脉注射
q. 2h.	每2 h一次	i. v. gtt	静脉滴注
q. 3h.	每3 h一次	OD	右眼

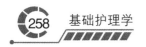

续表 12-1

外文缩写	中文译意	外文缩写	中文译意
q. 4h.	每4 h 一次	OS	左眼
q. 6h.	每6 h 一次	OU	双眼
q. d.	每日一次	AD	右耳
b. i. d.	每日两次	AS	左耳
t. i. d.	每日三次	AU	双耳
q. i. d.	每日四次	gtt	滴
q. m.	每晨一次	g	克
q. n.	每晚一次	mL	毫升
q. o. d.	隔日一次	a. a.	各
a. c.	饭前	a. d.	加至
p. c.	饭后	p. o.	口服
h. s.	临睡前	Tab.	片剂
a. m.	上午	Comp.	复方
p. m.	下午	Pil.	丸剂
stat. / st.	立即	Lot.	洗剂
DC	停止	Mist.	合剂
p. r. n.	需要时(长期)	Tr.	酊剂
s. o. s.	需要时(限用一次,12 h 内有效)	Pulv.	粉剂/散剂
12n.	中午12 时	Ext.	浸膏
12m. n.	午夜	Cap.	胶囊
R,Rp.	处方/请取	Sup.	栓剂
ID	皮内注射	Syr.	糖浆剂
H	皮下注射	Ung.	软膏剂
IM/i. m.	肌内注射	Inj.	注射剂

五、影响药物作用的因素

药物的作用是药物与机体相互作用的综合表现,因此总会遇到来自药物方面、机体方面、用药方法以及环境等方面的影响。这些因素不仅能影响药物作用的强度,而且有时能改变药物作用的性质。为了保证每位病人在用药过程中都能达到最佳的治疗效果和最小的不良反应,护士需要掌握影响药物作用的各种因素,以达到理想的治疗效果。

(一)药物方面因素

1. 药物剂量　药物的剂量与效应存在着密切的关系。在安全范围内,药物的剂量越大,血药浓度越高,作用也就越强。但有的药物随剂量由小到大,其作用也会发生质的变化。当剂量超过一定限度时,会引起毒性反应。因此,在临床用药时,必须严格掌握用药剂量。

2. 药物剂型　不同剂型的药物制剂,会影响药物的吸收以及血中药物的浓度,进而影响药物作用的快慢和强弱。一般气体剂型吸收最快;液体剂型次之;固体剂型因为需要经过崩解和再溶解过程才能被吸收,吸收最慢。肌内注射时,水溶液比混悬液、油剂吸收快,因此作用发生也较快。

3. 给药途径　不同给药途径可以影响药物吸收速度、吸收量以及血中药物的浓度,因此也影响药物作用的快慢与强弱;甚至个别药物会因为给药途径的不同,而影响药物作用的性质。如甘露醇快速静脉滴注有减轻脑水肿、降低颅内压的作用,口服给药则有导泻作用。

4. 给药时间　给药次数和间隔时间取决于药物的半衰期,以维持药物在血液中的有效浓度、发挥最大药效、不引起药物毒性反应为最佳的选择。

5. 联合用药　指临床上为了增强药物的疗效,减少或消除药物的不良反应,或分别治疗不同症状与并发症,常常采取同时或短期内先后应用两种或两种以上的药物。各种药物之间发生相互作用,使得药物的吸收、分布、生物转化、效应等发生质和量的变化。因此,合理的联合用药可以提高疗效,减少不良反应发生,而不合理的联合用药,则会降低疗效或出现不良反应。

(二)机体方面因素

1. 生理因素

(1)年龄与体重:一般情况下,药物用量与体重成正比,但儿童和老年人对药物的反应与成年人不同,不仅与体重有关,还与机体的功能和生长发育状况有关。儿童处于生长发育期,很多脏器发育还不健全,对药物的敏感性也比成人高;而老年人的主要器官功能有所减退,尤其是肝、肾功能减退,对药物的代谢能力下降,所以对药物的耐受性也会相应降低。

(2)性别:性别不同,对药物的反应也存在差异。女性用药需要考虑经期、妊娠、哺乳等特殊生理时期,用药时也应当特别注意。

(3)个体差异:在年龄、体重和性别等因素基本相同的情况下,个体对同一药物的反应也会存在差异。如特殊体质的病人对某些药物的敏感性高,很小剂量就能引起不良反应;而有些个体对某些药物的敏感性低,需要较大剂量才能达到治疗效果。

2. 病理状态　机体的功能状态不同也常能影响药物的作用。一般情况下,疾病可影响机体对药物的敏感性。在病理因素中,要特别注意肝、肾功能的受损程度。肝、肾功能受损的情况下,会使药物的代谢、排泄能力减慢,半衰期也会相应延长。在循环功能减退、休克、脱水的情况下,药物的吸收、转运发生障碍,也同样会影响药物的作用。

3. 心理行为因素　心理行为因素在一定程度上也会影响药物的效果,其中以病人的情绪、对药物的信任程度、对治疗是否配合、医护人员的语言暗示等最为重要。

4. 饮食因素　饮食可以影响药物的吸收和排泄,影响药物发挥疗效。

(1)促进药物吸收,增强药物疗效:如酸性食物含有丰富的维生素 C,可以增加铁剂的溶解度,促进其吸收。

(2)干扰药物吸收,降低药物疗效:如补钙时不宜吃菠菜,菠菜中的草酸与钙结合形成草酸钙,影响钙的吸收。

(3)饮食能改变尿液 pH,影响药物疗效:如磺胺类药物在碱性尿液中抗菌力较强,应多吃素食,以碱化尿液,促进药物疗效。

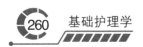

第二节　口服给药法

　　口服给药法是药物经口服后被胃肠道吸收进入血液循环,从而达到局部治疗和全身治疗的目的。

　　口服给药是临床上最常用、方便、经济、安全、适用范围广的给药方法。然而,由于口服给药吸收较慢且不规则,易受胃内容物的影响,药物产生效应的时间较长,因此不适用于急救、意识不清、呕吐不止、禁食等病人。

【目的】

　　1. 协助病人按照医嘱安全、正确地服用药物。

　　2. 达到减轻症状、治疗疾病、维持正常生理功能、协助诊断和预防疾病的目的。

【操作准备】

　　1. 护士准备　衣帽整齐,修剪指甲,洗手,戴口罩。

　　2. 病人准备　了解服药的目的、方法、注意事项和配合要点,取舒适体位。

　　3. 用物及药物准备

　　(1)用物准备:药车、服药本、小药卡、饮水管、水壶(内盛温开水)等。

　　(2)药物准备

　　1)配备中心药房:病人所需口服药物由中心药房负责准备。病区护士负责把服药车、医生处方发送至中心药房。中心药房的药剂师负责摆药、核对,再由病区护士核对无误后取回,或由外勤人员将服药车送至病区。

　　2)未配备中心药房:①根据医嘱核对小药卡(床号、姓名、药名、剂量、浓度、方法、时间),按顺序插小药卡于药盘内,放好药杯。②配药先配固体药,后配水剂及油剂。

　　3)固体药(用药匙取药):①一手取药瓶,瓶签朝向自己,另一手持药匙取药放入药杯。②含化片和粉剂用纸包好。

　　4)液体药(用量杯量取):①摇匀药液。②打开瓶盖,内面向上放置。③一手持量杯,拇指置于所需刻度,并使其刻度与视线平;另一手将药瓶有瓶签的一面朝上,倒药液至所需刻度处。④将药液倒入药杯。⑤更换药液品种时,洗净量杯。⑥油剂、按滴计算的药液或药量不足 1 mL 时,于药杯内倒入少许温开水,用滴管吸取药液。⑦用湿纱布擦净瓶口,药瓶放回原处。⑧由两人再次查对,盖上治疗巾,整理用物。

　　4. 环境准备　环境清洁、安静、光线充足。

【操作步骤】

　　1. 操作前核对、评估、与病人沟通

　　(1)核对病人的床号、姓名、住院号及腕带。

　　(2)评估病人病情、年龄、意识状态及治疗情况;用药史、过敏史、药物不良反应、病史;病人的吞咽能力,有无口腔、食管疾病,有无恶心、呕吐、禁食,是否留置胃管等;病人对服药相关知识知晓情况、心理反应、是否配合服药及遵医行为;了解药物的性质、服药方法、注意事项及药物之间的相互作用。

（3）评估操作环境是否安静,室温、光线是否适宜。

（4）向病人及家属解释口服给药的目的和服药的注意事项。

2.操作 口服给药法见表12-2。

表12-2 口服给药法

操作步骤	操作要点
1.备齐用物	·严格执行无菌操作原则
2.发药	
（1）遵医嘱按时送药至病人床前	·严格执行查对制度
（2）核对药物及病人信息	·将药袋打开,核对药物,准确无误发药 ·核对床号、姓名、腕带,并询问病人名字,得到准确回答后才可发药
（3）协助病人取舒适体位,解释服药目的及注意事项	·如病人提出疑问,应重新核对后再发药
（4）准备温开水,协助病人服药,并确认病人服下	·如病人不在或因故暂不能服药,应将药物带回保管,适时再发或交班 ·对危重病人及不能自行服药的病人,应给予喂药 ·鼻饲病人须将药物碾碎,用水溶解后,从胃管注入,再用少量温开水冲净胃管
（5）再次查对	·防止交叉感染
（6）发药完毕后,药袋按要求做相应处理,清洁发药车	
3.观察与记录,洗手	·观察药物疗效,若有异常,及时与医生联系,给予处理 ·记录药物名称、剂量、服药的时间及药物疗效、副作用等

【注意事项】

1.严格执行查对制度和无菌操作原则。

2.注意药物之间的配伍禁忌。

3.了解病人所服药物的作用、不良反应,根据药物的特殊要求,进行正确用药指导。

4.增加或停用某种药物时,应及时告知病人。

5.需吞服的药物通常用40~60 ℃温开水送下,禁用茶水服药。

6.婴幼儿、鼻饲或上消化道出血病人所用的固体药,发药前需将药片研碎。

7.对牙齿有腐蚀作用和使牙齿染色的药物,如酸类和铁剂,服用时避免与牙齿接触,可用吸水管吸入或服药后漱口,以保护牙齿。服用铁剂忌饮茶,防止铁剂和茶叶中的鞣酸结合形成难溶性铁盐,阻碍吸收。

8.止咳溶液对呼吸道黏膜有安抚作用,服用后不宜立即饮水,以免冲淡药物,降低疗效。服用多种药物应最后服用止咳溶液。

9.磺胺类药物及退热药物服用后多饮水。磺胺类药物由肾脏排出,尿少时易析出结晶,引起肾小管阻塞。退热药物起降温作用,多饮水可增强药物效果。

10.缓释片、肠溶片、胶囊吞服时不可嚼碎;舌下含片应放舌下或两颊黏膜与牙齿之间待其溶化。

11. 健胃药宜在饭前服用;助消化药及对胃黏膜有刺激性的药物宜在饭后服用;催眠药在睡前服用;驱虫药宜在空腹或半空腹服用。

12. 抗生素及磺胺类药物应准时服药,以保证有效的血药浓度。

13. 服强心苷类药物时需加强对心率及节律的监测,脉率低于 60 次/min 或节律异常,应暂停服用,并告知医生。

14. 发药时,病人如提出疑问,应重新核对,确认无误后给予解释,再给病人服用。

15. 发药后,随时观察服药疗效及不良反应,及时与医生沟通。

第三节 注射给药法

注射给药法是指将无菌药液或生物制品注入体内,达到预防和治疗疾病目的的方法。常用的注射给药法包括皮内注射、皮下注射、肌内注射及静脉注射。

注射给药法的优点:药物吸收快、血药浓度升高迅速、进入体内的药量准确等;适用于需要药物迅速发生作用或因各种原因不能经口服药的病人。缺点:会造成一定程度的组织损伤,引起疼痛及潜在并发症;药物吸收快,某些药物的不良反应出现迅速。

一、注射原则

(一)严格执行查对制度

1. 给药严格做到"三查八对",确保准确无误。

2. 检查药物质量,若发现药液变质、变色、混浊、沉淀、过期或药瓶有裂痕等现象,则不可使用。

3. 需要同时注射多种药物时,应检查药物有无配伍禁忌。

(二)严格遵守无菌操作原则

1. 注射场所符合无菌操作要求。

2. 注射前护士必须衣帽整洁、修剪指甲、洗手、戴口罩。

3. 注射器针尖、针梗、针栓内壁、乳头、空桶内壁、活塞体必须保持无菌。

4. 注射部位皮肤严格按要求进行消毒,消毒后皮肤完全待干后方可注射。皮肤常用消毒方法:①用棉签蘸取 2% 碘酊消毒,待碘酊干后,用 75% 乙醇脱碘,待乙醇干后即可注射;②用 0.5% 碘伏或安尔碘消毒两遍,无须脱碘。要点:消毒时以注射点为中心,由内向外螺旋式消毒两遍,直径在 5 cm 以上。乙醇脱碘时,范围大于碘酊消毒面积。

5. 加强无菌观念,做到"一人一针一管一带一用",注射用具及注射药品杜绝共用、复用等不规范使用。

(三)选择合适的注射器及针头

1. 根据药物剂量、黏稠度和刺激性的强弱选择注射器和针头。

2. 注射器应完整无损,不漏气;针头锐利、型号合适、无钩、不弯曲、不生锈。

3. 注射器和针头应衔接紧密。

4. 一次性注射器包装严密不漏气,在有效时间内使用。

（四）选择合适的注射部位

1. 注射部位应避开神经、血管处（动静脉注射除外）。

2. 不可在炎症、瘢痕、硬结、皮肤受损处进针。

3. 对需要长期注射的病人，应有计划地更换注射部位。

4. 静脉注射时，选择血管应由远心端到近心端。

（五）注射前排尽空气

1. 注射前必须排尽注射器内空气，以防气体进入血管形成栓塞。

2. 排气时要防止药液浪费。

（六）注射前检查回血

1. 进针后，注射药液前，必须检查有无回血。

2. 动、静脉注射必须见有回血后方可注入药物。

3. 皮下、肌内注射无回血方可注射，如有回血，须拔针重新更换针头后再进针。

（七）注射药液现配现用

药液在规定注射时间临时抽取，及时注射以免放置过久导致药物效降低或被污染。

（八）掌握合适的进针角度和深度

1. 根据不同的注射法掌握不同的进针角度和深度。

2. 进针时针梗不可全部刺入注射部位，防止操作不慎折针。

（九）掌握无痛注射技术

1. 分散病人注意力，解除其思想顾虑。

2. 取合适体位，使肌肉放松。

3. 注射时做到"二快一慢"，即进针、拔针快，推药速度均匀缓慢。

4. 注射刺激性较强的药物时，应选用细长针头，进针要深。

5. 同时注射多种药物，先注射刺激性较弱的药物，再注射刺激性强的药物。

（十）严格遵守锐器伤职业防护制度

使用后的针头等注射器具及时放入锐器收集盒内，禁止回套针帽，加强个人防护。

（十一）严格遵守医疗废物处置制度

在注射操作全过程中，加强医疗废物处置的管理。

二、注射前准备

（一）用物准备

1. 治疗盘、盛无菌持物镊的无菌容器、皮肤消毒液（2%的碘酊、75%乙醇，或0.5%碘伏等）、无菌棉签、无菌纱布、砂轮、弯盘、启瓶器、静脉注射时备止血带、一次性治疗巾、垫枕等，无菌盘、注射药液（按医嘱准备）、医嘱卡（作为注射给药查对的依据）、手消毒液、锐器收集盒、医用废物桶、生活垃圾桶。

2. 注射器和针头：根据注射部位及注射药量选择合适的注射器和针头（表12-3）。

表 12-3　各种注射法选用的注射器和针头

注射法	注射器规格	针头型号
皮内注射	1 mL	$4^{1/2}\sim5$ 号
皮下注射	2 mL、2.5 mL、5.0 mL	$5^{1/2}\sim6$ 号
肌内注射	2 mL、2.5 mL、5 mL	$5^{1/2}\sim6$ 号
静脉注射	5 mL、10 mL、20 mL、30 mL、50 mL、100 mL	$6^{1/2}\sim9$ 号(或头皮针)

(1)注射器:由空筒和活塞组成。空筒前端为乳头,与针栓衔接;空筒表面有刻度,可测量剂量;活塞后部为活塞轴、活塞柄。

(2)针头:由针尖、针梗和针栓三部分组成(图 12-1)。

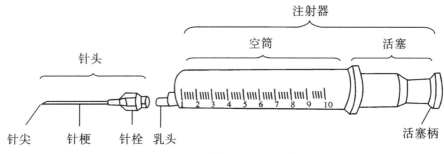

图 12-1　注射器和针头构造

(二)抽吸药液法

抽吸药液时应严格按照无菌操作原则和查对制度进行。

【目的】

用合适的注射器抽吸适量药液,为注射做准备。

【操作准备】

1.护士准备　衣帽整洁,修剪指甲,洗手,戴口罩。

2.用物准备　治疗盘、盛有无菌持物镊的无菌容器、皮肤消毒液(2% 的碘酊、75% 乙醇,或 0.5% 碘伏等)、无菌棉签、无菌纱布、砂轮、弯盘、启瓶器、静脉注射时备止血带、一次性治疗巾、垫枕等,无菌盘、注射药液(按医嘱准备)、注射器、针头。医嘱卡(作为注射给药查对的依据)、手消毒液、锐器收集盒、医用废物桶、生活垃圾桶。

3.环境准备　安静整洁,室温适宜,光线充足。

【操作步骤】

1.操作前核对、评估

(1)核对药物。

(2)评估操作环境是否安静,室温、光线是否适宜。

2.操作步骤　抽吸药液法见表 12-4。

表 12-4　抽吸药液法

操作步骤	操作要点
1.核对、检查药物	·严格执行查对制度
2.铺无菌盘	·严格执行无菌操作原则
3.抽吸药液	
▲自安瓿内抽吸药液	
(1)消毒:轻弹安瓿尖端药液至体部,在安瓿颈部划一锯痕,若有蓝色标记则无须划痕,用75%乙醇棉签消毒	
(2)折断安瓿:消毒后垫无菌纱布折断安瓿	·操作防止锐器伤
(3)抽吸药液:持注射器,将针头斜面向下置入安瓿内的液面下,持活塞柄,抽动活塞,抽吸药液(图12-2)	·针头不可触及安瓿外口,针尖斜面向下,利于抽吸药液 ·抽药时不可触及活塞体部,以免污染药液
▲自密封瓶内抽吸药液	
(1)消毒:除去密闭瓶盖中心部分,常规消毒瓶塞,待干	
(2)注入空气:注射器内吸入与所需药液等量的空气,示指固定针栓,将针头插入瓶内,注入空气(图12-3)	
(3)抽吸药液:倒转药瓶,使针头在液面下,吸取药液至所需量(图12-3)	
4.拔针:以示指固定针栓,拔出针头	
5.排气:将针头垂直向上,轻拉活塞,使针头内的药液流入注射器,并使气泡集于乳头根部,轻推活塞,排出气体	·排气时避免浪费药液
6.核对	·严格执行查对制度
7.套上安瓿、密闭瓶或护针帽,放入无菌盘内备用	·保持无菌,操作中防止锐器伤

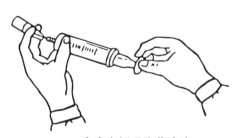
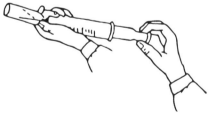

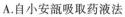
A.自小安瓿吸取药液法　　　　　　B.自大安瓿吸取药液法

图 12-2　自安瓿内抽吸药液法

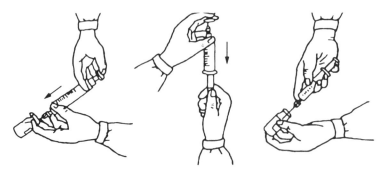

A.注空气入瓶内　　B.倒转药瓶吸药　　C.按住针栓拔出针头

图12-3　自密封瓶内抽吸药液法

【注意事项】

1. 严格执行查对制度和无菌操作原则。

2. 药液要现用现配,避免药液污染和效价降低。

3. 抽药时不触及活塞,以免污染空筒内壁和药液。

4. 排气时避免浪费药液,以免影响药量的准确性。

5. 混悬剂摇匀后立即抽吸;结晶、粉剂药物用无菌生理盐水、注射用水或专用溶媒将其充分溶解后抽吸;油剂可稍加温或双手对搓药瓶(遇热易导致药液破坏者除外)后,选用较粗针头抽吸。

6. 使用后的空安瓿或密封瓶不可立即丢弃,以备注射时查对。

三、常用注射法

常用注射方法有皮内注射、皮下注射、肌内注射、静脉注射。

(一)皮内注射法

皮内注射法(intradermal injection,ID)是将少量药液或生物制品注射于表皮与真皮之间的方法。

【目的】

1. 进行药物过敏试验,观察有无过敏反应。

2. 预防接种。

3. 局部麻醉的起始步骤。

【操作准备】

1. 护士准备　衣帽整洁,修剪指甲,洗手,戴口罩。

2. 病人准备　了解皮内注射的目的、方法、注意事项、配合要点、药物作用及副作用;取舒适体位,暴露注射部位。

3. 用物准备　治疗盘、盛有无菌持物镊的无菌容器、皮肤消毒液(75%乙醇,2%碘酊或0.5%碘伏)、无菌棉签、无菌纱布、砂轮、弯盘、启瓶器,无菌盘、1 mL注射器、$4^{1/2}$号针头、0.9%生理盐水、按医嘱准备的药液,若做药物过敏试验需备0.1%盐酸肾上腺素、地塞米松磷酸钠5 mg、盐酸异丙嗪注射液25 mg、1 mL注射器、2 mL注射器、5 mL注射器、氧气装置、吸痰装置、医嘱卡、手消毒液、锐器收集盒、医用废物桶、生活垃圾桶。

4. 环境准备　安静整洁,室温适宜,光线充足。

【操作步骤】

1. 操作前核对、评估、与病人沟通

（1）核对病人的床号、姓名、住院号及腕带。

（2）评估病人病情、治疗情况、用药史、过敏史、家族史、意识状态、心理状态、对用药的认知及合作程度、注射部位皮肤状况、有无身体不适等。

（3）评估操作环境是否安静，室温、光线是否适宜。

（4）向病人及家属解释皮内注射的目的、方法、注意事项、配合要点、药物的作用及副作用。

2. 操作 皮内注射法（以药物过敏试验为例）见表12-5。

表12-5 皮内注射法（以药物过敏试验为例）

操作步骤	操作要点
1. 抽吸药液：按医嘱抽吸药液，置于无菌盘内	·严格执行查对制度和无菌操作原则
2. 核对并解释：携用物至病人床旁，核对、取得配合	·操作前查对
3. 体位：协助病人取舒适体位	
4. 选择合适的注射部位	·药物过敏试验常选用前臂掌侧下段；预防接种常选用上臂三角肌中部略下部；局部麻醉则选择麻醉处
5. 消毒：用75%乙醇消毒皮肤，待干	·忌用含碘消毒剂消毒，以免着色影响对局部反应的观察及与碘过敏反应相混淆 ·若病人乙醇过敏，可选择其他无色消毒剂
6. 核对	·操作中查对
7. 排气：排尽空气	·避免浪费药液
8. 进针：一手绷紧局部皮肤，另一手平执式持注射器，针头斜面向上与刻度一致，与皮肤呈5°进针，针头斜面完全进入皮内（图12-4A）	·进针角度不能过大，否则会刺入皮下，影响对结果的观察和判断
9. 推药：放平注射器，一手拇指固定针栓，注入药液0.1 mL，使局部隆起形成一皮丘，皮肤变白并显露毛孔（图12-4B）	·注入剂量要准确
10. 拔针，观察：注射完毕，迅速拔出针头，勿按压注射部位	·嘱病人勿按揉注射部位，勿离开病室或注射室，20 min后观察局部反应，做出判断
11. 再次核对	·操作后查对
12. 协助病人取舒适卧位，整理床单位	
13. 清理用物	·所用物品须按医疗废物处置制度处理
14. 洗手，记录	·记录注射时间、药物名称、浓度、剂量、给药方式、病人的反应等 ·将药物过敏试验结果记录在病历上，阳性红笔标记"+"，阴性蓝笔或黑笔标记"−"

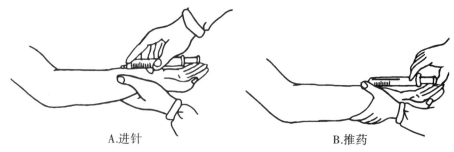

A.进针   B.推药

图 12-4 皮内注射法

【注意事项】

1. 严格执行查对制度和无菌操作原则。

2. 如做药物过敏试验,护士应详细询问病人的用药史、过敏史及家族史。如病人对需要注射的药物有过敏史,则不可作皮试,及时联系医生,更换其他药物,并做好标记和记录。

3. 做药物过敏试验前,要备好急救药品,以防发生意外。

4. 做药物过敏试验消毒皮肤时,忌用碘酊、碘伏等含碘消毒剂,以免着色影响对局部反应的观察及与碘过敏反应相混淆。

5. 进针角度以针尖斜面全部进入皮内为宜,角度不宜过大,以免影响对结果的观察和判断。若为卡介苗预防接种,与皮肤呈 10°～15° 进针。

6. 药物过敏试验结果如为阳性反应,告知病人或家属不能再用该种药物,并记录在病历上;如结果疑似阳性或不能确认,应采取对照试验。试验方法:另备注射器针头,在另一前臂相应部注入 0.1 mL 生理盐水,20 min 后对照观察反应。

(二)皮下注射法

皮下注射法(subcutaneous injection,H)是将少量药液或生物制剂注入皮下组织的方法。

【目的】

1. 注入小剂量药物,用于不宜口服给药但需要在一定时间内发生药效时。

2. 预防接种。

3. 局部麻醉用药。

【操作准备】

1. 护士准备　衣帽整洁,修剪指甲,洗手,戴口罩。

2. 病人准备　了解皮下注射的目的、意义、过程、注意事项、配合要点、药物作用及副作用;取舒适体位,暴露注射部位。

3. 用物准备　治疗盘、盛有无菌持物镊的无菌容器、皮肤消毒液(75% 乙醇、2% 碘酊或 0.5% 碘伏)、无菌棉签、无菌纱布、砂轮、弯盘、启瓶器,无菌盘、1～2 mL 注射器、$5^{1/2}$～6 号针头、按医嘱准备的药液,医嘱卡、手消毒液、锐器收集盒、医用废物桶、生活垃圾桶。

4. 环境准备　安静整洁,室温适宜,光线充足。

【操作步骤】

1. 操作前核对、评估、与病人沟通

(1)核对病人的床号、姓名、住院号及腕带。

(2)评估病人病情、治疗情况、用药史、药物过敏史、意识状态、肢体活动能力、对药物的认知及合作程度、注射部位皮肤及皮下组织状况、有无身体不适。

(3)评估操作环境是否安静,室温、光线是否适宜。

(4)向病人及家属解释皮下注射的目的、方法、注意事项、配合要点、药物的作用及副作用。

2. 操作 皮下注射法见表12-6。

表 12-6 皮下注射法

操作步骤	操作要点
1. 抽吸药液:按医嘱抽吸药液,置于无菌盘内	·严格执行查对制度和无菌操作原则
2. 核对并解释:携用物至病人床旁,核对、取得配合	·操作前查对
3. 选择合适体位和注射部位	·常选择的注射部位有上臂三角肌下缘、两侧腹壁、大腿前侧、外侧、后背等部位(图12-5)
4. 消毒:常规消毒皮肤,待干	·由内向外螺旋式消毒两遍
5. 核对	·操作中查对
6. 排气:排尽空气	·避免浪费药液
7. 进针:一手绷紧局部皮肤,另一手持注射器,示指固定针栓,针头斜面向上与刻度一致,与皮肤呈30°~40°快速进针。将针梗的1/2~2/3快速刺入皮下(图12-6)	·进针角度不能超过45°,以免刺入肌层 ·如短针头胰岛素注射、低分子量肝素钙等特殊药物注射时,应捏起皮肤,距离脐至少两横指宽,避开脐静脉,以90°进针
8. 推药:松开绷紧皮肤的手,抽动活塞,如无回血,缓慢注射药液	·注入剂量要准确,根据药物的性质选择合适注射速度 ·确保针头未刺入血管内
9. 观察:观察局部和全身反应	
10. 拔针:注射完毕,用无菌干棉签轻压针刺处,快速拔针后按压至不出血为止	
11. 再次核对	·操作后查对
12. 协助病人取舒适卧位,整理床单位	
13. 清理用物	·所用物品须按医疗废物处置制度处理
14. 洗手,记录	·记录注射时间,药物名称、浓度、剂量、给药方式、病人的反应等

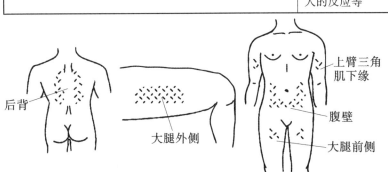

图 12-5 皮下注射部位

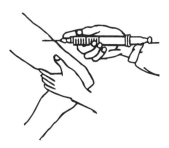

图 12-6 皮下注射法

【注意事项】

1. 严格执行查对制度和无菌操作原则。

2. 长期皮下注射者,应有计划地经常更换注射部位,建立轮流交替注射部位的计划,防止局部产生硬结。

3. 尽量避免对皮肤有刺激作用的药物做皮下注射。

4. 过于消瘦的病人适当减小进针角度,可捏起局部组织。

5. 选择合适注射器,若注射药液少于 1 mL,必须用 1 mL 注射器抽吸药液,以保证注入药物的剂量准确无误。

(三)肌内注射法

肌内注射法(intramuscular injection,IM)将一定量药液注入肌肉组织的方法。注射部位选择肌肉丰厚、距大血管及神经较远处,以臀大肌最常用,其次是臀中肌、臀小肌、股外侧肌及上臂三角肌。

1. 臀大肌注射定位法

(1)十字法:从臀裂顶点向左侧或向右侧作一水平线,从髂嵴最高点作一垂线,将一侧臀部分为四个象限,其外上象限并避开内角(从髂后上棘至股骨大转子连线)为注射区(图 12-7A)。

(2)连线法:髂前上棘与尾骨连线的外 1/3 处为注射部位(图 12-7B)。

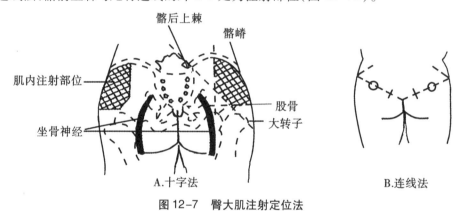

图 12-7 臀大肌注射定位法

2. 臀中肌、臀小肌注射定位法

(1)以示指尖和中指尖分别置于髂前上棘和髂嵴下缘处,在髂嵴、示指、中指之间构成一个三角形区域,示指与中指构成的内角为注射区(图 12-8)。

(2)髂前上棘外侧三横指处(以病人的手指宽度为准)。

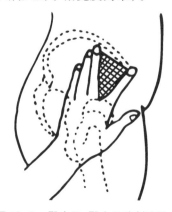

图 12-8 臀中肌、臀小肌注射定位法

3. 股外侧肌注射定位法　大腿中段外侧,一般成人选取的范围为髋关节下 10 cm 至膝关节上 10 cm,宽约 7.5 cm。此处大血管、神经干很少通过,注射范围较广,可供多次注射,尤适用于 2 岁以下婴幼儿(图 12-9)。

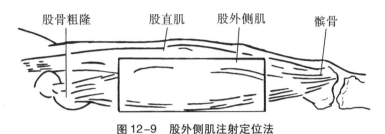

图 12-9　股外侧肌注射定位法

4. 上臂三角肌注射定位法　上臂外侧,肩峰下 2～3 横指处(图 12-10),由于此处肌肉较薄,只可作小剂量注射。

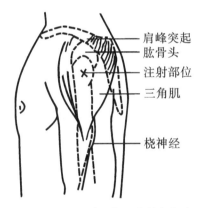

图 12-10　上臂三角肌注射定位法

【目的】

注入药液,用于不宜或不能口服、静脉注射,且要求比皮下注射更快发生疗效时。

【操作准备】

1. 护士准备　衣帽整洁,修剪指甲,洗手,戴口罩。

2. 病人准备　了解肌内注射的目的、方法、注意事项、配合要点、药物作用及副作用;取舒适体位,暴露注射部位。

3. 用物准备　治疗盘、盛有无菌持物镊的无菌容器、皮肤消毒液(75% 乙醇,2% 的碘酊或 0.5% 碘伏)、无菌棉签、无菌纱布、砂轮、弯盘、启瓶器,无菌盘、2～5 mL 注射器、5$^{1/2}$～6 号针头、按医嘱准备的药液,医嘱卡、手消毒液、锐器收集盒、医用废物桶、生活垃圾桶,必要时备屏风。

4. 环境准备　安静整洁,室温适宜,光线充足,必要时屏风遮挡。

【操作步骤】

1. 操作前核对、评估、与病人沟通

(1)核对病人的床号、姓名、住院号及腕带。

(2)评估病人病情、治疗情况、用药史、药物过敏史、意识状态、肢体活动能力、对药物的认知及合作程度、注射部位皮肤及肌肉组织状况、有无身体不适。

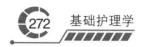

（3）评估操作环境是否安静,室温、光线是否适宜。

（4）向病人及家属解释肌内注射的目的、方法、注意事项、配合要点、药物的作用及副作用。

2.操作　肌内注射法见表12-7。

表12-7　肌内注射法

操作步骤	操作要点
1.抽吸药液:按医嘱抽吸药液,置于无菌盘内	·严格执行查对制度和无菌操作原则
2.核对并解释:携用物至病人床旁,核对、取得配合	·操作前查对
3.体位:协助病人取合适的体位	·病人侧卧位时上腿伸直,下腿稍弯曲;俯卧位时足尖相对,足跟分开,头偏向一侧;坐位时椅子稍高,便于操作;仰卧位常用于危重及不能翻身病人
4.选择合适的注射部位	·根据病人年龄、病情、药液性质选择不同的注射部位
5.消毒:常规消毒皮肤,待干	·由内向外螺旋式消毒两遍
6.核对	·操作中查对
7.排气:排尽空气	·避免浪费药液
8.进针:一手拇、示指绷紧局部皮肤,另一手执笔式持注射器,中指固定针栓,将针头迅速垂直刺入,进针深度为针梗的1/2~2/3(图12-11A~B)	·切勿将针头全部刺入 ·进针深度对消瘦者及患儿酌减
9.推药:推药前试抽回血,如无回血缓慢推注药液(图12-11C~D)	·确保针头未刺入血管内 ·根据药物的性质选择合适注射速度
10.观察:观察局部和全身反应	
11.拔针:注射完毕,用无菌干棉签放于穿刺点上方快速拔针,按压局部至不出血为止(图12-11E)	
12.再次核对	·操作后查对
13.协助病人取舒适卧位,整理床单位	
14.清理用物	·所用物品须按医疗废物处置制度处理
15.洗手,记录	·记录注射时间,药物名称、浓度、剂量、病人的反应等

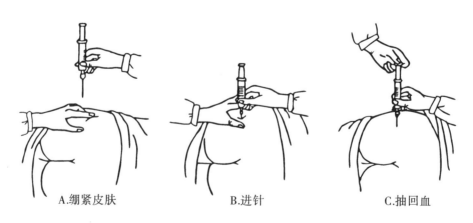

A.绷紧皮肤　　　　　　B.进针　　　　　　C.抽回血

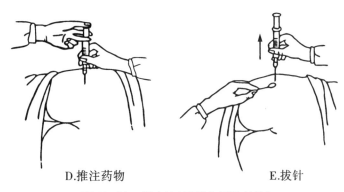

D.推注药物   E.拔针

图 12-11 肌内注射(臀大肌注射法)

【注意事项】

1. 严格执行查对制度和无菌操作原则。

2. 多种药物注射时注意配伍禁忌。

3. 操作中注意保护病人隐私,采取适当保护措施。

4. 长期注射者,应有计划地交替更换注射部位,并选用细长针头,避免硬结的发生。

5. 两岁以下婴幼儿不宜选用臀大肌注射,因其臀大肌尚未发育好,注射时有损伤坐骨神经的危险,应选用股外侧肌、臀中肌和臀小肌注射。

6. 注射过程中切勿将针头全部刺入,注射中若针头折断,先稳定病人情绪,同时嘱病人保持原位不动,并固定局部组织,用无菌血管钳夹住断端取出,若折断针头全部埋入肌肉,立即请外科医生处理。

(四)静脉注射法

静脉注射法(intravenous injection,IV)是自静脉注入无菌药液的方法。常用的静脉有 3 种。①四肢浅静脉:上肢常用肘部浅静脉(贵要静脉、肘正中静脉、头静脉)、手背静脉;下肢常用大隐静脉、小隐静脉及足背静脉(图 12-12)。②头皮静脉:小儿头皮静脉丰富,呈网状分布,表浅,易见,易于固定,方便患儿肢体活动,故患儿静脉注射多选用头皮静脉(图 12-13)。③股静脉:股静脉位于股三角区,在股神经和股动脉的内侧(图 12-14)。

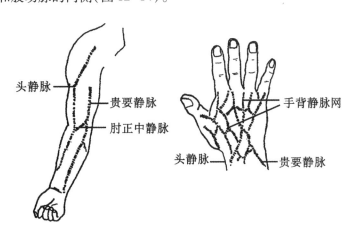

头静脉   贵要静脉

肘正中静脉

手背静脉网

头静脉   贵要静脉

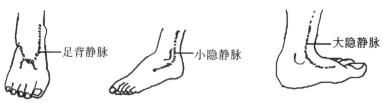

图 12-12　四肢浅静脉

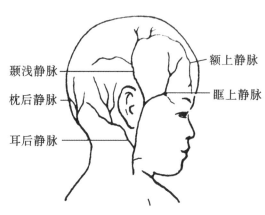

图 12-13　小儿头皮静脉

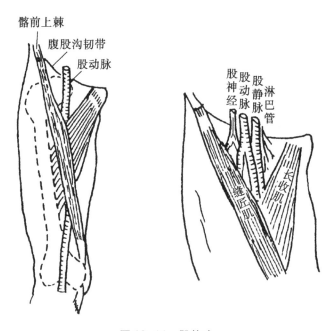

图 12-14　股静脉

【目的】

1.注入药物,用于药物不宜口服、皮下注射、肌内注射,需迅速发挥药效时,或做某些诊断性检查。

2.药物因浓度高、刺激性大、量多而不宜采取其他注射方法。

3.静脉营养治疗。

【操作准备】

1.护士准备　衣帽整洁,修剪指甲,洗手,戴口罩。

2.病人准备　了解静脉注射的目的、方法、注意事项、配合要点、药物作用及副作用;取舒适体位,暴露注射部位。

3.用物准备　治疗盘、盛有无菌持物镊的无菌容器、皮肤消毒液(75%乙醇,2%的碘酊或0.5%碘伏)、无菌棉签、无菌纱布、砂轮、弯盘、启瓶器,无菌盘、注射器、$6^{1/2} \sim 9$ 号针头或头皮针、一次性橡胶手套、无菌手套(股静脉注射使用)、医用胶布、一次性治疗巾、垫枕、止血带、按医嘱准备的药液,医嘱卡、手消毒液、锐器收集盒、医用废物桶、生活垃圾桶。

4.环境准备　安静整洁,室温适宜,光线充足。

【操作步骤】

1.操作前核对、评估、与病人沟通

(1)核对病人的床号、姓名、住院号及腕带。

(2)评估病人病情、治疗情况、用药史、过敏史、意识状态、肢体活动能力、对药物的认知及合作程度、注射部位皮肤状况、静脉充盈情况及管壁弹性、有无身体不适。

(3)评估操作环境是否安静,室温、光线是否适宜。

(4)向病人及家属解释静脉注射的目的、方法、注意事项、配合要点、药物的作用及副作用。

2.操作　静脉注射法见表12-8。

表 12-8　静脉注射法

操作步骤	操作要点
1.抽吸药液:按医嘱抽吸药液,置于无菌盘内	·严格执行查对制度和无菌操作原则
2.核对并解释:携用物至病人床旁,核对、取得配合	·操作前查对
3.体位:协助病人取合适的体位	·协助病人取合适的体位后做好解释 ·小儿头皮静脉注射时,患儿取仰卧位或侧卧位 ·股静脉注射时,病人取仰卧位,下肢伸直略外展外旋
4.选择合适的注射部位并实施注射	·根据病人病情、药液性质选择不同的注射部位
▲四肢浅静脉注射	
(1)选择合适的静脉,在穿刺部位下方放置垫枕,铺一次性治疗巾	·选择粗直、弹性好、易于固定的静脉,避开关节和静脉瓣 ·以手指探明静脉走向及深浅
(2)扎止血带:穿刺部位上方(近心端)约 6 cm 处扎紧止血带	
(3)消毒:常规消毒皮肤,待干	·由内向外螺旋式消毒两遍
(4)核对	·操作中查对
(5)排气:排尽空气	·避免浪费药液

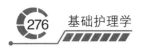

续表 12-8

操作步骤	操作要点
(6)穿刺:嘱病人握拳,一手拇指绷紧静脉下端皮肤,使其固定。一手持注射器,示指固定针栓(若使用头皮针,手持头皮针小翼),针头斜面向上,与皮肤呈 15°～30°进针。自静脉上方或侧方刺入皮下,再沿静脉走向滑行刺入静脉,见回血,可再沿静脉走行进针少许(图 12-15)	
(7)松止血带,病人松拳,固定针头	·若使用头皮针,用胶布固定
(8)注药:注药前试抽回血,见回血缓慢推注药液,推药过程中要试抽回血,以检查针头是否在静脉内(图 12-15)	·根据药物的性质掌握注射速度
(9)观察:观察局部和全身反应	
(10)拔针:注射完毕,用无菌干棉签放于穿刺点上方快速拔针,按压局部至不出血为止	
▲小儿头皮静脉注射	
(1)选择合适的头皮静脉	
(2)消毒:常规消毒皮肤,待干	·由内向外螺旋式消毒两遍 ·必要时剃去注射部位毛发
(3)核对	·操作中查对
(4)排气:排尽空气	·避免浪费药液
(5)穿刺:一名护士协助固定患儿头部。另一名护士一手拇、示指固定静脉两端,一手持头皮针小翼,沿静脉向心方向平行刺入,见回血后推药少许	
(6)穿刺成功后用胶布固定针头	
(7)注药:缓慢注射药液,过程中试抽回血,检查针头是否在静脉内	·注射过程中有局部疼痛或肿胀隆起,回抽无回血,应拔出针头,更换部位,重新穿刺 ·注射过程中防止患儿抓拽注射部位
(8)观察:观察局部和全身反应	
(9)拔针:注射完毕,用无菌干棉签放于穿刺点上方快速拔针,按压局部至不出血为止	
▲股静脉注射	
(1)选择合适的股静脉:腹股沟中内 1/3 交界处,用手触摸股动脉搏动最明显处,股静脉位于股动脉内侧 0.5 cm 处	
(2)消毒:常规消毒皮肤,待干,一手戴无菌手套	·由内向外螺旋式消毒两遍
(3)核对	·操作中查对
(4)排气:排尽空气	·避免浪费药液

续表12-8

操作步骤	操作要点
(5)穿刺:戴无菌手套的手再次扪及股动脉搏动最明显部位并予固定,另一手持注射器,针头与皮肤呈90°或45°,在股动脉内侧0.5 cm处刺入,固定针头	·穿刺成功后抽动活塞见有暗红色回血,提示针头已进入股静脉 ·如抽出血液为鲜红色,提示针头进入股动脉,应立即拔出针头,用无菌纱布紧压穿刺处5~10 min,至不出血为止
(6)注药:缓慢注射药液	·根据药物的性质掌握注射速度
(7)观察:观察局部和全身反应	
(8)拔针:注射完毕,拔出针头,局部用无菌纱布加压止血至不出血为止,然后用胶布固定	
5. 再次核对	
6. 协助病人取舒适卧位,整理床单位	
7. 清理用物	·所用物品须按医疗废物处置制度处理
8. 洗手,记录	·记录注射时间,药物名称、浓度、剂量,病人的反应等

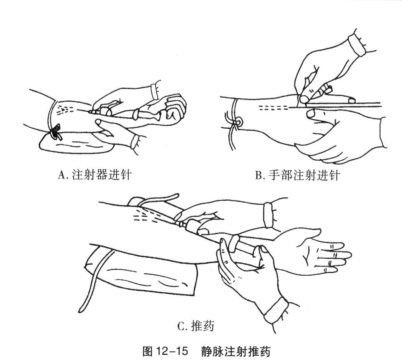

A.注射器进针　　　　B.手部注射进针

C.推药

图12-15　静脉注射推药

【注意事项】

1.严格执行查对制度和无菌操作原则。

2.长期注射者,应有计划地由远心端向近心端选择静脉,保护血管。

3.股静脉注射时如误入股动脉,应立即拔出针头,用无菌纱布紧压穿刺处5~10 min,至不出血为止。

4.注射有强烈刺激性的药物时,要先确认针头在静脉内后,方可推注药液,以免药液外溢导致

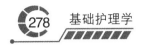

组织坏死。

5.根据病人年龄、病情及药物性质,掌握推药速度,若需长时间、微量、均匀且精确地注射药物可选用微量注射泵。

6.特殊病人注射时应注意穿刺技巧

(1)肥胖病人进针角度稍加大,与皮肤呈30°~40°。

(2)天气寒冷或脱水病人注射前可热敷、按摩局部,待血管充盈后再穿刺。

(3)老年病人注射时,用手指分别固定穿刺段静脉上、下两端,再沿静脉走向穿刺。

(4)水肿病人穿刺时用手按揉局部,以暂时驱散皮下水分,充分显露静脉后再穿刺。

【静脉注射失败的常见原因】

1.针头刺入过浅或静脉滑动,未刺入血管内。病人诉穿刺处疼痛,无回血,穿刺部位局部隆起。

2.针头刺入较浅,针头斜面未完全进入血管内。病人诉穿刺处疼痛,有回血,部分药液溢出至皮下,穿刺部位局部隆起。

3.针头刺入较深,针头斜面部分在血管内,部分在对侧血管壁外。病人诉穿刺处疼痛,有回血,药液溢出至深层组织,穿刺部位局部无隆起。

4.针头刺入过深,穿透对侧血管壁。病人诉穿刺处疼痛,无回血,穿刺部位无隆起。

第四节　雾化吸入法

雾化吸入法是应用雾化装置将药液分散成细小的雾滴,经鼻或口吸入呼吸道达到预防和治疗疾病的目的。雾化吸入用药具有起效较快、药物用量较小、不良反应较轻的优点,临床应用广泛。吸入的药物除了对呼吸道局部产生作用外,还可通过肺组织吸收而产生全身性疗效。常用的雾化吸入法有超声波雾化吸入法、氧气雾化吸入法、压缩雾化吸入法和手压式雾化器雾化吸入法。

一、超声波雾化吸入法

超声波雾化吸入法是应用超声波声能将药液变成细微的气雾,再由呼吸道吸入,以预防和治疗呼吸道疾病的方法。

(一)超声波雾化吸入的特点

雾量大小可以调节;雾滴小而均匀(直径<5 μm);病人感觉温暖舒适(雾化器电子部分产热,对雾化液起轻度加温的作用);治疗效果好(药液可被吸入到终末细支气管和肺泡)。

(二)超声波雾化吸入装置的构造

超声波雾化吸入装置由超声波发生器、水槽与晶体换能器、雾化罐与透声膜、螺纹管和口含嘴(或面罩)四部分组成(图12-16)。

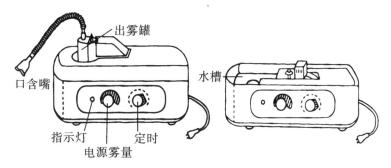

图 12-16   超声波雾化吸入装置

1. 超声波发生器   通电后可输出高频电能,其面板上有电源和雾量调节开关,指示灯及定时器。

2. 水槽与晶体换能器   水槽内盛冷蒸馏水,其底部有一晶体换能器,接收发生器输出的高频电能,并将其转化为超声波声能。

3. 雾化罐与透声膜   雾化罐盛药液,其底部为一半透明的透声膜,声能可透过此膜与罐内药液作用,产生雾滴喷出。

(三)超声波雾化吸入器的作用原理

通电后输出的高频电能通过水槽底部晶体换能器转换为超声波声能,产生振动并透过雾化罐底部的透声膜,将容器内的液体传导至溶液表面,而使药液剧烈振动,破坏其表面张力和惯性,从而形成无数细小气溶胶颗粒释出。

【目的】

1. 湿化气道。常用于呼吸道湿化不足、痰液黏稠、气道不畅者,也可作为气管切开术后常规治疗手段。

2. 预防和控制感染,消除炎症。常用于咽喉炎、支气管扩张、肺炎、肺脓肿、肺结核等病人。

3. 改善通气,解除支气管痉挛,保持呼吸道通畅。常用于支气管哮喘等病人。

4. 祛痰镇咳,减轻呼吸道黏膜水肿,稀释痰液,帮助祛痰。

【操作准备】

1. 护士准备   衣帽整洁,修剪指甲,洗手,戴口罩。

2. 病人准备   病人了解氧气雾化吸入法的目的、方法、注意事项及配合要点;取卧位或坐位接受雾化治疗。

3. 用物准备   超声波雾化吸入器、水温计、弯盘、冷蒸馏水、生理盐水、药液(遵医嘱准备)、锐器盒、医用垃圾桶、生活垃圾桶。

4. 环境准备   环境清洁、安静,光线、温湿度适宜。

【操作步骤】

1. 操作前核对、评估、与病人沟通

(1)核对病人的床号、姓名、住院号及腕带。

(2)评估病人的病情、治疗情况、用药史、过敏史;病人的意识状态、肢体活动能力、对用药的认知及合作程度;呼吸道是否通畅、面部及口腔黏膜有无感染、溃疡等。

(3)评估操作环境是否安静,室温、光线是否适宜。

(4)向病人及家属解释超声波雾化吸入法的目的、方法、注意事项及配合要点。

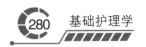

2.操作　超声雾化吸入法见表12-9。

表 12-9　超声雾化吸入法

操作步骤	操作要点
1.检查并连接雾化器	·使用前检查雾化器各部件是否完好
2.加水:水槽内加冷蒸馏水至浸没雾化罐底部的透声膜	·水量视不同类型的雾化器而定
3.加药:将药液用生理盐水稀释至30～50 mL倒入雾化罐内	·检查无漏水后,将雾化罐放入水槽,盖紧水槽盖
4.核对	·严格执行查对制度
5.协助病人取舒适卧位	·携用物至病人床旁,查对病人床号、姓名、腕带 ·协助病人取舒适卧位,铺治疗巾于病人的颌下
6.开始雾化	
(1)接通电源	·打开电源开关(指示灯亮),调整定时开关至所需时间
(2)打开雾化开关,调节雾量	·一般每次定时15～20 min,雾量大小可随病人的需要和耐受情况适当调节,过大会使病人不适,过小达不到治疗效果
(3)将口含嘴放入病人口中或将面罩妥善固定,指导病人做深呼吸	·深呼吸可以帮助药液到达呼吸道深部,更好地发挥疗效
7.结束雾化	·观察雾化吸入的治疗效果
(1)治疗结束,取下口含嘴或面罩	
(2)关雾化开关,再关电源开关	
8.操作后处理	
(1)协助其取舒适卧位	·协助病人翻身叩背,促进痰液排出
(2)清理用物	·擦干病人面部,整理床单位 ·严格按医疗废物处置制度处理 ·放掉水槽内的水,擦干水槽,将口含嘴雾化罐、螺纹管浸泡于消毒液内1 h,再洗净晾干备用
(3)洗手,记录	·记录压缩雾化的时间、药液名称、浓度、剂量、病人反应等

【注意事项】

1.护士熟悉雾化器性能,水槽内应保持足够的水量(虽有缺水保护装置,但不可在缺水状态下长时间开机),水温不宜超过50 ℃。

2.水槽底部的晶体换能器和雾化罐底部的透声膜薄而质脆,在操作及清洗过程中,动作要轻,防止损坏。

3.观察病人痰液排出是否困难,若因黏稠的分泌物经湿化后膨胀致痰液不易咳出时,应给予叩背,协助痰液排出,必要时吸痰。

4. 治疗过程需加入药液时,不必关机,直接从盖上小孔内添加即可;若要加水入水槽,必须关机操作。

5. 超声雾化方法不应用于含蛋白质或肽类药物的雾化治疗,也不应用于混悬液(如脂溶性糖皮质激素)的雾化治疗。

二、氧气雾化吸入法

氧气雾化吸入法是借助高速氧气气流,使药液形成雾状,随吸气进入呼吸道的方法。

氧气雾化器的构造:包括盛药物的储药罐、吸入管口、雾化口含嘴三部分。

氧气雾化器的作用原理:利用高速氧气流通过毛细管口并在管口产生负压,将药液由相邻的管口吸出,所吸出的药液又被毛细管口高速的氧气流撞击成细小的雾滴,呈气雾状喷出,随病人呼吸进入呼吸道而达到治疗的作用。

【目的】

1. 湿化气道。常用于呼吸道湿化不足、痰液黏稠、气道不畅者,也可作为气管切开术后常规治疗手段。

2. 预防和控制感染,消除炎症。常用于咽喉炎、支气管扩张、肺炎、肺脓肿、肺结核等病人。

3. 改善通气,解除支气管痉挛,保持呼吸道通畅。常用于支气管哮喘等病人。

4. 祛痰镇咳,减轻呼吸道黏膜水肿,稀释痰液,帮助祛痰。

【操作准备】

1. 护士准备　衣帽整洁,修剪指甲,洗手,戴口罩。

2. 病人准备　病人了解压缩雾化吸入法的目的、方法、注意事项及配合要点;取卧位或坐位接受雾化治疗。

3. 用物准备　氧气雾化吸入器、氧气装置一套(湿化瓶勿放水)、弯盘、药液(遵医嘱准备)、生理盐水、锐器盒、医用垃圾桶、生活垃圾桶。

4. 环境准备　环境清洁、安静,光线、温湿度适宜。

【操作步骤】

1. 操作前核对、评估、与病人沟通

(1)核对病人的床号、姓名、住院号及腕带。

(2)评估病人的病情、治疗情况、用药史、过敏史;病人的意识状态、肢体活动能力、对用药的认知及合作程度;呼吸道是否通畅、面部及口腔黏膜有无感染、溃疡等。

(3)评估操作环境是否安静,室温、光线是否适宜。

(4)向病人及家属解释氧气雾化吸入法的目的、方法、注意事项及配合要点。

2. 操作　氧气雾化吸入法见表12-10。

表 12-10　氧气雾化吸入法

操作步骤	操作要点
1. 检查雾化器	·严格执行无菌原则 ·使用前检查雾化器各部件是否完好,有无松动、脱落、漏气等异常情况

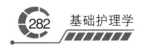
续表 12−10

操作步骤	操作要点
2. 加药:遵医嘱将药液稀释至 5 mL,注入雾化器的药杯内	· 氧气湿化瓶内勿放水,以免液体进入雾化吸入器内使药液稀释
3. 核对	· 严格执行查对制度 · 携用物至病人床旁,核对病人床号、姓名、腕带
4. 连接雾化器:将雾化器的接气口连接于氧气筒或中心吸氧装置的输氧管上	
5. 调节氧流量	· 氧流量一般为 6~8 L/min
6. 二次核对	
7. 开始雾化:协助病人手持雾化器,将吸嘴放入口中,紧闭口唇深吸气	· 指导病人用鼻呼气,如此反复,直至药液吸完为止 · 深吸气,使药液充分到达细支气管和肺内,可提高治疗效果
8. 再次核对	
9. 结束雾化	· 取出雾化器,关闭氧气开关
10. 操作后处理	
(1)协助病人取舒适卧位	· 协助病人擦干面部,清洁口腔,整理床单位
(2)清理用物	· 严格按消毒隔离原则清理用物
(3)洗手,记录	· 记录雾化开始与持续时间,病人的反应及效果

【注意事项】

1. 教会病人正确的吸入方法,指导病人做深呼吸,使药液充分达到支气管和肺内。

2. 吸入前清洁口腔,清除口腔内分泌物及食物残渣。

3. 正确使用供氧装置,注意用氧安全,室内应避免火源。

4. 用氧前湿化瓶内勿放水,以免液体进入雾化器内使药液稀释影响疗效。

5. 注意观察病人痰液排出情况,如痰液仍未咳出,可给予叩背、吸痰等方法协助排痰,保持呼吸道通畅。

三、压缩雾化吸入法

压缩雾化吸入法是利用压缩空气将药液变成细微的气雾(直径 3 μm 以下),使药物直接被吸入呼吸道的治疗方法。

压缩雾化吸入装置构造:主要由压缩气源和雾化器两部分组成。

压缩雾化吸入原理:压缩气源可采用瓶装压缩气体(如高压氧或压缩空气),也可采用电动压缩泵。雾化器根据文丘里(Venturi)喷射原理,利用压缩气体高速运动通过狭小开口后突然减压,在局部产出负压,将气流出口旁另一小管因负压产生的虹吸作用吸入容器内的液体排出。当遭遇高压气流时被冲撞裂解成小气溶胶颗粒,特别是在高压气流前方遇到挡板时,液体更会被冲撞粉碎,形成无数药雾颗粒。其中大药雾微粒通过挡板回落至贮药池,小药雾微粒则随气流输出。

【目的】

1.湿化气道。常用于呼吸道湿化不足、痰液黏稠、气道不畅者,也可作为气管切开术后常规治疗手段。

2.预防和控制感染,消除炎症。常用于咽喉炎、支气管扩张、肺炎、肺脓肿、肺结核等病人。

3.改善通气,解除支气管痉挛,保持呼吸道通畅。常用于支气管哮喘等病人。

4.祛痰镇咳,减轻呼吸道黏膜水肿,稀释痰液,帮助祛痰。

【操作准备】

1.护士准备　衣帽整洁,修剪指甲,洗手,戴口罩。

2.病人准备　病人了解压缩雾化吸入法的目的、方法、注意事项及配合要点;取卧位或坐位接受雾化治疗。

3.用物准备　压缩雾化吸入器装置、弯盘、纱布、治疗巾、电源插座、药液(遵医嘱准备)。

4.环境准备　环境清洁、安静,光线、温湿度适宜。

【操作步骤】

1.操作前核对、评估、与病人沟通

(1)核对病人的床号、姓名、住院号及腕带。

(2)评估病人的病情、治疗情况、用药史、过敏史;病人的意识状态、肢体活动能力、对用药的认知及合作程度;呼吸道是否通畅、面部及口腔黏膜有无感染、溃疡等。

(3)评估操作环境是否安静,室温、光线是否适宜。

(4)向病人及家属解释压缩雾化吸入法的目的、方法、注意事项及配合要点。

2.操作　压缩雾化吸入法见表12-11。

表 12-11　压缩雾化吸入法

操作步骤	操作要点
1.检查并连接雾化器	·使用前检查雾化器各部件是否完好
2.加水:水槽内加冷蒸馏水至浸没雾化罐底部的透声膜	·水量视不同类型的雾化器而定
3.加药:将药液用生理盐水稀释至30~50 mL倒入雾化罐内	·检查无漏水后,将雾化罐放入水槽,盖紧水槽盖
4.核对	·严格执行查对制度
5.协助病人取舒适卧位	·携用物至病人床旁,查对病人床号、姓名、腕带 ·协助病人取舒适卧位,铺治疗巾于病人的颌下
6.开始雾化	
(1)接通电源	·打开电源开关(指示灯亮),调整定时开关至所需时间
(2)打开雾化开关,调节雾量	·一般每次定时15~20 min,雾量大小可随病人的需要和耐受情况适当调节,过大会使病人不适,过小达不到治疗效果
(3)将口含嘴放入病人口中或将面罩妥善固定,指导病人做深呼吸	·深呼吸可以帮助药液到达呼吸道深部,更好地发挥疗效

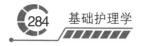

续表 12-11

操作步骤	操作要点
7. 结束雾化	· 观察雾化吸入的治疗效果
(1)治疗结束,取下口含嘴或面罩	
(2)关雾化开关,再关电源开关	
8. 操作后处理	
(1)协助其取舒适卧位	· 协助病人翻身叩背,促进痰液排出 · 擦干病人面部,整理床单位
(2)清理用物	· 严格按医疗废物处置制度处理 · 放掉水槽内的水,擦干水槽,将口含嘴雾化罐、螺纹管浸泡于消毒液内 1 h,再洗净晾干备用
(3)洗手,记录	· 记录压缩雾化的时间,药液名称、浓度、剂量,病人反应等

【注意事项】

1. 雾化吸入时协助病人取坐位、半坐位或侧位,尽量避免仰卧位,必须仰卧位时需将床头抬高 30°。

2. 治疗过程中密切观察病人的病情变化,防止气道痉挛的发生,雾化吸入后及时开窗通风,给予病人叩背,促进痰液的排出。

3. 面部勿涂抹脂溶性、油性等面霜。雾化前、后 30 min 内勿进食,出现不适可做适当休息或平静呼吸。如有痰液,嘱病人咳出,不可咽下。

4. 吸入药液的浓度不宜过大,吸入速度由慢到快,雾化量由小到大,使病人逐渐适应。

5. 心肺功能不全及年老体弱者,要注意防止湿化或雾化量大造成肺水肿。对自身免疫功能低下的病人雾化吸入时,应重视诱发口腔霉菌感染。

6. 使用前检查电源电压是否与压缩机吻合。压缩机放置在平稳处,勿放在地毯或粗糙表面,以免堵塞通风,操作时勿覆盖压缩机表面。

7. 定期检查压缩机的空气过滤器内芯,喷雾器要定期清洗,发现喷嘴堵塞,应反复清洗或更换。

四、手压式雾化器雾化吸入法

手压式雾化器雾化吸入法是利用拇指按压雾化器顶部,使药液从喷嘴喷出,形成雾滴作用于口腔及咽部气管、支气管黏膜而被其吸收的治疗方法(图 12-17)。

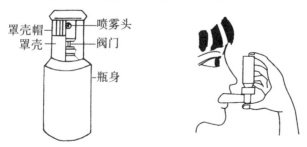

图 12-17 手压式雾化器雾化吸入装置

【目的】

手压式雾化器雾化吸入法主要通过吸入拟肾上腺素类药、氨茶碱或沙丁胺醇等支气管解痉药,改善通气功能,适用于支气管哮喘、喘息性支气管炎的对症治疗。

【操作准备】

1. 护士准备　衣帽整洁,修剪指甲,洗手,戴口罩。

2. 病人准备　病人了解手压式雾化吸入法的目的、方法、注意事项及配合要点;取卧位或坐位接受雾化治疗。

3. 用物准备　遵医嘱准备手压式雾化器(内含药物)。

4. 环境准备　环境清洁、安静,光线、温湿度适宜。

【操作步骤】

1. 操作前核对、评估、与病人沟通

(1)核对病人的床号、姓名、住院号及腕带。

(2)评估病人的病情、治疗情况、用药史、过敏史;病人的意识状态、肢体活动能力、对用药的认知及合作程度;呼吸道是否通畅、面部及口腔黏膜有无感染、溃疡等。

(3)评估操作环境是否安静,室温、光线是否适宜。

(4)向病人及家属解释手压式雾化吸入法的目的、方法、注意事项及配合要点。

2. 操作　手压式雾化器雾化吸入法见表12-12。

表 12-12　手压式雾化器雾化吸入法

操作步骤	操作要点
1. 检查雾化器	·使用前检查雾化器是否完好
2. 核对	·严格执行查对制度 ·携用物至病人床旁,核对病人床号、姓名、腕带
3. 开始雾化	
(1)摇匀药液	·取下雾化器保护盖,充分摇匀药液
(2)二次核对	
(3)放入口中	·将雾化器倒置,接口端放入口中,平静呼气
(4)按压喷药:吸气开始,按压气雾瓶顶部,使之喷药,然后深吸气,药物经口吸入,吸气末尽可能延长屏气时间,再呼气,反复1~2次	·深吸气、屏气,使药液充分到达细支气管和肺内可提高治疗效果
(5)再次核对	
4. 结束雾化:取出雾化器	
5. 操作后处理	
(1)协助病人取舒适卧位	·协助病人清洁口腔,整理床单位
(2)清理用物	·塑料外壳定期温水清洁
(3)洗手,记录	·记录雾化开始与持续时间,病人的反应及效果

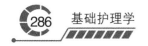

【注意事项】

1. 喷雾器使用后放在阴凉处(30 ℃以下)保存。其塑料外壳应定期用温水清洁。

2. 使用前检查雾化器各部件是否完好,有无松动、脱落等异常情况。

3. 每次 1～2 喷,两次使用间隔时间不少于 3 h。

4. 喷雾器专人专用,每位病人一个(套)。

第五节　局部给药法

局部给药法是根据各专科特殊治疗需要,采用局部用药的方法。

一、滴药法

滴药法包括滴眼药法、滴耳药法、滴鼻药法。

(一)滴眼药法

【目的】

1. 用于预防和治疗眼部疾病。

2. 滴用表面麻醉剂或散瞳剂、缩瞳剂等进行眼科检查时。

3. 诊断性染色,如泪道通畅试验,荧光素染色检查角膜上皮缺损等。

【操作准备】

1. 护士准备　衣帽整洁,修剪指甲,洗手,戴口罩。

2. 病人准备　了解滴眼药法的目的、方法、注意事项、配合要点、药物作用及副作用;取合适体位。

3. 用物准备　治疗盘、无菌棉签、无菌纱布、滴眼液、弯盘、医嘱卡、手消毒液、医用废物桶、生活垃圾桶。

4. 环境准备　安静整洁,室温适宜,光线充足。

【操作步骤】

1. 操作前核对、评估、与病人沟通

(1)核对病人的床号、姓名、住院号、腕带及眼别。

(2)评估病人病情、眼部情况、治疗情况、用药史、过敏史、家族史、意识状态、心理状态、对用药的认知及合作程度等。

(3)评估操作环境是否安静,室温、光线是否适宜。

(4)向病人及家属解释滴眼药法的目的、方法、注意事项、配合要点、药物的作用及副作用。

2. 操作步骤　滴眼药法见表12-13。

表 12-13 滴眼药法

操作步骤	操作要点
1. 洗手,准备药物	· 严格执行查对制度
2. 核对并解释:携用物至病人床旁,核对、取得配合	· 操作前查对
3. 体位:协助病人取合适体位	· 一般取坐位或仰卧位,头稍向后仰
4. 清洁眼部:用棉球或无菌棉签擦拭眼部分泌物或眼泪	
5. 核对	
6. 暴露部位:用棉签向下拉开下眼睑,暴露下方结膜囊	· 嘱病人眼向上注视
7. 滴药:手持滴眼液,瓶口距眼 1～2 cm 处,将药液滴入下穹隆结膜囊内 1～2 滴	· 药液不宜直接滴在角膜上 · 避免浪费药液
8. 嘱病人轻轻闭眼	· 一般闭眼 1～2 min,使药液完全吸收。若有药液流出,用无菌干棉签擦拭,嘱病人勿揉搓眼睛,如出现眼部不适及时告知
9. 再次核对	
10. 协助病人取舒适卧位,整理床单位	
11. 清理用物	
12. 洗手,记录	· 记录给药时间,药物名称、浓度、剂量,病人的反应等

【注意事项】

1. 严格执行查对制度。

2. 滴眼时,动作轻柔,勿压迫眼球。

3. 角膜感觉灵敏,应避免直接滴在角膜上。

4. 滴眼时,滴眼液瓶口不可直接接触眼睑和睫毛,以免污染瓶口和药液。

5. 易沉淀的滴眼液使用前应先充分摇匀。

6. 滴用多种滴眼液时,每种药物间隔不少于 5 min。滴眼液与眼膏同时使用时,先滴滴眼液后涂眼膏。

7. 滴用毒性药物时,应于滴药后即刻按压泪囊区 2～3 min,以免药液经泪道进入鼻腔,经鼻黏膜吸收,产生毒性反应。

8. 散瞳剂或缩瞳剂需分开放置,需要双人核对,避免滴错药液或眼别。

(二)滴耳药法

【目的】

1. 软化耵聍,清洁耳道。

2. 治疗耳道和中耳疾病。

【操作准备】

1. 护士准备　衣帽整洁,修剪指甲,洗手,戴口罩。

2. 病人准备　了解滴耳药法的目的、方法、注意事项、配合要点、药物作用及副作用;取合适体位。

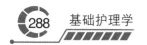

3. 用物准备　治疗盘、无菌棉签、无菌棉球、滴耳液、弯盘、医嘱卡、手消毒液、医用废物桶、生活垃圾桶;必要时备吸引器、消毒吸引头、生理盐水或3%过氧化氢溶液。

4. 环境准备　安静整洁,室温适宜,光线充足。

【操作步骤】

1. 操作前核对、评估、与病人沟通

(1)核对病人的床号、姓名、住院号及腕带。

(2)评估病人病情、耳部情况、治疗情况、用药史、过敏史、家族史、意识状态、心理状态、对用药的认知及合作程度等。

(3)评估操作环境是否安静,室温,光线是否适宜。

(4)向病人解释滴耳药法的目的、方法、注意事项、配合要点、药物的作用及副作用。

2. 操作步骤　滴耳药法见表12-14。

表 12-14　滴耳药法

操作步骤	操作要点
1. 洗手,准备药物	·严格执行查对制度
2. 核对并解释:携用物至病人床旁,核对、取得配合	·操作前查对
3. 体位:协助病人取合适体位	·一般取坐位或侧卧位,头侧向健侧,患耳向上
4. 清洁耳道:用棉签轻拭耳道内分泌物使耳道保持通畅	·必要时用生理盐水或3%过氧化氢溶液反复清洗至清洁为止
5. 核对	
6. 牵拉耳郭,暴露部位	·成人耳郭向后上方牵拉,小儿向后下方牵拉,拉直耳道
7. 滴药:手持药液顺耳道后壁滴入2~3滴,用手指反复轻按耳屏	·避免浪费药液 ·按压耳屏,使药液流入耳道四壁及中耳腔内
8. 外耳道口塞入干棉球	·以免药液流出
9. 保持体位3~4 min	·避免药液流出,使药物充分吸收
10. 再次核对	
11. 观察病情变化	·注意观察和询问病人有无内耳刺激症状,如眩晕,耳鸣等
12. 协助病人取舒适体位,整理床单位	
13. 清理用物	
14. 洗手,记录	·记录给药时间,药物名称、浓度、剂量,病人的反应等

【注意事项】

1. 严格执行查对制度。

2. 滴药前,必须将外耳道脓液洗净。

3. 滴药时,动作轻柔,充分暴露外耳道,滴管勿直接接触外耳道。

4.药液温度应与正常体温相近,不可过凉或过热,以免刺激内耳引起眩晕、耳鸣等不适。

5.滴药后,注意观察病人有无头痛、头晕等不适。

6.有鼓膜外伤性穿孔的病人禁忌耳内滴药。

(三)滴鼻药法

【目的】

1.保持鼻腔引流通畅,以达到治疗目的。

2.保持鼻腔内纱条润滑,以利抽取。

3.保持鼻腔润滑,防止干燥结痂。

【操作准备】

1.**护士准备**　衣帽整洁,修剪指甲,洗手,戴口罩。

2.**病人准备**　了解滴鼻药法的目的、方法、注意事项、配合要点、药物作用及副作用;取合适体位。

3.**用物准备**　治疗盘、无菌棉签、无菌棉球、纸巾、滴鼻液、弯盘、医嘱卡、手消毒液、医用废物桶、生活垃圾桶。

4.**环境准备**　安静整洁,室温适宜,光线充足。

【操作步骤】

1.操作前核对、评估、与病人沟通

(1)核对病人的床号、姓名、住院号及腕带。

(2)评估病人病情、鼻部情况、治疗情况、用药史、过敏史、家族史、意识状态、心理状态、对用药的认知及合作程度等。

(3)评估操作环境是否安静,室温、光线是否适宜。

(4)向病人解释滴鼻药法的目的、方法、注意事项;药物的作用、副作用及配合要点。

2.操作步骤　滴鼻药法见表12-15。

表 12-15　滴鼻药法

操作步骤	操作要点
1.洗手,准备药物	·严格执行查对制度
2.核对并解释:携用物至病人床旁,核对、取得配合	·操作前查对
3.擤鼻:协助病人擤鼻,解开领口	·鼻腔内有填塞物则不擤
4.体位:协助病人取合适体位	·一般取坐位或仰卧位,肩下垫枕头或头悬于床沿,头尽量后仰,使头部与身体呈直角,头低肩高
5.核对	
6.暴露鼻腔:轻推鼻尖充分暴露鼻腔	
7.滴药:手持药液距病人鼻孔约2 cm处滴入3~4滴药液,轻轻按压鼻翼	·按压鼻翼使药液均匀分布在鼻黏膜上
8.保持原位2~3 min后恢复正常体位	·鼻侧切开病人,滴鼻后嘱病人向患侧卧,使药液进入术腔
9.用棉球或纸巾擦去外流药液	·鼻孔周围要擦净
10.再次核对,观察疗效反应	
11.整理床单位	

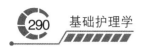

续表 12-15

操作步骤	操作要点
12. 清理用物	
13. 洗手,记录	·记录给药时间,药物名称、浓度、剂量,病人的反应等

【注意事项】

1. 严格执行查对制度。

2. 滴药时,动作轻柔,滴管或瓶口勿直接接触鼻部,以免污染药液。

3. 滴药时,病人体位要正确,滴药时勿吞咽,以免药液进入咽部引起不适。

二、插入法

常用药物为栓剂,包括阴道栓剂和直肠栓剂,是药物与适宜基质制成的具有一定形状的供腔道内给药的固体制剂,常温下是固体,插入体腔后缓慢融化并产生药效,其熔点为 37 ℃左右。

(一)阴道栓剂插入法

【目的】

自阴道插入栓剂,治疗局部疾病。

【操作准备】

1. 护士准备　衣帽整洁,修剪指甲,洗手,戴口罩。

2. 病人准备　了解阴道栓剂插入的目的、方法、注意事项、药物作用及副作用;掌握放松和配合的方法;取合适体位。

3. 用物准备　治疗盘、栓剂置入器、指套或手套、一次性治疗巾、卫生棉垫、浴巾、阴道栓剂、弯盘、医嘱卡、手消毒液、医用废物桶、生活垃圾桶,必要时备屏风。

4. 环境准备　安静整洁,室温适宜,光线充足,必要时屏风遮挡。

【操作步骤】

1. 操作前核对、评估、与病人沟通

(1)核对病人的床号、姓名、住院号及腕带。

(2)评估病人病情、阴道情况、治疗情况、用药史、过敏史、家族史、意识状态、心理状态、对用药计划的了解情况、对隐私部位用药的接受程度、用药自理能力及合作程度。

(3)评估操作环境是否安静,室温、光线是否适宜。

(4)向病人及家属解释阴道栓剂插入的目的、方法、注意事项、配合要点、药物的作用及副作用。

2. 操作步骤　阴道栓剂插入法见表 12-16。

表 12-16　阴道栓剂插入法

操作步骤	操作要点
1. 洗手,准备药物	·严格执行查对制度
2. 核对并解释:携用物至病人床旁,核对、取得配合	·操作前查对

续表 12-16

操作步骤	操作要点
3. 体位:协助病人取屈膝仰卧位,两腿分开,脱去对侧裤腿盖在近侧腿部,并盖上浴巾,盖被遮盖对侧腿部,暴露会阴部	· 注意保暖 · 注意保护病人隐私
4. 铺巾:将一次性治疗巾垫于会阴下	
5. 戴套取栓:一手戴指套或手套,取出栓剂	
6. 核对	
7. 嘱病人放松	· 让病人张口深呼吸,尽量放松
8. 置入栓剂:利用置入器或戴上手套将栓剂沿阴道下后方轻轻送入 5 cm,达阴道穹窿处(图 12-18)	· 操作中避免误入尿道 · 如病人愿意自行操作,可教其方法,以便自行操作
9. 保持体位:置入栓剂后,保持平卧位至少 15 min	· 利于药物吸收,确保用药效果
10. 脱手套,洗手	
11. 再次核对	
12. 取出一次性治疗巾,垫卫生棉垫,协助病人穿裤子	
13. 取舒适体位,整理床单位	· 注意观察药效
14. 清理用物	
15. 洗手,记录	· 记录给药时间、药物名称、浓度、剂量、病人的反应等

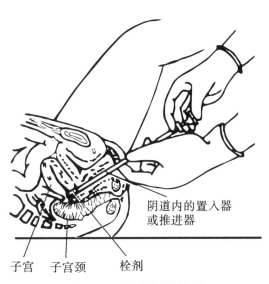

阴道内的置入器
或推进器

子宫　子宫颈　栓剂

图 12-18 阴道栓剂插入法

【注意事项】

1. 严格执行查对制度,注意保护病人隐私。

2. 置入栓剂前指导病人放松和配合,插入时动作要轻柔。

3. 置入栓剂时,避免误入尿道。

4. 置入栓剂后保留足够的时间。

5. 指导病人治疗期间避免性生活。

(二)直肠栓剂插入法

【目的】

1. 发挥局部效应,如直肠插入甘油栓剂,软化粪便,缓解便秘。

2. 发挥全身效应,如应用解热镇痛药退热。

【操作准备】

1. 护士准备　衣帽整洁,修剪指甲,洗手,戴口罩。

2. 病人准备　了解直肠栓剂插入的目的、方法、注意事项、药物作用及副作用;掌握放松和配合的方法;取合适体位。

3. 用物准备　治疗盘、手套或指套、纸巾、直肠栓剂、一次性治疗巾、弯盘、医嘱卡、手消毒液、医用废物桶、生活垃圾桶,必要时备便器、屏风。

4. 环境准备　安静整洁,室温适宜,光线充足,必要时屏风遮挡。

【操作步骤】

1. 操作前核对、评估、与病人沟通

(1)核对病人的床号、姓名、住院号及腕带。

(2)评估病人病情、肛门直肠情况、治疗情况、用药史、过敏史、家族史、意识状态、心理状态、对用药计划的了解情况、对隐私部位用药的接受程度、自理能力及合作程度。

(3)评估操作环境是否安静,室温、光线是否适宜。

(4)向病人解释直肠栓剂插入的目的、方法、注意事项、配合要点、药物的作用及副作用。

2. 操作　直肠栓剂插入法见表12-17。

表 12-17　直肠栓剂插入法

操作步骤	操作要点
1. 洗手,准备药物	·严格执行查对制度
2. 核对并解释:携用物至病人床旁,核对、取得配合	·操作前查对
3. 体位:协助病人取侧卧位,膝部弯曲,褪裤至膝部,暴露肛门	·注意保暖 ·注意保护病人隐私
4. 铺巾:将一次性治疗巾垫于臀下	
5. 戴套取栓:戴指套或手套,取出栓剂	
6. 核对	
7. 嘱病人放松	·让病人张口深呼吸,尽量放松,使肛门括约肌松弛
8. 置入栓剂:一手分开臀裂,另一手将栓剂插入肛门,并用示指将栓剂沿直肠壁朝脐部方向送入 6 ~ 7 cm(图12-19)	
9. 保持体位:置入栓剂后,保持侧卧位 15 min	·防止栓剂滑脱或融化后渗出肛门外 ·若栓剂滑脱出肛门外,应予重新插入

续表 12-17

操作步骤	操作要点
10. 脱手套,洗手	
11. 再次核对	
12. 协助病人穿裤子,取舒适体位,整理床单位	·注意观察药效 ·对于不能下床的病人,将便器、纸巾、呼叫器放于病人易取处
13. 清理用物	
14. 洗手,记录	·记录给药时间,药物名称、浓度、剂量,病人的反应等

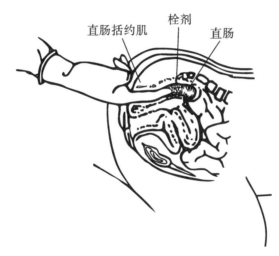

图 12-19 直肠栓剂插入法

【注意事项】

1. 严格执行查对制度,注意保护病人隐私。

2. 置入栓剂前指导病人放松和配合,插入时动作要轻柔。

3. 置入栓剂时,必须插至肛门内括约肌以上,并确定栓剂附着在直肠黏膜上。

4. 药物插入后保留足够的时间,提高药效。

三、皮肤给药

皮肤给药是将药物直接涂抹于皮肤,起到局部治疗的作用。

【目的】

消炎、杀菌、止痒、保护等局部治疗。

【操作准备】

1. **护士准备** 衣帽整洁,修剪指甲,洗手,戴口罩。

2. **病人准备** 了解皮肤给药的目的、方法、注意事项、配合要点、药物作用及副作用;清洁局部

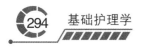

皮肤,取合适体位。

3.用物准备

(1)治疗盘、棉签、一次性治疗巾、无菌持物钳、无菌纱布、弯盘、医嘱卡、手消毒液、医用废物桶、生活垃圾桶,必要时备生理盐水、清洁皮肤用物和屏风。

(2)皮肤用药

1)溶液剂:一般为非挥发性药物的水溶液,如3%硼酸溶液、依沙吖啶溶液等,有清洁、收敛、消炎等作用,主要用于急性皮炎伴有大量渗液或脓液者。

2)酊剂和醋剂:挥发性药物的乙醇溶液为醋剂,如樟脑醋;不挥发性药物的乙醇溶液为酊剂,如碘酊。具有杀菌、消毒、止痒等作用。适用于慢性皮炎苔藓样变。

3)糊剂:为含有多量粉末的半固体制剂,如氧化锌糊、甲柴糊等,有保护受损皮肤、吸收渗液和消炎等作用。适用于亚急性皮炎,有少量渗液或轻度糜烂者。

4)软膏:为药物与适宜基质制成有适当稠度的膏状制剂,如硫酸软膏、硼酸软膏等。其具有保护、润滑和软化痂皮等作用。一般用于慢性增厚性皮损。

5)乳膏剂:药物与乳剂型基质制成的软膏。分霜剂和脂剂,如樟脑霜和尿素脂两种,具有止痒、保护、消除轻度炎症的作用。

6)粉剂:为一种或数种药物的极细粉均匀混合制成的干燥粉末样制剂,如滑石粉、痱子粉等。能起干燥,保护皮肤的作用。适用于急性或亚急性皮炎而无糜烂渗液的受损皮肤。

4.环境准备　安静整洁,室温适宜,光线充足,必要时屏风遮挡。

【操作步骤】

1.操作前核对、评估、与病人沟通

(1)核对病人的床号、姓名、住院号及腕带。

(2)评估病人病情、治疗情况、用药史、药物过敏史、意识状态、肢体活动能力、对局部用药的认知及合作程度、局部皮肤状况。

(3)评估操作环境是否安静,室温、光线是否适宜。

(4)向病人及家属解释用药目的、方法、配合要点和相应剂型用药的注意事项。

2.操作步骤　皮肤给药见表12-18。

表 12-18　皮肤给药法

操作步骤	操作要点
1.洗手,准备药物	·严格执行查对制度
2.核对并解释:携用物至病人床旁,核对、取得配合	·操作前查对
3.清洁皮肤	·用温水与中性肥皂清洁皮肤,如有皮炎则仅用清水清洁
4.体位:协助病人取合适体位	
5.涂药	
(1)溶液剂:用一次性治疗巾垫于患处下,用持物钳夹持棉球蘸湿药液洗抹患处,至清洁后用干棉球抹干	·可用湿敷法给药

续表12-18

操作步骤	操作要点
(2)酊剂和醑剂:用棉签蘸药涂于患处	·注意因药物有刺激性,不宜用于有糜烂面的急性皮炎,黏膜以及眼、口的周围
(3)糊剂:用棉签将药糊直接涂于患处,亦可将糊剂涂在纱布上,然后贴在受损皮肤处,外加包扎	·注意药糊不宜涂得太厚
(4)软膏:用棉签将软膏涂于患处,除用于溃疡或大片糜烂受损皮肤外,一般无须包扎	·涂抹不必过厚 ·如为角化过度的皮损,应略加摩擦
(5)乳膏剂:用棉签将乳膏剂涂于患处	·禁用于渗出较多的急性皮炎
(6)粉剂:将药粉均匀地扑撒在受损皮肤处	·粉剂多次应用后常有粉块形成,可用生理盐水湿润后除去
6.观察:注意观察用药后局部皮肤反应情况	·动态评价用药效果
7.再次核对	
8.取舒适体位,整理床单位	
9.清理用物	
10.洗手,记录	·记录给药时间,药物名称、浓度、剂量,病人的反应等

【注意事项】

1.严格执行查对制度,注意保护病人隐私。

2.动态地评价用药效果,并积极采取提高用药效果的措施。

3.掌握药物的作用及性质,观察用药后局部皮肤的反应情况,准确记录。

4.了解病人对局部用药处的主观感觉,有针对性地做好沟通。

四、舌下用药

舌下用药是指药物置于舌下,通过舌下口腔黏膜丰富的毛细血管吸收,快速生效。可避免胃肠刺激、吸收不全和首过消除作用。

方法:指导病人将药物放在舌下,让其自然溶解吸收,不可嚼碎吞下,否则会影响药效。如硝酸甘油剂,舌下含服一般2~5 min即可发挥作用,用药后病人心前区压迫感或疼痛感可减轻或消除。

第六节 药物过敏试验

药物过敏反应是异常的免疫反应,反应的发生与人的体质有关,与所用药物的药理作用和用药剂量无关。常见的症状为皮疹、荨麻疹、发热、血管神经性水肿、哮喘等,严重的反应可发生剥脱性皮炎、过敏性休克,甚至死亡。因此,临床上在使用能引发过敏反应的药物时,应当重视其药物过敏反应问题。

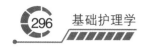

药物过敏试验可根据药物的性质,选择用皮内注射法、皮肤划痕法、静脉注射法、口服试验法、眼结膜试验法等。皮内注射法是最常用的药物过敏试验方法。

一、青霉素过敏试验及过敏反应的处理

青霉素主要用于敏感的革兰氏阳性球菌、阴性球菌和螺旋体感染。作为最为常用的抗生素之一,青霉素具有杀菌活性强、毒性低、适应证广及临床疗效好等优点,但临床应用中过敏反应也最常见。常发生于多次接受青霉素治疗者,偶见初次用药的病人。各种类型的变态反应(Ⅰ、Ⅱ、Ⅲ、Ⅳ型)都可以出现,但以皮肤过敏反应和血清样反应较为多见。前者主要表现为荨麻疹,严重者会发生剥脱性皮炎;后者一般于用药后 7~14 d 出现,临床表现与血清病相似,有发热、关节肿痛、皮肤发痒、荨麻疹、全身淋巴结肿大及腹痛等症状。属Ⅰ型变态反应的过敏性休克虽然少见,但其发生、发展迅猛,可因抢救不及时而死于严重的呼吸困难和循环衰竭。此外,半合成青霉素(如阿莫西林、氨苄西林、羧苄西林等)与青霉素之间有交叉过敏反应,用药前同样要做药物过敏试验。

(一)青霉素过敏试验法

1. 试验液的配制　青霉素过敏试验通常以 0.1 mL(含青霉素 50 U)的试验液皮内注射,根据皮丘变化及病人全身情况来判断试验结果,过敏试验结果阴性方可使用青霉素治疗。以青霉素钠 80 万 U 为例,临床过敏试验液的配制见表 12-19。

表 12-19　青霉素过敏试验液的配制

青霉素钠	加0.9%氯化钠溶液	每毫升药液 青霉素钠含量	要点与说明
80 万 U	4 mL	20 万 U/mL	·5 mL 注射器
0.1 mL 上液	0.9 mL	2 万 U/mL	·换用 1 mL 注射器
0.1 mL 上液	0.9 mL	2 000 U/mL	·每次配制均混匀溶液
0.25 mL 上液	0.75 mL	500 U/mL	·配制完毕妥善放置

2. 试验方法　确定病人无青霉素过敏史,于病人前臂掌侧下段皮内注射青霉素皮试溶液 0.1 mL(含青霉素 50 U),注射后观察 20 min,20 min 后判断并记录试验结果。

3. 试验结果判断

(1)阴性:局部皮丘大小无改变,周围无红肿、无红晕;全身无自觉症状,无不适表现。

(2)阳性:局部皮丘隆起增大,出现红晕,直径大于 1 cm,周围有伪足并伴有局部痒感;可出现心悸、头晕、恶心等不适,严重者可发生过敏性休克。

(二)青霉素过敏反应的临床表现

1. 速发型反应　过敏性休克,是青霉素过敏反应中最严重、最常见的反应,可发生于使用青霉素的整个过程中。青霉素的各种剂型和给药途径均可引起过敏性休克,反应的发生与剂量无关。过敏性休克的发生一般极为迅速,大多数在注射后 5~20 min 出现,甚至可在数秒内发生。少数病例可于给药后数小时或连续给药过程中出现,一般临床表现可分为以下几个方面。

(1)呼吸道阻塞症状:由喉头水肿、支气管痉挛水肿和肺水肿引起,表现为胸闷气短、喉头阻塞、

呼吸困难、窒息、发绀等。

（2）循环衰竭症状：由周围血管扩张导致有效循环量不足引起，表现为面色苍白、畏寒、出冷汗、烦躁不安、脉搏细弱、血压下降等。

（3）中枢神经系统症状：由脑部缺氧引起，表现为意识丧失、抽搐、大小便失禁等。个别病人可产生失语、偏瘫等后遗症。

（4）皮肤过敏反应：如瘙痒、荨麻疹或其他皮疹。

（5）消化道症状：腹痛、腹泻、恶心、呕吐等。

2. 延缓型反应　注射青霉素后数小时或 2～3 d 才出现症状。偶有数日后过敏性休克者，少见。

（1）皮疹、皮痒、发热：三者可同时或单独存在，以皮疹最为常见，且形态多样，严重者如大疱性表皮松解萎缩性皮炎和剥脱性皮炎，可危及生命。氨苄引起的皮疹较多见。

（2）接触性皮炎：发生在常与青霉素接触者，或局部应用青霉素时，发生率低。病变为湿疹、荨麻疹等，偶可发展为剥脱性皮炎。

（3）表皮癣菌群症样反应：应用青霉素后，病人腹股沟、手指或脚趾间、手掌、足跖，可出现汗疱样或类似表皮癣菌症的红斑和疱疹，临床罕见。

（三）青霉素过敏性休克的急救措施

过敏性休克发生迅猛，在使用过程中应密切观察病人的反应，并做好预防及急救准备，一旦出现过敏性休克应立即采取以下措施组织抢救。

1. 立即停药，保留静脉通路，去枕平卧，报告医生，就地抢救。

2. 遵医嘱应用 0.1% 盐酸肾上腺素 0.5 mL，小儿剂量酌减。症状如不缓解，可每隔 15 min 皮下或深部肌内注射该药 0.5 mL，直至脱离危险期。盐酸肾上腺素是抢救过敏性休克的首选药物，具有收缩血管、增加外周阻力、升高血压、兴奋心肌、增加心输出量以及松弛支气管平滑肌等作用。

3. 保持呼吸道通畅，氧气吸入，改善缺氧症状。当呼吸受到抑制时，立即行人工呼吸，并遵医嘱应用呼吸兴奋剂（尼可刹米、洛贝林等）；若发生喉头水肿导致窒息，应配合医生尽早行气管切开。

4. 若发生呼吸、心搏骤停，立即行复苏抢救。如施行胸外按压、气管内插管或人工呼吸等急救措施。

5. 根据医嘱用药

（1）抗过敏药物：给予地塞米松 5～10 mg 静脉注射或将氢化可的松琥珀酸钠 200～400 mg 加入 5%～10% 葡萄糖溶液 500 mL 内静脉滴注；应用抗组胺类药物，如盐酸异丙嗪 25～50 mg 或苯海拉明 40 mg 肌内注射。

（2）改善循环：10% 葡萄糖溶液或平衡溶液静脉滴注，扩充血容量。若血压仍不回升，可按医嘱加入多巴胺或去甲肾上腺素静脉滴注。

6. 严密观察病人生命体征、意识、尿量、皮肤色泽和温度等病情变化，注意保暖。

7. 动态评估治疗与护理效果，做好记录。

（四）青霉素过敏反应的预防

1. 青霉素过敏试验前详细询问病人的用药史、药物过敏史及家族过敏史。

2. 凡初次用药、停药 3 d 后再用，或使用过程中更换青霉素批号，均须重新做药物过敏试验。

3. 皮肤试验液必须现用现配，浓度与剂量必须准确。

4. 首次注射后嘱咐病人勿离开，观察 30 min，注意局部和全身反应，倾听病人主诉，备好盐酸肾上腺素注射液和注射器，做好急救准备工作。

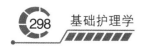

5.严格执行"三查八对"制度,正确实施药物过敏试验,准确判断试验结果。

(1)皮试结果阳性者不可使用青霉素,并在体温单、病历、医嘱单、床头卡等醒目注明,同时将结果告知病人及其家属。

(2)若对皮试结果有怀疑,应更换注射器及针头,在对侧前臂皮内注射生理盐水0.1 mL以作对照,20 min后观察结果,确认青霉素皮试结果为阴性后方可用药。使用青霉素治疗过程中要继续严密观察反应。

二、头孢菌素类药物过敏试验

头孢菌素类抗生素是临床上广泛使用的抗生素,具有抗菌作用强、临床疗效高、毒性低、过敏反应较青霉素类少见等优点。但是,应注意头孢菌素类和青霉素之间可呈现不完全的交叉过敏反应,对青霉素过敏者有10%～30%对头孢菌素过敏,而对头孢菌素过敏者绝大多数对青霉素过敏。

(一)头孢菌素类药物过敏试验法

1.试验液的配制　以头孢拉定0.5 g为例,皮试液以每毫升含头孢拉定2 mg的浓度为标准,皮试注入剂量为0.1 mL。皮试液配制方法见表12-20。

表12-20　头孢拉定试验液的配制

头孢拉定	加0.9%氯化钠溶液	每毫升药液头孢拉定含量	要点与说明
0.5 g	2 mL	250 mg	·2～5 mL注射器
0.1 mL上液	0.9 mL	25 mg	·换用1 mL注射器
0.1 mL上液	0.9 mL	2.5 mg	·每次配制均混匀溶液
0.8 mL上液	0.2 mL	2 mg	·配制完毕后妥善放置

2.试验方法　于病人前臂掌侧下段皮内注射头孢菌素皮试液0.02～0.03 mL(含头孢菌素40～60 mg),形成直径3 mm的皮丘,注射后观察20 min,20 min后判断并记录试验结果。

3.试验结果判断　如皮丘较之前直径扩大,≥3 mm,则为阳性,伴有红晕或痒感,要支持呈阳性反应的判断。过敏反应的处理同青霉素。

(二)头孢菌素类药物过敏反应的临床表现

头孢菌素类抗生素的应用同样可引起皮疹、斑丘疹、荨麻疹、哮喘、发热、血清病样反应、血管神经性水肿、过敏性休克等过敏反应,严重者甚至死亡。

三、破伤风抗毒素过敏试验及脱敏注射

破伤风抗毒素(tetanus antitoxin,TAT)是由破伤风类毒素免疫马所得的血浆,经物理、化学方法纯化制成的一种特异性抗体,能中和病人体液中的破伤风毒素。破伤风抗毒素对人体而言是一种异性蛋白,具有抗原性,注射后容易出现过敏反应。其主要表现为发热、速发型或迟缓型血清病。反应一般不严重,但偶尔可见过敏性休克,抢救不及时可导致死亡。故首次使用破伤风抗毒素前,必须先做过敏试验。如果结果为阴性,方可把所需剂量一次注射完。若皮试结果为阳性,可采

用脱敏注射法或注射人破伤风免疫球蛋白,注射过程中要密切观察,一旦发现异常,立即采取有效的处理措施。

(一)破伤风抗毒素过敏试验法

1.试验液的配制　用1 mL注射器吸取TAT药液(1 500 U/mL)0.1 mL,加生理盐水稀释至1 mL(1 mL内含TAT 150 U),皮试注入剂量为0.1 mL(含TAT 15 U)。皮试液配制方法见表12-21。

表12-21　破伤风抗毒素过敏试验液的配制

TAT(1 500 U/mL)	加0.9%氯化钠溶液	每毫升药液TAT含量	要点与说明
取0.1 mL上液	0.9 mL	150 U	·混匀

2.试验方法　取上述皮试液0.1ml(内含TAT 15U)在病人前臂掌侧下段作皮内注射,20 min后判断并记录试验结果。

3.试验结果判断

(1)阴性:局部无红肿、全身无异常反应。

(2)阳性:皮丘红肿,硬结直径大于1.5 cm,红晕范围直径超过4 cm,有时出现伪足或有痒感。全身过敏性反应表现与青霉素过敏反应类似,以血清病型反应多见。

(二)破伤风抗毒素脱敏注射法

脱敏注射法是将所需要的TAT剂量分次少量注入体内。脱敏的基本原理是:小剂量注射时变应原所致生物活性介质的释放量少,不至于引起临床症状;短时间内连续多次药物注射可以逐渐消耗体内已经产生的IgE,最终可以全部注入所需药量而不致发病。但脱敏法都是暂时的,每次创伤后注射TAT前都要做皮试,因为经过一定时间,IgE可以再产生而重建致敏状态。脱敏注射的步骤见表12-22。

表12-22　破伤风抗毒素脱敏注射法

次数	TAT	加0.9%氯化钠溶液	注射途径
1	0.1 mL	0.9 mL	肌内注射
2	0.2 mL	0.8 mL	肌内注射
3	0.3 mL	0.7 mL	肌内注射
4	余量	稀释至1 mL	肌内注射

按上表方法,每隔20 min肌内注射TAT一次,直至完成总剂量注射(TAT 1 500 U)。在脱敏注射过程中,应密切观察病人的反应。如发现病人有面色苍白、发绀、荨麻疹及头晕、心悸等不适或过敏性休克时,应立即停止注射,配合医生进行抢救。如过敏反应轻微,可待症状消退后,酌情将剂量减少、注射次数增加,在密切观察病人情况下,使脱敏注射顺利完成。

四、链霉素过敏试验及过敏反应的处理

链霉素是一种氨基糖苷类抗生素,主要对革兰氏阴性菌及结合杆菌有较强的抗菌作用。它与

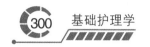

结核分枝杆菌菌体核糖核酸蛋白体蛋白质结合,起到了干扰结核分枝杆菌蛋白质合成的作用,从而具有杀灭或者抑制结核分枝杆菌生长的作用。由于链霉素本身具有毒性作用和过敏反应,故使用链霉素时,应做过敏试验。

(一)链霉素过敏试验法

1.试验液的配制　皮试液以每毫升含链霉素 2 500 U 为标准,皮试液配制方法见表 12-23。

表 12-23　链霉素过敏试验液的配制

链霉素	加 0.9% 氯化钠溶液	每毫升链霉素含量	要点与说明
100 万 U	3.5 mL	25 万 U	·5 mL 注射器
取 0.1 mL 上液	0.9 mL	2.5 万 U	·换用 1 mL 注射器
取 0.1 mL 上液	0.9 mL	2 500 U	·每次配制均混匀溶液,配制完毕后妥善放置

2.试验方法　取上述皮试药液 0.1 mL(含链霉素 250 U)皮内注射,注射后观察 20 min,20 min 后判断皮试结果,并记录。

3.试验结果判断

(1)阴性:局部皮丘大小无改变,周围无红肿、无红晕;全身无自觉症状,无不适表现。

(2)阳性:局部皮丘隆起增大,出现红晕,直径大于 1 cm,周围有伪足并伴有局部痒感;可出现心悸、头晕、恶心等不适,严重者可发生过敏性休克。

(二)链霉素过敏和毒性反应的临床表现及处理

1.链霉素过敏反应的临床表现及处理

(1)临床表现:链霉素过敏反应的临床表现同青霉素过敏反应,较少见,但死亡率很高。轻者表现为发热、皮疹、荨麻疹,重者可至过敏性休克。

(2)处理措施:同青霉素过敏反应。

2.链霉素毒性反应的临床表现及处理

(1)临床表现:相较过敏反应更为常见,表现为全身麻木、肌肉无力、抽搐、眩晕、耳鸣、耳聋等。

(2)处理措施:病人若有抽搐,可用 10% 葡萄糖酸钙或 5% 氯化钙,静脉缓慢推注,小儿酌情减量;病人若有肌肉无力、呼吸困难,宜用新斯的明皮下注射或静脉注射。

五、普鲁卡因过敏试验

普鲁卡因是一种麻醉剂,可做局部浸润麻醉、传导麻醉,使用时偶有轻重不同的过敏反应。首次应用普鲁卡因或注射普鲁卡因青霉素者均应做药物过敏试验,结果阴性方可使用。

1.过敏试验方法　皮内注射 0.25% 普鲁卡因溶液 0.1 mL(含普鲁卡因 0.25 mg),20 min 后观察试验结果并记录。

2.试验结果判断及过敏反应处理　同青霉素过敏试验。

◀ **本章小结** ▶

给药是临床工作中最常用的一种治疗方法,在临床护理工作中,是护士的重要工作之一。为了确保给病人准确、安全、及时且有效地用药,护士需要了解药物的种类、疗效,熟悉影响药物疗效的因素,严格执行给药原则及给药制度,遵医嘱运用正确的给药方法,运用规范的护理程序给予病人实施护理,以使病人得到最佳的药物治疗效果。

(胡晓静 韩郁壬 徐宏蕊)

自测题

参考答案

第十三章 静脉输液与输血

▓▓▓▓▓ 学习目标 ▓▓▓▓▓

1. 知识目标：掌握静脉输液与输血的不良反应及处理措施；熟悉静脉输液及输血的原理；了解常用静脉输液的溶液及种类。

2. 能力目标：能正确实施静脉输液与输血的技能操作；能够识别静脉输液常见的故障并进行排除及处理；能够识别常见静脉输液与输血反应，并给予正确处理。

3. 素质目标：具备评判性思维能力及分析问题的能力；具备人文关怀素养及有效沟通能力；具备良好的职业素养，工作认真、尊重病人。

临床案例

病人徐某，男，39岁。因腹部外伤入院，入院后即在硬膜外麻醉下行剖腹探查术，术中见腹腔有血性液体及血凝块约2 000 mL，脾呈粉碎性破裂，行脾切除术并于左上腹置橡胶引流管1条，术中给予0.9%氯化钠注射液500 mL及输A型血400 mL。输注过程中，病人感觉胸骨后疼痛，随即出现呼吸困难、严重发绀，伴濒死感，心前区听诊可闻及响亮的、持续的"水泡声"，心电图可表现为心肌缺血和急性肺源性心脏病的改变。术后发现尿液呈深茶色，急查尿常规示潜血（++++），病人精神不振，面色苍白，呼吸急促，26次/min，胸闷憋气，腹腔引流短时间内引出约100 mL血性液体，复查病人血型为B型。

请问：①病人目前的主要问题有哪些？出现这些问题的主要原因是什么？②护士应采取哪些护理措施帮助病人解决其问题？

第一节　静脉输液

静脉输液是利用大气压和液体静压形成的输液系统内压高于人体静脉压的原理，将一定量的无菌溶液或药液直接输入静脉的治疗方法。

一、静脉输液的原理及目的

1. 静脉输液的原理　静脉输液是利用大气压和液体静压形成的输液系统内压高于人体静脉压

的原理将液体输入静脉内。

2.静脉输液的目的

(1)预防和纠正水、电解质紊乱,维持酸碱平衡。常用于各种原因导致的脱水及酸碱失衡。

(2)补充血容量,改善微循环,维持血压。常用于严重烧伤、大出血等休克病人。

(3)供给营养。常用于昏迷、口腔疾患等不能经口进食或肠梗阻等胃肠道功能紊乱的病人。

(4)输入药物,治疗疾病,如输入抗生素治疗感染等。

二、常用溶液的种类及作用

(一)晶体溶液

晶体溶液分子量小,在血管内存留时间短,对维持细胞内外水分的相对平衡具有重要作用,纠正体内水、电解质失衡。常用的晶体溶液包括以下几种。

1.葡萄糖溶液　常用的有5%葡萄糖注射液及10%葡萄糖注射液,可供给水分及热能,也常作为静脉给药的载体和稀释剂。

2.等渗电解质溶液　常用的有0.9%氯化钠注射液、复方氯化钠注射液和5%葡萄糖氯化钠注射液。用于补充水分和电解质,维持体液和渗透压平衡。

3.碱性溶液　常用的碱性溶液为1.4%和5%的碳酸氢钠注射液,1.84%和11.2%的乳酸钠注射液。用于纠正酸中毒,调节酸碱平衡失调。但需注意的是,碳酸氢钠注射液($NaHCO_3$)在中和酸以后生成的碳酸(H_2CO_3)必须以二氧化碳(CO_2)的形式经肺呼出,因此对呼吸功能不全的病人,此溶液不宜使用。针对乳酸钠注射液的使用,也需要注意以下几种情况,如休克、肝功能不全、缺氧、右心衰竭病人或新生儿等特殊情况时,乳酸的转换利用能力相对较差,易加重乳酸血症,故亦不宜使用。

4.高渗溶液　常用的有20%甘露醇、25%山梨醇和25%~50%葡萄糖注射液。用于脱水,有效提高血浆渗透压,回收组织内水分进入血管,消除水肿;降低颅内压,改善中枢神经系统的功能;同时也有利尿的作用。

(二)胶体溶液

胶体溶液分子量大,在血管内存留时间长,能有效维持血浆胶体渗透压,对血管内外水分的调节起着重要作用,可增加血容量,改善微循环,提升血压。临床上常用的胶体溶液包括以下3种。

1.右旋糖酐　常用溶液有中分子右旋糖酐和低分子右旋糖酐两种。中分子右旋糖酐的主要作用是提高血浆胶体渗透压和扩充血容量;低分子右旋糖酐的主要作用是降低血液黏稠度,改善微循环,防止血栓形成。

2.代血浆　常用的有羟乙基淀粉(706代血浆)、明胶多肽注射液、聚乙烯吡咯酮等,有增加血浆渗透压及循环血量的作用,其扩容效果良好,且过敏反应少,输入后可使循环血量和心输出量显著增加,在体内停留时间较右旋糖酐长,急性大出血时可与全血共用。

3.血液制品　如水解蛋白注射液,常用的有5%白蛋白和血浆蛋白等。用以补充蛋白质和抗体,促进组织修复,提高机体免疫力,减轻组织水肿,提高胶体渗透压,扩大和增加循环血容量。

(三)静脉高营养液

静脉高营养液适用于营养摄入不足或不能经消化道供给营养的病人,通过静脉插管输注方法维持机体营养的供给。高营养液能提供热量,补充蛋白质、多种维生素和无机盐,维持机体正氮平衡。其主要由氨基酸、脂肪酸、维生素、无机盐、高浓度葡萄糖或右旋糖酐、水等成分组成。常用的

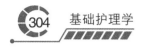

溶液有复方氨基酸、脂肪乳剂等。

输入溶液的种类和量应根据病人体内水、电解质及酸碱平衡紊乱的程度来确定,通常遵循"先晶后胶""先盐后糖""宁酸勿碱"的原则。在给病人补钾过程中,应遵循"四不宜"原则,即不宜过浓(浓度≤40 mmol/L)、不宜过快(速度≤20～40 mmol/h)、不宜过多(限制补钾总量:依据血清钾水平,补钾量为60～80 mmol/d)、不宜过早(见尿后补钾:一般尿量超过40 mL/h或500 mL/d方可补钾)。输液过程中应严格掌握输液速度,随时观察病人的反应,并根据病人的病情变化及时做出相应的调整。

三、常用静脉输液部位

输液时应根据病人的年龄、神志、体位、病情、病程长短、溶液种类、输液时间、静脉情况或即将进行的手术部位等情况来选择穿刺的部位。常用的输液部位包括以下几种。

1.周围浅静脉　周围浅静脉是指分布于皮下肢体末端的静脉。上肢常用的浅静脉有肘正中静脉、头静脉、贵要静脉、手背静脉网,手背静脉网是成年病人输液时的首选部位;下肢常用的浅静脉有大隐静脉、小隐静脉和足背静脉网,但下肢的浅静脉不作为静脉输液时的首选部位,因为下肢静脉有静脉瓣,容易形成血栓。小儿常用足背静脉,但成人不主张用足背静脉,因其容易引起血栓性静脉炎。

2.头皮静脉　常用于小儿的静脉输液。头皮静脉分布较广,互相沟通,交错成网,且表浅易见,不宜滑动,便于固定。较大的头皮静脉有颞浅静脉、额静脉、枕静脉和耳后静脉。

3.锁骨下静脉和颈外静脉　锁骨下静脉管径粗大、变异小,不易塌陷,位置固定;颈外静脉属于全身最大的浅静脉,其行径表浅,位置较恒定,易于穿刺,适用于急救。需要长期持续输液或需要静脉高营养的病人多选择此部位。常用于中心静脉插管,将导管从锁骨下静脉或颈外静脉插入,远端留置在右心室上方的上腔静脉。

通常静脉输液的部位选择应从远心端逐渐向近心端使用。在选择穿刺部位时要注意以下几个问题:第一,因为老年人的血管脆性较大,易破,儿童的血管韧性大,易滑,故应尽量避开易活动的部位,如关节处。第二,穿刺部位应避开皮肤破损的部位,以免将细菌带入血管。第三,避开静脉窦,以免引起静脉窦的物理性炎症。第四,禁止使用血管透析的端口或瘘管的端口进行输液。第五,应根据病人的具体情况,有计划地更换输液部位,以保护静脉。

四、常用静脉输液法

常用静脉输液法包括密闭式周围静脉输液法、密闭式中心静脉输液法和颈外静脉输液法、锁骨下静脉穿刺置管输液法和经外周静脉穿刺的中心静脉导管(PICC)输液法。

密闭式静脉输液法是将无菌输液器插入原装密闭输液瓶(或袋)中进行输液的方法,因污染机会少,故目前临床广泛应用。

(一)密闭式周围静脉输液法

【目的】

1.预防和纠正水、电解质紊乱,维持酸碱平衡。常用于各种原因导致的脱水及酸碱失衡。

2.补充血容量,改善微循环,维持血压。常用于严重烧伤、大出血等休克病人。

3.供给营养。常用于昏迷、口腔疾患等不能经口进食或肠梗阻等胃肠道功能紊乱的病人。

4.输入药物,治疗疾病,如输入抗生素治疗感染等。

【操作准备】

1. 护士准备　衣帽整洁,修剪指甲,洗手,戴口罩。必要时戴手套。

2. 病人准备　了解静脉输液的目的、方法、配合要点及注意事项;卧位舒适,输液前排尿或排便。

3. 用物准备　注射盘用物一套、液体及药物(按医嘱准备);加药用无菌注射器及针头;输液器、输液贴、瓶签、开瓶器、砂轮、止血带、小垫枕、治疗巾、输液卡。需静脉留置输液时另备静脉留置针一套、无菌透明敷贴、封管液(无菌生理盐水或稀释肝素溶液)。锐器收集盒、医用垃圾桶、生活垃圾桶。输液架,必要时备输液泵、小夹板、棉垫及绷带。

4. 环境准备　环境符合无菌技术操作原则要求,整洁、安静、舒适、安全。

【操作步骤】

1. 操作前核对、评估、与病人沟通

(1)核对病人的床号、姓名、住院号及腕带。

(2)评估病人年龄、性别、病情、生命体征、血液循环状况、穿刺部位皮肤和血管状况。评估用药史、过敏史和目前用药情况;意识状态、合作程度、自理能力及心理状态等。

(3)向病人及家属解释静脉输液的目的、方法、注意事项及配合要点。

2. 操作　密闭式静脉输液法见表13-1。

表 13-1　密闭式静脉输液法

操作步骤	操作要点
1. 核对检查	
(1)核对医嘱单、输液瓶贴、输液巡视卡	·严格查对
(2)查对药液瓶签(药名、浓度、剂量、有效期、给药时间及方法)	
(3)清洁瓶身,检查瓶体有无裂痕、瓶盖有无松动;塑料包装液体挤压是否漏气、瓶底拉环是否牢固	
(4)对光检查液体有无混浊、沉淀或絮状物、变质等	
(5)核对瓶签并倒贴瓶贴于输液瓶上	
2. 准备药液	
(1)打开瓶盖中心部分,常规消毒瓶塞至瓶颈,待干后加药	·消毒2遍,如为塑料包装液体,瓶口为密封拉环装置,可直接拉开拉环,无须消毒
(2)检查输液器型号、包装是否完好、是否在有效期内	·严格执行查对制度和无菌操作原则
(3)打开输液器,将输液管针头插入瓶塞直至头根部,输液器袋套在药瓶上	
(4)将用物按顺序置于治疗车上	·物品摆放合理有序,便于操作
(5)洗手	
3. 核对解释:携用物至病人床旁,核对床号、姓名、腕带,反问式了解病人姓名	·告知病人所用药物及配合要点 ·协助病人取合适卧位
4. 初步排气	

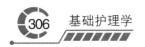

续表 13-1

操作步骤	操作要点
(1)核对输液卡,将输液瓶挂于输液架上,反折滴管下端输液管	·操作前查对 ·规范排气,避免输液管进气及浪费药液
(2)当药液平面达茂菲氏滴管1/2~2/3时,缓慢放低滴管下端输液管	
(3)一次性排净输液管内气体	
(4)关闭调节器备用,准备敷贴	
5.皮肤消毒:选择穿刺部位,消毒皮肤,待干	·肢体下垫小枕,在穿刺点上方6~8 cm处扎止血带,使尾端向上 ·常规消毒皮肤2遍,消毒以穿刺点为中心,面积≥5 cm
6.二次核对	
(1)核对病人的腕带信息(床号、姓名、住院号)	·严格执行操作中查对
(2)所用药液的药名、浓度、剂量及给药时间和给药方法	
7.静脉穿刺	
(1)取下护针帽,再次排气,关闭调节夹	
(2)检查针头及输液管内无气泡	·确保管道无气泡
(3)行静脉穿刺,见回血后将针头再平行送入少许	·严格执行无菌原则
8.固定:固定针柄	·松止血带,嘱病人松拳 ·松调节器,待液体流入通畅 ·病人无不适后,用敷贴固定(图13-1)
9.调节滴速:根据病人的病情、年龄和药物性质调节滴速	·保证药物疗效,减少或避免发生输液反应
10.再次查对	·操作后查对,避免差错事故的发生
11.操作后处理	
(1)整理用物	·取出止血带,撤去治疗巾,整理床单位
(2)协助取舒适卧位	
(3)交代注意事项	·所用物品须按医疗废物处置制度处理 ·不可随意调节滴速,并将呼叫器放在易取处
12.洗手、记录	·记录输液时间、滴速、病人全身及局部情况并签名 ·将输液巡视卡挂在输液架上
13.更换液体:核对后常规消毒第二个瓶的瓶塞,从第一个瓶中拔出输液管针头插入第二个瓶中,调节输液滴速,并记录	·核对、消毒、调节滴数、记录
14.及时拔针:输液完毕,轻揭胶布,轻压穿刺点上方敷贴	·快速拔针,按压片刻至不出血
15.整理床单位,清理用物,洗手,记录	·记录输液结束时间、液体总量,病人用药反应

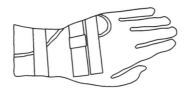

图 13-1　针头固定法

【注意事项】

1. 操作过程中严格执行查对制度和无菌操作原则。

2. 应该选择粗直、弹性好、相对固定的血管,避开关节和静脉瓣。长期输液者,注意保护和合理使用静脉,一般从远端小静脉开始,交替使用(抢救时可例外)。

3. 注意药物配伍禁忌,根据用药原则、病人病情及药物性质合理安排输液顺序。

4. 确保针头在血管内,方可输入药物,合理安排药物输入顺序,尽快达到治疗效果。

5. 严格掌握输液的速度。对于年老体弱病人,婴幼儿,心、肺、肾功能不良者以及输注刺激性较强的药物时速度宜慢;对严重脱水、血容量不足且心肺功能良好者输液速度可适当加快。一般成人 40~60 滴/min,儿童 20~40 滴/min。

6. 连续输液 24 h 以上者,须每日更换输液器或输液瓶。

(二)静脉留置针输液法

适用于需长期输液,静脉穿刺困难者(静脉留置针结构如图 13-2)。静脉留置针输液法有以下优点:①保护病人静脉,避免反复穿刺的痛苦;②随时保持静脉通道,便于急救和给药;③减少护士的穿刺工作量。

【用物准备】

同头皮针输液法,另需备静脉留置针、无菌透明敷贴一套、封管液(预充、无菌生理盐水或稀释肝素溶液)。

【操作步骤】

静脉留置针输液法见表 13-2。

表 13-2　静脉留置针输液法

操作步骤	操作要点
1. 同密闭式静脉输液法 1~4	· 严格执行查对制度和无菌操作
2. 准备留置针和敷贴	· 检查留置针和无菌透明敷贴的型号、有效期及包装是否完好
3. 皮肤消毒:选择穿刺部位,消毒皮肤,待干	· 肢体下垫小枕,在穿刺点上方 10 cm 处扎止血带;常规消毒皮肤 2 遍,以穿刺点为中心,面积≥8 cm
4. 连接留置针:戴好手套,取出静脉留置针,将输液器上的头皮针插入留置针的肝素帽内至针头根部,取下留置针针套,旋转针芯,松动外套管(图 13-3)	· 调整针头斜面,排尽套管针内空气 · 严格无菌操作

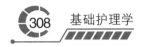
续表 13-2

操作步骤	操作要点
5. 二次核对。同密闭式静脉输液法(6)	· 操作中查对 · 反问式提问病人姓名
6. 静脉穿刺:嘱病人握拳,绷紧皮肤右手拇、示指持留置针针翼以 15°~30°进针见回血后,压低角度(放平针翼),顺静脉走行再继续进针 0.2 cm 左手持 Y 接口,右手后撤针芯约 0.2 cm,避免针芯刺破血管,持针座将针芯与外套管一起送入静脉内确保外套管在静脉内再撤出全部针芯	· 避免针芯刺破血管 · 松止血带,打开调节器,嘱病人松拳
7. 固定:用无菌透明敷贴固定留置针,注明置管日期、时间、护士签名	· 高举平台法胶布固定留置针延长管(图 13-4)
8. 调节滴速	· 根据病人年龄、病情、药物性质调节滴速
9. 再次核对	· 操作后查对,避免差错事故的发生
10. 整理记录	· 填写输液卡,整理床单位,交代注意事项,洗手、记录
11. 暂停输液:关闭调节器,拔出部分针头,仅留下针尖斜面在肝素帽内,向静脉内脉冲式推注封管液,在传统注射器内剩余 0.5~1.0 mL 时夹闭留置针后再拔出注射器,确保正压封管	· 常用的封管液有预充液、生理盐水、肝素稀释液
12. 再次输液:核对小胶布上的置管时间和日期,若置管仍在有效期内,常规消毒肝素帽,再将静脉输液针插入肝素帽内输液,或使用正压接头无针装置	· 严格执行查对制度及无菌原则
13. 停止输液:除去胶布和敷贴,关闭调节器,将无菌棉签放于穿刺点上方,迅速拔出套管针,按压穿刺点至无出血为止	· 动作轻柔 · 规范按压
14. 整理,记录	· 整理用物与床单位,协助病人取舒适卧位 · 做好终末处置 · 洗手、记录

【注意事项】

1. 留置针一般可保留 3~5 d,不要超过 7 d,严格按照产品说明执行。

2. 不进行输液时,避免肢体呈下垂姿势。

3. 常用的封管溶液有预充、无菌生理盐水,每次使用 5~10 mL,稀释肝素溶液,每毫升生理盐水含肝素 10~100 U,每次使用 2~5 mL。

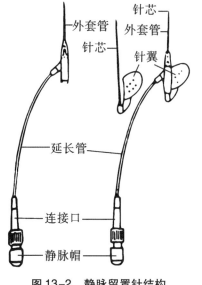

图 13-2　静脉留置针结构

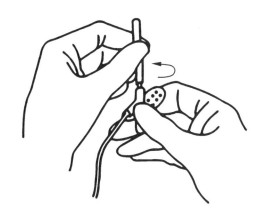

图 13-3　旋转松动外套管

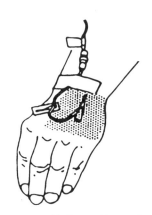

图 13-4　静脉留置针固定方法

(三)经外周静脉穿刺的中心静脉导管输液法

经外周静脉穿刺的中心静脉导管(peripherally inserted central catheter,PICC)输液法是从周围静脉导入且导管末端位于中心静脉的深静脉置管技术。此法适应证广、创伤小、操作简单、保留时间长、并发症少,便于护士操作,尤其适用于中、长期静脉输液及治疗的病人,深静脉留置导管的时间一般为 7 d~1 年。

常选择的静脉有贵要静脉、肘正中静脉、头静脉等。①贵要静脉:为 PICC 置管的首选,该静脉粗、直、静脉瓣较少,经腋静脉、锁骨下静脉,到达上腔静脉。②肘正中静脉:为 PICC 置管的次选静脉,此静脉粗直,但个体差异较大,静脉瓣较多。肘正中静脉经贵要静脉最终达上腔静脉。③头静脉:为 PICC 置管的第三选择,起自手背静脉网的桡侧,在臂前区,行于肱二头肌外侧沟内,经三角肌胸大肌沟,穿锁胸筋膜注入腋静脉或锁骨下静脉,末端可有吻合支连于颈外静脉。

【目的】

1.适用于不同年龄的病人,是重要的急救途径。

2. 为监测中心静脉压和进行完全胃肠外营养的重要通道。

3. 适用于长期静脉化疗、输入高渗性液体和刺激性药物的病人,可保护血管不受损伤。

【操作准备】

1. 护士准备　洗手、戴口罩,熟悉操作程序及要点,了解病人的用药史,向病人解释 PICC 的操作目的及注意事项。

2. 病人准备　病人理解置管的目的,能够积极配合,做好输液前的准备。

3. 用物准备　中心静脉导管 1 套、输液器 1 套、皮尺、20 mL 注射器 2 个、0.9% 氯化钠溶液 500 mL;注射盘 1 套,无菌敷贴、止血带、胶布、小垫枕、开瓶器、无菌手套、一次性手术衣 2 件、肝素帽 1 个、按医嘱准备的液体及药物;输液卡、输液架。

4. 环境准备　环境整洁、安静,光线明亮,符合无菌操作要求。

【操作步骤】

1. 操作前核对、评估、与病人沟通

(1) 核对病人的床号、姓名、住院号及腕带。

(2) 评估病人病情、用药史、过敏史、血管及皮肤情况,配合程度。

(3) 向病人及家属解释沟通解释操作的目的、方法、配合要点及注意事项,药物的作用及副作用。

(4) 评估操作环境是否安静,室温、光线是否明亮。

2. 操作　经外周中心静脉置管输液法见表 13-3。

表 13-3　经外周中心静脉置管输液法

操作步骤	操作要点
1. 同密闭式静脉输液法 1~4	·严格执行查对制度和无菌操作
2. 选择穿刺点:首选肘窝下两横指处	·病人取平卧位,手臂外展 90° 充分暴露注射部位
3. 测量长度:测量臂围的方法为肘关节上四横指	·从穿刺点沿静脉走向至右胸锁关节处再向下测量至第 3 肋间
4. 穿刺点消毒:操作者穿好手术衣,打开无菌包,戴无菌手套,铺治疗巾于手臂下,以穿刺点为中心用 75% 乙醇环形消毒皮肤范围 10 cm×10 cm,再用碘伏消毒待干,更换手套、铺无菌孔巾于穿刺部位上,铺第二块治疗巾扩大无菌区	·严格执行无菌原则
5. 预冲导管并修剪导管:用 0.9% 氯化钠溶液预冲导管,撤出导丝至比预计长度短 0.5~1.0 cm 处	·按预计导管长度减去多余部分
6. 穿刺:以 15°~30° 实施穿刺,见回血后放低穿刺角度再进少许	·请助手在上臂扎止血带使静脉充盈 ·活动 PICC 外套管
7. 松开止血带,从导引管内取出穿刺针	·用左手示指固定导引管避免移位,中指压在套管尖端所在的血管上以减少血液流出
8. 置入 PICC 导管:用镊子夹住导管或用手轻轻捏住保护套,将导管送入静脉	·当导管进入肩部时,嘱病人转向穿刺侧下颌靠肩,以防导管进入颈静脉

续表 13-3

操作步骤	操作要点
9. 退出并撤离导引套管:置入导管 10～15 cm 时退出套管,指压套管端静脉以固定导管,继续缓慢送入导管至预计长度	
10. 移去导引丝	·轻柔、缓慢地移去导丝 ·连接注射器,抽吸回血并注入 0.9% 氯化钠溶液,确定导管是否通畅
11. 固定导管,覆盖无菌敷料	·连接输液装置,观察点滴通畅后,再次消毒导管入口及周围皮肤
12. 整理用物、记录:观察病人有无不适反应,记录导管名称、型号、编号、置入长度,穿刺过程是否顺利及穿刺日期	·按医疗废物处置制度处理
13. 封管:连接肝素帽或正压接头,用 0.9% 氯化钠溶液 20 mL 行脉冲式冲管,正压封管	·根据所用无针接头的类型,确定操作顺序 ·如使用正压接头,冲洗后先断开注射器,再夹闭封管夹,防止血液逆流到管道内引起堵塞 ·如使用非正压接头,在注射器内预留约 1 mL 的冲洗液,先夹闭封管夹,再断开注射器,防止引起血液逆流。
14. 拔管	·沿静脉走向,缓慢拔出 ·对照穿刺记录以确定有无残留,防止导管残留静脉内引起栓塞等

【注意事项】

1. 送管过程中,如遇送管不畅,表明静脉有阻塞或导管位置有误,可向后撤出少许再继续送管,不可强行置入。

2. 置管后应密切观察穿刺局部有无红、肿、热、痛等症状,如有异常,应及时测量臂围并与置管前臂围相比较,观察肿胀情况,必要时行 B 超检查。

3. 疑似导管移位时,应再行 X 射线检查,以确定导管尖端所处位置。禁止将导管体外部分移入体内。

4. 输入血液制品、脂肪乳等高黏性药物或抽血后应立即用 0.9% 氯化钠溶液 20 mL 脉冲式冲管。

5. 保护穿刺侧肢体,避免剧烈运动和用力过度;在不输液时尽量避免肢体下垂防止由于重力作用造成回血堵塞导管;注意不能压迫穿刺的血管。

6. 注意观察有无并发症的发生,PICC 常见的并发症有静脉炎、导管感染、过敏反应等。

五、输液速度及时间的计算

在输液过程中,点滴系数指每毫升溶液的滴数。常用的静脉输液器的点滴系数有 10、15、20 三种型号,目前临床常用的系数为 20。

静脉滴注的速度和时间可按下列公式计算。

1.已知液体总量与计划需用时间,计算每分钟滴数

$$每分钟滴数 = \frac{液体总量(mL) \times 点滴系数}{输液时间(min)}$$

如某病人输液体 1 500 mL,计划 10 h 输完,所用输液器滴系数为20,求每分钟滴数。

$$每分钟滴数 = \frac{1\ 500 \times 20}{10 \times 60} = 50\ 滴$$

2.已知每分钟滴数与液体总量,计算输液所需时间

$$输液时间(分钟) = \frac{液体总量(mL) \times 点滴系数}{每分钟滴数}$$

如某病人需输 100 mL 液体,每分钟滴数为 50 滴,所用输液器滴系数为20,需用多长时间输完?

$$输液时间(分钟) = \frac{100 \times 20}{50} = 40$$

六、常见输液故障及处理

1.溶液不滴

(1)针头滑出血管外:液体注入皮下组织,表现为局部肿胀并伴有疼痛。

处理:应拔出针头,更换针头重新穿刺。

(2)针头斜面紧贴血管壁:液体不滴或滴入不畅。

处理:应调整针头位置或适当变换肢体位置,至点滴畅通为止。

(3)针头阻塞:轻轻挤压靠近针头的输液管,感到有阻力,放松后若无回血则表示针头已堵塞。

处理:更换针头另选静脉穿刺,切忌强行挤压导管或冲洗,以免血凝块进入静脉内造成栓塞。

(4)压力过低:因输液瓶位置过低、病人肢体抬举过高或病人周围循环不良所致。

处理:可适当抬高输液瓶位置或放低病人肢体位置。

(5)静脉痉挛:由于穿刺肢体暴露在冷的环境中时间过长或输入的液体温度过低所致。

处理:局部进行热敷以缓解痉挛。

2.滴管液面过高

(1)滴管侧壁有调节孔时,可夹住滴管上端的输液管,打开调节孔,滴管内液体会缓缓下降,降至滴管的 1/2～2/3 时,再关闭调节孔,松开滴管上端的输液管。

(2)滴管侧壁无调节孔时,可将输液瓶取下,倾斜输液瓶,使插入瓶内的针头露出液面,滴管内液面会缓缓下降,当下降至滴管的 1/2～2/3 时,再将输液瓶挂回输液架上继续输液。

3.滴管液面过低　当液面过低时,不管滴管侧壁是否有调节孔,均可折叠滴管下端的输液管,用手挤压滴管,迫使输液瓶内液体流至滴管内,当液面升至 1/2～2/3 高度时,停止挤压,松开滴管下端输液管即可。

4.滴管内液面自行下降　输液过程中,如果滴管内液面自行下降,可能是滴管上端输液管与滴管的衔接松动、滴管有漏气或裂隙,应当仔细检查,必要时应予以更换。

七、常见输液反应及护理

(一)发热反应

1.原因　因输入致热物质所致。多由于输液瓶清洁消毒不彻底或被污染,输入的溶液或药物制品不纯,消毒保存不良所致,输液器消毒不严或被污染,输液过程中未能严格执行无菌技术操作

等原因所致。

2. 症状　是输液反应中最常见的一种反应。多发生于输液后数分钟至 1 h,表现为发冷、寒战、发热。轻者发热常在 38 ℃ 左右,严重者初起寒战,继之高热达 40 ℃ 以上,并有恶心、呕吐、头痛、脉速等症状。

3. 预防与处理措施

(1)输液前严格检查药液质量与有效期;输液器外包装有无破损、漏气,生产日期和有效期;严格执行无菌操作原则。

(2)反应轻者可减慢点滴速度或停止输液,重者应立即停止输液,及时通知医生,同时注意观察体温变化。

(3)对症处理:寒战者给予保暖,高热者给予物理降温。

(4)遵医嘱给予抗过敏药物或激素治疗。

(5)做好记录,保留剩余溶液和输液器送检验室做细菌培养,查找引起发热反应的原因。

(二)过敏反应

1. 原因　当药物作为抗原或半抗原初次进入体内,刺激免疫机制产生抗体。药物再次进入体内,抗原与抗体结合形成抗原抗体复合物,这种复合物导致组织细胞损伤或功能紊乱,称为过敏反应。

药物过敏反应是免疫反应的一种特殊表现,与用药剂量无关,主要决定于药物的性质。某些含有蛋白质、氨基酸、肽类、右旋糖酐等成分的药物与输液配伍后,可诱发过敏反应,临床上表现为类似热原反应的速发型过敏反应,有的表现为迟发型过敏反应。

2. 临床表现　满足以下 3 个标准中任何 1 项时即为高度可能过敏反应。

(1)急性起病(数分钟至数小时),有皮肤黏膜或者两者受累(如口唇发绀、面部水肿、荨麻疹、瘙痒或潮红、唇、舌或外阴肿胀等),并且有以下至少 1 个表现。①呼吸系统受累:呼吸困难、支气管痉挛、哮喘、低血氧等;②心血管系统受累:如低血压、循环衰竭等。

(2)暴露于可疑变应原后迅速(数分钟至数小时)出现以下 2 个或更多表现。①皮肤或黏膜受累:如荨麻疹、瘙痒或潮红、唇、舌或外阴肿胀等。②呼吸系统受累:如呼吸困难、支气管痉挛、哮喘、低氧血症等。③心血管系统受累:如低血压、循环衰竭等。④持续的胃肠道症状:如腹部绞痛、呕吐等。

(3)暴露于已知的变应原后数分钟至数小时出现低血压,根据指南及相关文献将严重过敏反应分为 3 级(轻度、中度、重度)。①轻度过敏反应为有皮肤或黏膜症状,并伴有其他系统的轻度症状。②中度过敏反应被定义为除皮肤表现外,有呼吸、心血管、胃肠道及神经系统症状的中度症状,病人神志清醒,收缩压>90 mmHg。③重度过敏反应是指除上述表现外,还有以下症状:发绀、血氧饱和度<92%、呼吸暂停、低血压和(或)循环衰竭、心律不齐、心率过快或心搏骤停,意识模糊、意识丧失,抽搐、昏迷,严重时引起窒息、过敏性休克。

3. 预防与护理措施

(1)预防:①充分了解病人病史,评估病人耐受性。②用药前询问用药史、过敏史、包括家族过敏史等信息。③对于疑似过敏体质的病人,关注其用药前预处理的实行及用药后 30 min 内的观察,同时做好应急准备。

(2)处理:①立即停止输注,回抽药液,给予 0.9% 氯化钠注射液冲管后更换输液器。②保持静脉通路,遵医嘱给予更换为抗过敏药物应用。③评估病人的意识水平、气道、呼吸、循环等全身情况。④测量生命体征,必要时给予心电监护及氧气吸入。

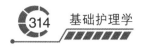

（三）急性肺水肿

1. 原因　短时间内输入过多液体,使循环血容量急剧增加,心脏负担过重所致;病人原有心肺功能不良。

2. 症状　在输液过程中病人突然出现呼吸困难、胸闷、咳嗽、呼吸急促、出冷汗、面色苍白、咯粉红色泡沫样痰,严重时可由口、鼻涌出。病人心前区有压迫感或疼痛,听诊肺部有广泛湿啰音,心率快,心律不齐。

3. 预防与护理措施

（1）严格控制输液速度与输液量,对年老体弱病人、婴幼儿、心肺功能不良的病人需要慎重并密切观察。

（2）立即停止输液,通知医生进行紧急处理。

（3）病情允许可让病人取端坐位,两腿下垂,以减少下肢静脉血液的回流,减轻心脏的负担。

（4）给予高流量6~8 L/min 氧气吸入,以提高肺泡内氧分压,减少毛细血管渗出液的产生,增加氧的弥散,改善低氧血症。同时,湿化瓶内加入 20%~30% 的乙醇以降低肺泡内泡沫的表面张力,使泡沫破裂消散,气体交换得到改善,缺氧症状减轻。

（5）按医嘱给予镇静剂,扩血管药物、强心、利尿、平喘等药物,以舒张周围血管,加速体液排出,减少回心血量,减轻心脏负荷。

（6）必要时进行四肢轮扎,用止血带或血压计袖带在四肢适当加压,以阻止静脉回流。每 5~10 min 轮流放松一个肢体上的止血带,可有效减少静脉回心血量。必要时也可进行静脉放血 200~300 mL,但贫血的病人禁忌使用该方法。

（7）做好心理护理,安慰病人,以解除其紧张情绪。

（四）静脉炎

1. 原因　输入高渗性、高浓度及刺激性较强的药物时;静脉留置针使用时间较长;在输液过程中未遵守无菌原则等。均可引起局部血管壁发生化学性炎症反应。

2. 症状　沿静脉走向出现条索状红线,局部组织有红、肿、热、痛等表现,有时伴有畏寒、发热等全身症状。

3. 预防与护理措施

（1）严格执行无菌操作。

（2）对血管刺激性强的药物应充分稀释后使用,减慢滴速。

（3）如发生静脉炎,停止输液,将患肢抬高并制动,用50%硫酸镁或95%乙醇行湿热敷。

（4）局部可给予水胶体应用,促进循环,减轻肿胀及疼痛。

（5）超短波物理疗法,每日 1 次,每次 15~20 min。

（6）中药治疗,将如意金黄散加醋调成糊状,局部外敷,每日 2 次,可起到清热、止痛、消肿的作用。

（7）如合并全身感染症状,根据医嘱给予抗生素治疗。

（五）空气栓塞

1. 原因

（1）输液前,输液管内空气未排尽,或输液管连接不紧密,漏气。

（2）加压输液、输血时无人守护,液体输完未及时更换药液或拔针,导致空气进入静脉发生空气栓塞。

空气进入静脉后形成空气栓子,空气栓子随血流经右心房到达右心室,如空气量较少,则随着心脏收缩从右心室压入肺动脉并分散到肺小动脉内,最后经毛细血管吸收,因而损害较小。如空气量大,则空气在右心室内,阻塞肺动脉的入口(图13-5),由于空气的可压缩性,使血液不能进入肺内,引起机体严重缺氧甚至死亡。

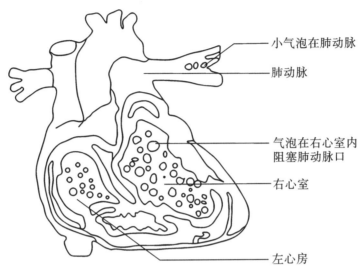

图13-5 空气在右心室内阻塞肺动脉入口

2. 症状 病人感到胸部异常不适或胸骨后疼痛,随即出现呼吸困难和严重发绀,有濒死感。听诊心前区可闻及响亮的、持续的"水泡声",心电图呈心肌缺血和急性肺源性心脏病的改变。

3. 预防与护理措施

(1)输液前排尽输液导管内空气;输液过程中加强巡视,及时发现故障,连续输液时及时更换输液瓶;加压输液、输血时应有专人守护;深静脉插管输液结束拔除导管时,必须严密封闭穿刺点。

(2)发生空气栓塞立即通知医生并配合抢救。立即置病人于左侧头低足高卧位。左侧卧位可使肺动脉的位置处于低位,利于气泡浮向至右心室尖部,从而避开肺动脉入口(图13-6)。随着心脏的舒缩,较大的气泡被碎成泡沫,可分次小量进入肺动脉内,最后逐渐被吸收。

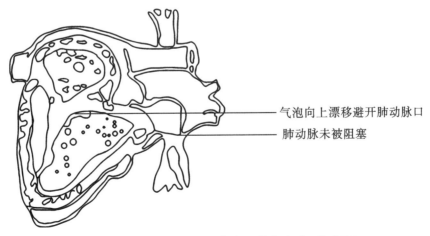

图13-6 置病人于左侧头低足高卧位,使气泡避开肺动脉入口

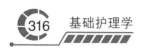

（3）给予高流量氧气吸入，提高机体的血氧浓度，纠正严重缺氧状态。

（4）有条件者，通过中心静脉导管抽出空气。

（5）密切观察病人病情变化，如发现异常及时对症处理。

（六）液体外渗

1. 原因　穿刺时刺破血管或输液过程中针头滑出血管外，使液体进入穿刺部位的血管外组织而引起。

2. 临床表现　局部组织肿胀、苍白、疼痛，输液不畅，如药物有刺激性或毒性，可引起严重的组织坏死。

3. 护理措施

（1）针头固定牢固，避免移动；减少输液肢体的活动。

（2）加强巡视，观察输液是否通畅。

（3）发生液体外渗时，应立即停止输液，拔出针头，更换肢体重新穿刺。

（4）抬高患肢以减轻水肿，可使用水胶体敷料，促进静脉回流和渗出液的吸收，减轻疼痛和水肿。

八、输液微粒污染的危害及预防

输液微粒是指在输液过程中输入人体的非代谢性颗粒杂质。其直径一般在 1~15 μm，肉眼只能见到 50 μm 以上的微粒。这些微粒在溶液中存在的多少决定着液体的透明度，可判断液体的质量。输液微粒污染指在输液过程中，输液微粒随液体进入体内，对机体造成严重危害的过程。

1. 输液微粒的来源

（1）药物生产制作，如制作工艺环节不完善或管理不严格，水、空气、原材料受到污染。

（2）盛装药液容器、输液器及注射器不洁净，未妥善保存。

（3）输液环境不洁净，加药液的过程污染，如切割安瓿、开瓶塞、反复穿刺瓶塞等。

2. 输液微粒污染的危害　输液微粒危害主要取决于微粒的大小、形状、化学性质以及堵塞的血管、血运阻断的程度和人体对微粒的反应。最易受微粒损害的脏器有肺、脑、肝、肾等。

（1）堵塞血管：造成局部组织血液循环障碍，组织缺血、缺氧甚至坏死。

（2）形成血栓：微粒随液体进入血管后，红细胞聚集于微粒上形成血栓，导致血管栓塞和静脉炎发生。

（3）形成肺内肉芽肿：如微粒进入肺毛细血管，可引起巨噬细胞增殖包围微粒，形成肺内肉芽肿。

（4）引起过敏反应和血小板减少症。

（5）微粒刺激组织而发生炎症或形成肿块。

3. 输液微粒污染的预防措施

（1）制剂生产：严格管理制剂以及输液器生产过程中的各个环节，如改善车间环境、必须有空气净化装置，防止空气中浮尘与细菌污染；选用优质原材料；采用先进生产工艺；工作人员要穿工作服，工作鞋，戴口罩，必要时戴手套，认真执行制剂操作规程等；提高检验技术，确保药液质量。

（2）临床操作要求：①采用一次性密闭式医用输液（血）器，不断改进输液器的通气装置。②净化操作环境空气，建立静脉药物配制中心或空气净化操作台操作，在治疗室安装空气净化装置，定期消毒。③严格执行操作规程和无菌操作技术；认真检查溶液瓶有无裂痕，瓶盖有无松动，溶液的有效期,药液的质量、透明度等。

九、输液泵的应用

输液泵是机械或电子的输液控制装置,它通过作用于输液导管达到控制输液速度的目的。常用于需要严格控制输液速度和药量的情况,如使用抗心律失常药物、升压药物及婴幼儿静脉输液和静脉麻醉时。

(一)电脑微量输液泵输液法

【用物准备】

同密闭式静脉输液法,另备电脑微量输液泵(图13-7)、泵管、按医嘱准备药液。

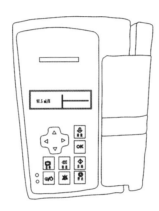

图13-7　微量输液泵

【操作要点】

1.将输液泵固定在输液架上;接通电源,打开电源开关。

2.按常规排尽输液管内的空气;打开"泵门",将输液管呈"S"形放置在输液泵的管道槽中,关闭"泵门"。

3.设定每毫升滴数及输液量总数。

4.按常规穿刺静脉后,经输液针与输液泵连接。

5.确定输液泵设置无误后,按压"开始/停止"键,启动输液;当输液量接近预先设定值时,输液量显示键闪烁,提示输液即将结束。

6.需终止输液时,再次按压"开始/停止"键,停止输液。

7.按压"开关"键,关闭输液泵,打开泵门,取出输液管。

8.输液泵消毒处理。

(二)静脉注射泵注射法

【用物准备】

静脉注射泵(图13-8)一台、一次性注射器(50 mL)、无菌棉签、砂轮、碘伏、遵医嘱所需药物、延长线(泵管/线)、弯盘、启瓶器、治疗单。

【操作要点】

1.核对,按照医嘱配置药液,用注射器抽吸药液,注明名称、浓度、日期及时间。

2.连接输液器及注射泵管,排净空气。

3.将注射器安装在注射泵上。

4.携用物至病人床旁,核对床号、姓名。

5.打开注射泵开关,遵医嘱设定注射量、速度及所需的其他参数,确认运行正常。

6.将注射泵管与病人输液通道相连,并妥善固定。

7.密切观察,做好记录,发现异常及时与医生沟通。

8.整理用物。

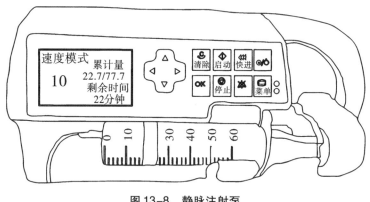

图13-8　静脉注射泵

第二节　静脉输血

静脉输血是将血液通过静脉输入体内的方法。输血是临床上常用的急救和治疗的重要措施之一。

一、静脉输血的目的及原则

1.目的

(1)补充血容量:常用于失血、失液所致的血容量减少等休克病人。

(2)增加血红蛋白:纠正贫血;促进携氧能力,改善组织器官的缺氧状况,用于一氧化碳中毒。

(3)供给血小板和各种凝血因子:有效止血,用于凝血功能障碍及大出血的病人。

(4)输入抗体、补体血液成分:增强机体免疫力,用于严重感染的病人。

(5)补充白蛋白:改善营养状态,维持血浆胶体渗透压,减轻组织渗出和水肿。用于低蛋白血症及大出血、大手术的病人。

2.原则

(1)输血前必须做血型鉴定及交叉配血试验。

(2)坚持输同型血为原则。但在紧急情况下,如无同型血,O型血可输给任何血型的病人,A、B型血的病人可接受任何血型,但在这种特殊情况下,必须一次输入少量血,一般最多不超过400 mL,且要放慢输入速度。

(3)病人如果需要再次输血,72 h后则必须重新做交叉配血试验,以排除机体已产生抗体的情况。

二、静脉输血的种类及用途

(一)全血

1. 新鲜血 指在 4 ℃ 环境下常用抗凝保养液中保存 1 周以内的血液。新鲜血基本上保留了血液的所有成分,可以补充各种血细胞、血浆、凝血因子和血小板等,适用于血液病病人。

2. 库存血 指在 4 ℃ 环境下保存 2～3 周。库存血虽含有血液的各种成分,但随着保存时间的延长,白细胞、血小板、凝血酶原等成分破坏较多,钾离子含量增多,酸性增高。大量输注时,可引起高钾血症和酸中毒。库存血主要适用于各种原因引起的大出血。

(二)成分血

1. 红细胞

(1)浓缩红细胞:即新鲜全血经分离血浆后的剩余部分,含少量血浆。适用于携氧能力缺陷和血容量正常的贫血病人,如急慢性失血者,高钾血症者,肝、肾、心功能障碍者。

(2)红细胞悬液:提取血浆后的红细胞加入等量红细胞保养液制成。适用于战地急救及中小手术者。

(3)洗涤红细胞:红细胞经生理盐水洗涤数次后,再加适量生理盐水,含抗体物质少,适用于器官移植术后病人及免疫性溶血性贫血病人。

2. 血浆 即全血经分离后所得的液体部分。其主要成分为血浆蛋白,不含血细胞,无凝集原。

(1)新鲜液体血浆:含正常量的全部凝血因子,适用于凝血因子缺乏的病人。

(2)保存血浆:适用于血容量及血浆蛋白较低的病人。

(3)冰冻血浆:在 -30 ℃ 的环境下保存,有效期为 1 年,使用前需将其放在 37 ℃ 的温水中融化,并于 6 h 内输入。

3. 白细胞浓缩悬液 新鲜全血经离心后取其白膜层的白细胞,保存于 4 ℃ 环境下,48 h 内有效。常用于粒细胞缺乏伴严重感染者。

4. 血小板浓缩悬液 新鲜全血离心所得,22 ℃ 保存,24 h 内有效。适用于血小板减少或功能障碍性出血的病人。

5. 各种凝血制剂 可针对性地补充某些凝血因子,如凝血酶原复合物,适用于各种原因引起的凝血因子缺乏的出血性疾病。

6. 其他血液制品

(1)血浆白蛋白:从血浆中提取所得,能提高机体血浆蛋白及胶体渗透压。用于治疗各种原因引起的低蛋白血症的病人,如外伤、肝硬化者等。

(2)纤维蛋白原:适用于纤维蛋白缺乏症、弥散性血管内凝血的病人。

(3)抗血友病球蛋白浓缩剂:适用于血友病病人。

三、静脉输血的适应证与禁忌证

(一)静脉输血的适应证

1. 各种原因引起的大出血 一次出血量<500 mL 时,机体可自我代偿,不必输血。失血量为

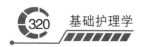

500～800 mL 时,需要立即输血,一般首选晶体溶液、胶体溶液或少量血浆输注。失血量>1 000 mL 时,应及时补充全血或血液成分。全血和血浆不宜用作扩容剂,晶体溶液结合胶体溶液扩容是治疗失血性休克的主要治疗方案。血容量补足之后,输血的目的是提高血液的携氧能力,此时应首选红细胞制品。

2.贫血或低蛋白血症 输入全血、浓缩或洗涤红细胞可纠正贫血,血浆、白蛋白液可用于低蛋白血症。

3.严重感染 输入新鲜血可补充抗体和补体。一般采用少量多次输入新鲜血或成分血,切忌使用库存血。

4.凝血功能障碍 对患有出血性疾病的病人,可输新鲜血或成分血,如血小板、凝血因子、纤维蛋白原等。

(二)静脉输血的禁忌证

静脉输血的禁忌证包括急性肺水肿、充血性心力衰竭、肺栓塞、恶性高血压、真性红细胞增多症、肾功能极度衰竭及对输血有变态反应者。

四、血型及交叉配血试验

(一)血型

血型是指红细胞膜上特异性抗原的类型。根据红细胞所含的凝集原不同,将人类的血液分为若干类型。临床上主要应用的有 ABO 血型系统和 Rh 血型系统。

1.ABO 血型 人类红细胞含有 A、B 两种凝集原,依据所含凝集原的不同,将血液分为 O、AB、A、B 四型。血清中含有与凝集原相对抗的物质,称为凝集素,分别含有抗 A 和抗 B 凝集素(表13-4)。

表13-4 ABO 血型系统

血型	红细胞膜上的抗原(凝集原)	血清中的抗体(凝集素)
A	A	抗 B
B	B	抗 A
AB	A、B	无
O	无	抗 A、抗 B

2.Rh 血型 人类红细胞除 A、B 抗原外,还有 C、c、D、d、E、e 六种抗原,这六种抗原属于遗传性抗原。红细胞含 D 抗原者称为 Rh 阳性血。不含 D 抗原者为 Rh 阴性血。当 Rh 阳性血输入 Rh 阴性者体内,亦可引起抗原-抗体反应,造成红细胞凝集和溶血。

(二)交叉配血试验

为了确保输血安全,输血前除做血型鉴定外,还必须做交叉配血试验,其目的是检查两者之间有无不相容抗体。

1.直接交叉相容配血试验 即供血者红细胞与受血者血清进行配合试验。目的是检查受血者血清中有无破坏献血者红细胞的抗体。检验结果要求绝对不可以有凝集或溶血现象。

2.间接交叉相容配血试验 即供血者血清与受血者红细胞进行配合试验。目的是检查输入的血浆中有无破坏受血者红细胞的抗体。

如果直接交叉和间接交叉相容试验均没有凝集反应,即为配血相容,才可进行输血。具体方法见表13-5。

表13-5　交叉相容配血试验

对象	直接交叉配血试验	间接交叉配血试验
供血者	红细胞	血清
受血者	血清	红细胞

五、静脉输血的方法

(一)输血前准备

1.病人知情同意　医生必须先向病人或家属说明输同种异体血的目的、注意事项及不良反应。病人或家属在充分了解输血的潜在风险后,有拒绝输血的权利。如果同意输血,必须填写"输血治疗同意书",由病人或家属、医生分别签字后方可施行输血治疗。未成年者,可由父母或指定监护人签字。特殊情况,如无家属签字且无自主意识病人的紧急输血,应报医院职能部门或主管领导同意后备案并记入病历。

2.备血　认真填写输血申请单,抽取病人血标本2 mL,与已填写完整的输血申请单及血型交叉配血检验单送血库做血型鉴定和交叉配血试验。采血时,严禁同时采集两个病人的血标本,以免发生混淆。

3.取血　根据输血医嘱,凭提血单取血,并和血库人员共同认真做好"三查八对"。①三查:血液的有效期、血液的质量、输血装置是否完好。②八对:姓名、床号、住院号、血瓶(袋)号、血型、交叉配血试验结果、血液的种类、剂量。

核对无误后,在取血单上签名后方可提取。血液从血库取出后,勿剧烈振荡,以防红细胞大量破坏而引起溶血。库存血不能加温,以免血浆蛋白凝固变性而引起不良反应。如为输入库存血,可在室内放置15～20 min再输入,取出后的血液应在30 min内输注,4 h内输入完毕。

4.输血　输血前60 min内,测量病人生命体征;需与另一护士再次进行核对,确定无误后方可输入。

(二)输血方法

目前临床均采用密闭式静脉输血法,密闭式静脉输血法有间接静脉输血法和直接静脉输血法两种。

【目的】

同静脉输血的目的。

【操作准备】

1.护士准备　洗手、戴口罩,熟悉备血、取血和输血的操作程序,向病人解释输血的目的及注意事项。

2.病人准备　病人了解输血目的及相关知识,取舒适体位并暴露注射部位。

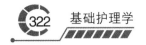

3.用物准备

(1)间接静脉输血法:同密闭式输液法,另备一次性输血器,血液制品(根据医嘱准备)、生理盐水。

(2)直接静脉输血法:同静脉注射,另备50 mL注射器数具、3.8%枸橼酸钠溶液。

4.环境准备　环境清洁、整洁、光线充足。

【操作步骤】

1.操作前核对、评估、与病人沟通

(1)核对病人的床号、姓名、住院号及腕带。

(2)评估病人的身体状况,全面收集病人的病史、症状、体征及实验室检查结果等资料,综合分析病人的治疗情况、心肺功能等。

(3)评估病人的血型、输血史及过敏史,作为输血时查对、用药的参考。

(4)根据病人的病情、输血量、年龄选用静脉。一般采用四肢浅静脉,急需输血时采用肘部静脉。

(5)评估病人的心理、社会状态,为心理护理和健康教育提供依据。

2.操作　密闭式静脉输血法见表13-6。

表13-6　密闭式静脉输血法

操作步骤	操作要点
1.间接输血法	
(1)核对解释:洗手,戴口罩,备齐用物携至病人床旁,核对病人信息,解释操作目的	·严格执行无菌操作和"三查八对"
(2)建立静脉通道:戴手套,按密闭式静脉输液法穿刺	·先输入少量生理盐水,确保通路通畅
(3)摇匀血液:以手腕旋转动作将血袋内的血液轻轻摇匀	·避免剧烈振荡,防止红细胞破坏
(4)连接血袋进行输血:打开储血袋封口,常规消毒开口处塑料管,将输血器针头从生理盐水瓶上拔下,插入输血器的接口,缓慢将储血袋倒挂于输液架上	·严格执行无菌原则
(5)控制和调节滴速:开始输入时速度宜慢,滴速不超过20滴/min,观察15 min左右,如无不良反应后再根据病情及年龄调节滴速	·成人一般40~60滴/min,儿童酌减
(6)操作后的处理:脱手套,向病人或家属交代输血过程中的有关注意事项,并将呼叫器置于易取处	·输血过程中加强巡视,严密观察
(7)续血时的处理	·如需输入两袋以上的血液,应在第一袋血即将滴尽时,消毒生理盐水瓶塞,将针头从储血袋中拔出,插于生理盐水瓶中,输入少量生理盐水后,再输入第二袋血液
(8)拔针	·血液输完时,再输入少量生理盐水,保证输血器内的血液全部输入病人体内

续表 13-1

操作步骤	操作要点
(9)洗手、记录:整理用物,洗手,记录输血时间、种类、量、血型、血袋号及有无输血反应	· 协助病人取舒适体位,整理用物与床单位 · 空血袋写上日期及时间,保存24 h后按医疗废物处置
2.直接输血法	
(1)备抗凝剂:洗手、戴口罩,备齐用物;将备好的注射器内加入抗凝剂	· 50 mL中加入3.8%枸橼酸钠溶液5 mL
(2)核对、解释:认真核对供血者和病人的姓名、血型、交叉配血相容试验结果,向供血者和病人做好解释工作	· 严格执行查对制度
(3)准备卧位:嘱供血者和病人分别卧于床上,露出一侧手臂,将血压计袖带缠于供血者上臂并充气	· 压力维持在100 mmHg左右
(4)抽、输血液:一般选择肘正中静脉为穿刺点,常规消毒皮肤;操作时需三人协作,一人采血,一人传递,另一人输血;连续抽血时,不必拔出针头,只需更换注射器	· 在抽血间期放松袖带,并用手指压迫穿刺部位前端静脉,以减少出血
(5)拔针:输血毕,拔出针头,用无菌纱布按压穿刺点至无出血	
(6)整理、记录	· 整理床单位,协助病人取舒适体位 · 整理用物,医疗垃圾分类处理

【注意事项】

1. 严格执行无菌操作及查对制度,输血前两名护士认真核对交叉配血报告单及血袋标签各项内容,避免差错事故的发生。

2. 血液内不可随意加入其他药品,防止发生凝集或溶解。输血前后及两袋血之间需要滴注少量生理盐水。

3. 输血过程中,应加强巡视,倾听病人主诉,严密观察有无输血不良反应,如有异常情况应及时处理。

4. 输成分血时须注意,如需同时输注全血和成分血,应首先输入成分血(尤其是浓缩血小板),其次是新鲜血,最后是库存血,保证成分血新鲜输注。成分血除红细胞外须在24 h内输完;除白蛋白制剂、血浆外均需做交叉配血相容试验。若一次性输入多个献血者的成分血时,应遵医嘱给予抗过敏药物,防止发生过敏反应。

六、成分输血与自体输血

(一)成分输血

成分输血是使用血液分离技术,将新鲜血液快速分离成各种成分,然后根据病人的需要,输入一种或多种成分。病人很少需要血液的所有成分,只输入其身体所需要的血液成分对治疗有重要的意义,既起到了一血多用的作用,又可减少因输全血带来的副作用。

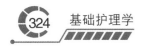
1. 成分输血的特点

（1）成分血中单一成分少而浓度高，除红细胞制品以每袋 100 mL 为一单位外，其余制品，如白细胞、血小板、凝血因子等每袋规格均以 25 mL 为一单位。

（2）通常一份血可以分离出多种成分，输给不同的病人，而一个病人可接受来自不同供血者的同一成分。成分输血每次输血量为 200～300 mL。

2. 成分输血的注意事项

（1）除白蛋白制剂外，其他各种成分血在输血前均需做交叉配血试验。

（2）某些成分血，如白细胞、血小板等，存活期短，为确保成分输血的效果，以新鲜血为宜，且必须在 24 h 内输入体内（从采血开始计时）。

（3）输注红细胞前注意有无溶血现象，开始滴速宜慢，30 min 后可适当加快滴速。

（4）输注血小板最好用特制的输血器，输血管要细，滤器小，使血小板黏附面积缩小。

（5）血制品用相应溶剂稀释后应立即输注。纤维蛋白原用注射用水或生理盐水溶解；抗血友病球蛋白用温生理盐水稀释后 1 h 内滴完；凝血酶原复合物用 5% 葡萄糖溶液稀释。稀释血制品时不得剧烈摇动，以防成分破坏。

（6）如病人在输成分血的同时，还需输全血，则应先输成分血，后输全血，以保证成分血能发挥最好的效果。

（二）自体输血

自体输血是指术前采集病人体内血液或手术中收集自体失血，经过洗涤、加工，在术后或需要时再回输给病人本人的方法，即回输自体血。自体输血是最安全的输血方法。

1. 优点 ①节约血源。②无须检测血型和交叉配血试验，不会产生免疫反应，避免了抗原–抗体反应所致的溶血、发热和过敏反应。③可有效预防因输血而引起的疾病传播。

2. 适应证和禁忌证

（1）适应证：①腹腔或胸腔内出血，如脾破裂、异位妊娠破裂出血者等；预计出血量在 1 000 mL 以上的大手术，如肝叶切除术。②手术后引流血液回输，一般仅能回输术后 6 h 内的引流血液。③体外循环或深低温下进行心内直视手术。④病人血型特殊，难以找到供血员时。

（2）禁忌证：①胸腹腔开放性损伤达 4 h 以上者；血液在术中受胃肠道内容物污染者。②血液可能受癌细胞污染者。③合并心脏病、阻塞性肺部疾患或原有贫血者。④凝血因子缺乏者。⑤有脓毒血症和菌血症者。

3. 形式 自体输血有下列 3 种形式。

（1）术前预存自体血：对符合条件的择期手术病人，术前定期采取病人血液，并将其存放于血库低温下保存，在手术时或急需时再输还给病人。一般于术前 2～3 周开始，每周或隔周采血 1 次，1 次采血量不超过总血量的 12%。采血量为总血量的 10% 以下时，如无脱水，无须补充任何液体，如达 12%，可补充晶体溶液。

（2）术前稀释血液回输：手术当日术前抽取病人血液，并同时自静脉输入等量的晶体或胶体溶液，使病人血容量保持不变，并降低了血细胞比容，使血液处于稀释状态，减少术中红细胞损失，所抽取的血液在术中或术后输给病人。

（3）术中失血回输：在手术中收集病人血液，采用自体输血装置，抗凝和过滤后再将血液回输给病人。多用于脾破裂、输卵管破裂，血液流入腹腔 6 h 内无污染或无凝血者。自体失血回输的总量应限制在 3 500 mL 以内，大量回输自体血时，应适当补充新鲜血浆和血小板。

4. 注意事项

(1)术中用电动吸引器采集血液时,负压不宜过大,以免红细胞破坏溶解。

(2)收集脾血液时,应将血液自脾蒂血管自行流入引流瓶内,切忌挤压脾而引起溶血。

(3)回输自体血中的凝血因子和血小板已耗损,可引起病人凝血功能改变,输血后要密切观察病人有无出血倾向。

(4)严格执行无菌技术操作,防止发生输血反应。

七、常见输血反应及护理

(一)发热反应

发热反应是输血过程中常见的反应。

1. 原因　与输入致热原有关。

(1)血液、保养液、储血袋和输血器被致热原污染或操作时违反无菌原则造成污染。

(2)受血者多次输血后,受血者体内产生白细胞抗体和血小板抗体,再次输血时会发生抗原-抗体反应而引起发热。

2. 症状　发热反应可出现在输血过程中或输血结束后 1~2 h,病人有畏寒、发热,严重者体温可高达 38~41 ℃,伴有皮肤潮红、头痛、恶心、呕吐等全身症状,严重者还可出现呼吸困难、血压下降、抽搐,甚至昏迷。

3. 预防与护理措施

(1)严格管理血液制品和输血用具,去除致热原;严格执行无菌操作原则,防止污染。

(2)反应轻者减慢滴速或暂停输血,一般症状可自行减轻;重者应立刻停止输血,通知医生,给予对症处理。高热者给予物理降温,并严密观察其生命体征。

(3)遵医嘱给予异丙嗪或肾上腺皮质激素等解热镇痛药和抗过敏药。

(4)保留余血与输血装置送检,查明原因。

(二)过敏反应

1. 原因

(1)病人本身为过敏体质。

(2)输入血中含致敏物质。

(3)多次输血后体内产生了过敏性抗体。

2. 症状　病人反应程度轻重不一,大多数在输血后期或即将结束时发生,症状出现越早,反应越重。

(1)反应轻者有皮肤瘙痒、荨麻疹、轻度血管水肿,表现为眼睑、口唇水肿。

(2)中度反应者可发生神经性水肿,多见于颜面部水肿,表现为眼睑、口唇高度水肿。也可发生喉头水肿,表现为呼吸困难、支气管痉挛、两肺可闻及哮鸣音。

(3)严重者可出现过敏性休克。

3. 预防与护理措施

(1)选用无过敏史的供血者:献血者在采血前 4 h 内不宜吃高蛋白、高脂肪食物;对有过敏史的病人,输血前根据医嘱给予抗过敏药物。

(2)根据过敏反应的程度给予对症处理:反应轻者减慢滴速,密切观察;重者立即停止输血,通知医生,根据医嘱给 0.1% 肾上腺素 0.5~1.0 mL 皮下注射,给予异丙嗪、地塞米松等抗过敏药

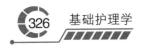

物,并保留余血和输血装置送检,查明原因。

(3)严密观察病情变化,呼吸困难者给予氧气吸入、严重喉头水肿者行气管插管或气管切开、循环衰竭时给予抗休克治疗。

(三)溶血反应

溶血反应是受血者或供血者的红细胞发生异常破坏或溶解引起的一系列临床症状,是输血最严重的反应。

1. 原因

(1)输入异型血:供血者和受血者血型不符而造成血管内溶血,反应发生快,一般输入10~15 mL血液即可出现症状,后果严重。

(2)输入了变质的血:输血前红细胞已经被破坏溶解,如血液储存过久、保存温度过高、血液污染或受到剧烈振荡、血液中加入低渗或高渗的溶液等,均可导致红细胞破坏溶解。

(3)Rh系统不合:Rh阴性病人首次接受Rh阳性血液后不会立即发生溶血反应,但2周后其血清中会产生抗Rh阳性抗体。在第二次或多次再输入Rh阳性血液时,即可发生抗原-抗体反应,输入的红细胞会被破坏而发生溶血。

2. 症状　轻重不一,轻者与发热反应相似,重者在输入10~15 mL血液时即可出现症状,死亡率高,其临床表现可分为以下3个阶段。

(1)第一阶段:受血者血浆中的凝集素与输入血中红细胞表面的凝集原发生凝集反应,使红细胞凝集成团,阻塞部分小血管,造成组织缺血缺氧。病人表现为头部胀痛,面色潮红,恶心呕吐,心前区压迫感,四肢麻木,腰背部剧烈疼痛(典型)等反应。

(2)第二阶段:凝集的红细胞溶解,大量血红蛋白释放到血浆中,出现黄疸和血红蛋白尿(尿液呈酱油色),同时伴有寒战、高热、呼吸困难、发绀和血压下降等。

(3)第三阶段:一方面,大量的血红蛋白从血浆中进入到肾小管,遇酸性物质形成结晶,阻塞肾小管;另一方面,由于抗原、抗体的相互作用又可导致肾小管内皮缺血、缺氧而坏死脱落,从而进一步加重肾小管阻塞,导致急性肾衰竭,病人可出现少尿、无尿,高血钾、酸中毒,严重者可致死亡。

3. 预防与护理措施

(1)认真做好血型鉴定和交叉配血相容试验;严格执行查对制度和操作规程,不可使用变质的血液。

(2)出现症状立即停止输血,保留静脉通道,通知医生紧急处理。保留余血,采集病人血标本送检验室重做血型鉴定和交叉配血相容试验。

(3)给予氧气吸入,双侧腰部封闭,用热水袋敷双侧肾区,解除肾小管痉挛和保护肾脏。

(4)遵医嘱给药:静脉注射碳酸氢钠溶液,以碱化尿液,增加血红蛋白在尿液中的溶解度,避免阻塞肾小管;给予抗生素治疗,避免感染发生。

(5)严密观察、记录生命体征和尿量,对少尿、无尿者按急性肾功能不全处理。出现休克症状者,应进行抗休克治疗。

(6)心理护理:安慰病人,消除其紧张、恐惧心理。

(四)与大量输血有关的反应

大量输血是指24 h内紧急输血量超过或相当于病人血液的总量。常见的反应有肺水肿、出血倾向和枸橼酸钠中毒反应等。

1. 肺水肿　其原因、症状及预防和护理措施同静脉输液反应。

2. 出血倾向

（1）原因：长期反复输血或输血量超过病人血液总量，由于库存血中的血小板已基本被破坏，凝血因子减少而引起出血。

（2）症状：皮肤黏膜瘀点或瘀斑，穿刺部位、手术切口、伤口处渗血，牙龈出血等。

（3）防治：短期内大量输入库存血时，应密切观察病人的意识、血压、脉搏等变化，尤其应注意皮肤、黏膜或手术切口有无出血；严格掌握输血量，每输入 3～5 个单位库存血，补充 1 个单位新鲜血或根据凝血因子缺乏情况补充有关成分。

3. 枸橼酸钠中毒反应

（1）原因：大量输血使枸橼酸钠大量进入体内，如果病人肝功能不全，枸橼酸钠未完全氧化和排出，而与血中游离钙结合使血钙降低。

（2）症状：病人表现为手足抽搐、血压下降、出血倾向，心电图出现 Q-T 间期延长，心率缓慢甚至心搏骤停。

（3）防治：如无禁忌，每输入库存血 1 000 mL，可遵医嘱静脉注射 10% 葡萄糖酸钙或 5% 氯化钙 10 mL，防止发生低血钙，同时严密观察病人的情况。

（五）其他反应

如空气栓塞，细菌污染反应，体温过低以及通过输血传染各种疾病（病毒性肝炎、艾滋病、疟疾和梅毒）等。因此，预防输血反应的关键措施是严格把握采血、储血和输血等各环节的管理，确保病人输血安全。

本章小结

静脉输液与静脉输血是临床上常用的治疗技术，在操作过程中，要严格遵守查对制度及操作流程，执行无菌操作；在选择静脉时要避开关节和静脉瓣；注意用药的配伍禁忌，合理安排输液顺序；根据病人的病情、年龄、药物的性质调节滴速；加强巡视，严密观察病人全身及局部情况，及时处理各种故障和不良反应，保证病人输液和输血安全。

（俞凤英）

自测题

参考答案

第十四章 标本采集

■■■■■■■■■ **学习目标** ■■■■■■■■■

1.知识目标:掌握血液标本、尿液标本、粪便标本、痰液标本及咽拭子标本采集的目的及注意事项;熟悉留取 12 h 或 24 h 尿标本常用防腐剂的种类、作用与用法;了解标本采集的基本原则。

2.能力目标:能正确理解标本采集的意义;能比较不同类型的静脉血标本采集的目的、采血量、方法及标本容器选择的不同点。

3.素质目标:能熟练进行各种标本的采集,方法正确、操作规范;严格遵守无菌操作技术和查对制度;操作过程中关心、关爱、尊重病人,规范操作用语,体现人文关怀。

临床案例

病人李某,女,50 岁,有十二指肠溃疡史 2 年,神志清楚、面色苍白、烦躁不安,中上腹有压痛收治入院,查体:T 36.9 ℃,P 108 次/min,R 22 次/min,BP 100/64 mmHg。医嘱查粪便常规、尿常规、血常规。

请问:①病人目前的主要问题是什么? ②遵照医嘱,护士应采取哪些护理措施指导病人解决其问题?

第一节　标本采集的意义和原则

标本采集是指根据检验项目的要求采集病人的血液、体液(如胸腔积液、腹水)、排泄物(如尿、粪)、分泌物(如痰鼻咽部分泌物)、呕吐物和脱落细胞(如食管、阴道)等标本,通过物理、化学或生物学的实验室检查技术和方法进行检验,作为疾病的判断、治疗、预防以及药物监测、健康状况评估等的重要依据。

一、标本采集的意义

①协助临床疾病的判定;②推测疾病严重程度;③制订治疗方法;④动态监测病情;⑤为医学研

究提供依据。

二、标本采集的原则

1. 严格遵照医嘱　采集各种标本均应严格按照医嘱执行。检验申请单由医生填写,同时护士应认真核对,如对检验申请单存有疑问,护士需及时核实,确认无误后方再执行。

2. 充分准备

(1)护士准备:采集标本前护士应明确标本采集的相关事宜,如检验项目、检验目的、标本容器、采集标本量、采集时间、采集方法及注意事项等。同时,护士操作前应修剪指甲,洗手,戴口罩、帽子和手套,必要时穿隔离衣。

(2)病人准备:采集标本前护士需耐心向病人或家属解释清楚操作的目的、意义、注意事项及配合要点等。如保持情绪稳定、采取舒适的体位便于护士操作、根据不同标本类别是否需空腹。

(3)物品准备:标本容器、标签(带有科室、床号、姓名、检验目的、标本类型、标本采集时间)或条形码(电脑医嘱则自动生成电子条形码)、采血针、止血带、棉签、治疗盘、一次性垫巾等。

(4)环境准备:环境保持清洁、安静、温湿度适宜、宽敞明亮、照明充足。

3. 严格执行查对制度　查对是确保标本正确无误的关键环节之一。采集前应认真查对医嘱,核对检验申请单,标签或条形码,标本采集容器,病人的床号、姓名、住院号及腕带等。

4. 正确采集标本　采集标本既要保证及时,又须保证采集量准确。首先,选择最佳采样时间,晨起空腹是最具代表性及检出阳性率最高的时间,并尽量在使用抗生素前采集。若已使用抗生素或其他药物,应在血药浓度最低时采集,并在检验申请单上注明。其次,要采取具有代表性的标本。需要由病人自己留取标本时(如 24 h 尿标本、痰标本、大便标本等),要详细告知病人标本留取方法、注意事项,以保证采得高质量符合要求的标本。

5. 及时送检　各种标本都有一定的时效性。因此,标本采集后应及时送检,避免因放置时间长,影响检查结果。标本输送过程中要防止过度振荡、防止标本容器的破损、防止标本被污染、防止标本及唯一性标识的丢失和混淆、防止标本对环境的污染等。

第二节　各种标本的采集

标本的来源、性质、采集方法不同,会直接影响临床检验结果的准确性。因此,医护人员及检验人员必须明确采集标本的要求,小心采集、保存和转运,以保证标本质量,为临床提供可靠依据。

一、血液标本的采集

血液是由血细胞和血浆两部分组成,在体内通过循环系统与机体所有的组织器官发生联系,在维持机体的新陈代谢、内外环境的平衡以及功能调节等方面起着重要的作用。血液系统的变化伴随着组织器官的调节变化,反之,组织器官的改变又可直接或间接地引起血液或其成分的改变。因此,血液检查是临床最常用的检验项目之一,它可反映机体各种功能及异常变化,为判断病人病情进展以及治疗疾病提供参考。

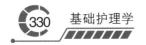

(一)毛细血管采血法

毛细血管采血法是毛细血管采集标本的方法。一般以中指或环指指尖内侧为宜。凡用血量较少的检查,一般从手指取血,手指取血操作方便,可获较多血量,成人以左手环指为宜;幼儿可从拇指或足跟部处采血。特殊病人视情况而定,如严重烧伤病人,可选择皮肤完整处采血。在条件允许的情况下尽可能采取静脉采血法。

(二)静脉血标本采集法

静脉血标本采集是自静脉抽取血标本的方法。常用的静脉包括3种。①四肢浅静脉:上肢常用肘部浅静脉(贵要静脉、肘正中静脉、头静脉)、腕部及手背静脉;下肢常用大隐静脉、小隐静脉及足背静脉。②颈外静脉:常用于婴幼儿的静脉采血。③股静脉:股静脉位于股三角区,在股神经和股动脉的内侧。

【目的】

1. 全血标本 应用于临床血液学检查,如红细胞计数、分类和形态学检查等。

2. 血浆标本 应用于血浆生理性和病理性化学成分的测定,快速生化试验、血糖试验,特别是内分泌基数测定,血栓与止血的检查。

3. 血清标本 适用于临床化学和临床免疫学检查,如测定血清酶、电解质、肝功能等。

4. 血培养标本 诊断菌血症、真菌血症、败血症及脓毒败血症基本而重要的方法。

【操作准备】

1. 护士准备 衣帽整洁,修剪指甲,洗手,戴口罩。

2. 病人准备

(1)了解静脉血标本采集的目的、意义、注意事项。

(2)取舒适卧位,暴露穿刺部位。

3. 用物准备 治疗盘、检验申请单、标签或条形码、棉签、消毒液、止血带、一次性垫巾、胶布、弯盘、手消毒液、一次性密闭式双向采血针及真空采血管,针头或头皮针以及标本容器(试管、密封瓶);医疗废物桶、锐器收集盒、生活垃圾桶。

4. 环境准备 环境清洁、安静,温、湿度适宜,光线充足,必要时屏风或围帘遮挡。

【操作步骤】

1. 操作前核对、评估、与病人沟通

(1)核对病人的床号、姓名、住院号及腕带。

(2)评估病人病情、治疗情况、意识状态、肢体活动能力、对血液标本采集的认知程度及合作程度。

(3)评估操作环境是否安静,室温、光线是否适宜。

(4)向病人及家属解释静脉血标本采集的目的、方法、临床意义、注意事项及配合要点。

2. 操作 静脉血标本采集法见表14-1。

表 14-1 静脉血标本采集法

操作步骤	操作要点
1. 贴标签或条形码:核对医嘱、检验单、标签,根据检验目的选择相应的标本容器(或真空采血管),检查容器是否完好无损,无误后贴标签(或条形码)于标本容器(或真空采血管)外壁上	·依据不同的检验目的选择不同剂量的标本容器(或真空采血管)
2. 核对:携用物至病人床旁,核对病人床号、姓名、住院号及腕带;核对检验申请单、标本容器(或真空采血管)以及标签(或条形码)	·操作前查对,确认病人
3. 选择静脉:选择合适的静脉,将一次性垫巾置于穿刺部位下	·嘱病人握拳,使静脉充盈
4. 消毒皮肤:常规消毒皮肤,直径不少于 5 cm,按静脉注射法系止血带	
5. 二次核对	·操作中查对
6. 采血	
▲注射器采血	
(1)穿刺、抽血:持一次性注射器或头皮针,按静脉注射法行静脉穿刺	·穿刺时一旦出现局部血肿,立即拔出针头,按压局部,另选其他静脉重新穿刺
(2)两松一拔一按压:抽血毕,松止血带,嘱病人松拳,迅速拔出针头,按压局部 1~2 min	·防止皮下出血或淤血 ·凝血功能障碍病人拔针后按压时间延长至 10 min
(3)将血液注入标本容器	·同时抽取不同种类的血标本,应先将血液注入血培养瓶,然后注入抗凝管,最后注入干燥试管
1)血培养标本	·标本应在使用抗生素前采集,如已使用应在检验申请单上注明 ·一般血培养取血 5 mL。对亚急性细菌性心内膜炎病人,为提高培养阳性率,采血 10~15 mL
·打开瓶盖常规消毒培养瓶橡皮塞,至少停留 2 min,待消毒剂完全干燥,以上步骤重复 3 次	
·采集所需血液量后,取下针头,更换 20 G 新针头,并将所需血液量注入血培养瓶	·血培养瓶如有多种,先注入厌氧瓶,然后再注入需氧瓶中
2)全血标本:取下针头,将血液沿管壁缓慢注入盛有抗凝剂的试管内,轻轻摇动,使血液与抗凝剂充分混匀	·勿将泡沫注入 ·防止血液凝固
3)血清标本:取下针头,将血液沿管壁缓慢注入干燥试管内	·防溶血,勿将泡沫注入,避免振荡,以免红细胞破裂溶血
▲真空采血器采血	
(1)穿刺:取下真空采血针护针帽,手持采血针,按静脉注射法行静脉穿刺	

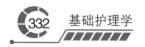

续表 14-1

操作步骤	操作要点
(2)采血:见回血,固定针柄,将采血针另一端刺入真空管,采血至需要量	·当采至最后一管血液时,即松开止血带 ·如需多管采血,可再接入所需的真空管
(3)拔针、按压:采血毕,松止血带,迅速拔出针头,按压局部1～2 min	·采血结束,先拔真空管,后拔去针头,再按压止血
7.操作后处理	
(1)再次核对检验申请单、病人、标本	·操作后查对
(2)协助病人取舒适卧位,整理床单位	·注意穿刺部位皮肤有无血肿及出血。如有及时呼叫及处理
(3)用物处置,洗手,记录	·用物分类处置 ·签字、记录采血、送检时间
(4)标本及时送检	·以免影响检验结果

【注意事项】

1.采血过程中严格执行查对制度,遵守无菌技术操作原则。

2.采血时间:不同的血液测定项目对血液标本的采集时间有不同的要求。采血主要有空腹采血,血液生化检验一般要求早晨空腹安静时采血。空腹采血时间早 7:00—9:00 较合适。为了解有昼夜节律性变动的指标,应定时采血,即在规定的时间段内采集标本,如口服葡萄糖耐量试验、药物血浓度监测、激素测定等应定时采血,血样采集应在不服药期间进行,如在早晨服药前。

3.采血部位:采血要求不同,部位亦不同。

(1)外周血:一般选取左手环指内侧采血,该部位应无冻疮、炎症、水肿、破损等。如该部位不符合要求,则以其他手指部位代替。对烧伤病人,可选择皮肤完整处采血。检验只需微量全血时,成人从耳垂或指尖取血,婴儿从大脚趾或脚跟取血。

(2)静脉血:成人一般取肘部静脉,肥胖者可用腕背静脉,婴儿常用颈部静脉、股静脉或前囟静脉窦;刚出生的婴儿可收集脐带血;禁止在输液、输血的穿刺处抽取血标本。如同时两只手臂都在输液,可以于下肢静脉采血,或者在滴注位置的上游采血。

4.采血耗材:采血用的注射器和试管必须干燥、清洁。目前多用一次性注射器及真空负压采血管,注射器及针头不宜用乙醇消毒。某些检查项目如血氨、铜、锌、淀粉酶测定等,要求其采血器具及标本容器必须经过化学清洁,无菌、干燥。

5.采血操作:采血部位皮肤必须干燥,扎止血带不可过紧,压迫静脉时间不宜过长,以不超过40 s为宜,否则容易引起淤血、静脉扩张,并且影响某些指标的检查结果。当采血不顺利时,切忌在同一处反复穿刺,易导致标本溶血或有小凝块,影响检测结果。采集血培养标本时应先注射厌氧瓶,尽量减少接触空气的时间。微量元素测定采集标本的注射器和容器不能含游离金属。

6.及时送检血液:标本采集后应及时送检,以免影响检验结果。

7.用物处置:采集标本所用材料应安全处置。使用后的采血针,应当直接放入不能刺穿的利器盒内或毁形器内进行安全处置,禁止对使用后的一次性针头复帽,禁止用手直接接触使用过的针头、刀片等锐器物;垃圾按照分类收集存放。

(三)动脉血标本采集法

动脉血标本采集是经动脉抽取血标本的方法。常用动脉有股动脉、肱动脉、桡动脉。

【目的】

1. 采集动脉血进行血液气体分析。

2. 判断病人氧合及酸碱平衡情况,为诊断、治疗、用药提供依据。

3. 进行乳酸和丙酮酸测定等。

【操作准备】

1. 护士准备 衣帽整洁,修剪指甲,洗手,戴口罩,必要时戴无菌手套、穿隔离衣、戴护目镜。

2. 病人准备

(1)向病人解释操作目的、意义、注意事项。

(2)取舒适体位,暴露穿刺部位。

3. 用物准备 注射盘、检验申请单、标签或条形码、动脉血气针(或 2 mL/5 mL 一次性注射器及肝素适量、无菌软木塞或橡胶塞)、一次性治疗巾、无菌纱布、弯盘、消毒棉签、消毒液、无菌手套、小沙袋、手消毒液、医疗废物桶、锐器收集盒、生活垃圾桶。

4. 环境准备 环境清洁、安静,温、湿度适宜,光线充足,必要时屏风或围帘遮挡。

【操作步骤】

1. 操作前核对、评估、与病人沟通

(1)核对病人的床号、姓名、住院号及腕带。

(2)评估病人病情、治疗情况、意识状态、肢体活动能力、对动脉血标本采集的认知程度及合作程度。

(3)评估操作环境是否安静,室温、光线是否适宜。

2. 操作 动脉血标本采集法见表 14-2。

表 14-2 动脉血标本采集法

操作步骤	操作要点
1.贴标签或条形码:核对医嘱、检验单、标签、标本容器(动脉血气针或一次性注射器),检查容器是否完好无损,无误后贴标签(或条形码)于标本容器外壁上	
2.核对:携用物至病人床旁,核对病人床号、姓名、住院号及腕带;核对检验申请单、标本容器(或真空采血管)以及标签(或条形码)是否一致	·操作前查对,确认病人
3.选择动脉:协助病人取舒适体位,选择合适动脉,将一次性垫巾置于穿刺部位下;夹取无菌纱布放于一次性垫巾上,打开橡胶塞(一次性注射器采血时)	·一般选用股动脉或桡动脉
4.消毒皮肤:常规消毒皮肤,直径不少于 8 cm,戴无菌手套或常规消毒术者左手示指和中指	·严格执行无菌技术操作
5.二次核对	·操作中查对
6.采血	

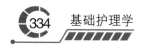

续表 14-2

操作步骤	操作要点
▲动脉血气针采血	
(1)将针栓推到底部,拉到预设位置,除去护针帽,定位动脉,采血器与皮肤呈45°~90°进针,采血针进入动脉后血液自然涌入动脉采血器,空气迅速经过孔石排出	·3 mL 动脉采血器预设至1.6 mL ·1 mL 动脉采血器预设至0.6 mL
(2)拔出动脉采血器,用无菌纱布按压穿刺部位5~10 min。将动脉采血器针头垂直插入橡皮针塞中(配套的)	·采血器内不可有空气,以免影响检验结果
(3)按照医院规定丢弃针头和针塞。如有需要排除气泡,螺旋拧上安全针座帽	
(4)颠倒混匀5次,手搓样品管5 s,以保证抗凝剂完全作用	·保证充分抗凝
(5)立即送检分析	·如>15 min 需冰浴,$PaCO_2$、PaO_2、乳酸等检测,标本必须在15 min 内进行检测 ·对于乳酸盐的检测,在标本采集到检测的过程中需将采血器始终放在冰水中保存
▲一次性注射器采血	
(1)用左手示指和中指触及动脉搏动最明显处并固定动脉于两指间,右手持注射器在两指间垂直刺入或与动脉走向呈45°刺入动脉,见有鲜红色血液涌进注射器,右手固定穿刺针的方向和深度,左手抽取血液至所需量	·穿刺前先抽吸肝素0.5 mL,湿润注射器管腔后弃去余液,以防血液凝固 ·采血过程中保持针尖固定 ·血气分析采血量一般为0.1~1.0 mL
(2)采血毕,迅速拔出针头,局部用无菌纱布加压止血5~10 min(指导病人或家属正确按压),必要时用沙袋压迫止血	·直至无出血为止,凝血功能障碍病人拔针后按压时间延长
(3)针头拔出后立即刺入软木塞或橡胶塞,以隔绝空气,并轻轻搓动注射器使血液与肝素混匀	·注射器内不可有空气,以免影响检验结果 ·防血标本凝固
7. 操作后处理	
(1)再次核对检验申请单、病人、标本	·操作后查对
(2)协助病人取舒适卧位,整理床单位	·注意穿刺部位皮肤有无血肿及出血。如有及时呼叫及处理
(3)用物处置,洗手,记录	·用物分类处置 ·签字、记录采血、送检时间
(4)标本及时送检	·以免影响检验结果

【注意事项】

1. 严格执行查对制度和无菌技术操作原则。

2. 桡动脉穿刺点为前臂掌侧腕关节上2 cm、动脉搏动明显处。股动脉穿刺点在腹股沟股动脉搏动明显处。穿刺时,病人取仰卧位,下肢伸直略外展外旋,以充分暴露穿刺部位。新生儿宜选择桡动脉穿刺,因股动脉穿刺垂直进针时易伤及髋关节。

3.拔针后局部用无菌纱布或沙袋加压止血,以免出血或形成血肿,压迫止血至不出血为止。

4.病人饮热水、洗澡、运动,需休息 30 min 后再行采血,避免影响检查结果。

5.有出血倾向者慎用动脉穿刺法采集动脉血标本。

二、尿液标本的采集

尿液检验是临床上最常用的检测项目之一,主要用于泌尿生殖系统、肝胆疾病、代谢性疾病(如糖尿病)及其他系统疾病的诊断和鉴别诊断、治疗监测及健康普查。

尿标本分以下几种:常规标本(如晨尿随机尿等)、12 h 或 24 h 标本及培养标本(如清洁尿)。

【目的】

1.尿常规标本　用于尿液常规检查以检查有无细胞和管型,特别是各种有形成分的检查和尿蛋白、尿糖等项目的测定。

2.12 h 或 24 h 尿标本　12 h 尿标本常用于细胞、管型等有形成分计数,如 Addis 计数等。24 h 尿标本适用于体内代谢产物尿液成分定量检查分析,如蛋白、糖、肌酐等。

3.尿培养标本　主要采集清洁尿标本(如中段尿导管尿、膀胱穿刺尿等)适用于病原微生物学培养、鉴定和药物过敏试验,协助临床诊断和治疗。

【操作准备】

1.护士准备　衣帽整洁,修剪指甲,洗手,戴口罩。

2.病人准备　协助配合。

3.用物准备　除检验申请单、标签或条形码、手消毒液、生活垃圾桶、医疗废物桶以外,根据检验目的的不同,另备以下几种。①尿常规标本:一次性尿常规标本容器,必要时备便盆或尿壶。②12 h 或 24 h 尿标本:集尿瓶(容量 3 000～5 000 mL)防腐剂。③尿培养标本:无菌标本容器、无菌手套、无菌棉球、消毒液、便器或尿壶、屏风、肥皂水或 1∶5 000 高锰酸钾水溶液、无菌生理盐水,必要时备导尿包或一次性注射器及无菌棉签。

4.环境准备　环境清洁、安静,温、湿度适宜,光线充足或有足够的照明,必要时屏风或围帘遮挡。

【操作步骤】

1.操作前核对、评估、与病人沟通

(1)核对病人的床号、姓名、住院号及腕带。

(2)评估病人病情、治疗情况、意识状态、合作程度、心理状态及活动能力。

(3)评估操作环境是否安静,室温、光线是否适宜。

(4)向病人及家属解释留取标本采集的目的、方法、临床意义、注意事项及配合要点。

2.操作　尿液标本的采集见表14-3。

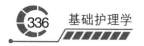
表 14-3　尿液标本的采集

操作步骤	操作要点
1. 贴标签或条形码:核对医嘱、检验单、标签、标本容器,检查容器是否完好无损,无误后贴标签(或条形码)于标本容器外壁上	
2. 核对:携用物至病人床旁,核对病人床号、姓名、住院号及腕带;核对检验申请单、标本容器以及标签(或条形码)是否一致	·操作前查对,确认病人
3. 收集尿液标本	
▲尿常规标本	
(1)能自理的病人,给予其标本容器,嘱其将晨起第一次尿留于容器内,除测定尿比重需留 100 mL 以外,其余检验留取 30~50 mL 即可	·新鲜晨尿较浓缩,条件恒定,便于对比,未受饮食的影响,所以检验结果较准确
(2)行动不便的病人,协助病人在床上使用便器,收集尿液于标本容器中	·注意使用屏风遮挡、保护病人隐私 ·卫生纸勿丢入便器内
(3)留置导尿的病人,于集尿袋下方引流孔外打开橡胶塞收集尿液	·婴儿或尿失禁病人可用尿套或尿袋协助收集
▲12 h 或 24 h 尿标本	
(1)将检验申请单标签或条形码贴于集尿瓶上,注明留取尿液的起止时间	·必须在医院规定的时间内留取。不可多于或少于 12 h 或 24 h,以得到正确的检验结果
(2)留取 12 h 尿标本,嘱病人于下午 7 点排空膀胱后开始留取尿液至次晨 7 点留取最后一次尿液;若留取24 h 尿标本,嘱病人于早晨 7 点排空膀胱后,开始留取尿液,至次晨 7 点留取最后一次尿液	·下午 7 点或早晨 7 点尿液为检查前存留在膀胱内的,不应留取 ·集尿瓶应放在阴凉处,根据检验要求在尿中加防腐剂(于第一次尿液倒入后添加防腐剂)
(3)请病人将尿液先排在便器或尿壶内,然后再倒入集尿瓶内	·方便收集尿液
(4)留取最后一次尿液后,将 12 h 或 24 h 的全部尿液盛于集尿瓶内,测总量,记录于检验单上	·充分混匀,从中取适量(一般为 20~50 mL)于清洁干燥有盖容器内立即送检,余尿弃去
▲尿培养标本	
(1)中段尿留取法	
1)屏风遮挡,协助病人取坐位或平卧位,放好便器	·注意保护病人
2)护士戴手套,协助(或按要求)对成年男性和女性分别用肥皂水或 1:5 000 高锰酸钾水溶液清洗尿道口和外阴部,再用消毒液冲洗尿道口,无菌生理盐水冲去消毒液,然后排尿弃去前段尿液,收集中段尿 5~10 mL 盛于带盖的无菌容器内送检	·严格无菌操作 ·采集中段尿时,应在病人膀胱充盈时进行 ·尿液内勿混入消毒液,以免产生抑菌作用影响检验结果
(2)导尿术留取法:按导尿术要求分别清洁、消毒外阴和尿道口,再按照导尿术引流尿液,见尿后弃去前段尿液,接中段尿 5~10 mL 于无菌试管中送检	·危重、昏迷或尿潴留病人可通过导尿术留取尿培养标本

续表 14-3

操作步骤	操作要点
(3)留置导尿管术留取法:留置导尿时,用无菌消毒法消毒导尿管外部及导尿管口,用无菌注射器通过导尿管抽吸尿液送检	·长期留置导尿管者应更换新导尿管后再留尿 ·不可采集尿液收集袋中的尿液送检
(4)脱手套	·按手套的使用流程处理手套
(5)清洁外阴,协助病人整理衣裤,整理床单位,清理用物	·按《医疗废物处理条例》处置用物
4.操作后处理	
(1)洗手	·操作后查对
(2)再次查对医嘱和标本,标本密封后放于转运容器里外送,做好交接和记录	·保证检验结果的准确性 ·记录尿液总量、颜色、气味等
(3)用物处置	·用物分类处置

【注意事项】

1.尿液标本必须新鲜,并按要求留取。

2.尿液标本应避免经血、白带、精液、粪便等的混入。此外,还应注意避免烟灰、便纸等异物混入。

3.标本留取后应及时送检,以免细菌繁殖、细胞溶解或被污染等。送检标本时要置于有盖容器内,以免尿液蒸发影响检测结果。

4.常规检查在标采集后尽快送检,最好不超过 2 h,如不能及时送检和分析,必须采取保存措施,如冷藏或防腐等。

5.留取尿培养标本时,应严格执行无菌操作防止标本污染影响检验结果。

三、粪便标本的采集

正常粪便由食物残渣、消化道分泌物、细菌和水分等组成。粪便标本的检验结果可有效评估病人的消化系统功能,为协助诊断、治疗疾病提供可靠依据。采集粪便标本的方法因检查目的不同而有差别。粪便标本分 4 种:常规标本、细菌培养标本、隐血标本和寄生虫及虫卵标本。

【目的】

1.常规标本　用于检查粪便的性状、颜色、细胞等。

2.细菌培养标本　用于检查粪便中的致病菌。

3.隐血标本　用于检查粪便内肉眼不能察见的微量血液。

4.寄生虫及虫卵标本　用于检查粪便中的寄生虫成虫、幼虫及虫卵计数检查。

【操作准备】

1.护士准备　衣帽整洁,修剪指甲,洗手,戴口罩。

2.病人准备　能理解采集粪便标本的目的和方法,协助配合。

3.用物准备　除检验申请单、标签或条形码、手套、手消毒液、生活垃圾桶、医疗废物桶以外,根

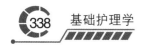

据检验目的的不同,另备以下几种。①常规标本:检便盒(内附棉签或检便匙)、清洁便盆。②细菌培养标本:无菌培养容器、无菌棉签、消毒便盆。③隐血标本:检便盒(内附棉签或检便匙)、清洁便盆。④寄生虫及虫卵标本:检便盒(内附棉签或检便匙)、透明塑料薄膜或软黏透明纸拭子或透明胶带或载玻片(查找蛲虫)清洁便盆。

4. 环境准备　环境清洁、安静,温、湿度适宜,光线充足或有足够的照明,必要时屏风或围帘遮挡。

【操作步骤】

1. 操作前核对、评估、与病人沟通

(1)核对病人的床号、姓名、住院号及腕带。

(2)评估病人病情、治疗情况、意识状态、合作程度、心理状态及活动能力。

(3)评估操作环境是否安静,室温、光线是否适宜。

(4)向病人及家属解释留取粪便标本的目的、方法、临床意义、注意事项及配合要点。

2. 操作　粪便标本的采集见表14-4。

表 14-4　粪便标本的采集

操作步骤	操作要点
1. 贴标签或条形码:核对医嘱、检验单、标签、标本容器,检查容器是否完好无损,无误后贴标签(或条形码)于标本容器外壁上	
2. 核对:携用物至病人床旁,核对病人床号、姓名、住院号及腕带;核对检验申请单、标本容器以及标签(或条形码)是否一致	·操作前查对,确认病人
3. 收集粪便标本	
▲常规标本	
(1)嘱病人排便于清洁便盆内	·排便时避免尿液排出,以免影响检验结果
(2)用棉签或检便匙取脓、血、黏液部分或粪便表面、深处及粪端多处取材约 5 g 新鲜粪便,置于检便盒内送检	·防止粪便干燥
▲培养标本	
(1)嘱病人排便于消毒便盆内	·保证检验结果准确
(2)用无菌棉签取黏液脓血部分或中央部分粪便 2 ~ 5 g 置无菌培养容器内,盖紧瓶塞送检	·细菌检验用标本应全部无菌操作并收集于灭菌封口的容器内
▲隐血标本	
按常规标本留取	
▲寄生虫及虫卵标本	
(1)检查寄生虫及虫卵:嘱病人排便于便盆内,用棉签或检验匙取不同部位带血或黏液部分 5 ~ 10 g 送检	

续表 14-4

操作步骤	操作要点
(2)检查蛲虫:用透明塑料薄膜或软黏透明纸拭子于半夜 12 点或清晨排便前,于肛门周围皱襞处拭取标本,并立即送检。嘱病人睡觉前或清晨未起床前,将透明胶带贴于肛门周围。取下并将已粘有虫卵的透明胶带面贴在载玻片上或将透明胶带对合,立即送检验室进行显微镜检查	· 蛲虫常在午夜或清晨爬到肛门处产卵 · 有时需要连续采集数天
(3)检查阿米巴原虫:将便盆加温至接近人体的体温。排便后标本连同便盆立即送检	· 保持阿米巴原虫的活动状态,因阿米巴原虫在低温的环境下失去活力而难以查到 · 及时送检,防止阿米巴原虫死亡
4.操作后处理	
(1)用物按常规消毒处置	· 避免交叉感染
(2)洗手,记录	· 记录粪便形状、颜色、气味等

【注意事项】

1.盛粪便标本的容器必须有盖,有明显标记。

2.不应留取尿壶或混有尿液的便盆中的粪便标本。粪便标本中也不可混入植物、泥土、污水等异物。不应从卫生纸或衣裤、纸尿裤等物品上留取标本,不能用棉签有棉絮端挑取标本。

3.采集寄生虫标本时,如病人服用驱虫药或做血吸虫孵化检查,应取黏液、脓、血部分,如需孵化毛蚴应留取不少于 30 g 的粪便,并尽快送检,必要时留取整份粪便送检。

4.检查痢疾阿米巴滋养体时,在采集标本前几天,不应给病人服用钡剂、油质或含金属的泻剂,以免金属制剂影响阿米巴虫卵或胞囊的显露。同时应床边留取新排出的粪便,从脓血和稀软部分取材,并立即保温送实验室检查。

5.采集培养标本,全部无菌操作并将标本收集于灭菌封口的容器内。若难以获得粪便或排便困难者及幼儿可采取直肠拭子法,即将拭子或无菌棉签前端用无菌甘油或生理盐水湿润,然后插入肛门 4~5 cm(幼儿 2~3 cm)轻轻在直肠内旋转,擦取直肠表面黏液后取出,盛于无菌试管中或保存液中送检。

四、痰液标本的采集

痰液是气管、支气管和肺泡所产生的分泌物,正常情况下分泌很少。痰液的主要成分是黏液和炎性渗出物。当呼吸道黏膜受到刺激时,分泌物增多,痰量也增多,但大多清晰、呈水样。如伴随呼吸系统疾病或其他系统疾病伴有呼吸道症状时,痰量会增多,其透明度及性状也会有所改变。正确的痰液标本采集是为临床检查、诊断和治疗提供依据,所以应熟练、正确地采集痰液标本为临床服务。

临床上常用的痰液标本检查分为常规痰标本、痰培养标本、24 h 痰标本 3 种。

【目的】

1.常规痰标本 检查痰液中的细菌、虫卵或癌细胞等。

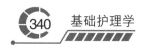

2.痰培养标本　检查痰液中的致病菌,为选择抗生素提供依据。

3.24 h痰标本　检查24 h的痰量,并观察痰液的性状,协助诊断或进行浓集结核分枝杆菌检查。

【操作准备】

1.护士准备　衣帽整洁,修剪指甲,洗手,戴口罩。

2.病人准备　能理解采集痰标本的目的和方法,协助配合。

3.用物准备　除检验申请单、标签或条形码、手套、手消毒液、生活垃圾桶、医疗废物桶以外,根据检验目的的不同,另备以下几种。①常规痰标本:痰盒。②痰培养标本:无菌痰盒、漱口溶液(朵贝液、冷开水)。③24 h痰标本:广口大容量痰盒、防腐剂(如苯酚)。④无力咳痰者或不合作者:一次性集痰器、吸痰用物(吸引器、吸痰管)、一次性手套。如收集痰培养标本需备无菌用物。

4.环境准备　环境清洁、安静,温、湿度适宜,光线充足或有足够的照明,必要时屏风或围帘遮挡。

【操作步骤】

1.操作前核对、评估、与病人沟通

(1)核对病人的床号、姓名、住院号及腕带。

(2)评估病人的病情、治疗情况、意识状态、合作程度、心理状态及活动能力。

(3)评估操作环境是否安静,室温、光线是否适宜。

(4)向病人及家属解释痰液标本的目的、方法、临床意义、注意事项及配合要点。

2.操作　痰液标本的采集见表14-5。

表 14-5　痰液标本的采集

操作步骤	操作要点
1.贴标签或条形码:核对医嘱、检验单、标签、标本容器,检查容器是否完好无损,无误后贴标签(或条形码)于标本容器外壁上	
2.核对:携用物至病人床旁,核对病人床号、姓名、住院号及腕带;核对检验申请单、标本容器以及标签(或条形码)是否一致	·操作前查对,确认病人
3.收集痰液标本	
▲常规标本	
(1)能自行留痰者	
1)时间:晨起并漱口	·用清水漱口,去除口腔中的杂质
2)方法:深呼吸数次后用力咳出气管深处的痰液置于痰盒中	·如痰液不易咳出,可配合雾化吸入等方法
(2)无力咳痰或不合作者	
1)体位:合适体位,叩击胸背部	·使痰液松动
2)方法:一次性集痰器分别连接吸引器和吸痰管吸痰,置痰液于集痰器	·一次性集痰器一端连接吸引器,另一端连接吸痰管直接吸痰(如为吸痰管) ·操作者戴手套,注意自我防护

续表 14-5

操作步骤	操作要点
▲痰培养标本	
(1)自然咳痰法:①晨痰最佳,先用朵贝氏液再用冷开水洗漱、清洁口腔和牙齿。②深吸气后再用力咳出呼吸道深部的痰液于无菌容器中,痰量不得少于 1 mL。③痰咳出困难时可先雾化吸入生理盐水,再咳出痰液于无菌容器中	· 先用漱口溶液漱口,再用清水漱口 · 无菌操作,防止污染
(2)小儿取痰法:用弯压舌板向后压舌,将无菌拭子探入咽部,小儿因压舌板刺激引起咳嗽,喷出的肺或气管分泌物粘在拭子上即可送检	· 物品均需无菌 · 留取量:细菌培养,>1 mL;真菌培养,2~5 mL;分枝杆菌培养,5~10 mL;寄生虫检查,3~5 mL
▲24 h 痰标本	
(1)时间:晨起漱口后(7 点)第一口痰起至次晨漱口后(7 点)第一口痰止	· 正常人痰量很少,24 h 约 25 mL 或无痰液
(2)方法:24 h 痰液全部收集于广口痰盒内	
4. 洗手	· 避免交叉感染
5. 观察	· 痰液的色、质、量
6. 记录	· 记录痰液的外观和性状;24 h 痰标本应记录总量
7. 送检	· 及时送验

【注意事项】

1. 收集痰液时间宜选择在清晨,因此时痰量较多,痰内细菌也较多,可提高阳性率。

2. 勿将漱口水,口腔、鼻咽分泌物(如唾液、鼻涕)等混入痰液中。

3. 如查癌细胞,应用 10% 甲醛溶液或 95% 乙醇溶液固定痰液后立即送检。

4. 做 24 h 痰量和分层检查时,应嘱病人将痰吐在无色广口大玻璃瓶内,加少许防腐剂(如苯酚)防腐。

5. 留取痰培养标本时,应用朵贝氏液及冷开水漱口数次,尽量排除口腔内大量杂菌。

五、咽拭子标本的采集

正常人咽喉部的口腔正常菌群是不致病的,但在机体抵抗力下降和其他外界因素共同作用下出现感染而导致疾病发生。因此咽拭子细菌培养能分离出致病菌,有助于白喉、化脓性扁桃体炎、急性咽喉炎等的诊断。

【目的】

从咽部及扁桃体采取分泌物作细菌培养或病毒分离,以协助诊断。

【操作准备】

1. 护士准备　衣帽整洁,修剪指甲,洗手,戴口罩。

2. 病人准备　能理解采集咽拭子标本的目的和方法,协助配合。

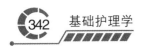

3.用物准备　无菌咽拭子培养试管、酒精灯、火柴、无菌生理盐水、压舌板、手电筒、检验申请单、标签或条形码、手消毒液、生活垃圾桶、医疗废物桶。

4.环境准备　环境整洁、安静,温、湿度适宜,光线充足或有足够的照明,必要时屏风或围帘遮挡。

【操作步骤】

1.操作前核对、评估、与病人沟通

(1)核对病人的床号、姓名、住院号及腕带。

(2)评估病人病情、治疗情况、意识状态、合作程度、心理状态及活动能力。

(3)评估操作环境是否安静,室温、光线是否适宜。

(4)向病人及家属解释咽拭子标本的目的、方法、临床意义、注意事项及配合要点。

2.操作步骤　咽拭子标本的采集见表14-6。

表14-6　咽拭子标本的采集

操作步骤	操作要点
1.贴标签或条形码:核对医嘱、检验单、标签及无菌咽拭子培养试管,无误后贴标签(或条形码)于无菌咽拭子培养试管外壁	
2.核对:携用物至病人床旁,核对病人床号、姓名、住院号及腕带;核对检验申请单、无菌咽拭子培养试管以及标签(或条形码)是否一致	·操作前查对,确认病人
3.标本采集:点燃酒精灯,按无菌操作要求从培养试管中取出无菌长棉签,并用无菌生理盐水蘸湿,嘱病人张口,发"啊"音,用无菌长棉签迅速擦拭两侧腭弓、咽及扁桃体上分泌物	·暴露咽喉部,必要时可用压舌板压住舌部 ·动作敏捷而轻柔
4.消毒:将试管口和塞子在酒精灯火焰上烧灼,然后将棉签插入试管中,再次烧灼试管口后塞紧试管塞子	·防止标本污染
5.洗手	·避免交叉感染
6.记录	·记录咽部情况
7.送检	·及时送验

【注意事项】

1.最好在应用抗生素之前采集标本。

2.避免交叉感染。

3.做真菌培养时须在口腔溃疡面上采集分泌物,避免接触正常组织。先用一个拭子揩去溃疡或创面浅表分泌物,再用一个拭子采集溃疡边缘或底部分泌物。

4.注意无菌长棉签不要触及其他部位,防止污染标本,影响检验结果。

5.避免在进食后2 h内留取标本,以防呕吐。

◤　**本章小结**　◢

　　运用实验室的检验技术和方法对病人的各种标本进行检验获得其功能状态、病因、病理变化或治疗结果的客观资料,是诊断疾病不可缺少的重要检查方法之一。检验结果的准确与否直接影响到疾病的诊断、治疗及抢救工作,而检验结果是否准确与标本的采集有着密切关系。因此,护士应掌握正确采集标本的方法,这是保证检验结果准确的重要环节。

（吕会洁）

自测题　　　　　参考答案

第十五章 疼痛病人的护理

临床案例

病人王某,女,53岁,因转移性右下腹痛半天来院就诊。于半天前无明显诱因突然出现脐周疼痛,间歇性发作,疼痛位置不定,后转移至右下腹部,疼痛持续时间延长,为胀痛,疼痛部位固定,无放射痛,伴恶心、呕吐。既往身体健康,无溃疡、胆道结石病史。查体:T 38.1 ℃,P 84 次/min,R 18 次/min,BP 140/85 mmHg,发育正常,营养中等。神志清楚,应答切题,步入病房,强迫体位。面色苍白,大汗淋漓。全身皮肤无黄染,浅表淋巴结未触及。心肺无异常。腹平软,右下腹麦氏点压痛、反跳痛明显,未触及包块。

请问:①这个案例当中病人的主要健康问题是什么? ②案例中都对病人疼痛的哪些方面进行了评估? ③如果你是她的首诊护士,还需要评估哪些方面? 我们应该采取哪些护理措施?

第一节　疼痛的分类与分级

疼痛是伴随着现存的或潜在的组织损伤而产生的一种令人不愉快的主观感受,是临床上最常见、最重要的症状,是临床上诊断疾病、鉴别疾病的重要指征之一,也是评价治疗与护理效果的重要标准。

一、与疼痛相关的概念

1. 痛反应　是机体对各种有害刺激所产生的一系列生理、病理变化。病人可表现出不同的痛反应,主要有3类。

(1)生理、病理反应:病人可能会出现面色苍白、呼吸急促、血压升高、瞳孔扩大等。

(2)情绪反应:如紧张、焦虑、抑郁及恐惧等。

(3)行为反应:如身体蜷曲、烦躁不安、哭闹、呻吟、咬唇、皱眉等。

2.痛觉　是个体的主观感受,是一种意识现象,很大程度上受个体的精神、情绪、经验及生理等的影响。

3.疼痛耐受力　指个体所能忍受的疼痛强度及持续时间的最大值。

4.疼痛阈　指个体所能感知到的疼痛刺激的最小强度。

疼痛包括两个紧密联系的成分:痛反应和痛觉。疼痛阈和疼痛耐受力受疾病、年龄、文化背景、个人经验等多方面因素的影响。由于个体对疼痛的感受和耐受力不同,对相同程度的刺激,表现出的痛反应也会不同。疼痛具有以下两个共同特征:①疼痛是一种防御机制,是个体身心受到侵害的警告;②疼痛是一种身心不舒适的主观体验。

二、疼痛的发生机制及原因

(一)疼痛的发生机制

关于疼痛的机制,迄今尚无一种学说能全面合理地解释疼痛的发生。目前认为疼痛的机制是化学致痛,即致痛释放学说。该学说认为疼痛感受器是游离的神经末梢,广泛分布于机体的皮肤、关节、肌肉和内脏组织。疼痛感受器在牙髓、角膜的分布最为密集,皮肤次之,肌肉和内脏最为稀疏;分布越密集的部位,损伤后疼痛反应越强烈,疼痛敏感度也越高。机体内外环境的变化都可作用于感受器而引起疼痛,如组织损伤、缺血、炎症等,都会导致细胞破坏释放化学致痛物质,如 H^+、K^+、组胺、乙酰胆碱、缓激肽、5-羟色胺、前列腺素等。致痛物质作用于疼痛感受器,产生痛觉冲动,沿传入神经传导至脊髓,再通过脊髓丘脑束和脊髓网状束上传至丘脑,投射到大脑皮质的一定区域而引起疼痛。

(二)疼痛的原因

1.物理因素　切割伤,针刺,身体组织受牵拉,肌肉受压,过高、过低的温度等物理损伤作用于机体均会引起组织损伤,继而引起疼痛。

2.化学因素　强酸、强碱可以直接刺激神经末梢而引起疼痛,同时也可以通过造成组织损伤释放化学物质,作用于痛觉感受器而引起疼痛。

3.病理改变　局部充血或淤血造成肿胀、空腔脏器过度充盈、肌肉痉挛等,均可引起疼痛。

4.心理因素　心理状态不佳、情绪异常波动,都可引起某一脏器局部血管扩张或收缩导致疼痛。

三、疼痛的分类

1.按照疼痛病程分类

(1)急性疼痛:是指突然发生,持续时间较短的疼痛,有明确的开始时间。如发生在急性炎症、手术、创伤等的疼痛,通常在数天或数周内消失,持续时间不超过3个月。

(2)慢性疼痛:是指持续3个月以上疼痛,具有持续性、顽固性及反复性的特点。

2.按照疼痛程度分类

(1)微痛:似痛非痛,往往没有其他感觉复合出现。

(2)轻痛:疼痛较轻微,范围较局限,个体能正常生活,睡眠不受干扰。

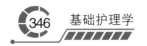
（3）甚痛：疼痛明显，较重，合并有痛反应，睡眠受到干扰。

（4）剧痛：疼痛剧烈，痛反应剧烈，个体不能忍受，睡眠受到严重干扰，可伴有自主神经紊乱或被动体位。

世界卫生组织将疼痛程度分为4级。0级：无痛。1级（轻度疼痛）：有疼痛感，可忍受，不严重，睡眠不受影响。2级（中度疼痛）：疼痛明显，不能忍受，睡眠受到干扰，要求用镇痛药。3级（重度疼痛）：疼痛剧烈，不能忍受，睡眠受到严重干扰，需要用镇痛药。

3．按疼痛性质分类　分为钝痛、锐痛、跳痛、牵拉样痛等。

4．按疼痛部位分类　分为头痛、胸痛、腹痛、腰背痛、肌肉痛、骨痛、关节痛等。

5．按疼痛的系统分类　分为神经系统疼痛、心血管系统疼痛、血液系统疼痛、呼吸系统疼痛、消化系统疼痛、内分泌系统疼痛、泌尿系统疼痛、运动系统疼痛、免疫系统疼痛和心理性疼痛。

四、影响疼痛的因素

1．年龄　不同年龄个体对疼痛的敏感程度不同。婴幼儿对疼痛不敏感；随着年龄增长对疼痛的敏感性也随之增加；成年人对疼痛的感受最敏感，老年人对疼痛的敏感性又随之下降。

2．社会文化背景　病人所处的社会环境及其文化背景，均会影响他们对疼痛认知、表达和耐受力。病人因持有不同的人生观、价值观，对疼痛的反应也有所不同。

3．过往经历　包括个体过往对疼痛的经验、对疼痛原因的理解、对疼痛意义的认知和态度。

4．个性特征　疼痛的耐受力和表达方式还因个人的性格、气质不同而有所差异，自控力和自尊心较强、偏内向的人往往表现出较强的耐受力，而善于表达、外向的人主诉疼痛的机会较多且疼痛程度较强。

5．注意力　个体对疼痛的注意程度会影响其对疼痛的敏感性。当注意力高度集中于其他事物时，疼痛的感觉可以减轻甚至消失。

6．疲劳　个体的疲劳状态可提高对疼痛的敏感性，降低对疼痛的耐受力。

7．情绪　情绪可影响个体对疼痛的反应。积极的情绪可减轻疼痛；消极的情绪可加重疼痛。

8．医源性因素

（1）医护人员对疼痛的认知：医护人员所掌握的疼痛相关理论知识与实践经验，可影响其对疼痛的正确判断与处理，如疼痛评估方法不当，仅依据病人主诉判断疼痛是否存在，或过分担心镇痛药的副作用或成瘾性，都会使病人得不到必要的镇痛措施。

（2）技术操作：医护措施会影响病人对疼痛的反应。如穿刺、伤口缝合等均会使病人感觉疼痛，而熟练、轻柔的动作，加上对病人的安慰及注意力的分散，既能够减轻病人的焦虑和恐惧，又能够减轻其疼痛。

第二节　疼痛的评估

疼痛评估是对疼痛病人进行护理的重要环节，全面、真实、个体化的疼痛评估利于制订疼痛护理计划、采取合理护理措施，进而达到减轻或缓解疼痛的目的。

一、评估内容

对疼痛的评估应采用综合性评估方法。除病人的一般资料(年龄、性别、职业、诊断、病情等)外,应重点评估疼痛的发生部位、时间、程度、性质、伴随症状;病人发生疼痛时的表达方式、对疼痛的耐受性;病人过往疼痛的经历;引起或加重疼痛的因素;疼痛对病人活动功能、心理情绪的影响等。

1. 部位　了解疼痛发生的部位,部位是否明确、固定,范围是否局限或逐渐、迅速扩大。如果存在多个部位疼痛,应了解疼痛发生的先后顺序,是否对称、有无联系。有的疼痛定位比较明确,如骨折、外伤等;而有的疼痛定位却不准确,如脏器不适等。

2. 时间　疼痛是持续性的或间歇性的,持续的时间是否有周期或规律。

3. 程度　临床上多根据世界卫生组织对疼痛程度的分级进行评估。

4. 表达方式　通过观察病人面部表情、身体动作等,从而正确客观评估其疼痛的程度、感受和大致部位。一般来说,儿童常用哭闹、面部表情和身体动作表达疼痛,而成人多用语言描述疼痛。常见的身体动作有以下几种。

(1)静止不动:病人为避免加重痛感而维持某一种最舒适的姿势或体位,如四肢外伤者不愿移动身体、腹痛时呈蜷曲位等。

(2)保护动作:病人为避免疼痛而采取的一种逃避性反射。

(3)无目的乱动:疼痛严重时,一些病人为分散对疼痛的注意力,会出现无目的地乱动。

(4)规律性按摩动作:有些为减轻疼痛程度,往往会出现的动作,如头痛时用手指按揉头部,内脏性腹痛时按揉腹部等。

5. 影响因素　了解引起、减轻或加重疼痛的因素,如情绪、运动、体位等。

6. 了解既往史　收集病人以往的疼痛病史,了解疼痛的规律、缓解过程,使用镇痛药情况等。

7. 对病人的影响　了解病人有无伴随症状,如发热、头晕、虚脱、呕吐、便秘等;睡眠、活动、食欲等是否受到影响;是否有情绪的改变。

二、评估方法

(一)询问病史

疼痛是一种主观体验,病人是唯一有权利描述其疼痛感受的人。应通过与病人进行有效沟通,认真听取病人主诉,来判断病人的疼痛程度。如果病人的描述与观察到的疼痛表现有差异,应进一步询问,与病人讨论,最终达成共识,不得主观臆断。

(二)观察与体格检查

检查病人疼痛部位,观察病人疼痛时出现的生理、行为和情绪反应。根据病人的描述检查疼痛的部位是否局限,是否有牵涉痛等。

(三)采用疼痛评估工具

评估疼痛程度时,根据病人的年龄、病情和认知水平选择相应的疼痛评估工具进行评估。

1. 语言分级评分法　语言分级评分法(verbal rating scale,VRS)是把一直线等分成 5 份,用不同的文字描述 6 个点所表示的疼痛程度,其中一端表示没有疼痛,另一端表示无法忍受的疼痛,病人依自身疼痛的程度选择(图 15-1)。

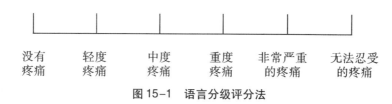

| 没有
疼痛 | 轻度
疼痛 | 中度
疼痛 | 重度
疼痛 | 非常严重
的疼痛 | 无法忍受
的疼痛 |

图 15-1　语言分级评分法

2. 面部表情疼痛评定法　面部表情疼痛评定法(face pain scale,FPS)是采用从微笑、悲伤至哭泣的 6 种面部表情来表达疼痛程度(图 15-2),6 个面孔分别代表不同的疼痛程度,让病人从中选择一副面孔来代表自己的疼痛感受。此种方法适用于 3 岁以上的儿童。

图 15-2　面部表情疼痛测量

3. 视觉模拟评分法　视觉模拟评分法(visual analogue scale,VAS)是画一条长直线,不作任何划分,仅在直线的两端分别注明"无痛"和"剧痛",请病人根据自己对疼痛的实际感受在直线上标记疼痛的程度。视觉模拟评分法病人的选择自由度大,灵活方便,病人能完全自由地表达疼痛的程度。

4. 数字分级评分法　数字分级评分法(numerical rating scale,NRS)是用数字代替文字来表示疼痛的程度。将一条直线等分成 10 段,标有从 0 到 10 的数字,数字越大表示疼痛越强,让病人选择一个代表自己疼痛感受的数字表示疼痛程度。此评分法常用于对青少年和成人疼痛的评估,宜用于疼痛治疗前后效果测定对比(图 15-3)。

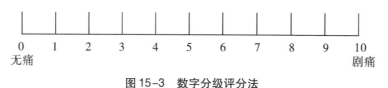

| 0
无痛 | 1 | 2 | 3 | 4 | 5 | 6 | 7 | 8 | 9 | 10
剧痛 |

图 15-3　数字分级评分法

5. Prince-Henry 评分法　Prince-Henry 评分法(Prince-Henry score)分为 5 个等级,分别赋予 0~4 分的分值以评估疼痛的程度。其主要适用于胸腹部大手术后或气管切开插管不能说话的病人,需在术前训练病人用手势来表达疼痛程度。0 分:咳嗽时无疼痛。1 分:咳嗽时有疼痛发生。2 分:安静时无疼痛,但深呼吸时有疼痛发生。3 分:静息状态时即有疼痛,但较轻微,可忍受。4 分:静息状态时即有剧烈疼痛,并难以忍受。

三、评估记录

在书写护理记录单时,应详细记录病人的疼痛情况,包括时间、部位、程度、性质、采用的镇痛方法和给予的时间,疼痛的缓解程度,疼痛对睡眠和活动的影响等。注意记录要连续,还要对疼痛效果进行评价。

第三节　疼痛的护理原则和措施

疼痛的护理是疼痛管理的重要内容,护士是病人疼痛管理专业人员的主体。护士必须具备与疼痛相关的知识和技能,才能为疼痛病人提供良好的护理。

一、疼痛的护理原则

1. 全面、准确、持续地评估病人疼痛　控制疼痛的基础是全面、正确地评估病人的疼痛,动态的病情观察和用药后疼痛缓解情况的评估又是决定进一步实施护理的依据。

2. 缓解和消除疼痛　疼痛病人护理的主要目标是缓解和消除疼痛。

3. 协助病因治疗、及时正确用药　协助病因治疗和及时正确用药是彻底消除疼痛的方法。

4. 健康教育和社会心理支持　提高病人疼痛控制满意度和疼痛信念的基础是健康教育和社会心理支持。

二、疼痛的护理措施

控制疼痛,以最小的不良反应缓解最大程度的疼痛是疼痛管理的目标,而有效的护理措施是实现疼痛管理目标的重要保证。因此,明确病人疼痛后,护理人员应立即制订合理有效的护理措施,积极缓解疼痛。

(一)减少或消除引起疼痛的原因

对疼痛病因明确的病人,要设法减少或消除引起疼痛的原因。如外伤病人要给予止血、包扎、清创、固定、伤口处理等措施;为防止胸腹部手术病人因呼吸或咳嗽而引起伤口疼痛,术前应充分对其进行健康教育,指导其术后有效咳嗽和深呼吸的锻炼,并在术后协助病人按压伤口,进行咳嗽和深呼吸。

(二)给予镇痛措施缓解或解除疼痛

1. 药物镇痛　是临床目前解除疼痛最常用、最主要的手段。护理人员要掌握镇痛药的相关知识,如药理作用、使用方法、不良反应及注意事项等。评估病人身体情况和疼痛的治疗情况,正确使用镇痛药,需要注意的是:①在疼痛剧烈但诊断未明确时不能盲目使用镇痛药,以免掩盖症状,贻误病情。②对于慢性疼痛病人,要注意疼痛发作的规律,宜在疼痛发作前用药,可以保证用药量小而且疗效好;镇痛药使用 20～30 min 后需对药效进行评估并记录,若疼痛缓解或消除要及时停药,避免产生副作用、耐药性和成瘾性。③麻醉性镇痛药要慎用。

目前,临床对疼痛的治疗用药普遍采用 WHO 所推荐的控制癌痛的三阶梯镇痛疗法。这种疗法通过逐渐升级,合理应用镇痛药,达到缓解疼痛目的。因此,可以遵循三阶梯镇痛疗法的用药原则,针对引起疼痛的原因、部位、性质和程度选择合适的药物。

(1)三阶梯镇痛疗法的基本原则有 4 个。①口服给药法:是药物镇痛的首选给药途径,具有给药方便、疗效确切、价格便宜、不良反应小、安全性高的优点。②按时给药:摒弃传统的按需给药,改为根据药物的半衰期按时给药,使血药浓度长时间维持在一定水平,以保证疼痛的持续缓解。③按阶梯给药:选择药物应由弱到强,逐渐升级,不同程度的疼痛选择相对应阶梯的药物,既保证疼痛得到充分缓解,又最大限度减少药物依赖的发生。④个体化给药:对药物的敏感性和耐受性个体间存在很大差异,因此应根据病人的疼痛程度、性质、耐药性等个体化选择药物和合适剂量。所谓合适剂量就是能使疼痛缓解并且副作用最小的剂量。⑤密切观察及宣教:对使用镇痛药的病人要注意密切观察其反应,并将药物的正确使用方法和可能出现的不良反应告知病人及其家属,其目的是使病人获得最佳疗效,减少不良反应的发生。

(2)三阶梯镇痛疗法的主要内容有3个。①第一阶梯:选用非阿片类镇痛药,如阿司匹林、布洛芬、对乙酰氨基酚、吲哚美辛、萘普生等,酌情加用辅助药。本品主要适用于轻度疼痛的病人,主要给药途径是口服。②第二阶梯:选用弱阿片类镇痛药,如可待因、氨酚待因、曲马多、布桂嗪等,加非阿片类镇痛药物,酌情加用辅助药,主要适用于中度疼痛的病人;给药途径中,除可待因可以口服或肌内注射外,其他均为口服。③第三阶梯:选用强阿片类镇痛药,如吗啡、氧吗啡、哌替啶、美沙酮等,加非阿片类镇痛药物,酌情加用辅助药,主要用于重度和剧烈癌痛的病人;给药途径中,吗啡、美沙酮可以口服或肌内注射,氧吗啡采用口服给药。酌情加用辅助药的目的是减少主药的用量和副作用。常用的辅助药物主要包括:①镇静催眠药,如弱安定药(如艾司唑仑和地西泮等)和强安定药(如氯丙嗪和氟哌啶醇等);②抗抑郁药(如阿米替林和盐酸曲舍林等)。

(3)病人自控镇痛法(patient-controlled analgesia,PCA):通过编制电子程序控制输液泵输入药液剂量和间隔时间。当病人疼痛时,病人自控镇痛泵向体内注射设定剂量的药物,依据病人的需求止痛,减少副作用。

(4)中药镇痛:中药镇痛效果明显,不良反应较小。

2. 物理镇痛　应用自然界或人工的物理因子和传统医学中的物理方法作用于机体,产生一系列的生物学效应,从而达到消除病因,消除或减轻疼痛的目的。临床上常用的物理镇痛方法有冷热疗法、推拿、刮痧、牵引等。

3. 经皮神经电刺激疗法　经皮神经电刺激疗法(transcutaneous electrical nerve stimulation,TENS)采用脉冲刺激仪,在疼痛部位或附近放置2~4个电极,通过微量电流对皮肤进行温和刺激,进而提高病人痛阈以缓解疼痛。本法主要适用于头痛、颈肩痛、腰腿痛、神经痛等慢性疼痛的病人。

4. 针灸镇痛　根据疼痛部位,运用针刺或灸法刺激相应腧穴,使人体经脉疏通、气血调和,以达到减轻疼痛的目的。

(三)心理护理

1. 减轻心理压力　紧张、焦虑、恐惧等负性情绪均可加剧疼痛,而疼痛的加剧又反过来加重不良情绪,形成恶性循环。护理人员应主动与病人进行有效沟通,以同情、鼓励、安慰的态度支持病人,并引导病人表达其疼痛的感受及对适应疼痛所做的努力,稳定其情绪;同时帮助病人及其家属接受其因疼痛而出现的行为反应。

2. 采取移情易性法转移注意力　移情易性法是指通过一定的方法和措施转移或改变个体的情绪和注意力,以摆脱不良情绪的方法。病人出现机体疼痛后,往往将注意力集中在疼痛局部。护理人员应根据病人的具体情况,采取不同措施,如参与活动、放松疗法、节律按摩、引导想象等,分散病人对疼痛的注意力,从而减轻疼痛。

(四)促进舒适

通过协助病人取合适体位、提供舒适整洁的床单位、创造温湿度适宜且通风良好的病室环境、建立良好的护患关系等措施,以促进病人身心舒适,从而减轻或消除疼痛。

(五)健康教育

根据病人的具体情况,选择相应的健康教育内容,包括告知病人疼痛发生的原因、缓解疼痛常采取的方法、止痛剂的使用方法及注意事项等;指导病人正确使用疼痛的评估工具以及向医护人员客观地讲述自己疼痛的感受。

◀ **本章小结** ▶

现代医学认为,疼痛本身就是疾病,而不能仅仅把疼痛作为一种症状去看待。本章通过对疼痛概念、疼痛发生的原因、影响疼痛的因素和疼痛病人护理措施的学习,有助于护理人员能够正确评估病人的疼痛,继而找到引起疼痛的原因并采取相应的护理措施减轻或消除病人疼痛。

(宋晓丽　侯　萃)

自测题

参考答案

第十六章　病情观察及危重症病人的管理

::::::::::: 学习目标 :::::::::::

1. 知识目标:掌握危重症病人病情观察的方法,呼吸、心搏骤停的原因和临床表现,单人徒手心肺复苏术,球囊-面罩通气技术,洗胃法的注意事项;熟悉危重症病人抢救工作的组织管理,洗胃的目的和常用洗胃溶液,意识障碍的种类;了解危重症病人抢救设备的管理。

2. 能力目标:正确实施胸外心脏按压技术及人工呼吸,按照正确的方法完成球囊-面罩通气技术及洗胃法。

3. 素质目标:具备处理危重症病人临床问题的能力,提高对危重症病人的病情观察及管理能力。

临床案例

病人孙某某,男,35岁,以"车祸导致腹部受伤,左上腹疼痛剧烈"为主诉急诊入院。查体:嗜睡,T 36 ℃,P 126 次/min,R 35 次/min,BP 80/55 mmHg,血红蛋白 62 g/L。病人面色苍白,四肢湿冷,尿少,口渴,上腹部压痛明显。

问题:①病人目前的主要护理问题是什么? 观察重点及方法是什么? ②护士应采取哪些护理措施管理该病人? ③应如何组织对该病人的抢救工作?

第一节　病情观察

病情观察是对病人的病史和现状进行全面系统的评估,对病情做出综合判断的过程,是医务人员临床工作的重要内容之一,可以为诊断、治疗、预防并发症以及护理提供临床依据。

一、病情观察的意义和方法

1. 病情观察的意义　可为疾病诊断、治疗、护理提供临床依据;可及时发现危重症病人的病情变化,以便及时采取有效措施,防止病情恶化;有助于判断危重症病人的病情发展趋势及转归情况;可及时了解治疗的效果和用药后的反应。

2. 病情观察的方法　在病情观察的过程中，护士可直接运用多种感觉器官收集病人的病情资料，也可以借助相应的辅助仪器监测病人病情变化的指标。病情观察常用的方法有视诊、触诊、叩诊、听诊及嗅诊。

（1）视诊：最基本的检查方法之一，是通过视觉来观察病人全身和局部状态的检查方法。视诊可观察到病人的全身状态以及多种体征，如意识状态、发育、营养、面容、表情、体位、姿势、步态等。也可观察病人的局部状态，如皮肤、黏膜、口、鼻、胸廓、肌肉、关节外形等。特殊视诊可借助仪器如内窥镜来进行检查。

（2）触诊：通过手接触被检查部位时的感觉来进行判断的一种方法。可了解病人体表温度、湿度、弹性及脏器的外形、大小、软硬度、波动感等，根据触诊施加的压力不同，可分为浅部触诊法和深部触诊法两种方法。

（3）叩诊：通过手指叩击或手掌拍击被检查部位体表，使之振动而产生音响，根据振动和音响特点来了解被检查部位脏器的大小、形状、位置及密度。根据叩诊的目的和手法不同又分为直接叩诊法和间接叩诊法两种方法。

（4）听诊：利用耳直接或借助听诊器或其他仪器听取病人身体各个部分发出的声音，并分析判断声音所代表的不同含义。听诊可分为直接听诊和间接听诊两种方法。

（5）嗅诊：利用嗅觉来辨别病人的各种气味，判断与其健康状况关系的一种检查方法。

3. 注意事项

（1）需综合考虑观察的指标，不能只分析单一指标。

（2）病情观察前，需要了解病人的基本情况，有针对性地进行评估，从而获得最合适的指标。

二、病情观察的内容

（一）一般情况的观察

1. 饮食与营养状态　危重症病人的饮食和营养管理工作对于保障后续治疗、促进康复具有重要意义。危重症病人机体分解代谢增强，能量消耗大，应观察其食欲、进水量、进食后反应等，并通过皮肤、皮下脂肪、肌肉发育情况或危重症病人营养评估量表来判断其营养状况。欧洲临床营养与代谢学会（European Society for Clinical Nutrition and Metabolism，ESPEN）指出：对胃肠道功能良好的危重症病人，推荐早期肠内营养。早期肠内营养是危重症病人首选的喂养方式，不仅能改善病人的营养状况，同时能保持病人肠黏膜结构和功能的完整性，促进疾病的康复。

2. 面容与表情　疾病的变化可引起面容与表情的改变，当疾病发展到一定程度时，病人可表现出特征性的面容与表情。

（1）急性面容：表现为表情痛苦、面色潮红、呼吸急促、鼻翼扇动、口唇疱疹等，见于急性感染性疾病。

（2）慢性面容：表现为面色苍白或灰暗、目光暗淡，见于肺结核、恶性肿瘤等慢性消耗性疾病的病人。

（3）病危面容：表现为面色苍白或铅灰、面容枯槁、双目无神、眼眶凹陷等，见于严重休克、大出血等病情严重的病人。

（4）二尖瓣面容：表现为双颊紫红、口唇发绀等，见于风湿性心脏病病人。

（5）贫血面容：表现为面色苍白、唇舌及结膜色淡等，见于各种类型的贫血病人。

3. 体位　体位是指病人在卧位时所处的一种体态，分为主动体位、被动体位及强迫体位。具体

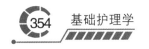

内容详见第四章病人入院和出院的护理。

4.皮肤与黏膜　皮肤与黏膜可反映某些全身疾病的情况,应评估病人皮肤的颜色、弹性、温度、湿度及完整性,观察有无发绀、黄疸、出血、水肿、囊肿、压力性损伤等情况。

(二)生命体征的观察

生命体征的观察贯穿于危重症病人的护理全过程,在病情观察中占据重要位置。体温、脉搏、呼吸及血压均受大脑皮质的控制和神经及体液的调节。具体内容详见第八章生命体征的评估与护理。

(三)意识状态的观察

意识状态是大脑功能活动的综合表现,是对客观环境及主观自身认识的知觉状态,即指环境意识和自我意识。正常意识为反应敏捷准确、语言流畅、思维合理、情感活动正常,对时间、地点、人物的判断力和定向力正常。意识障碍是指个体对外界环境及自身状态的识别和觉察能力出现障碍的一种精神状态,表现为对外界环境及自身的认识、记忆、思维、情感等精神活动的不同程度的异常改变。根据其轻重程度分为嗜睡、意识模糊、昏睡、谵妄、昏迷。

1.嗜睡　是最轻度的意识障碍。病人处于持续睡眠状态,但能被轻度的刺激或言语唤醒,醒后能正确、简单、缓慢地回答问题,但刺激停止后很快入睡。

2.意识模糊　意识水平轻度下降,其程度较嗜睡深,通常表现为思维和语言的不连贯,表情淡漠,对时间、地点、人物的定向力完全或部分发展障碍,可有错觉、幻觉、躁动不安、谵语等。

3.昏睡　是中度意识障碍,通常表现为病人处于熟睡状态,不易被唤醒,通过压迫眶上神经或摇动身体等强烈刺激才能被唤醒,醒后答话答非所问,刺激停止后很快进入熟睡状态。

4.谵妄　是一种以意识和注意力、知觉、思维、记忆、精神运动行为、情绪和睡眠-觉醒周期同时紊乱为特征的非特异性脑器质性综合征。通常表现为意识模糊、定向力丧失、感觉错乱、言语杂乱。可发生于急性感染的发热期间、某些药物中毒、代谢障碍、循环障碍或中枢神经疾患等。由于病因不同,病人可康复也可发展为昏迷状态。

5.昏迷　是最严重的意识障碍,按其严重程度分为轻度昏迷、中度昏迷和重度昏迷。

(1)轻度昏迷:也称浅昏迷,是指意识大部分丧失,无自主活动,对疼痛刺激(如压迫眶上缘)有痛苦表情及肢体退缩反应,也可出现防御反射,角膜反射、眼球运动和吞咽反射尚存在,常有病理性反射,可发生尿失禁或尿潴留。

(2)中度昏迷:对外界环境及各种刺激均无反应,对剧烈刺激可出现防御反射。角膜反射减弱、瞳孔对光反射迟钝,眼球无转动,但生理状态正常。

(3)重度昏迷:也称深昏迷,病人意识完全消失,深浅反射均消失,四肢松弛性瘫痪,对各种刺激均无反应,仅维持呼吸、循环功能。

临床上多使用格拉斯哥昏迷量表(Glasgow coma scale,GCS)(表16-1)对病人进行意识障碍及严重程度的评估。该量表包括睁眼反应、语言反应及运动反应3个子项目,使用时分别测量3个子项目并计分,然后将各项目分数相加求和。满分15分,15分代表意识清醒,13~14分代表轻度意识障碍,9~12分代表中度意识障碍,3~8分代表重度意识障碍,<8分代表昏迷,<3分代表深昏迷或脑死亡。

表 16-1 格拉斯哥昏迷评分量表

子项目	条目状态	分数/分
睁眼反应	自发性的睁眼反应	4
	声音刺激有睁眼反应	3
	疼痛刺激有睁眼反应	2
	任何刺激均无睁眼反应	1
语言反应	对人物、时间、地点等定向问题清楚	5
	对话混淆不清,不能准确回答有关人物、时间、地点等定向问题	4
	言语不流利,但字意可辨	3
	言语模糊不清,字意难辨	2
	任何刺激均无语言反应	1
运动反应	可遵嘱运动	6
	能确定疼痛部位	5
	对疼痛刺激有肢体退缩反应	4
	疼痛刺激时肢体过屈	3
	疼痛刺激时肢体过伸	2
	疼痛刺激时无反应	1

(四)瞳孔的观察

瞳孔变化是诸多疾病,尤其是颅内疾病、药物中毒及昏迷等病情变化的一个重要指征。观察瞳孔时要注意观察两侧瞳孔的形状、大小、对称性及对光反应等。

1. 形状、大小及对称性

(1)正常瞳孔:正常瞳孔呈圆形,两侧等大等圆,边缘整齐,在自然光下为 2～5 mm。

(2)病理性瞳孔:①缩小,瞳孔缩小是指瞳孔直径<2 mm,针尖样瞳孔是指瞳孔直径<1 mm。单侧瞳孔缩小常提示同侧小脑幕裂孔疝早期,双侧瞳孔缩小常提示有机磷农药、氯丙嗪、吗啡等药物中毒。②变大,瞳孔散大是指瞳孔直径>5 mm。一侧瞳孔散大常提示同侧颅内病变所致的小脑幕裂孔疝的发生,双侧瞳孔散大常见于颅内压增高、颅脑损伤、颠茄类药物中毒及濒死状态。

2. 对光反应

(1)正常瞳孔:正常瞳孔对光反应灵敏,光亮处瞳孔缩小,昏暗处瞳孔扩大。

(2)病理性瞳孔:瞳孔大小不随光线的刺激发生变化,称对光反应消失,常见于危重症或昏迷的病人。

(五)特殊检查或药物治疗的观察

1. 特殊检查和治疗后的观察 在临床工作中,会对未明确诊断的病人及外科病人,进行一些专科检查及手术治疗,如冠状动脉造影、腹腔镜检查、腰穿等。护士应重点了解操作后注意事项、观察生命体征、倾听病人主诉,防止并发症的发生。手术治疗留置引流袋或其他引流装置的病人,应注意观察引流液的性质、颜色和量等,观察引流管的位置,引流是否通畅,有无扭曲、引流不畅的现象等。

2. 特殊药物治疗病人的观察 药物治疗是临床常用的治疗方法。护士应重点观察其疗效、副

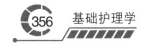

作用及不良反应。

(六)特殊指标数值的观察

1. 中心静脉压   中心静脉压(central venous pressure, CVP)监测是指监测胸腔内上、下腔静脉的压力,即腔静脉与右心房交界处的压力,主要反映右心收缩前负荷,适用于严重创伤、休克、急性循环衰竭等危重症病人的监测。

(1)正常值:5~12 cmH$_2$O。

(2)临床意义:小于正常值表示右心房充盈不良或血容量不足,大于正常值表示右心功能不全或血容量超负荷。

2. 动脉血气分析   动脉血气分析是危重症病人呼吸功能监测的常用指标之一,反映肺泡与肺循环之间的气体交换情况。动脉血气分析包括动脉血氧分压(PaO$_2$)、动脉血氧饱和度(SaO$_2$)、动脉血氧含量(CTO$_2$)、动脉血 CO$_2$ 分压(PaCO$_2$)及二氧化碳总量(TCO$_2$)。

(1)动脉血氧分压:PaO$_2$是指溶解在血浆中的氧产生的压力,主要用来衡量有无缺氧及缺氧的程度,正常人 PaO$_2$为 80~100 mmHg,60~80 mmHg 提示轻度缺氧,40~60 mmHg 提示中度缺氧,20~40 mmHg 提示重度缺氧。

(2)动脉血氧饱和度:SaO$_2$是指血红蛋白被氧饱和的程度,即血红蛋白的氧含量与氧容量之比乘 100%,正常值 96%~100%。

(3)动脉血 CO$_2$ 分压:PaCO$_2$是指溶解在动脉血中的 CO$_2$ 所产生的压力,是反映通气状态和酸碱平衡的重要指标。正常值为 35~45 mmHg。PaCO$_2$降低表示肺泡通气过度,PaCO$_2$增高表示肺泡通气不足。

(七)其他方面的观察

除以上观察内容外,还应注意观察病人的心理状态、睡眠情况、运动情况及自理能力等。

第二节   危重症病人的管理

危重症病人是指病情严重,随时可能发生生命危险的病人,通常伴有多脏器功能不全,病情变化快。采取严密的、连续的病情观察和全面的监护与治疗对危重症病人的管理至关重要,系统化、科学化的管理是保证成功抢救危重症病人的必要条件之一。

一、抢救工作的组织与设备管理

(一)抢救工作的组织管理

抢救工作是一项系统化的工作,有序的组织管理是抢救工作及时、准确、有效进行的保证。

1. 建立责任明确的系统组织结构   立即指定抢救负责人,成立抢救小组。

2. 根据抢救方案制订护理计划   护士参与抢救方案的制订。根据病人的病情和抢救方案制订护理计划,明确护理诊断与目标,确定护理措施,解决病人现存的和(或)潜在的健康问题。

3. 做好核对工作   各种急救药物必须由两人进行核对,核对无误后方可使用。执行口头医嘱时,须向医生复述一遍,再次确认无误后方可执行,抢救完毕后需 6 h 内由医生补写医嘱和处方。

4.及时、准确地做好各项记录　一切抢救工作均应做好记录,记录时要求及时、准确、完整、简要、清晰,且注明执行时间与执行者。

5.抢救室内抢救器械和药品管理　严格执行"五定"制度,即定数量、定点安置、定专人管理、定期消毒灭菌、定期检查维修,同时,抢救室内物品一律不得外借,做到班班交接并记录。

6.抢救用物的日常维护　抢救用物使用后,要及时清理,归还原处并及时补充,保持用物的清洁和整齐。如抢救传染性疾病的病人,应按传染病要求和原则进行消毒处理。

(二)抢救设备管理

急诊科和病区均应设置单独抢救室。病区抢救室应设在靠近护士站的房间内,要求宽敞、整洁、安静和光线充足。

1.急救设备　急诊科急救设备应该包括给氧系统、心电图机、呼吸机、除颤仪、吸引器、简易呼吸器、洗胃机等,普通病区急救设备应该包括给氧系统、心电图机、除颤仪、吸引器、简易呼吸器等。

2.抢救车管理　抢救车应按照要求配置各种常用急救药品、急救无菌物品及其他非无菌物品。

(1)抢救药品:急救药品应包括抗心律失常药、中枢兴奋药、升压药、强心药、血管扩张药等(表16-2)。

表16-2　常用急救药品

药品类别	药品名称
中枢兴奋药	洛贝林、尼可刹米(可拉明)
抗心律失常药	盐酸利多卡因、维拉帕米、盐酸胺碘酮(可达龙)
升压药	多巴胺、去甲肾上腺素
强心药	去乙酰毛花苷(西地兰)、毒毛旋花子苷K等
血管扩张药	硝酸甘油、硝普钠、单硝酸异山梨酯(欣康)、硝酸异山梨酯(异舒吉)
平喘药	氨茶碱、多索茶碱
促凝血药	垂体后叶激素、维生素K_1等
镇痛镇静抗惊厥药	哌替啶、地西泮、异戊巴比妥钠、苯巴比妥钠、氯丙嗪、硫酸镁等
抗过敏药	异丙嗪、苯海拉明等
利尿药	20%甘露醇、25%山梨醇、呋塞米等
激素类药	氢化可的松、地塞米松等
解毒药	阿托品、碘解磷定、氯解磷定、亚甲蓝、硫代硫酸钠等
碱性药物	5%碳酸氢钠

(2)无菌物品:无菌物品包括"八包"(腰椎穿刺包、心包穿刺包、胸膜腔穿刺包、腹腔穿刺包、静脉切开包、气管切开包、缝合包、导尿包)、各种注射器、输液器、输血器、各种型号气管插管、导管及针头、无菌治疗巾及敷料、皮肤消毒用物、开口器、压舌板、各种型号的医用橡胶手套等。

(3)其他非无菌物品:治疗盘、手电筒、夹板、胶布,血压计、听诊器、止血带、多头电源插座。

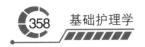

二、常用急救技术

急救的目的是挽救生命,救治急危重症病人,要求护士熟练掌握临床常用急救技术。本节主要介绍心肺复苏技术、球囊-面罩通气术及洗胃法。

(一)心肺复苏技术

心肺复苏技术(cardiopulmonary resuscitation,CPR)是由于外伤、疾病、中毒、意外低温、淹溺和电击等各种原因,导致呼吸停止、心搏骤停,须紧急采取重建和促进心脏、呼吸有效功能恢复的系列措施。基础生命支持技术(basic life support,BLS)又称现场急救,是指在事发现场对病人实施及时、有效的初步救护,是指专业或非专业人员进行的徒手抢救。

1. 呼吸心搏骤停的原因

(1)意外事件:如遭遇车祸、溺水、电击等。

(2)器质性心脏病:如急性广泛性心肌梗死、急性心肌炎等均可导致室性心动过速、心室颤动、Ⅲ度房室传导阻滞的形成而导致心搏骤停。

(3)神经系统病变:如脑炎、脑血管意外、颅脑外伤等疾病导致的脑水肿、颅内压增高,脑疝的发生导致的心搏、呼吸停止。

(4)手术和麻醉意外:如麻醉药剂量过大、给药途径错误、心脏手术或术中出血过多导致的休克等。

(5)水电解质及酸碱平衡紊乱:高血钾和低血钾引起的心搏骤停,严重的酸碱中毒也可通过血钾的改变导致心搏骤停。

(6)药物中毒或过敏:如洋地黄类药物中毒、安眠药中毒、青霉素过敏等。

2. 呼吸、心搏骤停的临床表现　　心搏骤停可出现多种临床表现,但以意识突然丧失和大动脉搏动消失最为重要,如病人出现这两种临床表现,立即开始实施BLS技术。

(1)突然面色死灰、意识丧失:轻摇或轻拍并大声呼叫,观察是否有反应,如无反应,说明病人意识丧失。

(2)大动脉搏动消失:因颈动脉表浅且颈部容易暴露,一般作为判断的首选部位。颈动脉位于气管与胸锁乳突肌之间,可用示指和中指指端先触及气管正中,男性可先触及喉结,然后滑向颈外侧气管与肌群之间的沟内,触摸有无搏动。触摸脉搏一般5～10 s,确认摸不到颈动脉或股动脉搏动,即可确定心搏骤停。

(3)呼吸停止:在开放气道的情况下进行判断,可通过听有无呼气声或用面颊靠近病人的口鼻感觉有无气体逸出,脸转向病人观察胸腹部有无起伏。

(4)瞳孔散大。

(5)皮肤苍白或发绀:一般以口唇和指甲等末梢处最明显。

(6)心尖冲动及心音消失:听诊无心音,心电图表现为心室颤动或心室停顿,偶尔出现心电-机械分离。

(7)伤口不出血。

单人徒手心肺复苏术

【目的】

1. 为急救赢得时间,为病人的进一步治疗奠定基础。
2. 通过实施 BLS,建立病人的呼吸、循环功能。
3. 保证重要器官的血液供应,尽快促进心跳、呼吸功能的恢复。

【操作准备】

1. 护士准备　衣帽整洁,沉着冷静,具有急救意识和急救技能。
2. 病人准备　仰卧于硬板床。
3. 用物准备　治疗盘内放血压计、听诊器、瞳孔笔、纱布,必要时备木板或脚踏凳。
4. 环境准备　安全、宽敞、安静,利于现场抢救。

【操作步骤】

1. 操作前评估、与病人/家属沟通
(1)评估病人的病情、意识状态、呼吸、脉搏、有无活动义齿等。
(2)评估操作环境是否安全、光线是否适宜。
(3)向家属解释单人徒手心肺复苏技术的目的、方法、注意事项等。
2. 操作　单人徒手心肺复苏术见表 16-3。

表 16-3　单人徒手心肺复苏术

操作步骤	操作要点
1. 确认现场安全	·确保施救现场是安全的
2. 识别心搏骤停:双手轻拍病人,并在病人耳边大声呼唤,10 s 内可同时检查呼吸和脉搏	·检查病人有无反应 ·即呼吸不正常 ·触摸脉搏时间一般在 5~10 s
3. 启动应急反应系统:呼叫旁人帮忙拨打急救电话/寻找 AED	
4. 启动复苏 (1)若无呼吸,有脉搏,立即给予人工呼吸,5~6 s/次 或 10~12 次/min (2)无呼吸、无脉搏,立即启动心肺复苏	
5. 摆放体位:仰卧位于硬板床或地上(卧于软床上的病人,肩背下需垫心脏按压板,去枕、头后仰)	·注意避免随意移动病人,该体位有助于胸外心脏的有效性,同时避免误吸,有助于呼吸
6. 解开衣领、领带及腰带	
7. 实施单人徒手胸外心脏按压术	
(1)抢救者站在或跪在病人一侧	
(2)按压部位及手法:以两乳头中点为按压点,定位手掌根部接触病人胸部皮肤,另一只手放在定位手手背上,双手重叠,十指交叉相扣,定位手的 5 个指头跷起(图 16-1)	·间接压迫左右心室,以替代心脏的自主收缩

续表16-4

操作步骤	操作要点
(3)按压方法:身体稍前倾,双肩在患者胸骨正上方,双臂绷紧伸直,以髋关节为支点,依靠肩部和背部的力量垂直向下用力按压,按压和放松的时间大致相等。每次按压后迅速放松使胸廓充分回弹,放松时手掌根不能离开胸壁(图16-2)	·按压力量适度,姿势正确,两肘关节固定不动,双肩位于双手臂的正上方
(4)按压深度:成人5~6 cm,儿童、婴儿至少胸部前后径的1/3,儿童大约5 cm,婴儿大约4 cm	
(5)按压频率:100~120次/min	
8.人工呼吸	
(1)开放气道:清除口、咽、鼻腔、气道分泌物或异物	·有义齿者应取下
(2)开放气道方法 1)仰头提颏法:抢救者一手的小鱼际放置于病人前额,用力向后压使其头部后仰,另一手示指、中指置于病人的下颌骨下方,将颏部向上抬起(图16-3) 2)仰头抬颈法:抢救者一手抬起病人颈部,另一手以小鱼际部放置病人前额,使其头后仰,颈部上托(图16-4) 3)双下颌上提法:抢救者双肘置于病人头部两侧,持双手示、中、环指放在病人下颌角后方,向上或向后抬起下颌(图16-5)	·头、颈部损伤病人禁用仰头抬颈法 ·双下颌上提法适用于怀疑有颈部损伤的病人
(3)人工呼吸频率:5~6 s/次,按压与人工呼吸的比为30∶2 1)口对口人工呼吸法:在病人口鼻盖一单层纱布或隔离膜,抢救者用保持病人头后仰的拇指和示指捏住病人鼻孔,然后双唇包住病人口部,吹气,使胸廓扩张,吹气完成后,松开捏住鼻孔的手,抢救者头稍抬起,侧转换气,同时注意观察胸部复原情况 2)口对鼻人工呼吸法:用仰头抬颈法,同时抢救者用举颏的手将病人口鼻闭紧,深吸一口气,双唇包住病人鼻部吹气,吹气的方法同上 3)口对口鼻人工呼吸法:抢救者双唇包住病人口鼻部吹气	·首选口对口人工呼吸法 ·每次吹气时间不超过2 s,有效指标是病人胸部起伏且呼气时听到或感到有气体逸出 ·口对口鼻人工呼吸法适用于婴幼儿
9.操作5个循环后,判断病人复苏效果	
10.整理用物,洗手,记录	

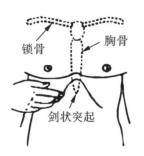
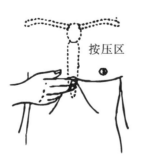
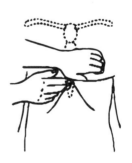

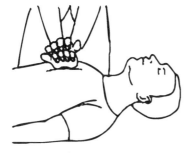
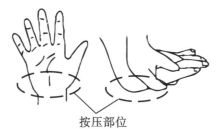

按压部位

图16-1 胸外按压定位方法及手法

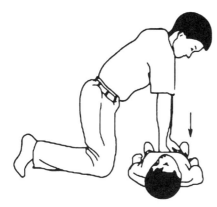
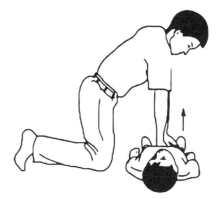

图16-2 胸外心脏按压的姿势

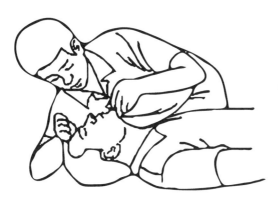
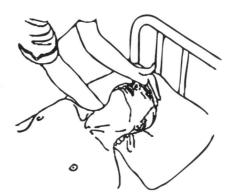

图16-3 仰头提颏法

图16-4 仰头抬颈法

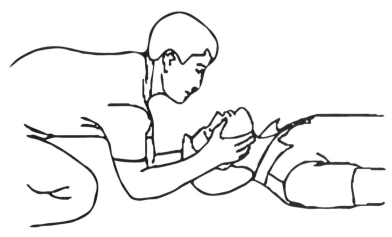

图 16-5　双下颌上提法

【注意事项】

1.在发现无呼吸或呼吸不正常的心搏骤停成人病人,应立即启动紧急救护系统,给予 CPR。

2.按压部位要准确,用力合适,防止胸骨、肋骨压折。

3.心肺复苏的顺序是 C-A-B,单一施救者应先开始胸外心脏按压,然后进行人工呼吸。

4.按压有效判断:①能扪及大动脉搏动,血压维持在 60 mmHg 以上;②口唇、面色、甲床等颜色由发绀转为红润;③心室颤动波由细小变为粗大,甚至恢复窦性心律;④瞳孔随之缩小,有时可有对光反应;⑤呼吸逐渐恢复;⑥昏迷变浅,出现反射或挣扎。

(二)球囊-面罩通气术

球囊-面罩又称简易呼吸器,是进行人工通气的简易工具。简易呼吸器由一个有弹性的球囊、三通呼吸活门、衔接管、储氧袋和面罩组成,在球囊后面空气入口处有单向活门,以确保球囊舒张时空气能单向流入,其侧方有氧气入口,连接氧气后,使用储氧袋,提高给氧浓度。

【目的】

1.用于途中、现场或临时替代呼吸机的人工通气。

2.维持和增加机体通气量。

3.纠正威胁生命的低氧血症。

【操作准备】

1.护士准备　衣帽整洁,修剪指甲,洗手,戴口罩。

2.病人准备　病人取仰卧位,去枕、头后仰,如有活动性义齿应取下,解开领口、领带及腰带,清除上呼吸道分泌物或呕吐物,保持呼吸道通畅。

3.用物准备　简易呼吸器,由呼吸囊、呼吸活瓣、面罩以及衔接管组成(图 16-6)。

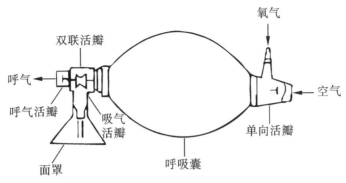

图 16-6　简易呼吸器

4. 环境准备　整洁、光线明亮、温湿度适宜。

【操作步骤】

1. 操作前核对、评估、与病人/家属沟通

(1) 核对病人的床号、姓名、住院号及腕带。

(2) 评估：①病人的年龄、病情、意识状态及生命体征等。②呼吸状况，呼吸道是否通畅，有无活动性义齿等。③心理状况及配合程度。

(3) 评估操作环境是否安静、室温、光线是否适宜。

(4) 向病人或家属解释球囊—面罩通气的目的、方法、注意事项及配合要点。

2. 操作　球囊-面罩通气术见表 16-4。

表 16-4　球囊-面罩通气术

操作步骤	操作要点
1. 核对：携用物至病人床旁，核对床号、姓名和腕带	· 确认病人
2. 使用简易呼吸器	· 在未行气管插管建立紧急人工气道的情况下及辅助呼吸机突然出现故障时使用
(1) 协助病人采取适当体位：抢救者站于病人头顶处，病人头后仰，托起下颌，扣紧面罩，面罩紧扣口、鼻部	· 避免漏气
(2) 挤压呼吸气囊：有节律，一次挤压 500 ~ 600 mL，频率约 10 次/min。	· 使空气或氧气通过吸气活瓣进入病人肺部，放松时，肺部气体随呼气瓣排出，如病人有自主呼吸，应注意与人工呼吸同步，即病人吸气初顺势挤压呼吸囊，达一定潮气量后完全松开气囊，让其自行完成呼气动作。
3. 记录	
4. 用物处理	· 做好呼吸器保养和用物消毒

【注意事项】

1. 向病人或家属介绍呼吸器使用的目的、方法和必要性，解除其恐惧及焦虑心理。

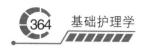

2. 选择适宜的通气量:挤压球囊时应根据气囊容量、病人病情、年龄等决定,通气量 500 ~ 600 mL。

3. 通气时间不宜过长。如病人有脉搏,每 5 ~ 6 s 给予通气 1 次,如病人无脉搏,使用 30∶2 的比例进行按压–通气。建立高级气道的病人,每 6 s 给予通气 1 次。

4. 监测病情变化:使用简易呼吸器的过程中,应密切观察病人通气效果、胸腹起伏、皮肤颜色、听诊呼吸音、生命体征和血氧饱和度等。

(三)洗胃法

洗胃是将胃管插入病人胃内,反复注入和吸出一定量的溶液,以冲洗并排出胃内容物,减轻或避免吸收中毒的胃灌洗方法。

【目的】

1. 解毒　清除胃内毒物或刺激物,减少毒物吸收,还可利用不同灌洗液进行中和解毒,用于急性食物或药物中毒。服毒后 6 h 内洗胃最有效。

2. 减轻胃黏膜水肿　幽门梗阻病人饭后常出现食物滞留现象,易引起上腹胀满、不适、恶心等症状,通过洗胃,可减轻潴留物对胃黏膜的刺激,进而减轻胃黏膜水肿、炎症。

【操作准备】

1. 护士准备　衣帽整洁,修剪指甲,洗手,戴口罩。

2. 病人准备　取舒适体位。

3. 用物准备　根据不同的洗胃方法进行用物准备。

(1)口服催吐法

1)治疗盘内置:量杯或水杯、压舌板、水温计、弯盘、防水布。

2)水桶 2 只:分别盛放洗胃液和污水。

3)洗胃溶液:按医嘱根据毒物性质准备洗胃溶液(表 16–5)。一般用量 10 000 ~ 20 000 mL,温度 25 ~ 38 ℃。

4)为病人准备洗漱用物(可嘱病人家属准备)。

表 16-5　常用洗胃溶液

毒物种类	常用溶液	禁忌药物
酸性物	镁乳、蛋清水①、牛奶	
碱性物	5% 醋酸、白蜡、蛋清水、牛奶	
氰化物	3% 过氧化氢②引吐,1∶(15 000 ~ 20 000)高锰酸钾洗胃	
敌敌畏	2% ~ 4% 碳酸氢钠溶液、1% 盐水、1∶(15 000 ~ 20 000)高锰酸钾溶液	
1605、1059、乐果(4049)	2% ~ 4% 碳酸氢钠溶液	高锰酸钾③
敌百虫	1% 盐水或清水,1∶(15 000 ~ 20 000)高锰酸钾	碱性药物④
灭害灵(DDT)、666	温开水或生理盐水洗胃,50% 硫酸镁导泻	油性药物

续表 16-5

毒物种类		常用溶液	禁忌药物
酚类		50% 硫酸镁导泻,温开水或植物油洗胃至无酚味为止,洗胃后多次服用牛奶、蛋清保护胃黏膜	液体石蜡
河豚、生物碱、毒蕈		1%～3% 鞣酸	
苯酚(石炭酸)		1 : (15 000～20 000)高锰酸钾	
巴比妥类(安眠药)		1 : (15 000～20 000)高锰酸钾,硫酸钠导泻⑤	硫酸镁
异烟肼(雷米封)		1 : (15 000～20 000)高锰酸钾,硫酸钠导泻	
灭鼠药	磷化锌	1 : (15 000～20 000)高锰酸钾、0.5% 硫酸铜洗胃、0.5%～1% 硫酸铜⑥溶液每次 10 mL,每 5～10 min 口服一次,配合用压舌板等刺激舌根引吐	鸡蛋、牛奶、脂肪及其他油类食物⑦
	抗凝血类(敌鼠钠等)	催吐、温水洗胃、硫酸钠导泻	碳酸氢钠溶液
	有机氟类(氟乙酰胺)	0.2%～0.5% 氯化钙或淡石灰水洗胃,硫酸钠导泻,饮用豆浆、蛋白水、牛奶等	

注:①蛋清水可黏附于黏膜表面或创面上,从而起到保护作用,并可减轻病人疼痛。②氧化剂可将化学性毒物氧化,改变其性能,从而减轻或去除毒性。③1605、1509、4049 等禁用高锰酸钾洗胃,否则可氧化成毒性更强的物质。④敌百虫遇碱性药物进而分解出毒性更强的敌敌畏,其分解过程随碱性的增强和温度的升高而加速。⑤巴比妥类药物采用硫酸钠导泻,是利用其在肠道内形成的高渗透压,而阻止肠道水分和残存的巴比妥类药物的吸收,促其尽早排出体外。⑥磷化锌中毒时,口服硫酸铜可使其成为无毒的磷化铜沉淀,阻止吸收,并促使其排出体外。⑦磷化锌易溶于油性物质,忌用脂肪性食物,以免促使磷的溶解吸收。

(2)洗胃机洗胃法

1)治疗盘内置:无菌洗胃包(内有胃管、镊子、纱布或一次性胃管)、防水布、治疗巾、检验标本容器或试管、量杯、水温计、压舌板、弯盘、棉签、50 mL 注射器、听诊器、手电筒、液体石蜡、胶布,必要时备张口器、牙垫、舌钳放于治疗碗内。

2)水桶 2 只:分别盛放洗胃液和污水。

3)洗胃溶液:同口服催吐法。

4)洗胃设备:全自动洗胃机(图 16-7)。

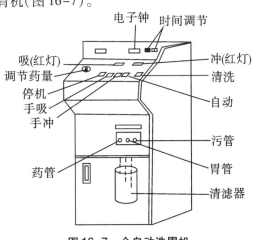

图 16-7 全自动洗胃机

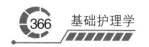
4.环境准备　整洁、光线明亮、温湿度适宜。

【操作步骤】

1.操作前核对、评估、与病人沟通

(1)核对病人的床号、姓名、住院号及腕带。

(2)评估:①病人的年龄、病情、意识状态及生命体征等。②口、鼻黏膜有无损伤,有无活动性义齿。③心理状况及配合程度等。

(3)评估操作环境是否安静、室温、光线是否适宜。

(4)向病人及家属解释洗胃的目的、方法、注意事项及配合要点。

2.操作　洗胃法见表16-6。

表 16-6　洗胃法

操作步骤	操作要点
1.核对:携用物至病人床旁,核对其床号、姓名及腕带信息	·确认病人
2.洗胃	
▲口服催吐法	·用于服毒量少的清醒合作者
(1)体位:协助病人取坐位	
(2)准备:围好围裙,置污物桶于病人座位前或床旁	
(3)自饮灌洗液:指导病人每次饮液量 300 ~ 500 mL	
(4)催吐:自呕或(和)用压舌板刺激舌根催吐	
(5)结果:反复自饮和催吐,直至吐出的灌洗液澄清无味	·表示毒物已基本干净
▲全自动洗胃机洗胃	
(1)操作前检查:通电,检查机器功能完好,并连接各种管道	
(2)插胃管:用液体石蜡润滑胃管前段,润滑插入长度的1/3;插入长度为前额发际至剑突的距离,由口腔插入55~60 cm,检测胃管的位置,位置正确后,用胶布固定胃管	
(3)连接洗胃管,将已配好的洗胃液倒入水桶内,药管的另一端放入洗胃液桶内,污水管的另一端放入空桶内,胃管的另一端与已插好的病人胃管相连,调节药量流速	·药管口必须始终浸没在洗胃液的液面下
(4)吸出胃内容物:按"手吸"键,吸出物送检,再按"自动"键,机器开始对胃进行自动冲洗,直至洗出液澄清无味为止	·冲洗时,"冲"灯亮,吸引时,"吸"灯亮
3.观察:洗胃过程中,随时注意洗出液的性质、颜色、气味、量及病人面色、脉搏、呼吸和血压的变化	·如病人有腹痛、休克、洗出液呈血性,应立即停止洗胃,采取相应的急救措施
4.拔管:洗毕,反折胃管、拔出	·防止管内液体误入气管
5.整理:协助病人漱口、洗脸,帮助病人取舒适卧位,整理用物和床单位	·促进病人舒适

续表 16-6

操作步骤	操作要点
6.清洁:自动洗胃机三管(药管、胃管、污水管)同时放入清水中,按"清洗"键,清洗各管腔后,将各管同时取出,待机器内水完全排尽后,按"停机"键关机	·以免各管道被污物堵塞或腐蚀
7.记录:灌洗液名称、量,洗出液的颜色、气味、性质、量及病人的全身反应	·幽门梗阻病人洗胃,可在饭后 4~6 h 或空腹进行。记录胃内潴留量,便于了解梗阻程度

【注意事项】

1.注意了解病人中毒情况,如病人中毒的时间、途径、毒物种类、性质、量及是否呕吐等。

2.准确掌握洗胃禁忌证和适应证。①适应证:非腐蚀性毒物中毒,如有机磷、安眠药、重金属类、生物碱及食物中毒等。②禁忌证:强腐蚀性毒物中毒,肝硬化伴食管-胃底静脉曲张、胸主动脉瘤、近期内有上消化道出血及胃穿孔等。病人吞服强酸、强碱等腐蚀性药物,禁忌洗胃。上消化溃疡、食管静脉曲张、胃癌等病人一般不洗胃,昏迷病人洗胃应谨慎。

3.急性中毒病人,应紧急采用"口服催吐法",必要时洗胃。

4.当中毒物质不明时,可选用温开水或生理盐水洗胃,待毒物性质明确后,再采用对抗剂洗胃。

5.洗胃过程中,应随时观察病人的面色、生命体征、意识、瞳孔变化及口中气味等。洗胃并发症包括急性胃扩张、胃穿孔、大量低渗液洗胃致水中毒、水及电解质紊乱、酸碱平衡失调、窒息及心搏骤停等,及时观察并做好记录。

6.注意观察病人的心理状态、配合程度并保护病人的隐私。

7.洗胃后注意观察病人胃内毒物的清除状况,中毒症状有无缓解或控制等。

三、危重症病人的护理

对危重症病人进行护理时,护士不仅要注重高技术性的护理,还要重视病人的基础生理需要。护士应全面、缜密地观察病情,判断疾病发展情况,必要时设专人护理,详细记录护理记录单,为医护人员进一步诊疗、护理提供参考。

(一)危重症病人的护理评估

危重症病人的护理评估能及时有效地反映病人全身功能状态、精神心理反应与疾病严重程度,以便医护人员及时发现病人病情变化。危重症病人的护理评估通常包括一般情况评估、生命体征评估、意识状态评估、瞳孔评估、自理能力评估及危重病人的危险因素评估等。

1.一般情况

(1)一般资料:包括基本信息、面容与表情、饮食与营养、皮肤与黏膜、体位等。

(2)现在健康状况:包括现病史、主要病情、自理程度、实验室检查及检验结果等。

(3)既往健康状况:包括既往史、婚育史、过敏史、外伤史等。

(4)心理状态:包括情绪状态、角色关系等。

(5)社会状况:包括社会组织关系及支持程度等。

2.生命体征　危重症病人生命体征变化最为敏感,能够及时反映病情变化。因此,护士在护理危重症病人的过程中,应密切关注其生命体征的变化。

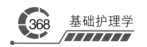

3.意识状态　危重症病人常因各种原因存在不同程度的意识障碍,意识状态的改变常提示病人病情发生了变化,医护人员需要对病人的意识状态进行评估。

4.瞳孔　瞳孔变化是许多疾病病情变化的重要指征,尤其是颅脑疾病、药物中毒和昏迷等。

5.自理能力　自理能力是指病人进行自理活动或自我照顾的能力。医护人员应分析病人在疾病诊断和治疗过程中产生的新的自理需求,根据其自理能力和需求,采取相应的护理措施。

6.危重症病人的危险因素

(1)压疮危险因素评估:常采用 Braden 危险因素评估表,具体评估详见第六章病人的清洁卫生。

(2)疼痛评估:危重症病人由于意识障碍或镇静等原因,不能对疼痛进行主观表达,可用重症监护疼痛观察工具(critical care pain observation toll, CPOT)(表16-7)来进行疼痛评估。该量表是由 Gelinas 等研发的用于危重症病人(有或无气管插管)的行为疼痛评估量表。它分为4个测量指标:面部表情、动作、肌张力、机械通气顺应性(插管病人)/发声(非插管病人),每个测量指标的分值为0~2分,总分为0~8分;其中0分代表不痛,8分代表最痛。

表16-7　重症监护疼痛观察工具

序号	测量指标	条目		描述	分值/分
1	面部表情	放松,自然		无肌肉紧张表现	0
		表情紧张		皱眉、眉毛下垂、眼窝紧缩、轻微的面肌收缩或其他改变(侵入性操作中眯眼或流泪)	1
		脸部扭曲,表情痛苦		出现上述所有的面部运动,并有眼睑紧闭(可以表现出张口或紧咬气管插管)	2
2	身体活动	没有活动或正常体位		根本不动或正常体位	0
		防卫活动		缓慢活动,触摸或摩擦痛处,通过活动寻求关注	1
		躁动不安		拔管,试图坐起,肢体乱动/翻滚,不听指令,攻击医护人员,试图爬离床	2
3	肌肉紧张度	放松		被动运动时无抵抗	0
		紧张,僵硬		被动运动时有抵抗	1
		非常紧张或僵硬		强烈抵抗,无法完成被动运动	2
4	机械通气顺应性	气管插管病人	耐受呼吸机或活动	无报警,通气顺畅	0
			咳嗽但可耐受	咳嗽,可触发报警但自动停止报警	1
			人机对抗	不同步:人机对抗,频繁引起报警	2
	发声	非气管插管病人	言语正常或不发声	说话音调正常或不发声	0
			叹息,呻吟	叹息,呻吟	1
			喊叫,哭泣	喊叫,哭泣	2

(二)危重症病人的护理诊断

护理诊断是关于个人、家庭或社区对现存的或潜在的健康问题以及生命过程的反应的一种临床判断,是护士为达到预期结果选择护理措施的基础。危重症病人的诊断需要根据病情进行判断,一般包括以下几种。①清理呼吸道无效:与病人疲乏、意识障碍导致咳嗽无效、不能或不敢咳嗽有关。②气体交换受损:与呼吸道痉挛、呼吸面积减少、换气功能障碍有关。③低效型呼吸型态:与周围神经损害、呼吸肌麻痹有关。④意识障碍:与脑组织受损、功能障碍有关。⑤营养失调:低于机体需要量,与机体消耗增多有关。⑥潜在并发症:有失用综合征的危险、呼吸机相关性肺炎、皮肤完整性受损的危险。

(三)危重症病人的护理措施

1. 保持呼吸道通畅　清醒病人应鼓励其定时做深呼吸或轻拍背部。昏迷病人常因咳嗽、吞咽反射减弱或消失、呼吸道分泌物及唾液等积聚喉头而引起呼吸困难甚至窒息,故将病人头偏向一侧,及时清理呼吸道,保持呼吸道通畅。

2. 加强基础护理

(1)保持清洁卫生:对眼睑不能自行闭合的病人应实施眼睛护理,可涂眼药膏或覆盖油性纱布。同时做好口腔护理,保持口腔卫生,防止口腔炎症、溃疡、中耳炎等的发生。其次,危重症病人由于长期卧床、大小便失禁、大量出汗等因素,容易发生压力性损伤,因此应加强皮肤护理,做到"六勤一注意",即勤观察、勤翻身、勤擦洗、勤按摩、勤更换、勤整理,注意交接班。

(2)协助活动:病人病情稳定后,应协助其进行被动肢体运动,每天2~3次,轮流将病人的肢体进行伸屈、内收、外展、内旋、外旋等活动,同时给予按摩,以促进血液循环,增加肌肉张力,帮助恢复功能。

(3)补充营养和水分:对不能进食者,可采用鼻饲或完全胃肠外营养,对大量引流或额外体液丧失等水分丢失较多的病人,应注意补充足够的水分。

3. 保持导管通畅　妥善固定、安全放置引流管,防止扭曲、受压、堵塞、脱落,保持其通畅。同时严格执行无菌操作技术,防止逆行感染。

4. 确保安全　对谵妄、躁动和意识障碍的病人,要注意安全、合理地使用保护具;对牙关紧闭、抽搐的病人,可用牙垫、开口器,防止舌咬伤。准确执行医嘱,确保病人的医疗安全。

5. 密切观察病情变化　根据病人病情遵医嘱定时监测生命体征的变化,如发现呼吸停止、心脏停搏,应立即通知医生进行抢救。

▶ 本章小结 ◀

科学、细致的病情观察和熟练地掌握抢救技术对危重症病人管理及抢救至关重要。本章从病情观察、危重症病人的管理和常用抢救技术3个部分进行讲解,重点阐述危重症病人病情观察的内容、危重症病人的护理和3种常用抢救技术,通过学习能熟悉观察病人病情的方法,对危重症病人进行有效的管理,掌握临床常用急救技术,适时对病人进行救护。

(单丹丹)

自测题

参考答案

第十七章　临终护理

✦✦✦✦✦✦✦ **学习目标** ✦✦✦✦✦✦✦

　　1.知识目标:掌握临终关怀的研究内容、理念和组织形式;死亡的判断标准、死亡过程的分期;临终病人的生理、心理变化及护理。熟悉临终关怀、濒死、死亡的定义;临终关怀的意义、基本服务项目;临终病人家属及丧亲者的护理。了解临终关怀的发展过程;丧亲者的心理反应。

　　2.能力目标:能按正确的操作规程对逝者进行尸体护理;能运用恰当的护理措施对临终病人及其家属、丧亲者进行护理。

　　3.素质目标:具有崇高的职业道德和责任心。

临床案例

　　病人张某,男,65岁,患肺癌广泛转移,治疗效果不佳,病情日益恶化,病人了解到自己的病情后,情绪异常,指责医务人员工作不尽力,抱怨家人对其不关心,常对医务人员和家属发脾气。

　　问题:①病人的心理反应属于哪一期? 如何为此期病人提供心理护理? ②病人家属会有什么心理反应? 护士如何为病人家属提供帮助?

第一节　临终关怀

　　生老病死是每个人必然经历的自然发展过程。死亡是一种不可避免的客观存在,是每个人都无法抗拒的自然规律。临终是生命过程的最后阶段,在人生的最后旅途中最需要的是关爱和帮助。临终关怀是实现人生临终健康的重要方式,也是医学人道主义精神的具体体现,是贯穿生命末端全程的、立体式的卫生服务项目。临终关怀作为一种社会文化现象,越来越被社会认可和重视,享受临终关怀是人的一项基本权利。

　　临终关怀一词源于中世纪,原意是"收容院""救济院",又称终末护理、善终服务、安宁照顾、安息护理等。临终关怀是指由社会各层次人员(包括医生、护士、社会工作者、志愿者以及政府和慈善团体人士等)组成的团队,向临终病人及其家属提供的包括生理、心理和社会等方面的全面性支持和照料。临终关怀的目的在于使临终病人的生命得到尊重,生存质量得以提高,使病人在临终时能够无痛苦、安宁、舒适、有尊严地走完人生的最后旅途;使临终病人家属的身心健康得到维护和增强,帮助其平稳顺利地度过哀伤期。

一、临终关怀的发展简史

1. 古代的临终关怀 古代的临终关怀在西方可以追溯到中世纪西欧的修道院和济贫院,当时,那里可以作为危重病人及濒死的朝圣者、旅游者得到照料的场所,使其得到最后的安宁。在中国可以追溯到两千多年前的春秋战国时期祖国医学中的临终关怀思想。

2. 现代的临终关怀 现代的临终关怀创始于 20 世纪 60 年代,创始人是英国的桑德斯博士(D. C. Saunders)。1967 年,桑德斯博士在英国伦敦创办了世界上第一家现代临终关怀院——"圣克里斯多弗临终关怀院"(St Christopher's Hospice),被誉为"点燃了世界临终关怀运动的灯塔"。在圣克里斯多弗临终关怀院的影响和带动下,临终关怀服务首先在英国得到了快速的发展。20 世纪80 年代中期,英国的各种类型的临终关怀服务机构已发展到 600 多个,其中独立的临终关怀机构多达 160 余家。此后,美国、法国、加拿大、澳大利亚、新西兰、芬兰、德国、日本、阿根廷、巴西、挪威,中国的香港和台湾等 70 多个国家和地区相继开展了临终关怀服务,也先后建立起了临终关怀医院和相关机构。当今世界上比较有名的临终关怀院有英国的圣克里斯多弗临终关怀院和威林关怀院,俄罗斯的拉合塔关怀院,以及我国的北京松堂关怀医院和香港白普里宁养中心等。

3. 我国临终关怀的发展 我国率先开展现代临终关怀工作的是香港和台湾。中国内地临终关怀的起步是从天津医学院临终关怀研究中心的成立开始的。1988 年 7 月,天津医学院(现天津医科大学)在美籍华人黄天中博士的资助下,成立了中国内地第一家临终关怀专门研究机构,研究中心的组织者和倡导者崔以泰主任被誉为"中国临终关怀之父"。1988 年 10 月,中国第一家机构型临终关怀医院——南汇护理院(现上海浦东新区老年医院)在上海诞生。1990 年北京松堂临终关怀医院建立。1992 年,时任卫生部(现国家卫生健康委员会)部长的陈敏章说:卫生部准备将临终关怀作为我国医疗卫生第三产业的重点之一,列入事业发展规划,促使其健康发展。1994 年,临终关怀科列入《医疗机构诊疗科目名录》。1996 年云南昆明第三人民医院成立关怀科。1997 年,上海市闸北区临汾路街道社区卫生服务中心成立临终关怀科。1998 年李嘉诚先生捐资汕头大学医学院第一附属医院建立宁养院。2006 年 4 月中国生命关怀协会在首都人民大会堂宣告成立,旨在协助政府有关部门开展临终关怀的立法和政策研究,实施行业规范化管理,推进临终关怀学的标准化、规范化、科学化、系统化的发展,协会的成立,标志着中国的临终关怀事业迈出了历史性的一步,是我国临终关怀事业的里程碑。2017 年,国家卫生计生委连发 3 个相关文件《安宁疗护中心基本标准(试行)》《安宁疗护中心管理规范(试行)》《安宁疗护实践指南(试行)》,要求全国各地市积极开展安宁疗护(临终关怀)试点工作。这些都标志着我国已跻身于世界临终关怀研究与实践的行列,极大地推动了我国临终关怀事业的发展。

自天津医学院临终关怀研究中心成立以来,中国临终关怀事业的发展大体经历了 3 个阶段,即理论引进和研究起步阶段、宣传普及和专业培训阶段及学术研究和临床实践全面发展阶段。我国的临终关怀事业正在朝着理论深入化、教育普及化、实施适宜化和管理规范化方面发展。

二、临终关怀的研究内容

1. 临终病人及其家属的需求 包括临终病人生理、心理及社会方面的需求,也包括其家属对临

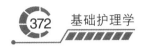

终病人的治疗和护理要求、心理需求以及殡丧服务需求。

2.临终病人及其家属的照护

(1)临终病人的照护:减轻和消除临终病人的痛苦、不适及心理压力,为临终病人提供医疗护理、生活护理、心理护理等。

(2)临终病人家属的照护:主要为临终病人家属提供情感支持,帮助其顺利度过居丧期,缩短哀伤过程。

3.死亡教育 死亡教育能帮助人们正确地面对自己和他人的死亡,理解死亡是每个人都要经历的一个必然过程,进而帮助人们树立正确的死亡观,使受教育者能够认识死亡、正视死亡、敬畏生命、珍爱生命。死亡教育的对象包括临终病人及其家属。对临终病人进行死亡教育的目的是帮助临终病人消除或缓解对死亡的恐惧,使临终病人能够坦然地面对死亡、接纳死亡,让临终病人以健全的身心走完人生的最后旅途。对临终病人家属进行死亡教育的目的是帮助他们适应病人病情的变化和死亡,缩短哀伤过程,认识自身继续生存的社会意义和价值。

4.临终关怀模式 是指人们在临终关怀实践中发展起来的一种向临终病人及其家属提供照护的标准形式和总体看法。临终关怀模式对临终关怀实践具有重要的指导作用,研究探讨适合我国国情的临终关怀模式,可以帮助护士更加科学的实施临终关怀,使临终关怀项目能够沿着健康的轨道发展。

三、临终关怀的理念

1.以护理照顾临终病人为主 临终关怀从以治疗疾病为主转变为以护理照顾为主。针对各种疾病晚期、治疗不再生效、生命即将结束的病人进行姑息性治疗,从而控制症状,减轻痛苦,为临终病人提供全面的身心照料,缓解其心理压力,使临终病人得到最后的安宁。

2.提高临终病人的生命质量 由延长病人的生存时间转变为提高病人的生存质量。临终关怀不再以延长临终病人的生存时间为重,而是为病人提供一个舒适、有意义、有尊严的高品质生活,提高临终病人的生命质量。

3.维护临终病人的尊严和权利 临终病人在临终阶段仍然拥有个人的尊严和权利,临终病人的尊严和权利不应因生命活力降低而被忽视和剥夺。在临终照料中,医护人员应尊重病人的信仰和习俗,允许病人保留原有的生活方式,尽量满足其合理要求,维护和尊重个人的隐私,鼓励病人积极参与医护方案的制订。

4.注重临终病人及其家属的心理支持 临终是人生旅途的最后阶段,临终病人及其家属的心理反应极其复杂多变,因此,护士应为临终病人及其家属提供良好的心理支持。通过心理支持,使临终病人能够坦然接受死亡即将到来的现实,消除或缓解病人对死亡的恐惧,使其能安详、平静地面对死亡的来临;同时也可以帮助临终病人家属接受和适应丧亲现实,缩短哀伤过程,维护其身心健康。

四、临终关怀的组织形式

世界范围内临终关怀的机构和服务形式呈现多样化、本土化的特点。英国的临终关怀服务主要采用住院服务的形式,包括全日住院和日间住院两类。美国则采用以家庭临终关怀服务为主,住院服务为辅的服务模式。我国目前多在综合医院、专科医院和养老机构专设病区和病房中开展,社区卫生服务中心的临终关怀病房也正在蓬勃兴起。我国常见的临终关怀的组织形式有以下几种。

1.独立的临终关怀院 不隶属于任何医疗、护理或其他医疗保健服务机构的临终关怀服务机构。具有医疗、护理设备,一定的娱乐设施,家庭化的危重病房设置,提供适合临终关怀的陪护制度,并配备一定数量和质量的专业人员,为临终病人提供临终服务,如北京松堂关怀医院、香港的白普里宁养中心及上海浦东新区老年医院等。

2.附设临终关怀机构 又称机构内设的临终关怀项目,属于非独立性临终关怀机构,是我国最常见的临终关怀机构类型,是指在医院、养老院、护理院、社区卫生保健中心等机构中设置的"临终关怀病区"、"临终关怀病房"、"临终关怀单元"或"附属临终关怀院"等。临终关怀病房和病区分为综合病种的临终关怀病房和专为癌症病人设立的临终关怀病房,主要为临终病人提供医疗、护理及生活照料。如北京中国医学科学院肿瘤医院的"温馨病房"、天津医科大学肿瘤医院关怀科及四川大学华西第四医院姑息关怀科等。

3.居家式临终关怀 也称居家照护,是临终关怀基本服务方式之一,指病人住在自己家中,由病人家属提供基本的日常照护,医护人员根据临终病人的病情每日或每周进行数次访视,并提供临终照料。通常由综合医院或社区服务中心的专业人员提供上门服务,将医院提供的护理服务延伸至病人家中,让那些不愿意离开自己家的临终病人,在家里也可以得到临终关怀服务,使他们能感受到亲人的关心和体贴,从而减轻生理上和心理上的痛苦,最后安宁舒适地离开人间。

4.癌症病人俱乐部 一个具有临终关怀性质的群体性自发组织,而不是医疗机构。其宗旨是促进癌症病人互相关怀、互相帮助,愉快地度过生命的最后旅程。

第二节 濒死与死亡

死亡是人生的最终归宿,人类没办法回避死亡,也无力挽回逝去的生命,所以人们要认识和感悟死亡,进而探索生命的意义和价值。临终护理应以死亡学的知识为基础,护理人员只有掌握死亡的相关知识,才能更好地在情感上支持、行为上关怀临终病人,为临终病人提供优质的护理服务。

濒死又称临终,指病人已接受治疗性和姑息性的治疗后,虽然意识清楚,但病情加速恶化,经积极治疗后仍无存活希望,各种迹象显示生命即将结束的状态。

濒死阶段和人的整个生命过程相比是很短暂的,不过是几个月、几天、几小时甚至几分钟,这个阶段又称为"在死"或"死程",原则上属于死亡的一部分,但由于其有可逆性,故不属于死亡,但其在死亡学中却占有重要的地位,因此濒死生理、濒死心理及濒死体验等一直是医护工作者、临终关怀学家和死亡学家所关注和研究的对象。

濒死之后的"死"人们一般称为死亡。死亡是生命活动不可逆的终止,是人的本质特征的永久消失,是机体完整性的破坏和新陈代谢的停止。在临床上,当病人心搏、呼吸停止,瞳孔散大而固定,所有反射都消失,心电波平直,即可宣布死亡。

一、死亡的标准

人类历史上一直将心搏和呼吸停止作为判断死亡的标准,但随着现代医学的进步,尤其是生物工程技术的发展和复苏术、器官移植术的广泛使用,心搏、呼吸停止的人可以通过及时有效的心脏起搏、心内注射药物和心肺复苏等技术使部分人恢复心跳和呼吸而使生命得以挽救。心脏移植术

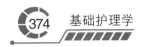

的开展使得心脏死亡理论不再对整体死亡构成威胁。人工呼吸机的应用,使停止呼吸的人也可能再度恢复呼吸。由此可见,心搏和呼吸的停止已失去作为死亡标准的权威性。现代医学提出了以"脑死亡"作为判断死亡的标准。所谓脑死亡,又称全脑死亡,是指包括脑干在内的全脑功能丧失的不可逆转的状态。目前基本沿用 1968 年世界第 22 次医学会上美国哈佛大学提出的脑死亡诊断标准:①无感受性和反应性,对刺激完全无反应,即使剧痛刺激也不能引出反应。②无运动、无呼吸,观察 1 h 后撤去人工呼吸机 3 min 仍无自主呼吸。③无反射,瞳孔散大、固定,对光反射消失;无吞咽反射;无角膜反射;无咽反射和跟腱反射。④脑电波平坦(EEG flat)。

上述 4 条标准 24 h 内多次复查后结果无变化,并排除以下两种情况,即体温过低(<32.2 ℃)和刚服用过巴比妥类药物等中枢神经系统抑制剂的影响,其结果才有意义,即可宣告死亡。

死亡的概念正在逐渐从心搏、呼吸的停止过渡到中枢神经系统功能的完全丧失,这是医学界一次意义重大的观念转变,现在用脑死亡作为判断死亡的标准已被世界许多国家医学界、社会伦理学界认可。但脑死亡的判断是一个严肃、细致和专业技术性很强的过程,按脑死亡标准对病人实施脑死亡的诊断,必须依靠具有专业特长的临床医生根据病情及辅助检查结果,并依据法律规定来作出。

2003 年卫生部制定了《成人脑死亡判定标准》,经过多年的研究与实践,于 2009 年完善和修订了《成人脑死亡判断标准(2009 版)》;2013 年,国家脑损伤质控评价中心制定了《脑死亡判定标准与技术规范(成人质控版)》,作为医学行业标准,推动我国脑死亡判定工作有序、规范地开展。

二、死亡过程的分期

一般来说,死亡不是突然降临的,而是一个由量变到质变的、持续发展的过程。死亡一般要经历濒死期、临床死亡期、生物学死亡期 3 个阶段。

(一)濒死期

濒死期又称临终期,是死亡过程的开始阶段。机体各系统功能严重障碍、极度衰弱,逐渐趋向停止。此期病人脑干以上中枢神经系统的功能深度抑制或丧失,而脑干的功能尚存,但由于失去上位中枢神经系统的控制而处于紊乱状态。表现为意识模糊或丧失,血压下降,心跳微弱,呼吸微弱或出现潮式呼吸、间断呼吸或叹息样呼吸,各种反射迟钝,肌张力减退或消失,各种迹象表明生命即将终结。濒死期一般持续 3～5 d,短则数小时,持续时间长短可因年龄、机体状况和死亡原因而异。一般情况下,青壮年、慢性病病人的濒死期较年老体弱者和急性病病人长,但某些猝死、严重脑外伤病人可不经过濒死期而直接进入临床死亡期。

(二)临床死亡期

又称躯体死亡或个体死亡,是临床上判断死亡的标准。此期病人中枢神经系统的抑制已由大脑皮质扩散至皮质下,生命中枢延髓处于极度抑制状态。表现为呼吸和心跳停止,瞳孔散大,各种反射均消失,但各种组织细胞仍有微弱而短暂的代谢活动。此期一般持续 5～6 min,若此期得到有效救治,生命还有复苏的可能;如超过这个时间,大脑将发生不可逆的损伤。但大量的临床资料证明,在低温条件下,此期可延长达 1 h 或更久。

(三)生物学死亡期

生物学死亡期又称细胞死亡期,是死亡过程的最后阶段。此期从大脑皮质开始,整个中枢神经系统及全身各器官的新陈代谢相继停止,整个机体出现不可逆变化,机体已无复活的可能。随着生物学死亡期的进展,会相继出现尸冷、尸斑、尸僵及尸体腐败等现象。

1.尸冷　死亡后最早发生的尸体现象。机体死亡后由于体内产热停止而散热继续,尸体温度逐渐降低称尸冷。死亡后尸体温度的下降有一定的规律,一般死亡后 10 h 内尸体温度下降速度为每小时 1 ℃,10 h 后每小时 0.5 ℃,大约死后 24 h,尸体温度基本接近环境温度。测量尸温以直肠温度为标准。

2.尸斑　人死亡后体内的血液循环停止,受地心引力的作用,血液向身体的最低部位坠积,导致该处皮肤呈现暗红色斑块或条纹状,称尸斑。一般于死亡后 2~4 h 开始出现,12 h 发生永久性变色,最易发生于尸体的最低部位。因此,病人死亡后应采取仰卧位,头部垫一软枕,以防脸部颜色改变。

3.尸僵　指尸体肌肉僵硬,关节固定。尸僵的主要形成机制是三磷酸腺苷(ATP)学说,即死后肌肉内 ATP 不断分解而不能再合成,致使肌肉收缩,尸体变硬。尸僵一般呈下行性发展,首先从小块肌肉开始,表现为先从咬肌、颈部肌肉开始,向下至躯干、上肢和下肢。尸僵一般在死后 1~3 h 开始出现,4~6 h 扩展到全身,12~16 h 发展至高峰,24 h 后尸僵开始减弱,肌肉逐渐变软,称为尸僵缓解。

4.尸体腐败　指人死亡后,机体组织的蛋白质、脂肪和糖类在腐败菌的作用下分解的过程。尸体腐败常见的表现有尸臭、尸绿等。尸臭是肠道内有机物分解,从口、鼻、肛门逸出的腐败气体所致。尸绿是尸体腐败时出现的色斑。尸体腐败一般在死后 24 h 开始发生,最先从右下腹出现,逐渐扩展到全腹,最后波及全身,天气炎热时可提前出现。

第三节　临终病人及其家属的护理

临终病人在临终阶段面临生理和心理双重的压力和痛苦的折磨,临终病人家属身心同样遭受困扰与痛苦,临终病人及家属均需疏导、安抚和鼓励。护士对临终病人及家属的护理应体现出护理的关怀和照顾,护士应以尊重生命、尊重病人的尊严及权利为宗旨,为临终病人及家属提供全面、积极的整体护理,使临终病人及家属获得帮助和支持。

一、临终病人的生理变化与护理

(一)临终病人的生理变化

1.循环功能减退　表现为皮肤苍白、湿冷,大量出汗,四肢发绀、斑点,脉搏细弱、不规则或测不出,心律不齐,心音减弱,血压降低或测不出,心尖冲动常最后消失。

2.呼吸功能减退　表现为呼吸频率不规则,呼吸深度由深变浅,出现鼻翼扇动、张口呼吸、潮式呼吸,由于分泌物无法或无力咳出,出现痰鸣音或鼾式呼吸。

3.胃肠功能减退　表现为食欲减退、恶心、呕吐、腹胀、便秘或腹泻、口干、脱水、体重减轻。

4.肌肉张力丧失　表现为吞咽困难,大小便失禁,肢体软弱无力,被动体位。出现希氏面容,即面肌消瘦、面部呈铅灰色、眼眶凹陷、双眼半睁、目光呆滞、下颌下垂、嘴微张。

5.感知觉改变　表现为视觉逐渐减退,由视觉模糊发展到只有光感,最后视力消失。眼睑干燥,分泌物增多。听觉常是人体最后消失的感觉。

6.意识改变　若病变未侵犯中枢神经系统,病人可始终保持神志清醒;若病变在脑部,则很快

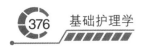

出现不同程度的意识障碍,如嗜睡、意识模糊、昏睡或昏迷等,有的病人表现为谵妄及定向障碍。

7. 疼痛　大部分的临终病人主诉全身不适或疼痛,表现为烦躁不安,血压、心率改变,呼吸变快或变慢,瞳孔散大,大声呻吟,出现疼痛面容,即五官扭曲、眉头紧锁、眼睛睁大或紧闭、双眼无神、咬牙等。

(二)临终病人的身体护理

1. 改善呼吸功能

(1)定时通风换气,保持室内空气新鲜。

(2)意识清醒者可采用半坐卧位,减少回心血量,扩大胸腔容量,改善呼吸困难;昏迷者采用仰卧位头偏向一侧或侧卧位,防止呼吸道分泌物误入气管引起窒息或坠积性肺炎。

(3)翻身叩背协助排痰,雾化吸入,必要时吸引器吸痰,保持呼吸道通畅。

(4)根据呼吸困难程度给予氧气吸入,纠正缺氧状态,改善呼吸功能。

2. 促进病人舒适

(1)病室环境适宜:保持病室安静,室内空气新鲜,通风良好,温、湿度适宜。

(2)加强皮肤护理:保持良好、舒适的体位,定时翻身,预防压疮;大小便失禁者,注意保持会阴、肛门周围皮肤的清洁干燥,必要时留置导尿管;大量出汗时,应及时擦洗干净,勤换衣裤,并保持床单位清洁、干燥、平整、无屑。

(3)加强口腔护理:护士应每天观察病人口腔黏膜情况,在晨起、餐后、睡前协助病人漱口,保持口腔清洁卫生;口唇干裂者可涂液体石蜡;有溃疡或真菌感染者酌情涂药;口唇干燥者可适量喂水,也可用湿棉签湿润口唇或用湿纱布覆盖口唇;口腔卫生状况较差并且感觉有明显疼痛者,可用稀释的利多卡因和氯己定含漱剂清洁口腔。

(4)减轻病人疼痛:护士应注意观察病人疼痛的性质、部位、程度、持续时间及发作规律。"没有疼痛地离去"是所有临终病人的愿望,因此,护士应与病人进行沟通交流,稳定病人情绪,转移其注意力,减轻疼痛;若病人选择药物止痛,可采用 WHO 推荐的三步阶梯疗法控制疼痛;临床上还可选用音乐疗法、按摩、放松术、外周神经阻断术、针灸疗法、生物反馈法等来减轻病人的疼痛。

3. 增进食欲,加强营养

(1)医护人员应充分了解病人的饮食情况,主动解释病人食欲减退、恶心、呕吐、腹胀的原因,以减轻病人的焦虑情绪。

(2)尽量满足病人的饮食要求,依据病人的饮食习惯调整饮食,注意食物要色、香、味俱全,品种多样,少食多餐。

(3)给予高蛋白、高热量、易消化的饮食,鼓励病人多吃蔬菜和水果。进食困难者给予流质或半流质饮食,便于病人吞咽,必要时鼻饲或完全胃肠外营养,保证病人的营养供给。

4. 减轻感知觉改变的影响

(1)环境安静,空气清新,通风良好,有一定的保暖设施,适宜的照明设备,以增加病人的舒适感和安全感。

(2)对于神志清醒的病人,可以用清洁的温湿毛巾或温湿棉签从内眦向外眦拭去眼部的分泌物。对于昏迷的病人,除清洁眼睛外还要保持眼睛湿润,可以用刺激性小的眼药膏敷在裸露的角膜上,如涂红霉素、金霉素眼膏或覆盖凡士林纱布,以保护角膜,防止角膜干燥发生溃疡或结膜炎。

(3)听觉是临终病人最后消失的感觉。因此,护士在与病人交谈时语调应柔和,语音要清晰,也可采用触摸病人的非语言交谈技巧,让临终病人感到即使在生命的最后时刻也并不孤独。

5. 安全护理　若病人出现神志不清、躁动不安,要注意保护病人,必要时采用牙垫、床档或约束带加以保护。

　　6.观察病情变化

　　(1)密切观察病人的生命体征、疼痛、瞳孔、意识状态等。

　　(2)监测心、肺、脑、肝、肾等重要脏器的功能。

　　(3)观察治疗效果与反应。

二、临终病人的心理变化与心理护理

(一)临终病人的心理变化

　　临终病人在面临死亡时,会产生十分复杂的心理变化和行为反应。美国医学博士库布勒·罗斯(Dr. Kubler Ross)研究了500多位临终病人的心理反应,提出临终病人从获知病情到临终阶段的心理反应过程分为5个时期,即否认期、愤怒期、协议期、忧郁期及接受期。

　　1.否认期　病人得知自己病重即将面临死亡,第一个反应就是否认,如:"不,不可能是我,那不是真的,一定是搞错了。"病人拒绝接受现实,希望是误诊,常怀着侥幸心理四处求医,无法听取别人对病情的任何说明和解释,否认自己病情严重,同时也对后果缺乏心理准备。这些反应是病人应对突然降临的不幸的一种正常心理防御机制,是为了暂时逃避现实的压力,旨在有更多的时间来调整自己面对死亡。这段时间持续的长短因人而异,大部分病人能很快度过,但也有些人可能会持续地否认,直至死亡。

　　2.愤怒期　随着病情的加重,否认无法再维持下去,病人常因为即将失去生命而表现为生气、愤怒、嫉妒或怨恨。病人通常会想:"为什么是我? 这太不公平了!"病人往往迁怒于医护人员、家属和朋友,将不满情绪发泄到他们身上,或对医院的制度、治疗、护理等方面百般挑剔,甚至会无端指责或辱骂别人,以弥补内心的不平衡。

　　3.协议期　此期病人的愤怒心理消失,接受临终的事实,不再怨天尤人。他们常表示:"请让我好起来,我一定……"病人为了延长生命会多方求医问药,并做出许多承诺作为交换条件来换取生命的延续,有些病人会对过去所做的错事表示后悔,有些病人认为许愿或做善事能扭转死亡的命运。此期一般很短,也不如前两期表现明显,病人变得和善,对自己的病情抱有希望,愿意配合医护人员进行治疗。

　　4.忧郁期　随着病情的进一步恶化,病人逐渐意识到失去生命和所爱的一切已经不可避免,协议也无法阻止死亡的来临,会产生很强烈的失落感,对死亡事件感到无奈、痛苦,他们常表示:"好吧,那就是我。"这个时期病人会出现悲伤、情绪低落、郁郁寡欢、沉默、退缩、哭泣等反应,甚至有轻生的想法。病人希望与亲朋好友见面,希望家人和朋友能够陪伴照顾,同时交代后事。

　　5.接受期　此期为临终的最后阶段,在一切努力、挣扎之后,病人变得平静,接受即将面临死亡的事实,病人表示:"好吧,既然是我,那就去面对吧。"此期病人对自己面临的死亡已有所准备,表现出惊人的平静坦然,病人情感减退,喜欢独处,睡眠时间增加,安然等待死神的降临。

　　库布勒·罗斯博士认为临终病人心理发展过程的5个阶段并非完全按顺序发生和发展,而是因人而异的。上述阶段有的可以重合,有的可以提前,有的可以推后,也有的可以始终停留在否认期,而且各阶段持续时间长短也不同。因此,在实际工作中,护士应因人而异地照顾每一位临终病人,使病人感到舒适并获得支持和力量,真正体现对生命质量的尊重。

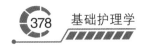

(二)临终病人的心理护理

1. 否认期护理

(1)护士要具有真诚、忠实的态度,不要轻易揭穿病人的防卫机制,也不要欺骗病人。应坦诚温和地回答病人对病情的询问,并注意保持与其他医护人员及家属对病人病情描述的一致性。

(2)护士要注意运用语言沟通技巧。护士应根据病人对其病情的认识程度进行沟通,要耐心倾听病人的诉说,关心、支持和理解病人,维持其适当的希望感,与病人交谈时要因势利导、循循善诱,正确实施死亡教育,使病人逐步面对现实。

(3)尽量时常陪伴在病人身旁,注意非语言沟通技巧的应用,适当利用非语言沟通技巧来表达关怀和亲密,如拍拍病人肩部,轻握病人的手等,让病人时刻感受到护士的关心和理解。

2. 愤怒期护理

(1)护士应认真倾听病人的内心感受,允许病人发怒、抱怨,应将病人的发怒、抱怨看作是一种积极的适应性反应,应给予其充分的理解、体谅和容忍,同时注意预防意外事件的发生。千万不要把病人的攻击看成是针对某个人,也不要用愤怒的表现去反击他。

(2)给病人提供表达或发泄内心情感的适宜环境,鼓励病人宣泄内心的不快,并加以心理疏导和安慰,帮助病人渡过心理难关,避免其过久地停留在否定阶段而延误必要的治疗。

(3)做好病人家属和朋友的工作,给予病人关爱、理解、同情和宽容。

3. 协议期护理

(1)护士应积极主动地指导和关心病人,加强护理,尽量满足病人的要求,使病人更好地配合治疗,以减轻痛苦,控制症状。

(2)在交谈中,护士应鼓励病人表达内心的感受,尊重病人的信仰,积极教育和引导,减轻病人的压力。

4. 忧郁期护理

(1)护士应给予病人支持、鼓励、同情和照顾,经常陪伴病人,允许其用不同的方式如忧伤、哭泣等宣泄情感。

(2)尽量满足病人的合理要求,安排亲朋好友见面、相聚,并尽量让家属陪伴在其身旁。

(3)创造舒适的环境,鼓励并协助病人保持自我形象和尊严。

(4)密切观察病人,做好心理疏导和死亡教育,预防病人自杀。

5. 接受期护理

(1)尊重病人,避免过多打扰病人,给予临终病人一个安静、舒适的环境,减少外界的干扰。

(2)护士应帮助病人了却未完成的心愿,继续保持对病人的关心和支持,加强生活护理,保证病人临终前的生活质量,让其安详、平静、有尊严地离开人世。

三、临终病人家属的护理

自病人进入临终阶段直至死亡,几乎所有家属都会出现明显的心理和行为反应,家属的心理、行为反应和对待死亡的态度将直接影响临终护理工作的正常实施。因此,了解临终病人家属的心理、行为反应特征,做好临终病人家属的照护及心理疏导工作是临终护理工作的重要组成部分。

(一)临终病人家属的行为反应

临终病人家属不仅承担着照顾病人的角色,也是医护人员的服务对象。病人的临终过程也是其家属心理应激的过程,临终病人常给他们的家属带来生理、心理和社会压力。当看到亲人死亡不可避免,他们的心情十分沉重、苦恼、烦躁,临终病人家属在情感上难以接受即将失去亲人的现实,常会出现以下行为改变。

1. 个人需要的推迟或放弃 一人生病,牵动全家。家属为了病人的治疗,要付出巨大的财力和精力,为了更好地照顾病人,家庭成员在考虑整个家庭的状况后,会对自我角色和承担的责任进行调整,如在工作、升学、就业等方面不得不暂时推迟或放弃自己的目标。

2. 家庭中角色、职务的调整与再适应 家庭重新调整有关成员的角色,如慈母兼严父、长姐如母、长兄如父等以保持家庭的相对稳定。

3. 压力增加,社会交往减少 在照料临终病人期间,家属因精神的悲伤、体力和财力的消耗而感到心力交瘁,甚至可能对病人产生欲其生、又欲其死的矛盾心理,这也常引起家属的内疚与罪恶感。长期照料病人减少了与其他亲人或朋友间的社会交往,家属难免会产生孤独感。再加上传统文化的影响,大多数人倾向于对病人隐瞒病情,避免其知晓后产生不良后果而加速其病情的进展,因此既要压抑自我的悲伤,又要努力地隐瞒病情,更加重了家属的身心压力。

(二)临终病人家属的心理反应

当得知亲人即将死亡,家属会经历震惊、否认、愤怒、接受、悲伤的心理反应过程,这几个阶段并非都必然发生,并且发生的先后次序也有可能改变。

1. 震惊阶段 当得知自己朝夕相处、相亲相爱的亲人即将离开人世时,家属表现出不理解、不知所措、惊恐、难以接受,甚至痛不欲生,家属的情绪会比较波动,举止和谈吐甚至会出现一些反常现象,以拒绝接受亲人即将死亡的事实。

2. 否认阶段 当病人经过一段时间的治疗和照护,病情暂时得到控制或有所缓解时,家属可能会怀疑医生诊断错误,并幻想着病人能康复,抱有一线希望而四处奔波打听,试图否定医生的诊断。

3. 愤怒阶段 当病人经过治疗后不见好转,病情日益恶化,确认医治无望时,家属可能会产生愤怒、嫉妒、怨恨的情绪,行为上表现出烦躁不安,甚至在照顾病人的时候不耐烦,是一种舍不得亲人的表现。

4. 接受阶段 病人家属开始逐渐接受病人即将死亡的事实,情绪变得平和。

5. 悲伤阶段 病人家属接受病人即将死亡的事实后,往往会有负罪感,觉得对死者生前没有照顾好,甚至觉得自己对死者的死亡要负责任,同时有失落和孤独感,从而产生悲伤抑郁情绪。

(三)临终病人家属的护理措施

1. 满足家属照顾病人的需要 对家属多关心、多理解,尽量满足其对临终病人的陪伴与照顾的需要。适当为家属提供与病人单独相处的环境与时间。安排家属同主治医生交谈,使他们正确了解病人病情的进展及预后。与家属共同讨论病人的身心状况,并制订相应的护理计划。

2. 鼓励家属表达感情 护士要积极主动与家属沟通,建立良好的关系,取得家属的信任。与家属交谈时,尽量提供安静、隐私的环境,耐心倾听,鼓励家属说出内心真实感受及遇到的困难,并积极解释临终病人生理、心理变化的原因和治疗护理情况,减少家属疑虑。

3. 指导家属对病人进行生活照料 任何人的关心与体贴都不及家人的照料。因此,护士要鼓励家属参与病人的照护过程,如计划的制订、生活的护理等。护士应为家属提供相关护理知识和技能,并指导病人家属实施照护,使其在照料亲人的过程中获得心理慰藉。

4. 协助维持家庭的完整性 协助家属在医院环境中安排日常的家庭活动,如共进晚餐、看电视、下棋等,以增进病人的心理调适,保持家庭完整性。

5. 满足家属的合理需求 临终事件会抑制家属自身的身心需求,护士应该运用专业的心理护理知识,让家属重新认识到自身的需求,同时要关心体贴家属,帮助其安排陪伴期间的生活,尽量解决其实际困难。

第四节 死亡后的护理

死亡后的护理是对死者生前护理的延续,包括对死亡者的尸体护理和对丧亲者的护理。

一、尸体护理

尸体护理是对临终病人实施整体护理的最后步骤,也是临终关怀的重要内容之一。做好尸体护理既是对死者的同情和尊重,又是对家属最大的心理安慰。尸体护理应在确认病人死亡,医生开具死亡诊断书后尽快进行,这样既可减少对其他病人的影响,又可防止尸体僵硬。在尸体护理的过程中,应尊重死者和家属的民族习惯和要求,护士应以唯物主义的死亡观和严肃认真的态度尽心尽责地做好尸体护理工作,同时还要做好对家属的心理疏导和支持工作。

【目的】

1. 保持尸体清洁,维护良好的外观,易于辨认。

2. 尊重死者,安慰家属,减轻哀痛。

【操作准备】

1. 护士准备 着装整洁,修剪指甲,洗手,戴口罩、手套。

2. 家属准备 停止对死者的一切治疗和护理;家属理解,愿意配合。

3. 用物准备 血管钳、剪刀、松节油、绷带、不脱脂棉球、梳子、尸单(或尸袋)、尸体识别卡3张(表17-1)、衣裤、鞋、袜等;擦洗用具、手消毒液、生活垃圾桶、医疗废物桶;有伤口者备换药敷料、胶布,必要时备隔离衣和手套等。

表 17-1 尸体识别卡

姓名_____	住院号_____	年龄_____	性别_____
病区_____	床 号_____	籍贯_____	诊断_____
地址_____			
死亡时间____年____月____日____分			
		护士签名_____	
		_____医院	

4. 环境准备 安静、肃穆,必要时屏风遮挡。

【操作步骤】

1. 操作前核对、评估、与家属沟通

(1)核对病人的床号、姓名、住院号及腕带。

(2)评估病人的诊断、治疗、抢救过程、死亡原因及时间;尸体清洁程度、有无伤口、引流管等;死者的民族、宗教信仰,死者家属对死亡的态度及合作程度。

　　(3)评估操作环境是否安静,室温、光线是否适宜。

　　(4)通知死者家属并向丧亲者解释尸体护理的目的、方法、注意事项及配合要点。

　　2.操作　尸体护理见表17-2。

表 17-2　尸体护理

操作步骤	操作要点
1.填写尸体识别卡:核对病人,填写死亡通知单2张和尸体识别卡3张	·确认病人死亡 ·死亡通知单分别送医务科和病人家属 ·若家属不在,应尽快通知家属来探视遗体
2.备齐用物:携用物至床旁,屏风遮挡	·物品要齐全,注意维护死者隐私,减少对同病室其他病人情绪的影响
3.劝慰家属:劝慰家属节哀保重,请其暂时离开病房	
4.撤去治疗:撤去一切治疗用物,去除尸体身上的各种导管	·便于尸体护理
5.安置体位:将床放平,使尸体仰卧,头下置一软枕,双臂放于身体两侧,留一大单遮盖尸体	·防止面部淤血变色 ·保护死者隐私
6.整理遗容:洗脸,有义齿者代为装上,协助闭合口、眼。若眼不能闭合,可用毛巾湿敷或于上眼睑下垫少许棉花,使上眼睑下垂闭合。嘴不能闭紧者,轻揉下颌或用四头带固定	·装上义齿可避免脸型改变,使脸部稍显丰满 ·口、眼闭合维持尸体外观,符合习俗
7.填塞孔道:用血管钳将棉花塞于口、鼻、耳、阴道、肛门等孔道	·防止液体外溢 ·棉花勿外露
8.清洁尸体:脱去衣裤,依次擦洗上肢、胸、腹、背及下肢,更衣梳发。用乙醇或松节油擦净胶布痕迹	·保持尸体清洁,无渗液,维持良好尸体外观 ·有伤口者更换敷料,有引流管者应拔出后缝合伤口或用蝶形胶布封闭并包扎
9.包裹尸体:为死者穿上衣裤,将第一张尸体识别卡系在尸体右手腕部,用尸单包裹尸体,在胸部、腰部、踝部用绷带固定,将第二张尸体识别卡系在尸体腰前的尸单上,也可将尸体放在尸袋里,拉好拉锁	·便于尸体的运送与识别
10.运送尸体:将尸体送往太平间或殡仪馆,置于停尸屉内,将第三张尸体识别卡系于停尸屉外面	·便于尸体认领
11.操作后处理	
(1)处理床单位	·非传染病病人按一般出院病人方法处理,传染病病人按传染病病人终末消毒方法处理
(2)整理病历,完成各项记录,按出院手续办理结账	·体温单上记录死亡时间,注销各种执行单(治疗、药物、饮食卡等)
(3)整理病人遗物交家属	·若家属不在,应由两人清点后,列出清单交护士长妥善保管

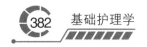

【注意事项】

1. 必须先由医生开出死亡通知,征得家属同意后,护士方能进行尸体护理。

2. 向死者家属解释时,应具有同情心和爱心,沟通的语言要体现对死者及其家属的关心和体贴,安慰家属时,配合使用体态语言会收到良好的效果。

3. 病人死亡后应及时进行尸体护理,以防僵硬。

4. 尸体护理时,护士应态度严肃认真,尊重死者,满足家属的合理要求。

5. 传染病病人的尸体应使用消毒液擦洗,并用消毒液浸泡的棉球填塞各孔道,尸体用尸单包裹后装入不透水的袋中,并作出传染标识。

二、丧亲者的护理

丧亲者即死者的直系亲属,主要指失去父母、配偶、子女者。丧亲者在居丧期的痛苦是非常强烈的,他们承受痛苦的时间比病人还长。在此时期,护士应充分理解丧亲者的感受,给予其必要的支持和安抚,帮助丧亲者顺利度过悲伤阶段,逐渐恢复日常生活。

(一)丧亲者的心理反应

美国社会学家帕克斯(M·Parkes)提出,悲伤的过程可分成不同的阶段并且是循序进展的,而每个阶段的转换是逐渐推进的,中间并无明显界限。他将失去亲人的丧亲者的悲伤反应分为 4 个阶段。

1. 麻木阶段 丧亲者得知亲人死亡的消息后,第一反应是震惊和麻木,特别是突然或意料之外的亲友死亡。产生这种反应的丧亲者可能会发呆几分钟、几小时或者几日,此时丧亲者常常存在非现实感,不能宣泄自己的悲伤。

2. 渴望阶段 麻木之后的反应是悲伤、渴望和思念已逝去的亲人,希望病人能死而复生。他们去到死者住过的地方,珍惜死者用过的物品,反复回忆死者在世时的音容笑貌,检视自己以往对死者的过错。有时,丧亲者会强烈感觉死者的存在,看到影子或听到声音,就以为死者已经回来。

3. 颓丧阶段 寻求死者复生的努力失败后,丧亲者开始接受亲人已故的事实,痛苦的程度和次数随着时间逐渐消减,但人会变得颓丧,感到人生的空虚与孤独,对一切事物都提不起兴趣。

4. 复原阶段 丧亲者的悲恸逐渐减弱,意识到只有面对现实,放弃不切实际的希望,自己才能有新的开始,才能恢复正常生活。

据帕克斯观察,这四个阶段的持续时间一般需要一年左右。在病人逝世多年以后,丧亲者仍然会触景生情,思念已故的亲人,再度出现伤感,但这时的悲伤中已融入了许多令人快乐的思念,这些思念可作为丧亲者新生活的一部分。

(二)影响丧亲者居丧期心理反应的因素

1. 对死者的依赖程度及亲密程度 丧亲者对死者经济上、生活上、情感上依赖越强,原有的关系越密切,丧亲者的悲伤程度越重,亲人死亡后的调适也越困难。

2. 病人病程的长短 如果死亡到来时,丧亲者已有预期的思想准备,悲伤程度相对较轻,调适较快;如果死者是因意外突然死亡,丧亲者心理毫无准备,受到的打击会很大,易产生自责、内疚等心理,则调适较慢。

3. 死者的年龄与丧亲者年龄 死者的年龄越轻,丧亲者越易产生惋惜和不舍之情。丧亲者的年龄反映其人格的成熟度,影响其解决、处理后事的能力。

4. 丧亲者的文化水平与性格 文化水平较高的丧亲者能正确地理解死亡,一般能够面对死亡现象。外向性格的丧亲者,因其悲伤能够及时宣泄出来,居丧悲伤期会较短,而性格内向的丧亲者悲伤持续时间则较长。

5.其他支持系统　丧亲者的亲朋好友、各种社会活动、宗教信仰等能提供支持满足其需要,对调整哀伤期有一定的作用。

6.失去亲人后的生活改变　失去亲人后生活改变越大,越难适应新的生活,如中年丧偶、老年丧子等。

(三)丧亲者的护理

1.做好死者的尸体护理　认真细致的尸体护理能够体现护士对死者的尊重,对生者的抚慰。

2.尽量满足丧亲者的需要　丧亲是人生中最痛苦的经历,护士应尽量满足丧亲者的合理需求,无法做到的需善言相劝,耐心解释,以取得其谅解与合作。

3.心理疏导,精神支持　护士应全面评估丧亲者的悲伤程度,按悲伤的不同阶段制定相应的护理措施。

(1)鼓励丧亲者宣泄感情:死亡是病人痛苦的结束,而对丧亲者则是悲哀的高峰,必将影响丧亲者的身心健康和生活质量。哭泣是死者家属最常见的情感表达方式,是一种很好的疏解内心忧伤情绪的途径,可以协助其表达愤怒情绪和罪恶感,所以应该给予丧亲者一定的时间,并创造适当的环境,让他们能够自由痛快地将悲伤的情感宣泄出来。

(2)给予心理疏导和精神支持:获知亲人死亡信息后,丧亲者最初的反应是麻木和不知所措,此时最好的方法就是陪伴、抚慰和认真地聆听。护士应讲解相关知识及如何处理死亡事件,安慰丧亲者尽快走出悲伤,帮助丧亲者以积极的方式面对现实、接受现实,使其意识到过好自己的生活是对逝者最好的安慰,重建生活的信心。

4.鼓励丧亲者之间相互安慰　需通过观察发现死者家属中的重要人物和“坚强者”,鼓励他们相互安慰,相互支持和帮助,引导他们直面哀伤,发挥独立生活的潜能。

5.协助解决实际困难　病人去世后,丧亲者会面临许多需要解决的家庭实际问题。临终关怀中,医护人员应深入了解家属的实际困难,并积极地提供支持和帮助,如经济问题、子女问题、家庭组合、社会支持系统等,使家属感受到人世间的温情。

6.协助建立新的人际关系　劝导和协助丧亲者对死者作出感情撤离,逐步与他人建立新的人际关系,例如再婚或重组家庭等。这样可以弥补其内心的空虚,并使家属在新的人际关系中得到慰藉,但要把握好时间的尺度。

7.协助培养新的兴趣,鼓励丧亲者参加各种社会活动　协助丧亲者重新建立新的生活方式,寻求新的经历与感受。要鼓励丧亲者积极参加各种社会活动,因为活动本身就是复原,也是一种治疗。通过活动可以抒发家属内心的郁闷,获得心理的安慰,尽快从悲伤中解脱出来。

8.对丧亲者的访视　对死者家属要进行追踪式服务和照护,一般临终关怀机构可以通过信件、电话、访视等方式对死者家属进行追踪随访,以保证死者家属能够获得来自医务人员持续性的关爱和支持。

▷▷▷▶ **本章小结** ◀◁◁◁

临终关怀是对临终病人提供全面的生活照护、心理安慰与社会支持,帮助临终病人面对现实、摆脱恐惧、缓解疼痛,使其安详、有尊严、无痛苦地走完人生最后的旅途。本章节讲述了临终关怀的相关知识,明确了濒死和死亡的区别,对临终病人、临终病人家属、丧亲者的护理以及尸体护理进行

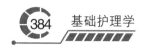

了详细的阐述。在临终关怀服务中,护士承担着重要的专业角色和社会角色,护士应该掌握相应的专业知识与技能,这样才能做好临终病人的临终护理工作。

（许志娟）

自测题　　　　参考答案

第十八章　医疗与护理文件

临床案例

　　病人张某,男,57 岁,病人既往肝硬化病史 10 年余,因进食不洁、油炸食物后上消化道大出血合并发热,出血量达 1 000 mL,体温最高 38.8 ℃,急诊收治入院,查体:T 38.7 ℃,P 118 次/min,R 22 次/min,BP 89/50 mmHg,立即给予消化内科护理常规,禁食水,休克卧位,留陪护 1 人,记录 24 h出入水量与尿量、急查血常规、肝肾功能、血型与交叉配血,白眉蛇毒血凝酶 2 U 静脉注射,羟乙基淀粉 500 mL 静脉滴注。

　　请问:①上述医嘱分别属于哪一类? 哪些医嘱需要立即执行? ②体温监测频次和要求是什么? ③液体出入量记录内容包括哪些? 如何正确记录液体出入量? ④首次护理记录单记录的内容包括什么?

第一节　医疗与护理文件的记录和管理

　　护理文件是护理人员在护理活动过程中形成的文字、符号、图表等资料的总称,是护理人员科学的思维方式和业务水平的具体体现,是病历的重要组成部分。

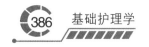

一、医疗与护理文件记录

（一）医疗与护理文件记录的意义

1. 提供沟通信息　医疗与护理文件客观、全面、系统地反映了病人病情变化、诊疗护理以及疾病转归的全过程，是临床工作的原始资料；是医护人员进行正确诊疗、护理的依据；同时也是加强各级医护人员之间交流与合作的纽带。护理记录内容如体温、脉搏、呼吸、血压、出入量及危重病人观察记录等，常是医生了解病人的病情进展、进行明确诊断并制订和调整治疗方案的重要参考依据。

2. 提供教学与科研资料　标准、完整的医疗护理记录体现了理论在实践中的具体应用，是医学教学的最好资料，也是进行疾病调查、开展科研的重要资料。一些特殊病例还可以作为进行个案教学分析与讨论的良好素材。同时，医疗护理记录也为流行病学研究、传染病管理、防病调查、临床路径、大病统筹等提供了统计学方面的资料，是医疗卫生健康管理机构制定和调整政策的重要依据。

3. 提供评价依据　各项医疗与护理记录，可在一定程度上反映医院的医疗护理服务质量、管理水平、医护人员的业务素质和学术水平。它既是医院护理管理的重要信息资料，又是医疗卫生部门衡量医院工作、进行等级评定的重要考核资料之一。

4. 提供法律依据　医疗与护理记录是具有法律效应的文件，是法律所认可的证据，在法庭上可作为医疗纠纷、保险索赔、犯罪刑事案件的证明。凡涉及以上诉讼案件，调查处理时都要将医疗病案、护理记录作为依据加以辨别，以明确医院及医护人员有无法律责任。因此，医护人员必须认真对待医疗文件的书写，对病人住院期间的病情、治疗、护理做好及时、准确、完整、连续、规范的记录，才能为法律提供有效的依据来保护医护人员自身的合法权益。

（二）医疗与护理文件记录的要求

1. 及时　医疗与护理记录必须及时，保持连贯性和持续性，反映病人病情变化的全过程，禁止提前记录，更不能漏记、错记，以保证记录的时效性，维持最新资料。如因抢救急危重症病人未能及时记录，有关医护人员应当在抢救结束后 6 h 内据实补记，并标明抢救完成时间和补记时间。

2. 准确　是指记录的内容必须在时间、内容及数据上准确、真实、无误，尤其对病人的主诉和行为应进行详细、真实、客观的描述。如果是病人的主观感受，必须注明"病人自诉"等，不应是护理人员的主观判断和有偏见的资料；记录者必须是执行者。记录的时间应为实际检查、治疗、给药、护理的时间，尤其在临床表现、病情变化、抢救时间、病情描述方面应该是真实、客观的记录，护理记录单是具有法律效力的，必要时可成为重要的法律依据；记录应严谨，如有书写过程中出现错字时，应当用双线划在错字上并修改，保留原记录清楚可辨，并在上面签全名及修改时间。

3. 完整　眉栏、页码需填写完整。各项记录，尤其是护理表格应按要求逐项填写，避免遗漏。记录应连续，不留空白。每项记录后签全名，以示负责。如病人出现病情恶化、拒绝接受治疗及护理或有自杀倾向、意外、请假外出、并发症先兆等特殊情况，应详细记录体现护理动态过程并及时汇报、交接班等。避免护理记录的疏忽、缺陷，而造成不必要的医疗纠纷。

4. 简明扼要　记录内容应详略得当、条理清晰、用词恰当、重点突出，应使用中文、医学术语、国家法定计量单位及公认的缩写，避免主观臆断、模棱两可、含糊不清或模式化套话的表述。此外，护理文件均可以采用表格式结构化的护理病历，能够缩短记录时间，提高工作效率，使护理人员有更多时间和精力为病人提供直接护理服务。

5. 清晰明了　按要求分别使用红、蓝（黑）笔书写，要求文字工整，字迹清晰，保持表格整洁。避免字迹潦草、简化字缩写字、应用非医学术语，避免口语化表达，禁止涂改。

二、医疗与护理文件的管理

（一）病历的管理要求

1. 医疗护理文件按规定放置在办公区域,记录或使用后必须放回原处。

2. 注意保持医疗护理文件的清洁、整齐、完整,防止破损、污染、拆散和丢失。

3. 病人、家属及见习生不得随意翻阅医疗护理文件,不得擅自将医疗护理文件带出病区;按规定,病人及家属有权复印体温单、医嘱单、护理记录单等,因医疗活动或复印等需要带离病区时,应当由病区指定专门工作人员负责携带和保管。

4. 医疗护理文件应妥善保存。住院期间由病房负责保管,出院或者死亡后将其整理好交病案室保管。

（1）体温单、医嘱单、手术记录单、病重（病危）护理记录单等作为住院病历的一部分,病人出院后,应按病历管理要求入病历保存,送病案室长期保存。

（2）住院病历保存时间自病人最后一次住院出院之日起不少于 30 年;如门（急）诊病历由医疗机构保管的,按管理要求,保存时间自病人最后一次就诊之日起不少于 15 年。

（3）如医疗机构变更名称,所保管的病历应当由变更后医疗机构继续保管。

（4）如医疗机构撤销,所保管的病历可以由省级卫生健康委行政部门、中医药管理部门指定的医疗机构按照规定妥善保管。

5. 病人本人或其代理人、死亡病人近亲属或其代理人、保险机构及公安或司法机关因办理案件需要有权复印或复制病人的门（急）诊病历和住院病历中的体温单、医嘱单、住院志（入院记录）、手术同意书、麻醉同意书、麻醉记录、手术记录、病重（病危）病人护理记录、出院记录、输血治疗知情同意书、特殊检查（特殊治疗）同意书、病理报告、检验报告等辅助检查报告单、医学影像检查资料等病历资料。

6. 当发生医疗纠纷时,应第一时间上报医院的医患纠纷办公室,要求医患双方同时在场的情况下封存或启封死亡病例讨论记录、疑难病例讨论记录、上级医师查房记录、会诊记录、病程记录、各种检查报告单、医嘱单等,封存的病历资料可以是复印件,封存的病历由医疗机构负责、医疗服务质量监控的部门或者由医疗纠纷人民调解委员会的专（兼）职人员保管。

（二）病历排列顺序

1. 住院病人病历的排列顺序　住院病历应当按照以下顺序排序:体温单、医嘱单、入院记录、病程记录、术前讨论记录、手术同意书、麻醉同意书、麻醉术前访视记录、手术安全核查记录、手术清点记录、麻醉记录、手术记录、麻醉术后访视记录、术后病程记录、病重（病危）病人护理记录、出院记录、死亡记录、输血治疗知情同意书、特殊检查（特殊治疗）同意书、会诊记录、病危（重）通知书、病理资料、辅助检查报告单、医学影像检查资料。

2. 出院（转院、死亡）后病人病历的排列顺序　病案应当按照以下顺序装订保存:住院病案首页、入院记录病程记录、术前讨论记录、手术同意书、麻醉同意书、麻醉术前访视记录、手术安全核查记录、手术清点记录、麻醉记录、手术记录、麻醉术后访视记录、术后病程记录、出院记录、死亡记录、死亡病例讨论记录、输血治疗知情同意书、特殊检查（特殊治疗）同意书、会诊记录、病危（重）通知书、病理资料、辅助检查报告单、医学影像检查资料、体温单、医嘱单、病重（病危）病人护理记录。

3. 病人病历的保管

（1）门（急）诊病历原则上由病人负责保管。医疗机构建有门（急）诊病历档案室或者已建立门

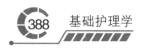

（急）诊电子病历的，经病人或者其法定代理人同意，其门（急）诊病历可以由医疗机构负责保管。

（2）住院病历由医疗机构负责保管。门（急）诊病历由病人保管的，医疗机构应当将检查检验结果及时交由病人保管。门（急）诊病历由医疗机构保管的，医疗机构应当在收到检查检验结果后24 h内，将检查检验结果归入或者录入门（急）诊病历，并在每次诊疗活动结束后首个工作日内将门（急）诊病历归档。

（3）病人住院期间，住院病历由所在病区统一保管。因医疗活动或者工作需要，须将住院病历带离病区时，应当由病区指定的专门人员负责携带和保管。医疗机构应当在收到住院病人检查检验结果和相关资料后24 h内归入或者录入住院病历。

（4）病人出院后，住院病历由病案管理部门或者专（兼）职人员统一保存、管理。医疗机构应当严格病历管理，任何人不得随意涂改病历，严禁伪造、隐匿、销毁、抢夺、窃取病历。

三、电子护理病历的管理

（一）电子护理病历

电子病历是指医务人员在医疗活动过程中，使用信息系统生成的文字、符号、图表、图形、数字、影像等数字化信息，并能实现存储、管理、传输和重现的医疗记录，是病历的一种记录形式，包括门（急）诊病历和住院病历。电子病历系统是指医疗机构内部支持电子病历信息的采集、存储、访问和在线帮助，并围绕提高医疗质量、保障医疗安全、提高医疗效率而提供信息处理和智能化服务功能的计算机信息系统。护理文书是医疗文书的重要组成部分，电子护理病历是护理文书的一种基于信息系统的记录形式，是信息系统中护士对住院病人的病情观察和护理措施实施的原始记录，其质量的好坏不仅反映护士的业务技术水平，也是医疗机构护理质量乃至管理水平的重要体现，更是医疗诉讼中举证责任倒置的重要依据之一。

（二）电子护理病历系统的主要功能

1. 住院病人评估及安全告知　采取文档录入与选项相结合的方式，具体分为四部分。

（1）基本信息：如入院病人所在科室、姓名、性别、年龄、住院号、入院时间等为系统自动导入；如入院方式、入院病因、既往史等需要手动录入。

（2）护理评估：病人入院体征需要录入，沟通能力、视力、过敏史、跌倒史、置管、疼痛、压疮、巴氏量表（指数）等均列出规范化的标准选项，以复选方式通过点击完成资料录入。

（3）风险评估：主要由压力性损伤危险因素评估、跌倒坠床危险因素评估、深静脉血栓危险因素评估、非计划拔管危险因素评估等组成，均可列出规范化的标准选项，以复选方式通过点击完成资料录入，并由系统自动计分，显示风险程度。

（4）病人安全告知：将病室管理注意事项及压力性损伤、跌倒坠床、深静脉血栓等高危风险因素及防范措施纳入告知内容，护士签名，记录时间为电脑现有时间，将住院病人评估及安全告知单填写完成后及时打印，由病人或家属签字。

2. 住院病人护理记录单　是护理病历的重要部分，为使护理记录体现病情动态变化，常以结构化或半结构化模版形式提供信息录入，有利于病历规范书写，避免了手动录入出现错填、漏填、不合理等错误的发生。结构化护理病历的应用有利于基础质控、环节质控和终末质控的及时性和时效性，提高护理文件书写的有效性、合理性和质量。

3. 体温单录入　测量体温是护士每天的常规工作之一。体温单支持全病区和单人两种录入模式，录入体温、脉搏、呼吸、血压等数据后，在图像页会自动产生相应图形，图线粗细均匀，版面清晰美观。

4.医嘱单　护士处理医嘱是临床护理工作的一个重要组成部分,使用电子病历后,医生在电脑系统中下达医嘱,完成录入,护士提取、校对、处理等每一个环节,直接在电脑系统中完成操作,各种医嘱执行单和治疗卡可自动生成打印,字迹清晰,规范整洁,缩短了医嘱处理的等待时间,确保医嘱及时执行,同时减少了由于人工转抄医嘱、执行单造成的护理差错等情况的发生。

(三)电子护理病历记录内容基本要求

1.电子护理病历书写应客观真实、准确及时、完整规范。

2.打印的电子护理病历应符合归档病历的要求。

3.电子护理病历应使用医学术语及通用的外文缩略语,无正式中文译名的疾病名称、症状、体征可用外文书写,其他一律用中文书写,语句通顺,格式统一,标点符号应用准确。

4.电子护理病历一律使用阿拉伯数字书写日期和时间,采用24 h制记录。

5.电子护理病历内容应与其他病历资料有机结合、相互统一、避免矛盾。

(四)电子护理病历记录格式

1.电子护理病历书写过程中不得留空格、空行及空页。

2.危重病人每次记录病情时,必须同时记录脉搏、呼吸、血压。出入液量按医嘱要求记录,如无医嘱时,对尿量、输液量的观察可以记录在病情描述内容中。一般病人的病情记录,如在体温测量时间(如07∶00、11∶00、15∶00、19∶00等),应当记录体温、脉搏、呼吸;不在体温测量时间只需记录脉搏、呼吸,如有异常变化应随时记录。

(五)医疗机构应用电子病历应当具备的条件

1.具有专门的技术支持部门和人员,负责电子病历相关信息系统建设、运行和维护等工作;具有专门的管理部门和人员,负责电子病历的业务监管等工作。

2.建立、健全电子病历使用的相关制度和规程。

3.具备电子病历的安全管理体系和安全保障机制。

4.具备对电子病历创建、修改、归档等操作的追溯能力。

5.其他有关法律、法规、规范性文件及省级卫生健康委员会行政部门规定的条件。

(六)电子病历的管理

医疗机构应当成立电子病历管理部门并配备专职人员,具体负责本机构门(急)诊电子病历和住院电子病历的收集、保存、调阅、复制等管理工作。

1.医疗机构电子病历系统应当保证医务人员查阅病历的需要,能够及时提供并完整呈现该病人的电子病历资料。病人诊疗活动过程中产生的非文字资料(CT、磁共振成像、超声等医学影像信息、心电图、录音、录像等)应当纳入电子病历系统管理,应确保随时调阅、内容完整。

2.门诊电子病历中的门(急)诊病历记录以接诊医师录入确认即为归档,归档后不得修改。

3.住院电子病历随病人出院,经上级医师行出院审核确认后归档,一般要求3 d内完成归档,归档后由电子病历管理部门统一管理。

4.对目前还不能电子化的植入材料条形码、知情同意书等医疗信息资料,可以采取措施使之信息数字化后纳入电子病历并留存原件。

5.归档后的电子病历采用电子数据方式保存,必要时可打印纸质版本,打印的电子病历纸质版本应当统一规格、字体、格式等。

6.电子病历数据应当保存备份,并定期对备份数据进行恢复试验,确保电子病历数据能够及时恢复。当电子病历系统更新、升级时,应当确保原有数据的继承与使用。

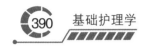
7. 医疗机构应当建立电子病历信息安全保密制度,设定医务人员和有关医院管理人员调阅、复制、打印电子病历的相应权限,建立电子病历使用日志,记录使用人员、操作时间和内容。未经授权的任何单位和个人不得擅自调阅、复制电子病历。

(七)电子护理病历安全管理

1. 遵守保密制度,妥善保管本人用户名、密码(密码至少六位数字)。

2. 必须使用本人用户名和密码登录系统,系统使用电子签名,书写完毕及时提交,方便保存和避免误删。

3. 严禁使用他人的用户名和密码登录使用及越权限修改、调阅、复制电子护理病历。

4. 护士长可审阅和修正本护理单元所有电子护理病历内容,并严格管理本人用户名和密码。

第二节　医疗与护理文件的书写

医疗与护理文件包括体温单、医嘱单、护理记录单、护理评估单、护理计划单和病区交班报告等,是医护人员对病人进一步治疗和护理的重要依据,是病人重要的病案资料。同时,医疗与护理文件在法律上有着不容忽视的重要性。

一、体温单

体温单主要用于记录病人的生命体征及有关情况,具体内容包括体温、脉搏、呼吸、血压、疼痛、出入液量、大便次数、身高、体重等。此外,病人的入院、手术、分娩、转科、出院或死亡时间也需在体温单上进行标记。体温单可客观反映病人住院期间的生命体征及一般状况,为医生了解病情、正确诊断、合理治疗及用药提供了可靠的依据。住院期间体温单排在病历最前面,以便查阅。

(一)眉栏

1. 眉栏　用蓝(黑)笔填写病人的姓名、年龄、性别、病区、床号、住院病历号(或 ID 号)、诊断等项目。

2. "日期"栏　用蓝(黑)笔填写。每页的第一日需填写年–月–日(如 2021–07–26),其余 6 d 只写日。如在这 6 d 中遇到跨月或者跨年,则应填写月–日或者年–月–日。

3. "住院天数"栏　用蓝(黑)笔填写。将病人入院当天作为第 1 天进行填写,直至出院。

4. "手术/分娩后天数"栏　用红色笔填写。病人住院期间若手术或分娩,需填写手术或分娩后天数,以手术或分娩次日为第 1 天,依次填写至第 14 天。若病人 14 d 内进行第二次手术,则采用分数表示,第一次手术日作为分母,第二次手术日作为分子,记录至最后一次手术后 14 d 为止。

(二)40 ~ 42 ℃横线之间

1. 用红色笔在 40 ~ 42 ℃横线之间对应的时间栏内纵向填写病人入院、转入、手术、分娩、出院、死亡等时间,除了手术不写具体时间外,其余均采用 24 h 制,时间精确到分钟。

2. 填写要求

(1)入院、转入、手术、分娩、出院、死亡等项目后写"于"或画一竖线。其下用中文书写时间,如"入院于十时二十分"。

（2）手术不写具体的手术时间和具体的手术名称。

（三）体温、脉搏、疼痛曲线的绘制与呼吸的记录

1. 体温曲线绘制

（1）体温符号：不同的体温测量方法标记符号不同，口温以蓝点"●"表示，腋温以蓝叉"×"表示，肛温以蓝圈"○"表示。

（2）将实际测得的体温用蓝笔标记于 35～42 ℃ 之间相应的时间格内，每一小格表示 0.2 ℃，相邻体温用蓝线连接，若相邻两次体温相同可不连线。

（3）体温测量频次：新入院病人，每日测体温 3 次，连测 3 d，如体温正常改为每日一次，直至出院；体温≥37.5 ℃，4 次/d；体温≥39 ℃，1 次/4 h（6 次/d），半小时后复测，并记录在体温单和护理记录单中，体温连续 3 d≤37.5 ℃ 后可改为每日 1 次，病情危重者，每日测体温 6 次。

（4）物理或药物降温 30 min 后应复测体温，测量的体温用红圈"○"表示，标记在降温前温度的同一纵格内，并用红虚线与降温前的体温相连。若降温后复测体温不变，在原体温点外用红圈表示，下次测得的体温用蓝线仍与降温前体温相连。

（5）体温低于 35 ℃ 为体温不升，可用红笔将"不升"二字写在 35 ℃ 以下相应时间的纵格内，不再与相邻的体温相连。

（6）若实际测得体温与上次体温差异较大或与病情不符，应重新测量，重测相符者在原体温符号上方用蓝笔写上一小写英文字母"v"（verified，核实），重测不符者重新在相应时间纵格内绘制体温。

（7）若病人因外出、拒测等原因未能测量体温，则在体温单 40～42 ℃ 横线之间，用红笔在相应时间纵格内填写"外出""拒测"等，且前后两次体温断开不相连。

2. 脉率、心率曲线绘制

（1）脉率、心率标记符号：脉率以红点"●"表示，心率以红圈"○"表示。

（2）将实际测量得的脉率或心率，用红笔标记于体温单相应时间纵格内，每一小格为 4 次/min，相邻脉率或心率用红线相连，若相邻两次脉率或心率相同可不相连，脉率与心率相同时，一般只绘制脉搏曲线。

（3）脉率与体温重叠时，先画体温符号，再用红笔在外圈画红圈"○"表示，如为肛温，则以蓝圈"○"表示体温，圈内红点"●"表示脉率。

（4）当脉搏短绌，脉率和心率不一致时，心率以红圈"○"表示，脉率以红点"●"表示，相邻脉率或心率用红线相连，在脉率和心率两曲线之间用红笔画线填满。

3. 疼痛曲线的绘制

（1）疼痛的标记符号是"△"。

（2）用黑色笔进行绘制，每小格疼痛强度为 2 分，按照实际评估所得的疼痛强度进行填写，相邻的疼痛强度以黑线相连。

4. 呼吸的记录

（1）呼吸次数以阿拉伯数字表示，免写计量单位，用红笔在呼吸相应的时间栏内记录每分钟呼吸次数，相邻的两次呼吸上下错开记录，每页首次记录的呼吸从上开始填写。

（2）使用呼吸机的病人的呼吸以"Ⓡ"表示，在体温单相应时间内顶格用黑笔画"Ⓡ"。

（四）底栏

底栏的内容包括血压、体重、尿量、入量、出量、大小便次数、引流量、药物过敏试验、腹围等。用蓝（黑）笔在相应栏内填写，采用阿拉伯数字记录，免写计量单位。

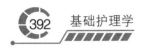

1. 血压记录要求

(1)记录方式:收缩压/舒张压,以毫米汞柱(mmHg)为计量单位。

(2)入院当天测量并记录,入院后根据医嘱或病人病情需要进行记录,如为下肢血压应当标注。

(3)若病人每日需测量 2 次血压,则上午血压填写于前半格内,下午血压填写于后半格内;若病人每日需测量 2 次以上血压,则填写于血压专用记录单或者护理记录单上。

2. 体重记录　要求以"kg"为计量单位,病人入院当天应测量并记录。入院后根据医嘱或病人病情需要进行记录,如因病情或特殊原因不能测量者,在体重栏内可填上"平车"、"轮椅",并将具体入院方式记录在护理记录单上。

3. 小便及尿量记录要求

(1)一般记录前 1 d 2pm 至当日 2pm 时间段内的小便次数,每 24 h 记录 1 次,单位为次/d。

(2)根据医嘱记录尿量,以"mL"为计量单位。一般记录 24 h 尿液总量,各个班次统计记录相应班次时间内的尿量,记录于尿量记录单上,于次日晨 7 时统计 24 h 尿液总量并填写于体温单上相应栏内。排尿符号:尿失禁用"※"表示;导尿用"C"表示,如"1 200/C"表示导尿病人排尿1 200 mL,留置尿管当天记录小便次数,次日记录尿量;拔除尿管当天记录尿量,次日记录小便次数。

4. 大便记录要求

(1)一般记录前 1 d 2pm 至当日 2pm 时间段内的大便次数,每 24 h 记录 1 次,单位为次/d。

(2)大便符号:灌肠用"E"表示,灌肠排便次数用"n/E"表示,灌肠 1 次分母记作"E",灌肠 2 次分母记作"2E"。如"0/E"表示灌肠一次后无排便;"1/E"表示灌肠后排便一次;"2³/ₑ"表示自行排便 2 次,灌肠后排便 3 次;"5/2E"表示灌肠 2 次后排便 5 次。大便失禁以"※"表示,人工肛门排便以"☆"表示。

5. 入量和出量

(1)以毫升(mL)为单位,出量统计前 1 d 7am 至当日 7am 的 24 h 出入液总量;不足 24 h 者,统计实际时间内(自开立医嘱至次日 7am 或者从 7am 至当日停止医嘱时间)出入液量,并填写于体温单上相应栏内。

(2)如病人凌晨入院即需要统计出入量的,将至晨 7 时的出入量以分子形式记录在入院当日的相应格子内,后 24 h 以分母形式记录。例如:入院至晨 7 时的入量是 500 mL,后 24 h 的入量是 3 000 mL,在入量栏内记录为:500/3 000。

(3)出入量记录规范:总出量应包括尿量、大便量、各种引流液量、各种穿刺液量的总和,尿量、大便量、各种引流液量、各种穿刺液量应在体温单的最下面空白栏处按相应日期依次填写。

6. 身高　入院当日测量并记录身高,用"cm"为计量单位。

7. 过敏药物　红色笔写出病人的过敏药物名称,两种以上(含两种)药物过敏记录为"多种药物"。做药物过敏试验时要根据需要将所做药物皮试及结果记录于相应时间的皮试栏内,括号及阴性符号用黑色笔填写,阳性符号用红色笔填写。

二、医嘱单

医嘱单是医生根据病人的病情需要,为达到诊治目的而拟定的书面嘱咐,由医护人员共同执行。一般由医生开立医嘱,具体由护理人员负责执行。医嘱的内容具体包括病人的住院病历号(或病案号)、床号、姓名、科别、病区,医嘱的日期、时间、护理级别、体位、饮食、药物(包括剂量、用法、时间等)、检查和治疗以及医护人员的签名。医嘱内容应准确、清楚,每项医嘱应当只包含一个内容,并注明下达时间,具体到分钟。

(一)医嘱的种类

1. **长期医嘱**　指有效时间在24 h以上的医嘱,自医生开立医嘱起执行,医生注明停止时间后医嘱方可失效。如一级护理、消化内科护理常规、流质饮食、绝对卧床、奥美拉唑40 mg/iv q12 h等。

2. **临时医嘱**　指有效期在24 h以内,需在短时间内执行或必要时立即执行(st)的医嘱,一般只执行一次,如硝苯地平片10 mg po st;有些需在限定时间内执行,如会诊、手术、实验室检查以及其他特殊检查。出院、转科、死亡等也属于临时医嘱的范畴。

3. **备用医嘱**

(1)长期备用医嘱:指有效期在24 h以上,必要时执行的医嘱,两次执行之间有时间间隔,医生注明停止日期和时间后方可失效。如甲氧氯普胺10 mg im q8 h prn。

(2)临时备用医嘱:指有效期在12 h以内的医嘱,必要时执行,只执行一次,过期未执行则失效。如哌替啶50 mg im sos。如病人1 d内需多次用药时,可按临时医嘱处理。

(二)医嘱的处理

1. **长期医嘱的处理**　由医生将长期医嘱开立于长期医嘱单上,并注明日期和时间,签全名。护士核对无误后,在长期医嘱执行单上注明执行的时间,并签全名。同时将长期医嘱单上的医嘱转抄至各种执行单上或电脑系统直接打印各种执行单或手持端PDA上分类显示需要执行的各医嘱项,如注射单、治疗单、输液单、口服单、饮食单等,经双人核对无误后,由责任护士按照执行单执行各项医嘱,执行后在签名栏内签全名。定期执行的长期医嘱需在相应的执行单上注明具体时间,如莫沙必利5 mg tid po,需在服药单上注明莫沙必利5 mg 8am、12n、4pm。

2. **临时医嘱的处理**　由医生将临时医嘱开立于临时医嘱单上,并注明日期和时间,签全名。需立即执行的临时医嘱转抄至临时医嘱执行单上或电脑直接打印执行单,双人核对无误后执行,执行该医嘱的护士在临时医嘱单相应栏内注明执行日期和时间,并签全名。有限定执行时间的临时医嘱,护士应转抄至临时治疗本或交班报告上。检查、会诊、手术等各种申请单需及时送到相应科室或者通过系统提交至相应科室。

3. **备用医嘱的处理**

(1)长期备用医嘱的处理:由医生开立于长期医嘱单上,必须注明医嘱类型,如甲氧氯普胺10 mg im q8 h prn。护理人员在必要时执行长期备用医嘱,并在临时医嘱单上注明执行日期和时间,签全名。

(2)临时备用医嘱的处理:由医生开立于临时医嘱单上,12 h内有效。护理人员执行后在临时医嘱单相应栏内签全名;若过期未执行,护理人员需用红笔在该项医嘱栏内注明"未用"。

4. **停止医嘱的处理**　医生停止医嘱时,需在长期医嘱单相应医嘱的停止栏内注明日期、时间并签全名。停止医嘱需两名护士核对后签全名,并在各有关治疗单或治疗卡上注销该医嘱,写明停止日期、时间并签全名。

5. **重整医嘱的处理**

(1)凡长期医嘱调整项目较多或有效医嘱分散或医嘱单超过3张时,为了一目了然,防止差错,由医生重整医嘱。

(2)重整医嘱格式:在最后一项医嘱下面画一红横线,在红线下中央位置用蓝(黑)笔写上"重整医嘱",并在同一行相应栏内填上"重整时间"并由重整医嘱的医生签全名。红线以上有效的长期医嘱,按原日期和时间的排列顺序转抄在红线下的长期医嘱栏内,原医生、护士姓名不转抄,由重整医嘱的医生签全名,两名护士核对无误后在护理人员签名栏内签全名。病人手术、分娩或转科时,亦

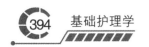

需重新开立医嘱,即在原医嘱最后一项下面画一红横线,在红线下中央用蓝(黑)笔注明"术后医嘱"、"分娩医嘱"或"转入医嘱",红线以上的医嘱自行作废,红线以下开立新的医嘱。

(三)注意事项

1. 医生开立医嘱签全名后方视为有效。口头医嘱在一般情况下不予执行,在抢救或手术过程中医生下达口头医嘱时,护理人员需向医生复诵一遍,双方确认无误后方可执行。抢救或手术结束后 6 h 内,相关医生需及时据实补写医嘱。

2. 处理医嘱时,应先处理需立即执行的临时医嘱,再处理限定时间的临时医嘱,最后处理长期医嘱。

3. 认真执行医嘱查对制度。医嘱需每班、每日查对,每周总查对一次,由护士长参加,总查对医嘱有登记,参与者均需签全名。各班处理医嘱时均需严格认真地查对医嘱的执行情况,每天定时核对长期医嘱与各类执行单是否相符,需下一班执行的临时医嘱必须进行口头、书面和床边交班。

4. 护理人员在处理医嘱的过程中,应认真、细致、及时、准确,字迹整齐、清楚,不得进行涂改,电子医嘱单实行电子签名,医嘱整体打印后由责任护士及护士长在审核栏签字确认。对有疑问的医嘱,需询问清楚后再执行。

5. 凡已写在医嘱单上而又无须执行的医嘱,护理人员不得擅自更改,应由医生用红笔在该医嘱项上写"取消"字样,并在医嘱后用蓝(黑)笔签全名。

三、护理评估单

护理评估单是护理人员对住院病人住院期间身心状况的评估。责任护士根据病人的护理级别和病情需要每班、每天甚至随时对病人进行病情观察和评估,以便及时、准确和全面地掌握病人的病情动态变化,为进一步的治疗和护理提供可靠的依据。护理评估单主要分为入院评估单、风险评估表及出院评估单。

1. 入院评估单

(1)适用人群:所有住院病人。

(2)评估时机:在病人入院后 8 h 内当班护士完成,并签字确认。

(3)评估内容:病人入院时的基本情况,内容包括病人的一般情况(病区、床号、姓名、住院病案号/ID 号、性别、年龄、入院时间、入院方式、入院原因等)、既往健康状况(包括既往史、过敏史、家族史)、生理评估(护理体检)、心理状况、社会状况、专科护理评估等。

2. 风险评估表　按照专科及病种类型,针对病人的身体状况和病情,进行相关风险项目的评估(表 18-1)。

表 18-1　常见风险评估表举例

种类	适用人群	评估时机	备注
日常生活能力评定	所有住院病人	入院、术前、术后、转入后、出院、病情变化、更改级别护理、分娩后、每周等	
疼痛评估	所有住院病人	入院、转入、出院、转出、分娩后、术后、麻醉清醒后、更改级别护理时、病情变化时、癌症病人均需进行评估,新生儿使用专科评估表	
营养评估	所有住院病人	BMI<18.5 kg/m² 时	

续表18-1

种类	适用人群	评估时机	备注
跌倒坠床风险评估	所有住院病人	病人病情发生变化或跌倒坠床危险因子项目发生改变时等	需签署高危风险告知书
管路滑脱风险评估	体内置入管路的病人	入院、转入、转出、术后、病情变化、新增管路等	需签署高危风险告知书
深静脉血栓评估	所有住院病人	入院、转入、出院、转出、分娩后、术后、麻醉清醒后、更改级别护理时、治疗发生变化、病情变化时等	需签署高危风险告知书
烫伤风险评估	首次使用热疗项目的病人	病人发生病情、用药等情况的变化时,随时评估等	需签署高危风险告知书
失禁性皮炎评估	有大小便失禁的病人		
压力性损伤风险评估	所有住院病人	转入、出院、转出、分娩后、术后、麻醉清醒后、更改级别护理时、病情变化时	需签署高危风险告知书
吞咽功能障碍初级筛查评估	伴有脑血管病变的病人,脑卒中、神经退行性疾病、头颈部肿瘤病人和老年病人	首次评估,入院8 h内;再次评估,留置胃管前、拔除留置胃管前、病情变化时、吞咽治疗后、出院前等	

3. 出院评估与指导

（1）适用人群:所有住院病人。

（2）评估时机:需在病人出院前完成。

（3）评估内容:病人的生活自理能力、饮食指导、用药指导、复诊指导、出院情况、出院去向、居家情况等。各项内容逐项评估与指导,并记录齐全。

四、护理计划单

1. 健康教育计划实施记录单

（1）病人健康教育计划实施记录单:包括入院宣教、疾病宣教、饮食调护、检查检验、用药宣教、情志护理、风险宣教、分娩前后指导、术前术后指导、出院指导等。

（2）宣教时机:入院宣教应在入院后8 h内完成;饮食调护及用药宣教应在医嘱开立后完成;术前宣教应在手术前1 d完成;术后宣教应在手术返回病房后完成;健康指导与出院指导均应在出院前完成;其余项目根据病情需要及时进行宣教,如风险宣教等。

（3）转科病人由转入病区再次进行宣教、记录。

2. 护理计划　即护理人员根据对病人的评估结果制订的整体护理方案,主要包括护理诊断、护理目标、护理措施、护理评价和小结。护理人员在为病人实施整体护理时,可参照病人所属疾病的标准护理计划进行护理,可以节约护理人员在书写护理文书中花费的时间。

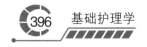

五、护理记录单

护理记录单是护士遵照护理程序和医嘱,对病人住院期间实施的整体护理过程的客观、真实、动态记录,是护理人员在向病人实施整体护理过程中最有力的原始证据,所有住院病人均要建立护理记录单,规范、认真、客观的书写,且必须由有执业证的护士书写并签全名。病人出院或死亡后,随病历留档保存。

(一)记录要求

1. 应根据医嘱采取的处置措施、护理常规和专科特点动态记录病人客观病情变化情况、实施的护理措施及效果。

2. 病人有特殊用药、特殊治疗、输血、特殊检查及用药特殊反应等情况应及时记录。根据专科和病种的特点,规范护理记录和记录的频次。

3. 带有管道的病人,如尿管、胃管、T管、胸腔引流管等,在"管道护理"栏内记录管路名称、管路状态,再将置管部位、时间、外露长度等详细记录于护理记录单,管道拔除时需填写原因。

4. 一般病人的病情记录,在体温测量时间(如07:00、11:00、15:00、19:00等),应当记录体温、脉搏、呼吸;不在体温测量时间,体温正常的情况下只需记录脉搏、呼吸,如有异常变化应随时记录。病危、病重病人每次记录病情时,必须同时记录脉搏、呼吸、血压,出入液量按医嘱要求记录,如无医嘱,对尿量、输液的观察可以记录在病情描述内容中。在生命体征相应的栏目内书写测得的数据,用阿拉伯数字表示,不需要在数字后面书写计量单位。

5. 根据医嘱记录出入液量,留置尿管病人首次导尿时需记录尿量。记录出入液量时,除记录量外,还应将排出物的颜色、性状记录于病情栏内,12 h或24 h将病人的液体总入量、总出量、病情及治疗护理等做一次小结或总结,并将24 h液体出入总量填写在体温单上。

6. 转科或出院前应进行小结,出院应记录病人的病情转归情况,给予具体的出院指导。

(二)记录内容

1. **病人的病情及动态变化** 记录内容包括生命体征、神志、主诉、症状、体征、心理状况、饮食、睡眠、大小便、活动能力、存在的高危风险因素、护理措施、用药情况、健康指导等。针对不同的专科和病种特点,记录的内容有所不同。

2. **出院、转出、死亡病人** 说明离开时间,转出病人注明转往何院、何科;死亡病人注明抢救过程及死亡时间。

3. **新入院或转入病人** 记录入科时间、病人主诉、主要症状、体征、既往史、过敏史、存在的护理问题、给予的治疗和护理措施及效果评价等。

4. **危重病人** 记录病人的生命体征、神志、瞳孔、卧位、皮肤、出入液量、各类管道、病情动态、特殊的抢救治疗、护理措施及其效果等。病重、病危的病人,至少每个班记录一次病情内容。

5. **手术后病人** 记录施行何种麻醉、何种手术、手术经过、清醒时间、回病室后情况,如生命体征,切口敷料有无渗血,全身皮肤情况有无压力性损伤,是否已排尿、排气,各种引流管是否通畅及引流液情况,输液、输血及镇痛药的应用等。

6. **预手术、检查和特殊治疗的病人** 记录注意事项、术前用药和准备情况等。

7. **产妇** 记录产式、胎次、产程、分娩时间、切口、恶露等情况,自行排尿时间。新生儿记录性别、评分、生命体征、喂养、大小便、全身皮肤情况及脐带渗血等情况。

8. **老年、小儿和生活不能自理的病人** 记录生活自理情况、存在高危风险因素的防范措施、生活护理情况,如口腔护理、压疮护理及饮食护理等。

9.病人的突发事件　跌倒、坠床、各类导管滑脱、走失、自杀、企图伤人倾向等。

六、护理转运交接单

病人由原来的病区或部门转运至另外的病区或部门需书写护理转运交接单。目的是保障临床护理工作的连续性,减少病人转运途中的不安全因素。

(一)转运交接单类别

病人转运交接记录单;手术术前/后病人转运交接记录单;介入手术术前/后病人转运交接记录单;产前/后病人转运交接记录单;血液透析前/后病人转运交接记录单;内镜术前/后病人转运交接记录单;纤维支气管镜术前/后病人转运交接记录单等。

(二)记录内容

1.病人的基本信息:如姓名、性别、年龄、住院号、过敏史、疾病诊断等。

2.病人生命体征、治疗经过、用药情况、管道情况、皮肤情况、病历资料、物品及需重点关注的护理问题和建议等。

(三)记录要求

1.护理转运交接单须按照交接记录中规定的内容逐项填写完整,交接双方均应查看病人,确认交接内容无误,并将"转交接科室"相应部分的转出科室/转入科室、时间、双方护士签名等填写完整。

2.转出病区填写病人转运交接记录单和转科护理记录,转入病区应延续转出病区的护理记录单进行记录。

七、护理风险告知书

护士应使用专业评估工具对入院病人进行压力性损伤风险、跌倒坠床风险、深静脉血栓风险等相应的评估,应根据病人病情和诊疗情况进行动态评估。当评估结果显示高危风险时,采取相应的防护措施的同时,应与病人方签署相应的风险告知书。病人方签字者应为具有民事行为能力的病人本人或委托授权人。

八、护理交接班报告

护理交接班报告是值班护士书写的书面报告,其内容为值班期间病区的情况及病人病情的动态变化。通过阅读病区交接班报告,接班护士可以全面掌握整个病区的病人情况、明确需要继续观察的问题和实施的护理。

(一)交接班内容

1.出院、转出、死亡病人　死亡病人要简要记录抢救过程和死亡时间。

2.新入院及转入病人　应写明入院或转入的原因、时间、主诉、主要症状、体征、既往重要病史(尤其是药物过敏史),存在的护理问题以及下一班需观察及注意的事项,给予的治疗,护理措施及效果等。

3.危重病人、有异常情况、做特殊检查及治疗的病人　应写明主诉、生命体征、神志、病情动态、特殊抢救及治疗护理,下一班需重点观察及注意的事项。

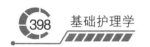

4.手术病人　准备手术的病人应写明术前准备和术前用药情况等。当天手术病人需写明麻醉种类,手术名称及过程,麻醉清醒时间,回病房后的生命体征、伤口、引流、排尿及镇痛药使用情况。

5.产妇　应报告胎次、产式、产程、分娩时间、会阴切口或腹部切口及恶露情况等,自行排尿时间;新生儿性别、评分、体温、喂养、大小便、全身皮肤及脐带渗血等情况。

6.老年、小儿及生活不能自理的病人　应报告生活自理能力、生活护理情况,如口腔护理、压疮护理及饮食护理等。

此外,还应报告上述病人的心理状况和需要接班者重点观察及完成的事项。夜间记录病人的睡眠情况。

(二)书写顺序

1.眉栏内容应包括病区、日期、时间、病人总数和出院、转出、死亡、入院、转入、手术、分娩及病危病人数等。

2.先写离开病区的病人(出院、转出、死亡),再写进入病区的病人(入院、转入),最后写本班重点病人(手术、分娩、危重及有异常情况的病人)。

(三)书写要求

1.交班者应在全面了解全病区基本情况,掌握重点病人的病情动态变化和治疗方案的基础上书写交接报告。

2.书写内容应全面、真实、简明扼要、重点突出。

3.对新入院、转入、手术、分娩病人,在诊断的右下角分别用红色字迹注明"新""转入""手术""分娩",危重病人用红色字迹注明"危"或做红色标记"※"。交班者书写完后签全名。

4.各护理单元根据专科特点,规范特殊交班内容。护士长应及时审核交班报告内容的准确性、完整性及书写质量。

第三节　信息技术在医疗与护理文件中的应用

护理信息化体系依托医院信息管理系统不断改进和完善,具有能够及时收集、快速处理及储存数据等优势、形成现代化的护理工作与管理模式,已成为医院信息系统的关键环节。

一、信息技术在医嘱处理中的应用

随着信息化的普及,传统的医嘱管理模式手工处方、纸质版医嘱已成为过去。而基于医院信息系统(Hospital Information System,HIS)的实用电子医嘱处理系统,以单一的病人信息源为基本组成信息单位体,医护人员可以随时查看病人的医嘱信息。电子医嘱有着清晰、规范、高效、便捷、误差小等优点。医嘱编辑模块能对长期、临时医嘱进行开立、停用操作;记录开停医嘱时间、医生、处理医嘱护士的工号和姓名,同时医嘱打印模块能够对医嘱内容进行分类及汇总,打印个别病人或整个病区的治疗单、输液卡等。

电子医嘱是病人住院期间所有诊查、治疗措施的集中体现,是病人住院费用产生的依据,也是医疗纠纷产生后举证的重要内容之一,具有很好法律效力。所以电子医嘱执行力的好坏也关系到病人及医护人员的切身利益。

1. 电子医嘱　是将以往传统的医师手工书写、审核、护士审核、录入、计费、执行的人工模式转变为由医师微机录入、审核、打印、签名，护士审核、计费、执行、签名的电子化模式。

2. 电子医嘱的使用流程

(1)医嘱录入：医生通过医生工作站直接录入医嘱，并下达护士工作站。

(2)医嘱提取：护士通过登录护士工作站录入个人工作账号及密码，进入系统后对电子医嘱进行提取。

(3)医嘱处理：执行医嘱前双人核对医嘱，核对内容包括医嘱类别、内容及要求执行的时间等，核对无误后方可确认执行，对有疑问的医嘱及时向医生咨询，严禁盲目执行医嘱。

(4)医嘱执行：医嘱汇总生成后，中心药房根据医嘱信息进行摆药，分发针剂等；护士通过各自的终端机直接打印当天各种药物治疗单，包括注射、口服、输液等长期、临时医嘱治疗单并执行。

3. 电子医嘱取消、作废的要求

(1)电子医嘱中的内容不得任意更改。如某项医嘱因特殊原因需要变更时，护士尚未接收的情况下，医师可直接作废该医嘱后重新下达医嘱；若护士已经接收但尚未执行，医师可申请取消该医嘱，待护士接收并执行申请后，由医师重新下达医嘱。护士已经接收并执行的医嘱不得取消。长期医嘱已确认但没有执行，需要取消的，则需按照长期医嘱的停止要求进行操作。

(2)所有"取消医嘱"将作为单独的留存病案，在病人出院结算时同长期、临时医嘱单共同打印、签字、保存。

(3)电子长期医嘱和临时医嘱，在病人出院结算或转科时需统一打印、签字、保存。

4. 电子医嘱执行要求

(1)医嘱须由本医疗机构具备独立执业资质的注册护士签名，执行时间采用 24 h 制。

(2)医生在提交医嘱前，将进行自查，确认无错误、无遗漏、无重复。如需紧急执行的医嘱，必须向护士进行特别交代，护士应及时审核、执行医嘱。

(3)医生下达并提交医嘱后，由护士对医师下达的医嘱进行逐项核对，认真执行医嘱。

(4)护士在查对中如发现医嘱错误，应及时与医生联系进行修改；如有疑问或模糊不清的医嘱，护士需向医生核实确认，无误后方可执行。

5. 电子医嘱系统安全管理要求

(1)医院为有处方权的医生和具有执业资格的护士，设置独自的用户名、密码，医务人员需妥善保管好自己的用户名和密码，避免因个人信息安全问题引发不必要的纠纷。

(2)电子医嘱的查对方法，遵循"每班查对、每日核对、每周总查对"的原则。查对内容包括医嘱单、执行单、各种标识(饮食、护理级别、高危风险、隔离)等。

二、信息技术在护理文件记录中的应用

(一)标准化护理术语

1. 标准化术语　标准化护理术语(Standardized Nursing Terminology, SNT)是基于护理学科的标准化语言，护士和其他医疗保健从业人员使用此类术语，以一致的方式描述、记录和量化其日常实践。标准化护理术语具有精准的概念和代码，且其基本框架结构可使原始信息数据保持一致，是解决语义互操作性、知识表达一致性以及信息交换的有效手段，亦是构建护理决策支持系统的基础。

2. 标准化护理术语种类　标准化护理术语是信息化建设的基础，对护理实践数据的采集、表达、存取和交流至关重要。国内临床目前常用且遵循护理程序的护理术语共有 7 种，分别是

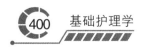

NANDA-I、临床照顾分类系统（Clinical Care Classification, CCC）、国际护理实践分类系统（International Classification for Nursing Practice, ICNP）、护理措施分类系统（Nursing Intervention Classification, NIC）、护理结局分类系统（Nursing Outcome Classification, NOC）、奥马哈系统（Omaha System, OS）、围手术期护理数据集（Perioperative Nursing Data Set, PNDS）。这些标准化护理术语中可覆盖完整护理程序（护理诊断、护理措施、护理结局和护理评价）的术语有 CCC、ICNP、OS 和 PNDS，而 NANDA-I 需要与 NIC、NOC 联合应用才能覆盖完整的护理程序。

3. 标准化护理术语价值

（1）可以指导护理实践，帮助护士表达病人的护理需求并规划干预措施。

（2）可使护士提供的护理被量化，从而提高护理服务的可见性。

（3）可促进数据的重复使用，有助于开展循证护理；还可以加强专业人员之间的沟通，实现数据的共享。

（4）可为收集和输出护理数据提供统一的标准，有利于计算机对数据的存储、检索和分析，利于护理管理和护理实践等所有过程和结果的规范性表达，促进信息交流，实现信息资源共享。

（二）结构化护理病历

1. 结构化电子病历　指从医学信息学角度，将以自然语言方式录入的医疗文书按照医学术语要求进行结构化分析，并将这些语义结构最终以关系型（面向对象）结构的方式保存到数据库中。结构化病历不仅将自由文本格式的传统电子病历转化为高度结构化的文本，更将医院信息系统（HIS）、影像存储与传输系统（PACS）、检验系统、科研统计系统相整合，以为临床决策全过程提供重要的控制和支持。结构化电子病历是医院信息化建设的根本，更是核心，可减少由于书写人的水平、能力、认真程度不同所导致的病历质量的差异。虽然录入操作变得简单，但采集的信息却更全面，特别是针对传统病历中的漏写、少写项，结构化病历本身就起到了质控的作用，避免了雷同病历的出现，从总体上了提升电子病历质量。

2. 结构化护理病历书写模块　护理病历采用结构化模块书写模式有效提高了书写病历时效及专科病历的书写质量，保证了病历书写的规范化。结构化电子病历书写模块可实现：①可规避记录语言不标准、书写内容不规范、无法快速获取或统计其所需资料的问题。②结构化录入，能够缩短记录时间，显著减少了工作量，提高了效率。③结构化病历数据可同步，病历中的内容可直接调用，可实现资源信息共享，提高病历利用率。如入院记录中的主诉等数据在书写护理记录时进行自动调用，无须二次录入。④结构化质量控制提醒，登录系统时，会提示护士需要完成的护理文书记录内容或工作，让评估和记录更全面，同时在保存病历时，会自动查检病历书写的时序性、时效性及完整性，提升护理文书书写的合格率。

3. 结构化护理病历系统　是向导式界面，路径化的设计，使工作流程可视化。临床照顾分类系统（CCC）是国际标准护理术语之一，可以用于记录临床护理数据，尤其适合用于基于护理程序的护理全流程，辅助临床护理决策，从而为质量管理、病人严重度分类、绩效管理、工作量测量、护理人力管理等发挥重要作用。如引导式地帮助护士明确护理诊断、制订护理计划，实施护理技术、择优选择护理等干预措施等，在一定程度上弥补了低年资护理人员思维能力的欠缺。评价模块可以及时提醒护士对措施干预效果进行评价，避免护士在繁忙的护理工作中出现遗漏。

（三）结构化护理病历基本数据集

1. 数据集　具有一定主题，可以标识并可以被计算机处理的数据集合。

2. 临床护理信息基本数据集　用于指导护理评估、护理记录、ICU 护理评估与记录、NICU 护理评估与记录、急诊护理记录、产科护理记录、血液净化护理记录、手术室护理记录、消毒供应中心工作记录等基本信息的采集、存储、共享以及信息系统的开发。

3. 内容信息子集—数据集摘要

（1）记录病人入院接受的护理评估、每日系统评估、多种风险评估、伤口造口评估、深静脉血栓风险评估、非计划拔管风险评估、疼痛评估、日常活动能力评估及出院评估等。

（2）记录临床护理信息，包括临床护理记录、术前准备、保护性约束护理、压力性损伤护理、体温记录、输液记录、输血记录、药物过敏试验记录、PICC护理记录、镇痛泵使用记录、病人转科记录、健康教育记录及中医护理方案效果评价等。

（3）记录病人进入ICU所接受的护理评估、护理记录、转科记录、介入治疗护理等。

（4）记录NICU新生儿护理评估与护理操作记录等。

（5）记录病人入院后所接受的护理评估、护理计划及出院评估。

（6）记录待产、产程、分娩后及新生儿娩出后评估及护理等。

（7）记录血液净化病人在血液透析前、中、后的评估与护理操作信息。

（8）记录对手术病人的术前访视、术中护理、手术清点、安全核查、病理标本管理、手术病人交接及术后访视护理等。

（9）追溯医疗器械回收、清洗、包装、灭菌及临床使用等记录信息。

（10）记录病人在医疗机构进行就诊时的护理操作信息。

◤ 本章小结 ◢

医疗与护理文件是医院和病人重要的档案资料，也是教学、科研、管理以及法律上的重要资料。医疗文件记录了病人疾病发生、诊断、治疗、发展及转归的全过程，其中护理记录是护士对病人进行病情观察和实施护理措施的原始文字记载，是临床护理工作的重要组成部分。因此，医疗和护理文件必须书写规范并妥善保管，以保证其准确性、完整性和原始性。随着信息技术在医疗与护理文件中的推广应用，医疗与护理文件书写也越来越便捷、智能和高效。

（林志红）

自测题

参考答案

参考文献

[1]李小寒,尚少梅.基础护理学[M].北京:人民卫生出版社,2017.

[2]尚少梅,李小寒.基础护理学实践与学习指导[M].北京:人民卫生出版社,2018.

[3]杨巧菊.护理学基础[M].北京:中国中医药出版社,2016.

[4]李小寒,尚少梅.基础护理学[M].北京:人民卫生出版社,2022.

[5]郝伟,陆林.精神病学[M].北京:人民卫生出版社,2020.

[6]崔玉芬,田敏,刘峰,等.压疮不同分期护理的研究进展[J],中国实用护理杂志,2015,31(18):
    1401-1404.

[7]程丽莉,宋云,张晓红.实用基础护理手册[M].上海:第二军医大学出版社,2010.

[8]程红缨.基础护理技术操作教程[M].北京:人民军医出版社,2010.

[9]郭若一,韩嫣,郭艺芳.快速眼动睡眠发生机制及相关疾病研究进展[J].国际神经病学神经外科
    学杂志,2016,43(6):575-578.

[10]陈鹏,曾勇,熊鹏,等.慢性睡眠障碍发生机制研究进展[J].广东医学,2016,37(1):250-252.

[11]卢亚楠.护理学基础《冷热疗技术》教学案例设计[J].时代教育,2015(4):50-52.

[12]皮红英,张黎明.基础护理技能实训[M].北京:科学出版社,2014.

[13]谢晖.基础护理学[M].郑州:郑州大学出版社,2018.

[14]姜安丽.新编护理学基础[M].北京:人民卫生出版社,2017.

[15]周芸.临床营养学[M].北京:人民卫生出版社,2017.

[16]洪震,臧谋红.基础护理学实训指导[M].江苏:凤凰科学技术出版社,2018.

[17]熊振芳,李春卉,陈丽.基础护理学[M].武汉:华中科技大学出版社,2017.

[18]于学忠,陆一鸣.急诊医学[M].北京:人民卫生出版社,2017.

[19]马智群,陈丽君,付能荣,等.基础护理技术[M].北京:复旦大学出版社,2021.

[20]崔嬿嬿,贾波.留置导尿管相关尿路感染的易发因素分析与防控[J].护士进修杂志,2018,
    33(8):753-755.

[21]王双珠,王娇娇,商姗,等.优化保留灌肠方法在标准化病人中的临床研究[J].护理与康复,
    2020,19(4):10-13+19.

[22]李俊.临床药理学[M].北京:人民卫生出版社,2013.

[23]姜小鹰.护理学综合实验[M].北京:人民卫生出版社,2016.

[24]徐海莉.基础护理学综合实践能力训练教程[M].郑州:郑州大学出版社,2016.

[25]王辰,陈荣昌,康健,等.雾化吸入疗法在呼吸疾病中的应用专家共识[J].中华医学杂志,
    2016,96(34):2696-2708.

[26]葛均波,徐永健.内科学[M].6版.北京:人民卫生出版社,2015.

[27]中华医学会呼吸病学分会哮喘学组.咳嗽的诊断与治疗指南(2015)[J].中华结核与呼吸杂
    志,2016,45(1):13-46.

[28]陈燕燕,赵佛容.眼耳鼻喉口腔科护理学[M].北京:人民卫生出版社,2018.

[29]许昱菲.临床护士参与抗菌药物管理知信行现状与干预研究[D].太原:山西医科大学,2021.

[30]杭莺,王娜,应波.青霉素过敏试验结果判定影响因素及预防措施的研究进展[J].护理学杂志,2017,32(16):110-113.

[31]陶苏文,吴云霞,缪中平.破伤风抗毒素过敏试验操作流程的改进及应用[J].护理实践与研究,2016,13(21):134-135.

[32]张帆.《ESMO临床实践指南:系统性抗癌治疗输液反应的管理(2017版)》解读[J].护理学杂志,2018,33(17):15-19.

[33]路平.中医情志疗法在大学生广泛性焦虑治疗中的应用[J].知识文库,2017(13):226.

[34]谢玉兰,刘文松,彭明.中药镇痛方对四肢骨折疼痛效果及血清CRP、TNF-α水平影响的研究[J].中国医学创新,2019,16(14):103-107.

[35]赵静,刘文彩,刘清宁,等.重症患者焦点式病情观察预警单在ICU护士中的应用[J].智慧健康,2020,6(4):20-24.

[36]张治霞.四诊合参辅助诊疗关键技术在新型医疗模式中的应用价值与意义[D].北京:中医药大学,2016.

[37]万学红,卢雪峰.诊断学[M].北京:人民卫生出版社,2016.

[38]包小丽,郭腾洲,钟衬珠,等.个体化营养配餐对需流质饮食重症患者营养管理的临床观察[J].中国社区医师,2021,37(27):55-56.

[39]中国营养学会中国居民膳食指南科学报告工作组.《中国居民膳食指南科学研究报告(2021)》简本[J].营养学报,2021,43(02):102.

[40]SINGER P,BLASER A R,BERGER M M,et al. ESPEN guideline on clinical nutrition in the intensive care unit[J].Clin Nutr,2019,38(1):48-79.

[41]米元元,黄海燕,尚游,等.中国危重症患者肠内营养治疗常见并发症预防管理专家共识(2021版)[J].中华危重病急救医学,2021,33(8):903-918.

[42]赵伟丽,何玲君,崔可.昏迷恢复量表与ICU病房DOC患者预后关系[J].中国现代医生,2020,58(11):18-21.

[43]李立群.中文版4AT和3D-CAM用于ICU患者谵妄评估的信效度检验及与CAM-ICU的比较[D].南昌:南昌大学,2020.

[44]FULVIO L,GIUSEPPE B,GIOVANNA P,et al. Treatment of Delirium in Older Persons:What We Should Not Do![J].Int J Mol Sci,2020,21(7):2397.

[45]中国抗癌协会乳腺癌专业委员会.中国抗癌协会乳腺癌诊治指南与规范(2019年版)[J].中国癌症杂志,2019,31(10):954-1040.

[46]吴艳朋.急诊内科昏迷患者病因分析及临床治疗[J].现代诊断与治疗,2017,28(16):3046-3047.

[47]张波,桂莉.急危重症护理学[M].北京:人民卫生出版社,2019.

[48]吕静,卢根娣.急救护理学[M].北京:中国中医药出版社,2021.

[49]余倩,杨富,方芳.危重症患者疼痛观察工具的研究进展[J].解放军护理杂志,2021,38(8):72-74.

[50]刘要伟.重症监护疼痛观察工具和行为疼痛量表用于危重患者疼痛评估的信度与效度[D].广州:南方医科大学,2014.

[51]陈海燕,夏菁,杨琴,等.老年慢性肾脏疾病血液透析病人的护理诊断[J].护理研究,2020,

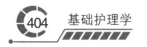

34(23):4294-4296.

[52]尤黎明,吴瑛.内科护理学[M].北京:人民卫生出版社,2017.

[53]李艳.基础护理学——任务导向式翻转课堂[M].武汉:华中科技大学出版社,2020.

[54]张连辉,邓翠珍.基础护理学[M].北京:人民卫生出版社,2019.

[55]赵文慧,阚书敏.护理学基础[M].郑州:河南科学技术出版社,2020.

[56]卢建文,石红丽.护理学基础[M].北京:科技出版社,2019.

[57]周逸萍,单芳.临终关怀[M].北京:科技出版社,2018.

[58]晏燕.老年临终关怀[M].北京:科技出版社,2017.

[59]邸淑珍.临终关怀护理学[M].北京:中国中医药出版社,2017.

[60]薛松梅.基础护理实训教程[M].郑州:郑州大学出版社,2018.

[61]罗先武,王冉.2021全国护士执业资格考试轻松过[M].北京:人民卫生出版社,2020.

[62]护士执业资格考试研究组.护士执业资格考试理念考点解析[M].北京:中国医药科技出版社,2017.

[63]吴蓓雯.护理电子病历系统的应用现状与设计建议[J].上海护理,2019,19(11):1-4.

[64]盛峰.数字化时代下医院信息安全建设探讨[J].信息技术与信息化,2017(7):101-102.

[65]张倩倩,钟立婷,马娴,等.基于护理电子病历的临床决策支持系统的设计与应用[J].中国研究型医院,2021,8(4):7-10.

[66]刘爱军,王韬.电子病历应用中常见问题与对策[J].中国病案,2020,21(10):51-52.

[67]孔丽惠,朱惠璇,何杏芳.批注式电子护理文书质控方案在护理病历管理中的应用效果[J].护理实践与研究,2021,18(19):2974-2976.

[68]李红星.护理组长对电子护理病历的质量监控与管理[J].中医药管理杂志,2019,27(3):66-67.

[69]田曙光,秦元梅,暴银素,等.护理电子病历应用现状及应对策略分析[J].中国中医药现代远程教育,2018,16(17):138-141.

[70]张秀峰,王慧,张辉,等.品管圈活动在降低体温单疼痛录入错误率中的应用[J].齐鲁护理杂志,2018,24(16):115-117.

[71]穆楠,简伟研,杨磊.临床照护分类系统与北美国际护理诊断分类系统的对比研究[J].中国护理管理,2021,21(11):1712-1715.

[72]张旭,孙皎,李毅静,等.标准化护理术语在我国适用性的研究进展[J].中国护理管理,2021,21(10):1590-1594.

[73]孙霁雯,袁思瑶,沈南平,等.Fehring法在标准化护理术语内容效度验证中的应用研究进展[J].护理研究,2021,35(10):1761-1765.

[74]李夕然,王宁.我国国际护理实践分类的研究概况及启示[J].中国护理管理,2020,20(8):1270-1274.

[75]史潇兮,辛世杰,程师,等.血管外科结构化电子病历设计及应用前景研讨[J].中国实用外科杂志,2021,41(3):353-356+360.

[76]周姣媚,张素秋,樊艳美,等.中医护理结构化电子病历系统的应用与分析[J].中国护理管理,2019,19(10):1441-1444.

[77]文永思,郭玉竹,李娟,等.运用结构化病历助推新型冠状病毒肺炎诊疗流程规范化[J].中国病案,2020,21(10):9-11.